できるわかる

人体解剖実習

佐藤達夫　監修

宮木孝昌　　著

哲学堂出版

Method of Human Anatomy

You can do dissect and understand by yourself

by

Takayoshi Miyaki Ph. D.

with a prologue by

Tatsuo Sato M. D., Ph. D.

TETSUGAKUDO PUBLISHING

監修者のことば

　複雑な人体の構造を教科書や模型、動画などを活用して理解するのは難しい。それらは補助的手段にすぎず、やはり、実物に当たる、すなわち遺体を用いた解剖実習を主役にしなければ実効はあがらない。では解剖実習の機会を与えて、学生にのびのびと観察させればそれでよいかというと、そうはいかない。大海にこぎ出した小舟に乗ったように、学生はどうしてよいかわからず、右往左往するほかはないのが実情であろう。しかるべき指南書が必要なのである。

　書店の書架をのぞくとおびただしい数の解剖書が並んでいるのに一驚する。それにくらべると解剖実習書の数は微々たるものである。解剖実習の実態はさまざまであり、共通の実習書を作り難いし、販路の確保もままならない事情がある。各医科大学はそれぞれの流儀にしたがい、手作りの実習プリントを学生に配布していたのが実情であろう。しかし近年、写真・カラー印刷などの驚異的な進歩により本造りが容易化してきたこともあって、事情は変わってきている。

　解剖実習に大きな影響を与える因子を2つあげておきたい。第1は実習時間の著しい縮小である。わが国において完成度の高い実習書が出版されたのは1940年である。その西成甫・浦良治著『人体解剖実習』の序に「本書は僅少の材料に就いて僅少の時間内に成るべく細かな観察を行いうる様に実習の順序と要領を学生諸君に呈示する目的で編まれた……」と明記されているように、太平洋戦争前にすでに解剖実習の時間数の削減が重要課題になっており、解剖学教員もこれに協力していたことがわかる。戦後もとりわけ1970年代以降は実習時間数の減少は顕著化し、現在では往時の半分ないし3分の2に減じている。短縮化に対応した実習への対策はどの大学でも大きな課題となっている。

　第2は、教材が我々の同朋の遺体そのものだということである。1960年代から70年代に我々は著しい遺体不足を経験した。ただし並行して献体運動が盛り上がりをみせ、1983年の献体法の制定以後は学生4人に1遺体の確保はほぼ達成されるようになった。しかし献体運動は教材確保以上の意義をもたらした。未来の医療の発展のために死後の自分のからだを医学生・歯学生に捧げたいという尊い気持ちを、学生と教員がしっかりと受けとめるようになったのである。その結果、一方で解剖実習は学生に医の倫理を根付かせることになったし、もう一方で実効ある実習を行うことを通じて献体者の期待に応えたいと、学生もそして教員も奮い立つようになった。近年、解剖実習書の出版点数が増えてきたのは、本造りが容易化したばかりではない、教員の教育意欲の向上の現れを示していると見たい。

本書では、人体を区分けして78レッスンを学生4人が協同作業で進めるようにし、実習回数の減少にも対応できるように具体的にプログラムを示している。もう一方で、解剖前の状態と解剖後の状態を比較して達成度がわかるようにし、そのために必要な解剖手順を明示し、さらにチェックポイントと発展という項を設けて剖出した所見の意義を示し、一層の剖出意欲がわくように学生をいざなっている。 1レッスンは見開き4ページにまとめられており、構造化のはっきりした実習書であり、どの大学でも使いやすいのではあるまいか。

　著者の宮木孝昌氏は約40年にもわたって解剖実習の教育に取り組んできたベテラン教員であると同時に、肝臓、血管等の比較解剖学の研究にまい進してきた真摯な学徒である。その見識の片鱗は、20世紀初めの局所解剖学と発生学教科書で令名高いH. K. Corningの図版を発掘し、巧みに活用しているところに見ることができる。経験豊かな優れた解剖学者の手になるこの実習書が、学生諸君に人体の構造に関する単なる興味を超えて、彼らの解剖実習に品格を付与してくれるものと期待している。

　　2014年4月

　　　　　　　　　　　　　　　　　　　　　　　　　　　　　　佐藤 達夫

はじめに

この実習書の特徴

1. この実習書は7章、78レッスンで構成されています。学生4人がそれぞれ異なる部位を同時に進行できるようになっています。すなわち、複数の章のレッスンを組み合わせて同時に進行できます。

    学生1人、1レッスン90分を基本として、1回の実習（90分×2）では、学生4人で3〜4レッスンすることができます。実習1回のレッスンの数と組み合わせは、自由に割り振りすることができます。参考例を後述の「実習の進め方」で示します。
2. 解剖を始める前に、「人体のどの部分を解剖するのか、そこには何があるのか」と「どのように解剖していくのか」がわかります。
3. レッスンの共通する内容は、見開き4頁（2頁×2）で、
    1) 最初の左頁は「A. 解剖前に」、右頁は「B. 解剖後」、
    2) つぎの左頁は「C. 解剖手順」、右頁は「D. チェックポイントと発展」、
    3) 詳しい説明が必要なところでは、「E. ○○○」（見開き2頁）で追加しています。
4. 人体の解剖する部位は、つぎの4つに大別されています。
    1) 体表と皮下の血管と神経（全身）：
        第1章　体表（5レッスン）では、体表観察と皮切り
        第2章　皮下の血管と神経（9レッスン）では、皮下の血管と神経、皮下筋、乳腺の剖出
    2) 頭と頸、胸と腹：
        第3章　頭と頸（20レッスン）では、顔面と頸の体壁（筋）と内臓の解剖
        第4章　胸と腹（20レッスン）では、胸腹壁（骨盤を含む）と内臓、会陰の解剖
    3) 背：
        第5章　背（4レッスン）では、上肢帯筋、固有背筋、脊柱管の解剖
    4) 上肢と下肢：
        第6章　上肢（10レッスン）では、上肢の筋、血管と神経、関節の解剖
        第7章　下肢（10レッスン）では、下肢の筋、血管と神経、関節の解剖

　この実習書は、解剖する側の立場（おもに学生の立場）にたって、著者の解剖実習の経験をもとに作られたものです。解剖前後に、略図やメモを記録して「マイノート」を作成することは、観察力を確実なものにします。どうぞ、この実習書を充分に活用してください。

人体はどのように解剖することができるか

大学における三つの解剖：
　正常解剖は大学で行われる３つの人体解剖（正常解剖、病理解剖、法医解剖）の１つです。正常解剖の目的は人体の正常な構造を調べることです。これは医学部や歯学部の学生には必須であります。最近では、医療関係の大学生や専門学校生にも人体解剖の見学実習が盛んになってきています。病理解剖は病気の原因を調べることで、法医解剖は警察が関係して死因を知ることが目的です。

正常解剖と献体のこころ：
　「献体は無条件・無報酬の崇高な人生最後のボランテアである。」と思います。この献体された方（献体者）の純粋な心に答えるには、まず、スタッフと学生は人体解剖を真摯に一所懸命にすることを肝に銘じなければなりません。献体されたご遺体は、最初の患者となると思います。

献体ということ：
　献体は、献体の理念を理解された方が本人の意志で生前に文書で献体の会の事務局に手続きすることから始まります。登録には家族の文書による同意も必要になります。献体の予約手続きが終われば、献体の会の会員になります。献体成願は、家族の理解と協力のもとに実現されます。献体されたご遺体（解剖体）は、固定と防腐処置を一定の時間かけて完全にして保管されます。

解剖実習は正常解剖：
　献体によって行われる正常解剖では、学生は教員の指導のもとに自主的に解剖します。解剖実習は、人体の正常な構造を調べることです。これは、正確に剖出して、あるものをあるがままに観察します。自然観察と同じ方法です。人体の形態や構造には、変異や異常が現れます。これらの違いも説明できるようになります。

遺骨返還式とご遺骨のお返し：
　解剖の最終日には、学生は自らの手で納棺と献花をして解剖体（ご遺体）とお別れをします。その後、解剖体（ご遺体）は葬儀社の車で火葬場に送られ、火葬されて御遺骨となります。御遺骨は遺骨返還式などによってご遺族にお返しされます。

　解剖実習を終えて、よい医者になることを確信しています。

はじめに　v

　著者が約 40 年にわたり人体解剖を続けてこられたのは、多くの先生方のご指導とご協力のおかげです。

　昭和 49 年 4 月、名古屋大学大学院の先輩の磯村源蔵博士の推薦で金沢大学医学部に着任しました。初めて人体を解剖したのは、解剖学第 2 講座の山田致知先生（故人）のもとでした。熊木克治助教授と学生の児玉公道氏と一緒に人体解剖実習に専念して、8 年後に日本医科大学医学部に移りました。

　日本医科大学では、吉川文雄先生（故人）のもとで人体解剖と胎児の解剖を始めました。吉川教授は金子丑之助先生（日本人体解剖学の著者）の後輩で愛弟子です。そのあと、吉川教授の後任の伊藤博信教授と共著で、「入門講座、手術のための解剖」（骨・関節・靭帯の雑誌）の 12 回連載をしました。同誌に掲載の断面標本は、横浜市立大学医学部所蔵のものです。それから順天堂大学医学部に移り、坂井建雄教授のもとで人体解剖と解剖実習を続けました。そして、東京医科大学に移って着任されたばかりの伊藤正裕教授のもとで解剖実習を担当して人体解剖と比較解剖を続けました。

　忘れもしない、2011 年 3 月 11 日に東京新宿にある大学の自室で大地震を体験しました。この年の 3 月に定年退職となり、4 月から兼任講師として席を置いています。4 月からは、新たに愛知医科大学の中野隆教授（解剖学講座）のもとで客員教授として解剖実習と中野解剖セミナーにも参加しています。さらに、2013 年 4 月からは、横浜市立大学医学部の大保和之教授（組織学講座）のもとで非常勤講師として解剖実習に参加しています。

　最後に、和氣健二郎先生と佐藤達夫先生には、金沢時代から常に温かく見守っていただき、ご指導とご助言を賜り、感謝の気持ちでいっぱいです。

　2014 年　春

著　者

〔著者の人体解剖実習歴〕

1. 金沢大学医学部（山田致知教授、1974年4月から8年間）、解剖指針（山田致知著）。
2. 日本医科大学医学部（吉川文雄教授、伊藤博信教授、1982年4月から14年7か月間）、解剖実習の手びき（寺田春水・藤田恒夫著）。
3. 順天堂大学医学部（坂井建雄教授、1996年11月から6年3か月間）、解剖実習の手びき（寺田春水・藤田恒夫著）。
4. 東京医科大学医学部（伊藤正裕教授、2003年2月から2011年3月31日の定年退職までの8年2か月間）、解剖実習の手びき（寺田春水・藤田恒夫著）ほか。
5. 東京医科大学兼任講師、2011年4月から現在まで。
   愛知医科大学客員教授（中野 隆教授）、2011年4月から現在まで。
   横浜市立大学医学部非常勤講師（大保和之教授）、2013年4月から現在まで。

できるわかる
人体解剖実習

目　次

監修者のことば　i

はじめに　iii

解剖学用語および図と写真について　xii

実習に必要なもの　xiv

ピンセットの使い方　xv

実習の進め方（担当する側から）　xvi

解剖実習を実践して体得する7つのこと　xviii

第1章　体　表 … 1

体　表　1：　頭と頸と体幹

レッスン 101　頭と頸と体幹（前面）　2

レッスン 102　頭と頸と体幹（後面）　6

レッスン 103　会陰・外陰部（前・後面）　10

体　表　2：　体　肢（上肢と下肢）

レッスン 104　上　肢（前・後面）　14

レッスン 105　下　肢（前・後面）　18

第2章　皮下の血管と神経 … 23

皮下の血管と神経　1：　頭と頸と体幹の前面

レッスン 201　顔面皮下の血管と神経、表情筋、耳下腺（前面）　24

レッスン 202　頸部皮下の血管と神経、広頸筋（側面）　28

レッスン 203　胸腹部皮下の血管、乳腺、臍（前面）　32

レッスン 204　胸腹部皮下の神経、浅鼠径輪（前面）　36

レッスン 205　会陰・外陰部皮下の血管と神経　40

皮下の血管と神経　2：　頭と頸と体幹の後面

レッスン 206　後頭・項部皮下の血管と神経（後面）　44

レッスン 207　背・腰部皮下の血管と神経（後面）　48

皮下の血管と神経　3：　体　肢（上肢と下肢）

レッスン 208　上肢の皮下の血管と神経（前・後面）　52

レッスン 209　下肢の皮下の血管と神経（前・後面）　56

第3章　頭と頸 … 61

頭と頸　1：　頸

レッスン 301　胸鎖乳突筋、頸神経叢（側面）　62

レッスン 302　舌骨上筋と舌骨下筋　66

　　E. 鎖骨の取り外し　70

レッスン303　頚部内臓の血管と神経、頚動脈鞘　72
　　　レッスン304　頚胸境界部（斜角筋椎骨三角）の解剖　76

　頭と頚　2：　頭蓋腔と脳、頭頚部の離断と正中断
　　　レッスン305　脳髄膜と血管、開頭と脳の取り出し　80
　　　レッスン306　脳の動脈と脳神経　84
　　　レッスン307　頭頚部の離断、咽頭後壁　88
　　　レッスン308　頭頚部の正中断と正中断面の観察　92

　頭と頚　3：　頬と顎
　　　レッスン309　頬と下顎：　頬筋と咬筋と側頭筋　96
　　　レッスン310　側頭下窩：　外側翼突筋と内側翼突筋　100
　　　レッスン311　顎動脈と下顎神経　104
　　　レッスン312　上顎と翼口蓋窩：　顎動脈の終枝と上顎神経　108

　頭と頚　4：　鼻と口と咽頭
　　　レッスン313　鼻腔と副鼻腔：　鼻中隔と外側壁　112
　　　レッスン314　口　蓋：　口蓋筋、口蓋動脈と口蓋神経　116
　　　レッスン315　口腔と舌：　舌筋と舌の動脈と神経　120
　　　レッスン316　咽頭腔と喉頭腔：　咽頭筋と喉頭筋の血管と神経
　　　　　124

　頭と頚　5：　眼と耳
　　　レッスン317　眼と眼窩　128
　　　レッスン318　眼球の外壁と内部　132
　　　レッスン319　外耳と中耳　136
　　　レッスン320　内耳と側頭骨　140

第4章　胸　と　腹 …………………………………………145

　胸と腹　1：　胸腹壁と胸腹腔
　　　レッスン401　浅胸筋（胸部の上肢筋）と腋窩　146
　　　レッスン402　胸腹壁（深胸筋と腹筋）、開胸と開腹の方法　150
　　　レッスン403　縦隔、胸膜と胸膜腔、心膜と心膜腔　154
　　　レッスン404　臍と腹膜と腹膜腔　158

　胸と腹　2：　胸部内臓
　　　レッスン405　肺と心臓の血管と神経、肺と心臓の摘出方法　162
　　　レッスン406　食道と気管、後胸壁の血管と神経　166
　　　レッスン407　肺　170
　　　レッスン408　心　臓　174
　　　　　　　　　E. 心臓の内景　178

胸と腹 3： 腹部内臓（1） 間膜と血管
- レッスン 409　上腹部内臓の間膜と血管と神経　180
  - E．腹部内臓の摘出方法　184
  - F．腹部内臓の血管の変異　186
- レッスン 410　下腹部内臓の間膜と血管と神経　188
- レッスン 411　腎臓と副腎、腹膜後器官　192
- レッスン 412　横隔膜、腹大動脈と下大静脈、腸腰筋と腰神経叢　196

胸と腹 4： 腹部内臓（2） 各部
- レッスン 413　肝臓と胆嚢　200
- レッスン 414　胃と十二指腸　204
- レッスン 415　膵臓と脾臓　208
- レッスン 416　小腸と大腸、腸の壁を開く　212

胸と腹 5： 骨盤部
- レッスン 417　会陰・外陰部、下半身の離断　216
- レッスン 418　生殖器と膀胱と直腸、骨盤部の正中断　220
- レッスン 419　骨盤部の血管　224
- レッスン 420　骨盤部の筋と神経　228

第5章　背　233

背 1： 背部体壁
- レッスン 501　浅背筋（背部の上肢筋）　234
- レッスン 502　後頭・項部の筋（固有背筋）　238
  - E．頭をはずす方法　242
- レッスン 503　背部深層の筋（固有背筋）　244

背 2： 脊柱と脊柱管
- レッスン 504　脊柱と脊柱管と脊髄
  （脊柱管を開き脊髄を取り出す）　248

第6章　上　肢　253

上 肢 1： 肩と上肢帯
- レッスン 601　肩と上肢帯（前面）　254
- レッスン 602　肩と上肢帯（後面）　258
  - E．上肢をはずす方法　262

上 肢 2： 上腕と肘
- レッスン 603　上腕と肘窩、腋窩（前面）　264
- レッスン 604　上腕と肘頭（後面）　268

上　肢　3：　前腕と手根
　　レッスン 605　前腕と手根（前面）　272
　　レッスン 606　前腕と手根（後面）　276

上　肢　4：　手と指
　　レッスン 607　手掌と指（前面）　280
　　レッスン 608　手背と指（後面）　284

上　肢　5：　上肢の関節
　　レッスン 609　肩関節と肘関節（前・後面）　288
　　レッスン 610　手の関節と手根の関節（前・後面）　292

第7章　下　肢 …………………………………………………… 297

下　肢　1：　股と下肢帯
　　レッスン 701　鼠径部と股（前面）　298
　　レッスン 702　殿部と股（後面）　302
　　　　　　　　E．下肢をはずす方法　306

下　肢　2：　大腿と膝
　　レッスン 703　大腿と膝蓋（前面）　308
　　レッスン 704　大腿と膝窩（後面）　312

下　肢　3：　下腿と足根
　　レッスン 705　下腿と足根（前面）　316
　　レッスン 706　下腿と足根（後面）　320

下　肢　4：　足と指
　　レッスン 707　足背と指（前面）　324
　　レッスン 708　足底と指（後面）　328

下　肢　5：　下肢の関節
　　レッスン 709　股関節と膝関節（前・後面）　332
　　レッスン 710　足の関節と足根の関節（前・後面）　336

人体解剖実習キーワード　341

索　引　349

解剖学用語および図と写真について

1．解剖学用語は日本名、ラテン語名、英名を用いた。これらの用語にないものは、原典に準じた。Corning 博士などの図の用語で、現在あまり用いられないものには☆印を付した。

　ラテン語名は頭文字を大文字として、英語名は小文字とした。用語の記載は、スペースと重要度を勘案し、①日本語名とラテン語名と英語名、②日本語名とラテン語名、③日本語名のみ、のどれかとした。

　ラテン語名の略語は、A.（Arteria 動脈の単数）、V.（Vena 静脈の単数）、N.（Nervus 神経の単数）、M.（Musculus 筋の単数）だけを使用した。これらの複数（Arteriae, Venae, Nervi, Musculi）とほかのラテン語名は略さないで使っているが、血管などで単数を用いているものもある。

2．図と写真の多くは、尊敬する Corning 博士の名著、*Lehrbuch der Topographischen Anatomie, für Studierende und Ärzte* による。また恩師吉川文雄博士の『人体系統解剖学』、寺田春水、藤田恒夫両博士の『解剖実習の手びき』、および先人の解剖学書を参考にするとともに、貴重な図版を一部転載させていただいた。

　この他、雑誌『骨・関節・靭帯』に連載したもの、研究会誌『臨床解剖研究会記録』、書籍『日本人のからだ、解剖学的変異の考察』などに著者らが発表したものを掲載した。なお本書のピンセットの使い方の図は、朋友宮永美知代博士（東京芸術大学美術教育、美術解剖学Ⅱ）による。第6章、第7章のC解剖手順などの図は、佐々木祥景氏（同大学美術学部油画科 2014 年卒）による。

　関係する多くの方々に、心より感謝いたします。

〔参考にした解剖書と雑誌〕

1) 吉川文雄（1984） 人体系統解剖学、南山堂、東京。
2) Corning, H.K. (1923) *Lehrbuch der Topographischen Anatomie, für Studierende und Ärzte.* Vierzehnte und fünfzehnte Auflage, JF Bergmann, München.
3) 入門講座／手術のための解剖 1～12（連載 12 回）。骨・関節・靱帯 4、5、宮木孝昌、伊藤博信（1991、1992）。
4) 日本人のからだ、解剖学的変異の考察（佐藤達夫, 秋田恵一編）(2000) 東京大学出版会、東京。

　　　宮木孝昌　　4-腹大動脈の内臓枝、5-肝動脈と胆嚢動脈、6-膵臓の動脈、1-腹腔動脈周囲の神経叢、2-肝神経叢。
5) 寺田春水、藤田恒夫（2004）解剖実習の手びき、改訂 11 版、南山堂、東京。
6) 解剖学用語

　　　日本解剖学会編（1987）解剖学用語、改訂 12 版、丸善、東京。

　　　日本解剖学会監修、解剖学用語委員会編集（2007）解剖学用語、改訂 13 版、医学書院、東京。

　　　尾持昌次（1950）解剖学名辞書、丸善出版、東京。
7) 分担解剖学、改訂第 11 版、金原出版株式会社、東京。

　　　分担解剖学 1　総説・骨学・靱帯学・筋学（2006）小川鼎三、森於菟、森富、大内弘、村上宅郎。

　　　分担解剖学 2　脈管学・神経系（2008）平沢興、岡本道雄。

　　　分担解剖学 3　感覚器学・内臓学（2008）小川鼎三、山田英智、養老孟司。
8) 金子丑之助（1978～1981）、日本人体解剖学、第 17 版、南山堂、東京。

　　　第 1 巻 骨学・靱帯学・筋学 （1980）。

　　　第 2 巻 内臓学・感覚器学（1978）。

　　　第 3 巻 脈管学・神経系 （1981）。
9) 西成甫（1976）小解剖学図譜、第 16 版、金原出版、東京。

　　　西成甫（1974）人体局所解剖図譜、第 3 巻、金原出版、東京。
10) 山田致知（1975）　解剖指針、Offset 6 版、金沢大学医学部第 2 解剖学講座、金沢。

実習に必要なもの

1．解剖用の服装など
   1）解剖衣：　特定の解剖用衣類あるいは白衣 lab coat、マスク、帽子、前掛け、など。
   2）ゴム手袋と手拭き（手ぬぐいなど）
   3）記録用ノートと筆記具など
   4）解剖実習書、図譜など
2．解剖器具（個人で使うもの）
   1）ピンセット forceps, pincers　2本
   2）メス knife, scalpel 替刃とハンドル：　おもに皮切りのときに使う。
   3）ハサミ scissors 大：　筋の付着部（腱）、腸管、太い血管と神経などを切るときに使う。
   4）ハサミ小（眼科用）：　小さい血管や神経などを切るときに使う。
      （ゾンデ probe, seeker：　小さい管の中に入れて、通路を確認するとき）
3．解剖実習室の備品
   1）ノミ chisel（大 10 mm、中 5 mm、小 2 mm 幅くらい）と木槌 hammer：　おもに頭の解剖のときに、ノミと木槌で頭蓋骨を少しずつ削り取り、骨内の血管や神経を剖出する。剖出する神経や血管の大きさによって、ノミの大きさを変える。
   2）骨鉗子 bone forceps：　骨を少しずつ削り取る。ノミと同様に使う。
   3）のこぎり saw：　頭頸部や腰部の切り離し、または正中断するとき（骨を切る）に使う。
   4）肋骨鋏 costotome：　胸壁を開くために、肋骨を切り離すときに使う。
   5）双鋸 laminectome：　脊髄を摘出するために、後面から椎骨（椎弓）を切るときに使う。
   6）電動のこぎり electric saw：　脳を摘出するために、頭蓋骨（頭蓋冠）を切るときに使う。
   などがある。

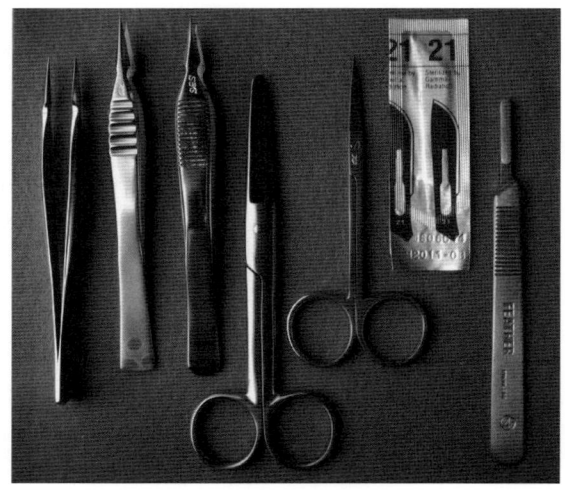

左からピンセット、ハサミ大、小（眼科用）、メス（ハンドルと替刃）

ピンセットの使い方（重要）

1. ピンセットのにぎり方
    左右の手で鉛筆をもつように、ピンセットをにぎる。
2. 結合組織の取り除き方
    ①結合組織をほぐしてから、
    ②結合組織を取り除く。
    ・左手に握ったピンセットで、結合組織の細い丈夫な線維を強く摘んで、
    ・右手に持ったピンセットで、その丈夫な線維を摘んで引き裂いて、取り除いていく。
3. 脂肪の取り除き方
    脂肪の塊を包んでいる膜状の結合組織を取り除き、脂肪塊ごと取り去る。
    脂肪を壊さないように。
4. 血管と神経の剖出
    血管と神経を摘まないようにして、血管と神経を取り巻く結合組織を取り除き、
    血管と神経を剖出する。

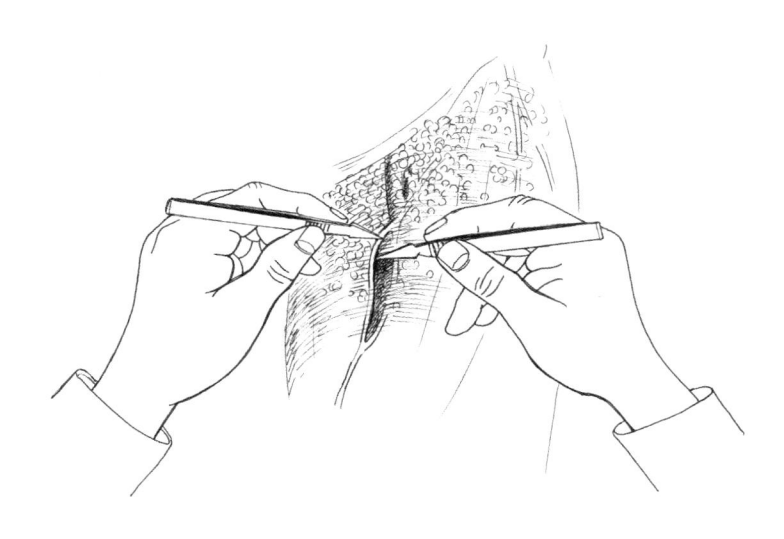

（宮永美知代博士による）

実習の進め方（担当する側から）

　この実習書は78レッスン（1レッスン90分を基本として）からなり、1回の実習（90分×2）では、3〜4レッスン割り振りできます。実習全25回と全30回の例を示します。

レッスンの割り振り（解剖実習全25回）

回	時限	レッスン	第1章	第2章
1		2	101, 102	
2		3	103, 104, 105	
3		4		201, 203, 202, 204
4		3		205, 206, 207
5		2		208, 209
小計		14	5	9

赤色は後面

回	時限	レッスン	第3章	第4章	第5章	第6章	第7章
6		3			501	602	702
7		3			502	604	704
8		4	301, 302	401			701
9		4	303, 304	402			703
10		4	305, 306	403, 404			
11		4	307	405, 406		601	
12		4	308	407, 408		603	
13		3	309	409			705
14		3	310	410		605	
15		3	311	411			707
16		3	312	412		607	
17		3	313	413		606	
18		3	314	414			706
19		2	315		503		
20		3	316	415	504		
21		3	317	416		608	
22		3	318	417			708
23		3	319	418		609	
24		3	320	419			709
25		3		420		610	710
小計		64	20	20	4	10	10

実習の進め方　　xvii

レッスンの割り振り（解剖実習全30回）

回	時限	レッスン	第1章	第2章
1		2	101, 102	
2		3	103, 104, 105	
3		2		201, 203
4		3		202, 204, 205
5		2		206, 207
6		2		208, 209
小計		14	5	9

赤色は後面

回	時限	レッスン	第3章	第4章	第5章	第6章	第7章
7		3			501	602	702
8		3			502	604	704
9		3	301	401			701
10		3	302	402			703
11		3	303	403		601	
12		3	304	404		603	
13		3	305	405			705
14		3	306	406		605	
15		3	307	407			706
16		3	308	408		606	
17		3	309	409			707
18		3	310	410		607	
19		3	311	411			708
20		3	312	412		608	
21		3	313	413		609	
22		3	314	414			709
23		2	315		503		
24		2		415	504		
25		2	316	416			
26		2	317	417			
27		2	318	418			
28		2	319	419			
29		2	320	420			
30		2				610	710
小計		64	20	20	4	10	10

解剖実習を実践して体得する7つのこと

1）献体は最初の患者であるということ
2）本物の人体を解剖するということ
3）ヒトは脊椎動物であるということ
4）あるものをあるがままにみること
5）剖出、記録、考察すること
6）意欲（motivation）をもつこと、そして
7）医道の涵養ということ

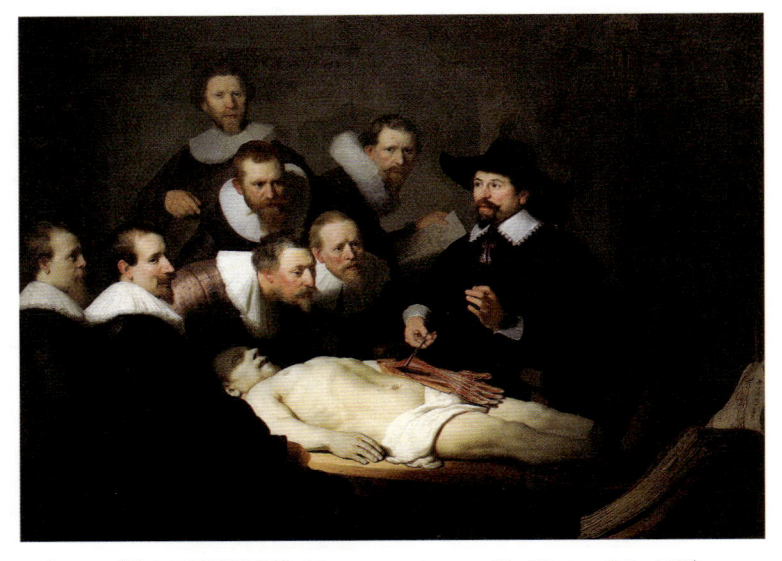

トゥルプ博士の解剖学講義（The anatomy lesson of Dr. Nicolaes Tulp, 1632）
レンブラント（Rembrandt van Rijn, 1606–1669）作。オランダのデンハーグ市郊外にあるマウリッツハイス美術館（Mauritshuis）所蔵。

第 1 章

体　表

○この章の構成
体　表 1： 頭と頚と体幹
　　　レッスン 101　頭と頚と体幹（前面）
　　　レッスン 102　頭と頚と体幹（後面）
　　　レッスン 103　会陰・外陰部（前・後面）
体　表 2： 体　肢（上肢と下肢）
　　　レッスン 104　上　肢（前・後面）
　　　レッスン 105　下　肢（前・後面）
○術　式
　　1）皮膚は表皮 Epidermis と真皮 Corium, dermis とで構成される。
　　2）皮下組織 Tela subcutanea は真皮と筋膜 Fascia との間である。
　　3）真皮と皮下組織は白い結合組織で結ばれている。
　　4）皮膚（真皮）を翻すように引っ張ると真皮と皮下組織を結んでいる白い結合組織の線維（糸のような）が見えるので、これをメスの先で切って、皮膚を皮下組織から切り離す。これを繰り返す。

体 表 1： 頭と頚と体幹1

レッスン101　頭と頚と体幹（前面）

　人体は、頭、頚、体幹および体肢の4つに大別される。この体部はさらに細かい部位に区分される。顔は頭（広義）の一部である。顔は鼻部、口部、オトガイ部、眼窩部、眼窩下部、頬部、頬骨部および耳下腺咬筋部に区別される。頚は前頚部、胸鎖乳突筋部、外側頚三角部および後頚部に区別される。胸は鎖骨下部、乳房部および腋窩部に区別される。腹は上腹部、中腹部および下腹部に区別される。このレッスンでは、顔と頚（後頭部と後頚部を除く）、胸と腹の部位を観察し、この領域の皮切りをする。

A. 解剖前に

　顔 Facies の部位（8つ）：　①鼻部 Regio nasalis、②口部 Regio oralis、③オトガイ部 Regio mentalis、④眼窩部 Regio orbitalis、⑤眼窩下部、⑥頬部 Regio buccalis、⑦頬骨部 Regio zygomatica および⑧耳下腺咬筋部 Regio parotideomasseterica がある。

　頚 Collum, neck の部位（4つ）：　①前頚部 Regio colli anterior（顎下三角、頚動脈三角）、②胸鎖乳突筋部 Regio sternocleidomastoidea（胸鎖乳突筋）、③外側頚三角部 Regio colli lateralis（大・小鎖骨上窩）、④後頚部 Regio colli posterior がある。

　胸 Pectus, chest の部位（6つ）：　①胸骨部 Regio sternalis、②鎖骨部 Regio clavicularis、③鎖骨下部 Regio infraclavicularis、④乳房部 Regio mammaria（乳頭と乳房）、⑤腋窩部 Regio axillaris, Axilla（腋窩）、⑥側胸部 Regio thoracica lateralis がある。

　腹 Abdomen, abdomen の部位（3つ）：　①上腹部、②中腹部、③下腹部に大別される。

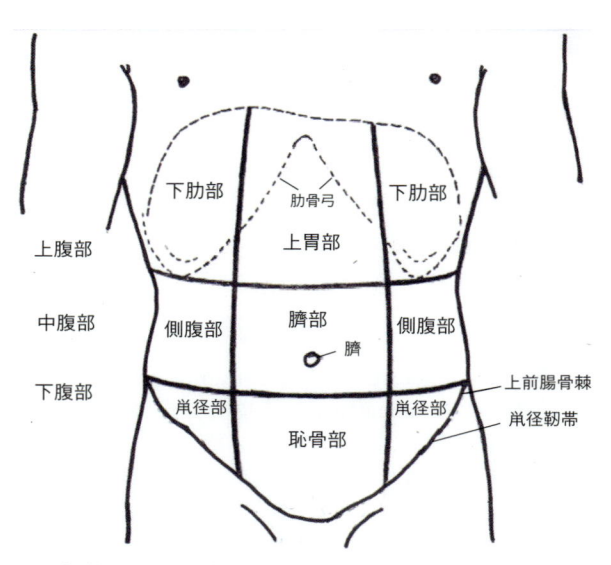

図101A　腹の3つの部位と9つの領域（Corning より改変）
　上腹部は①上胃部 Regio epigastrica と左右の②下肋部 Regio hypochondriaca、中腹部は③臍部 Regio umbilicalis と左右の④側腹部 Regio lateralis、下腹部は⑤恥骨部 Regio pubica と左右の⑥鼡径部 Regio inguinalis に分けられる。

B. 解剖後

解剖後は、切り開いた皮膚をもとの位置に戻せば、解剖前と同じ状態で各部位を触れて確認できる。人体の皮膚の厚さと皮下の結合組織（とくに皮下脂肪）の厚さがわかる。

体表前面

1）顔には、消化器と呼吸器の初部、嗅覚器・味覚器、視覚器、聴覚・平衡覚が集中する。
2）顎下三角 Trigonum submandibulare, submandibular triangle（別名、二腹筋三角）には、顎下腺 Glandula submandibularis, submandibular gland がある。
3）頸動脈三角 Trigonum caroticum, carotid triangle は総頸動脈 A. carotis communis, common carotid artery の分岐部付近である（底の部分は頸動脈窩 Fossa carotica）。
4）外側頸三角には、大鎖骨上窩 Fossa supraclavicularis major（肩甲鎖骨三角 Trigonum omoclaviculare の底）と小鎖骨上窩 Fossa supraclavicularis minor がある。
5）側頸部 Regio colli lateralis は、胸鎖乳突筋部と外側頸三角部を合わせた領域である。
6）三角胸筋三角 Trigonum deltoideopectorale, deltopectoral triangle は鎖骨下部にある。
7）臍 Umbilicus、Umbo は臍部にあり、鼡径 Inguen, groin（鼡径部）には浅鼡径輪（精索か子宮円索が通る）と鼡径靱帯 Ligamentum inguinale, inguinal ligament がある。

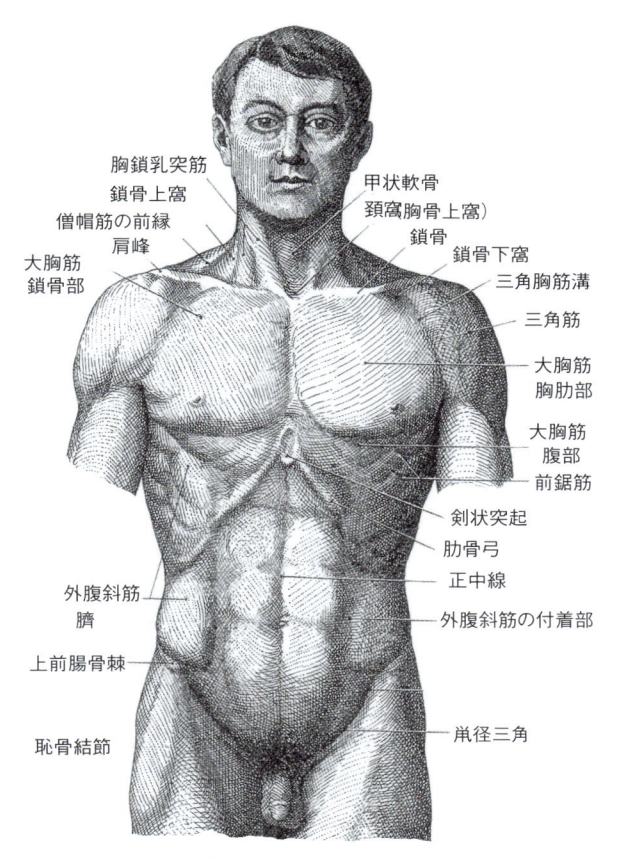

図 101B　頭と頸と体幹の体表、前面（Corning より）

4　第1章　体　表

C. 解 剖 手 順

　顔面、頚、胸と腹の皮膚を切り開く。顔面と頚には皮下筋（皮筋）の表情筋と広頚筋が現れる。胸の乳房と腹の鼡径靭帯と浅鼡径輪は、第2章で剖出する。

皮切りの手順：　体表から皮膚（表皮と真皮）、皮下組織、筋膜になる。皮膚を切り開く。

1．眼（瞼）、眉、鼻、口（唇）、乳輪、臍の周りに切れ込み（割）をいれる。
2．正中線上（縦、上下方向）に前頭部から恥骨結合の下端まで**切れ込み（割）**を入れる。
3．横（左右）方向に、次の各部で**切れ込み（割）**をいれる。
　①眼窩から耳介まで、②口から耳介まで、③下顎骨のオトガイから下縁に沿い耳介まで、④頚窩（胸骨上窩）から鎖骨に沿い肩甲骨の肩峰まで、⑤左右乳輪を結ぶ線上で外側に、⑥剣状突起から外側に、⑦臍から外側へ、⑧恥骨結合の少し下から外側に。

皮切りの要領：
1．皮切りは割の縦横に交叉する断端の皮膚をピンセットでしっかりと掴んで始める。
2．メスの先端で皮膚と皮下組織を繋ぐ線維を切って皮膚を体から離していく。
3．皮膚（真皮）の内面には、真皮乳頭が夏ミカンの皮の内面のぽつぽつのようにみえる。
4．顔面と頚では、皮膚の内面につく皮筋を皮膚に付けないように、皮膚の内面と皮筋（表情筋と広頚筋）の間にメスを入れる。

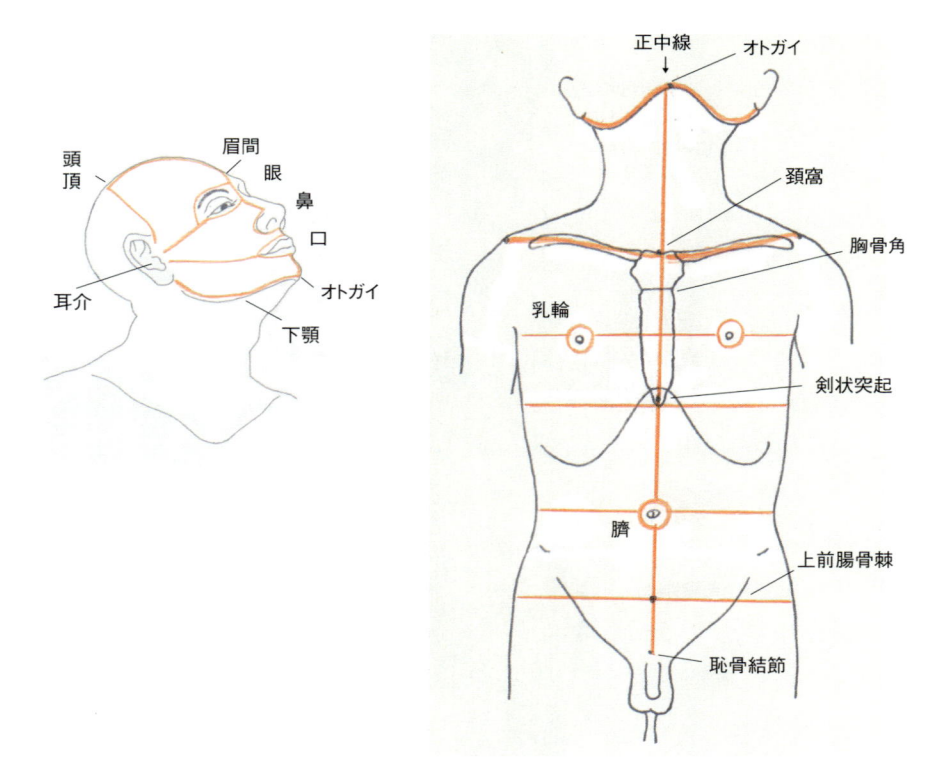

図 101C　解剖手順（赤色はメスで皮膚に割を入れるて、顔と頚、胸と腹の皮切りをする）

レッスン101　頭と頸と体幹（前面）　5

> D. チェックポイントと発展

顔 Facies, face と頸 Collum, Cervix, neck（肩と上肢帯も含む）：
1. 頬骨弓 Arcus zygomaticus, zygomatic arch と乳様突起 Processus mastoideus, mastoid process、下顎骨 Mandibula, mandible のオトガイ Mentum と下顎角 Angulus mandibulae、下顎底 Basis mandibulae、舌骨 Os hyoideum, hyoid bone、甲状軟骨 Cartilago thyreoidea, thyroid cartilage（のどぼとけ Adam's apple）、鎖骨 Clavicula, clavicle がある。

胸 Pectus, front of chest と腹 Abdomen, abdomen（股と下肢帯も含む）：
1. 胸郭 Thorax は胸骨 Sternum、肋骨 Costae, ribs、胸椎で作られる。胸郭は肋骨弓 Arcus costalis, costal arches や胸骨下角 Angulus infrasternalis, infrasternal angle を作る。
2. 胸骨には剣状突起 Processus xiphoideus, xiphoid process がある。胸骨は頸窩（別名、頸切痕 Incisura jugularis）と胸骨角 Angulus sterni, sternal angle を作る。
4. 骨盤 Pelvis：恥骨結合 Symphysis pubica, public symphysis、恥骨結節 Tuberculum pubicum, pubic tubercle、上前腸骨棘 Spina iliaca anterior superior, anterior superior iliac spine、腸骨稜 Crista iliaca, iliac crest がある。

発展：
1. 乳頭 Papilla mammae, nipple、乳輪 Areola mammae、乳輪腺 Glandulae areolares、乳房 Mamma, breast がある。副乳頭が乳頭線上に現れることがある（変異）。

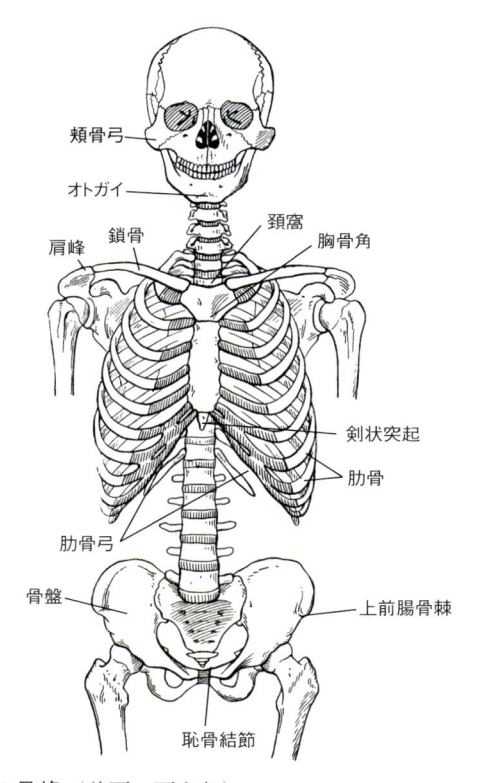

図101D　頭と頸と体幹の骨格（前面、西より）

体表1： 頭と頚と体幹2

レッスン102　頭と頚と体幹（後面）

　人体は、頭、頚、体幹および体肢の4つに大別される。この体部はさらに細かい部位に区分される。頭（狭義）は前頭部、頭頂部、後頭部、側頭部および側頭下部に区分される。頚は前頚部、側頚部（胸鎖乳突筋部と外側頚三角部）、後頚部に区分される。背（体幹の後面）は脊柱部、仙骨部、肩甲部、肩甲下部および腰部に区分される。広義には、背は項（うなじ、頚の後ろ）も含む。このレッスンでは、後頭と項、背と腰の部位を観察し、この領域の皮切りをする。

A. 解剖前に

　頭 Caput（狭義）の部位（5つ）：　①前頭部 Regio frontalis、②頭頂部 Regio parietalis、③後頭部 Regio occipitalis、④側頭部 Regio temporalis および⑤側頭下部がある。後面では頭頂部と後頭部のほかに側頭部が関わる。後頭 Occiput は後頭部である。

　頚 Collum の部位（4つ）：　①前頚部 Regio colli anterior、側頚部 Regio colli lateralis（②胸鎖乳突筋部、③外側頚三角部）、④後頚部 Regio colli posterior がある。後面では、後頚部と胸鎖乳突筋部の一部が関わる。項 Nucha は項部 Regio nuchae ともいい後頚部である。後頚部には**隆椎** Vertebra prominens と**腱鏡** Sehnenspiegel がある。

　背 Dorsum, back の部位（5つ）：　①脊柱部 Regio vertebralis、②仙骨部 Regio sacralis、③肩甲部 Regio scapularis、④肩甲下部 Regio infrascapularis、⑤腰部 Regio lumbalis がある。後面では背の5つの部位のほかに、下肢の殿部が関わる。

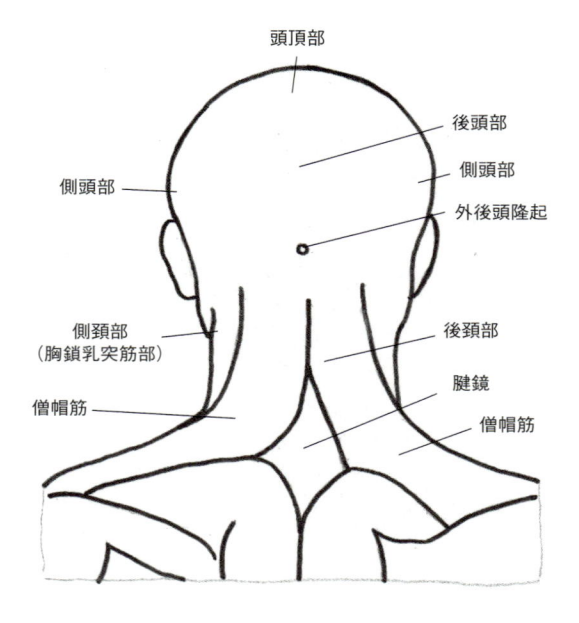

図102A　後頭と項の体表解剖

B. 解剖後

　解剖後は、からだの後面、後頭と項、背と腰の部位と外後頭隆起、隆椎の棘突起、肩甲骨、腸骨稜を触れることができ、腰の領域がわかる。背中の皮膚の厚さがわかる。

体表後面：

1）**腱鏡** Sehnenspiegel は、僧帽筋の起始腱の腱膜がつくる菱形の領域である。
2）**聴診三角** triangle of auscultation は、僧帽筋、広背筋、肩甲骨に囲まれた領域である。
3）**腰三角** Trigonum lumbale, lumbar triangle は、腸骨稜、広背筋、外腹斜筋に囲まれた領域で、**腰ヘルニア** lumbar hernia が起こりやすい部位である。
4）**腹臥位** prone position はうつぶせの状態である。これと反対が仰臥 supine（あおむけに寝ること）である。
5）ヤコビ線 Jacoby line は左右の腸骨稜の最高点を結ぶ線をいう（腰椎穿刺 limbar puncture）。

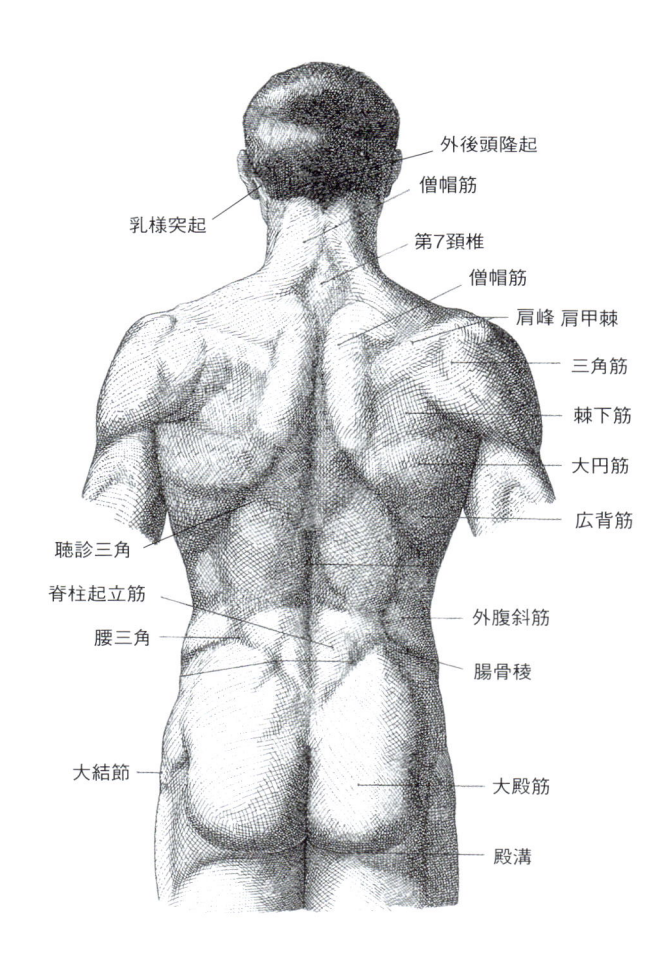

図102B　頭と頚と体幹の体表、後面（Corning より）

8　第1章　体　表

> **C．解剖手順**

　頭と頚、背の皮膚を切り開く。頚から肩の皮膚は大変厚い。皮下の血管と皮神経は、第2章で剖出する。

皮切りの手順： 体表から皮膚、皮下組織、筋膜になる。皮膚を切り開く。

1．正中線上（縦、上下方向）に外後頭隆起から仙骨の下端まで**切れ込み（割）**を入れる。
2．縦の割に直角になる横（左右）方向に、次の5か所で**切れ込み（割）**をいれる。
　①外後頭隆起、②隆椎の棘突起、③第12胸椎の棘突起、④ヤコビ線（左右腸骨稜の最上点を結ぶ線）の中点、⑤殿部の下端。

皮切りの要領：

1．皮切りは割の縦横に交叉する断端の皮膚をピンセットでしっかりと掴んで始める。
2．メスの先端で皮膚と皮下組織を繋ぐ線維を切って皮膚をからだから離していく。
3．剥した真皮の内面には、真皮乳頭が夏ミカンの皮の内面のぼつぼつのようにみえる。
4．皮膚を張りながら、線維をメスで切っていく。真皮の一部を体に残さない。
5．**床ずれ**（褥瘡 decubitus, bedsore）、浮腫、水腫 edema（いわゆる、むくみ）、皮下組織に水分（体液や注入液）がたまっていること、などがある。

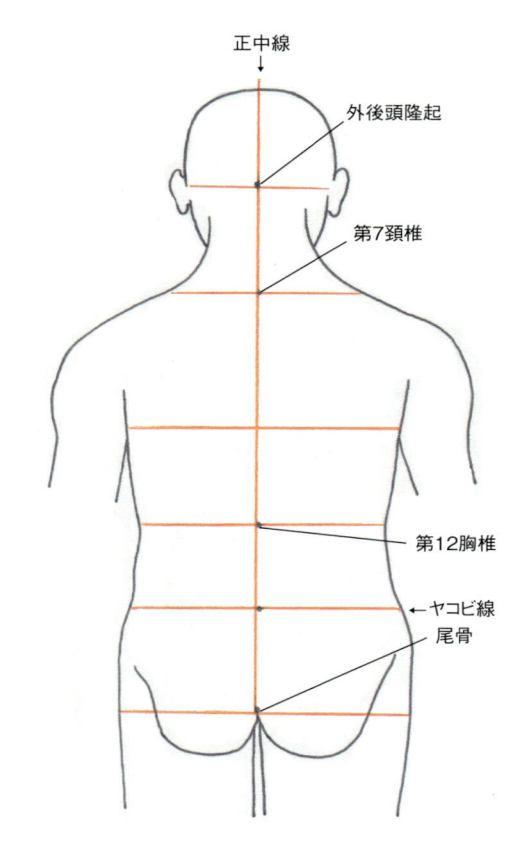

図102C　解剖手順（赤色は皮切りの割をメスで入れて、後頭と項、背と腰の皮切りをする）

D. チェックポイントと発展

後頭 Occiput, occiput と項 Nucha, nucha（肩と上肢帯を含む）：

1．後頭骨の**外後頭隆起** Protuberantia occipitalis externa、external occipital protuberance と**乳様突起** Processus mastoideus, mastoid process がある。
2．僧帽筋 M. trapezius の腱鏡 Sehnenspiegel（僧帽筋でつくられる腱膜の領域）とその中に第7頚椎（別名、**隆椎** Vertebra prominens）がある。
3．**肩甲骨** Scapula, scapula の**肩甲棘** Spina scapulae, scapular spine、**肩峰** Acromion, acromion および内側縁がある。

背 Dorsum, back と腰 Lumbus, loin（殿と下肢帯を含む）：

1．**脊柱** Columna vertebralis, vertebral column（胸椎 Vertebrae thoracicae, thoracic vertebrae、腰椎 Vertebrae lumbales、仙骨 Os sacrum と尾骨 Os coccygis）と各**椎骨**の**棘突起** Processus spinosus, spinous process および後正中溝がある。
2．**腸骨稜** Crista iliaca, iliac crest と**上前腸骨棘** Spina iliaca anterior superior がある。

発展：

1．寛骨 Os coxae, pelvic bone の**坐骨結節** Tuber ischiadicum, ischial tuberosity、**殿溝** Sulcus gluteus、大腿骨 Femur の**大転子** Trochanter major, greater trochanter を確認する。

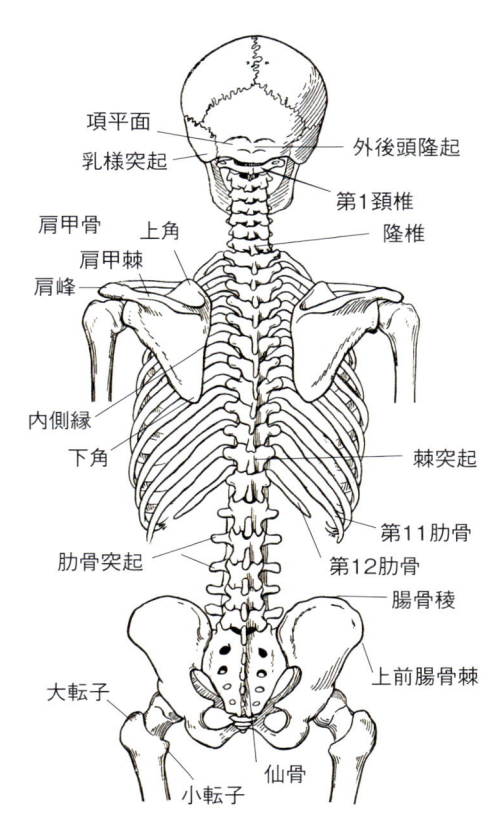

図 102D　頭と頚と体幹の骨格（後面、西より）

体表1： 頭と頸と体幹3

レッスン103　会陰・外陰部（前・後面）

　会陰は体幹の下端部にあり、恥骨結合の下縁と左右の坐骨結節と尾骨を結ぶ菱形の領域である。会陰の部位は尿生殖部（尿生殖三角）と肛門部（肛門三角）の2つに区分される。両部の境は左右の坐骨結節を結ぶ線である。尿生殖部には尿道（男性）あるいは尿道と腟（女性）が開き、陰嚢や陰茎（男性）あるいは大陰唇（女性）がある。肛門部には肛門（男女）がある。このレッスンでは、体表で人体の下端の会陰を構成する骨の隆起などと尿生殖部と肛門部を確認し、この領域の皮切りをする。

A. 解剖前に

　解剖学用語には会陰の部と会陰の2つの記載がある。ここでは、会陰の部を会陰（広義）として扱う。**会陰** Perineum, perineum は、恥骨結合の下縁と左右の坐骨結節と尾骨を結ぶ菱形の領域である。**外陰部** Regio pudendalis は外生殖器がある部である。

　会陰の部位 Regio perinealis, perineal region（2つ）：　尿生殖部と肛門部があり、両部の境は左右の坐骨結節を結ぶ線である。①**尿生殖部** Regio urogenitalis（別名、**尿生殖三角** urogenital triangle）には、**尿生殖隔膜** Diaphragma urogenitale, urogenital diaphragm がある。下尿生殖隔膜筋膜は、別名、**会陰膜** Membrana perinei, perineal membrane）という。ここには、男性では外尿道口、女性では外尿道口と腟口がある。②**肛門部** Regio analis（別名、**肛門三角** anal triangle）には、**骨盤隔膜** Diaphragma pelvis, pelvic diaphragm が張っている。男女ともに、**肛門** Anus, anus がある。

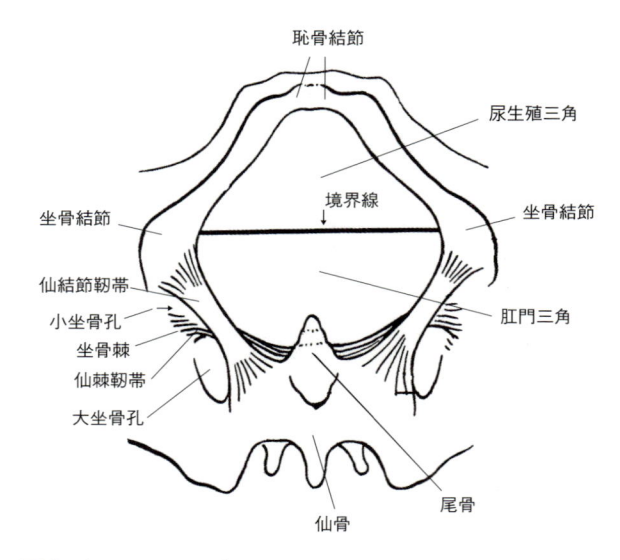

図103A　会陰の区分（Corning より）
　尿生殖部（別名、尿生殖三角）と肛門部（別名、肛門三角）である。

B. 解剖後

解剖後は、会陰が恥骨結合の下縁と左右の坐骨結節と尾骨を結ぶ菱形の領域であり、肛門部と尿生殖部の2つに区分されることがわかる。会陰の部は広義の会陰と同じとする。

女性の外陰部：

1）**恥丘** Mons pubis は、恥骨結合の前面でビーナスの丘 Mons veneris といわれる。
2）**大陰唇** Labium majus pudendi, labia majus と**陰裂** Rima pudendi, pudendal cleft を**陰門** Vulva、この内側に**小陰唇** Labium minus pudendi, labia minus がある。
3）**陰核** Clitoris は、海綿体組織で脚、体、陰核亀頭の3部に区別される。
4）**腟前庭** Vestibulum vaginae, vestibule と**腟口** Ostium vaginae, vaginal orifice がある。
5）**大前庭腺** Glandula vestibularis major, greater vestibular gland は、別名バルトリン腺 Bartholin gland といい、男性の**尿道球腺** Glandula bulbourethralis に相当する。
6）腟前庭の両側には、**前庭球** Bulbus vestibuli, bulb of vestibule がある。海綿体組織で男性の**尿道海綿体** Corpus spongiosum penis に相当する。
7）**外尿道口** Ostium urethrae externum, external urethral orifice がある。

男性の外陰部：

1）**陰茎** Penis と**陰嚢** Scrotum がある。陰茎は**陰茎根** Radix penis, root of penis、**陰茎体** Corpus penis, body of penis、**陰茎亀頭** Glans penis, glans of penis からなる。
2）陰茎の背面を**陰茎背** Dorsum penis, dorsum of penis という。
3）亀頭には外尿道口がある。亀頭は皮膚の**包皮** Preputium, prepuce で取り巻かれる。

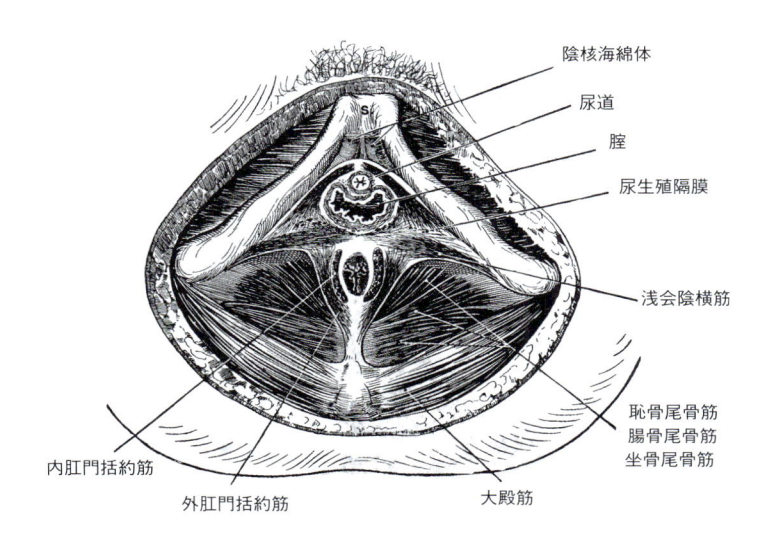

図103B　陰唇（女性）の皮切り（Corning より）

12　第1章　体　表

> **C．解 剖 手 順**

　外陰部（陰茎、陰嚢、大陰唇）の皮膚、肛門周囲の皮膚、尿生殖部の皮膚を切り開く。
会陰の皮下の血管と神経は、第2章で剖出する。
皮切りの手順：　会陰・外陰部の皮膚に浅い割を入れて、薄い皮膚をメスで切る。
女性の尿生殖部：
1．大陰唇と恥丘の皮膚は切っておく。小陰唇、陰核、前庭の皮膚はそのまま残す。
2．大陰唇の皮下には脂肪がある。子宮円索が大陰唇の皮膚に放散している。
男性の尿生殖部：
1．陰茎と陰嚢の皮膚は薄い。肉様膜の層を残して皮切りをする。皮下には脂肪がない。
2．肉様膜をはぐと、**外精筋膜に被われた精巣挙筋（挙睾筋）**が現れる。
肛門部（男女）：
1．肛門周囲の皮膚に割を入れて、その周りの皮膚を切る。
2．肛門周囲の皮膚には、外肛門括約筋がついているので、これを剖出する。

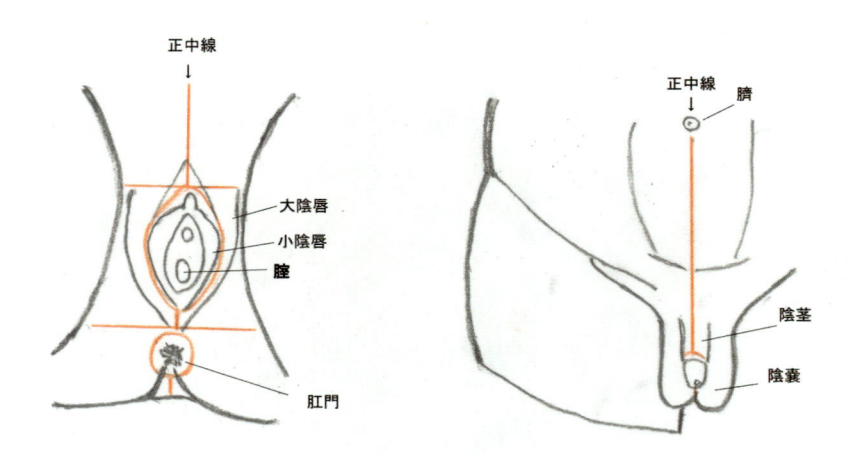

図103C　陰唇（女性、左）と陰嚢（男性、右）の皮切り
　ここでは皮切りだけを行う。赤線はメスで切れ込み（割）を入れる。

> D. チェックポイントと発展

女性の尿生殖部：
1. 大陰唇 Labium majus pudendi, labium majus は、男性の陰嚢に相当する。
2. 陰核 Clitoris は、陰核包皮 Preputium clitoridis, prepuce of clitoris で包まれる。
3. 陰核、外尿道口、腟口 Ostium vaginae, vaginae orfice が前から後ろに順に位置する。
4. 小陰唇 Labium minus pudendi は、陰核、外尿道口、腟口を取り囲んでいる。
5. 腟 Vagina, vagina、腟前庭 Vestibulum vaginae, vestibule、処女膜 hymen がある。
6. 腟前庭と腟口は、胎生期の尿生殖洞 Sinus urogenitalis の名残りである

男性の尿生殖部：
1. 陰嚢 Scrotum, scrotum には、陰嚢縫線 Raphe scroti と陰毛 Pubes がある。
2. 陰茎 Penis, penis は、陰茎根 Radix penis, root of penis、陰茎体 Corpus penis, body of penis、陰茎亀頭 Glans penis, glans of penis からなる。
3. 亀頭は皮膚の包皮 Preputium, prepuce で取り巻かれる。

発展：
1. 陰嚢には肉様膜 Tunica dartos という平滑筋、内部には精巣、精巣上体と精索がある。
2. 表面にある陰嚢縫線 Raphe scroti, raphe of scrotum は内部の陰嚢中隔に一致する。
3. 外肛門括約筋 M. sphincter ani externus, external anal sphincter は後方では腱性になって尾骨の背面につく。皮筋の1種である。
4. 陰茎の背面を陰茎背 Dorsum penis, dorsum of penis という。

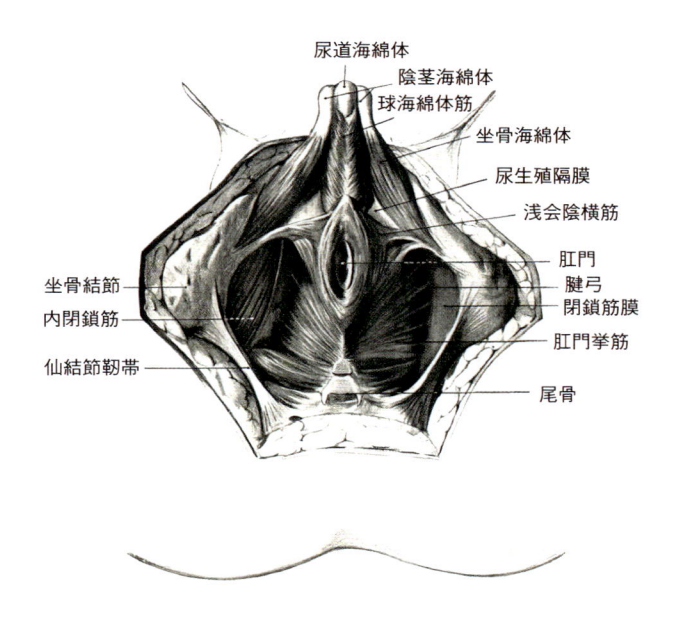

図103D　会陰・外陰部（男性）の皮切り（Corning より）

14　第1章 体　表

体　表 2：　体　肢（上肢と下肢）1

レッスン 104　上　肢（前・後面）

　人体の部位は、頭、頸、体幹および体肢の4つに大別される。体肢には上肢と下肢がある。上肢は上肢帯、上腕、前腕および手に区別される。さらに、肘を区別する。上肢帯は鎖骨と肩甲骨を指すが、ここでは体幹と上肢をつなぐ部位に用いる。上肢の前面は屈側になり、後面が伸側になる。上肢の部位は、三角筋部、上腕部（前上腕部と後上腕部）、肘部（前肘部と後肘部）、前腕部（前前腕部と後前腕部）、手部（手掌と手背）の9つに区分される。このレッスンでは、体表で上肢の各部位を確認し、この領域の皮切りをする。

A. 解剖前に

　上肢 Membrum superius の部位（5つ）：　①三角筋部（上肢帯部）、②上腕部 Regio brachii, brachial region（前上腕部と後上腕部）、③肘部 Regio cubiti, cubital region（前肘部と後肘部）、④前腕部 Regio antebrachii（前前腕部と後前腕部）、⑤手部（手掌 Palma manus と手背 Dorsum manus）に大別される。三角筋部では三角筋がある。

　上肢の屈側（前面、5つ）：　①三角筋部 Regio deltoidea, deltoid region、②前上腕部 Regio brachii anterior、③前肘部 Regio cubiti anterior、④前前腕部 Regio antebrachii anterior、⑤手掌 Palma manus, palm がある。前肘部には肘窩 Fossa cubitalis がある。

　上肢の伸側（後面、5つ）：　①三角筋部 Regio deltoidea、②後上腕部 Regio brachii posterior、③後肘部 Regio cubiti posterior、④後前腕部 Regio antebrachii posterior、⑤手背 Dorsum manus, dorsum of hand がある。

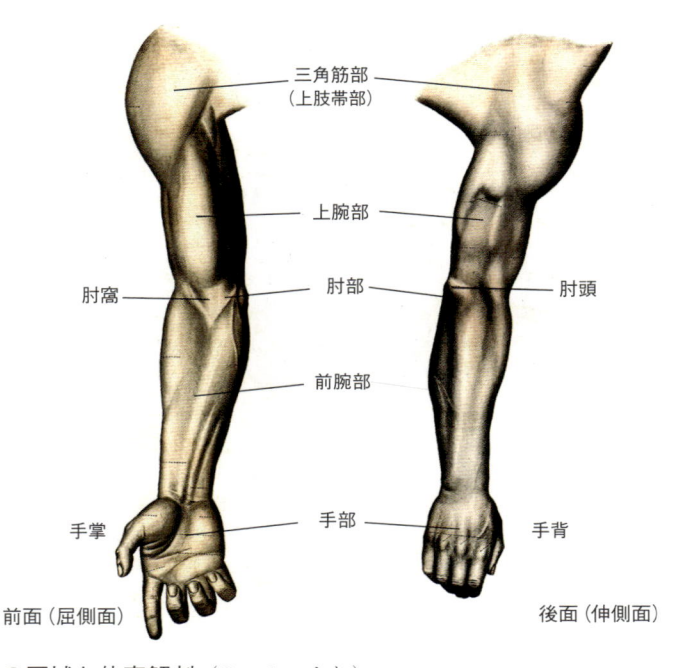

図104A　上肢の区域と体表解剖（Corning より）

B. 解剖後

解剖後は、上肢が三角筋部、上腕部（前と後上腕部）、肘部（前と後肘部）、前腕部（前と後前腕部）、手部（手掌と手背）の9つの領域に区分されることがわかる。

体表上肢 Membrum superius, upper limb：

1）上肢（5つに区分）は、①**上肢帯部** Cingulum pectorale, pectoral girdle、②**上腕** Brachium, arm、③**前腕** Antebrachium, forearm、④**手** Manus, hand および ⑤**肘** Cubitus, elbow に大別される。手は**手根** Carpus、**中手** Metacarpus および**手の指** Digiti manus（母指 Pollex、示指 Index、中指 Digitus medius、薬指 Digitus anularis、小指 Digitus minimus）に区別される。手には**母指球** thenar と**小指球** hypothenar がある。

2）上肢の前面は屈側で屈筋群があり、後面が伸側で伸筋群がある。手は屈側面を**手掌** Palma, Vola, palm といい、伸側面を**手背** Dorsum manus, dorsum of hand という。

3）上肢帯は鎖骨と肩甲骨のことである。ここでは上肢帯部として関連する筋なども含む。

4）上肢の骨は上肢帯部に**鎖骨** Clavicula と**肩甲骨** Scapula、上腕に**上腕骨** Humerus、前腕に前腕骨（**尺骨** Ulna と**橈骨** Radius）、手に手骨（手根骨、中手骨、指骨）がある。

5）上肢の関節は胸鎖関節と肩鎖関節、肩関節、肘関節、手根関節などがある。

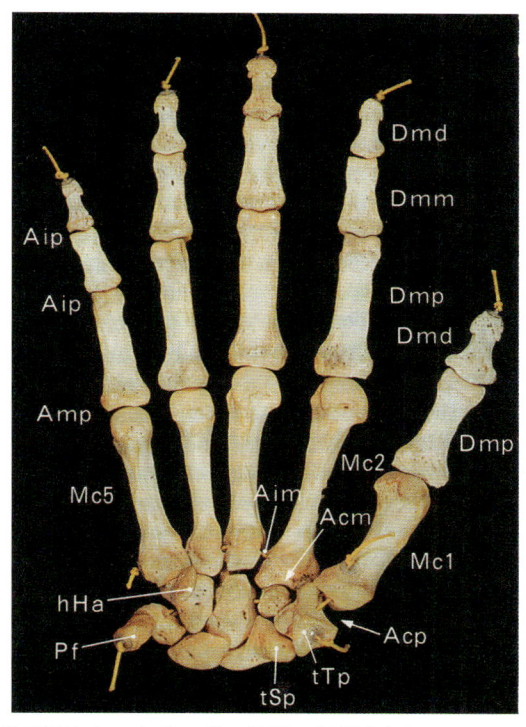

図 104B　手の骨（掌側面から、右手、骨・関節・靱帯より）

Acm: 手根中手関節、Acp: 母指の手根中手関節、Aim: 中手間関節、Aip: 指節間関節、Amp: 中手指節関節、Dmd: 末節骨、Dmm: 中節骨、Dmp: 基節骨、hHa: 有鈎骨鈎、Mc: 中手骨、Pf: 豆状骨、tSp: 舟状骨結節、tTp: 大菱形骨結節

16　第1章 体　表

C．解剖手順

　上肢の前面と後面の皮膚を切り開く。手掌の皮膚は厚い。皮下の血管と皮神経は、第2章で剖出する。

皮切りの手順：　体表から皮膚（狭義）、皮下組織、筋膜になる。皮膚を切り開く。

1．上肢の長軸に沿って上腕から手まで縦の線上に前面と後面で**切れ込み**（割）を入れる。
2．上腕、肘、前腕の下端部で縦の線に直角に横に**切れ込み**（割）を入れる。

皮切りの要領：

1．皮切りは割の縦横に交叉する断端の皮膚をピンセットでしっかりと掴んで始める。
2．メスの先端で皮膚と皮下組織を繋ぐ線維を切って皮膚をからだから離していく。
3．皮膚を張りながら、線維をメスで切っていく。真皮の一部を体に残さない。
4．皮膚（真皮）の内面は真皮乳頭が夏ミカンの皮の内面のぼつぼつのようにみえる。

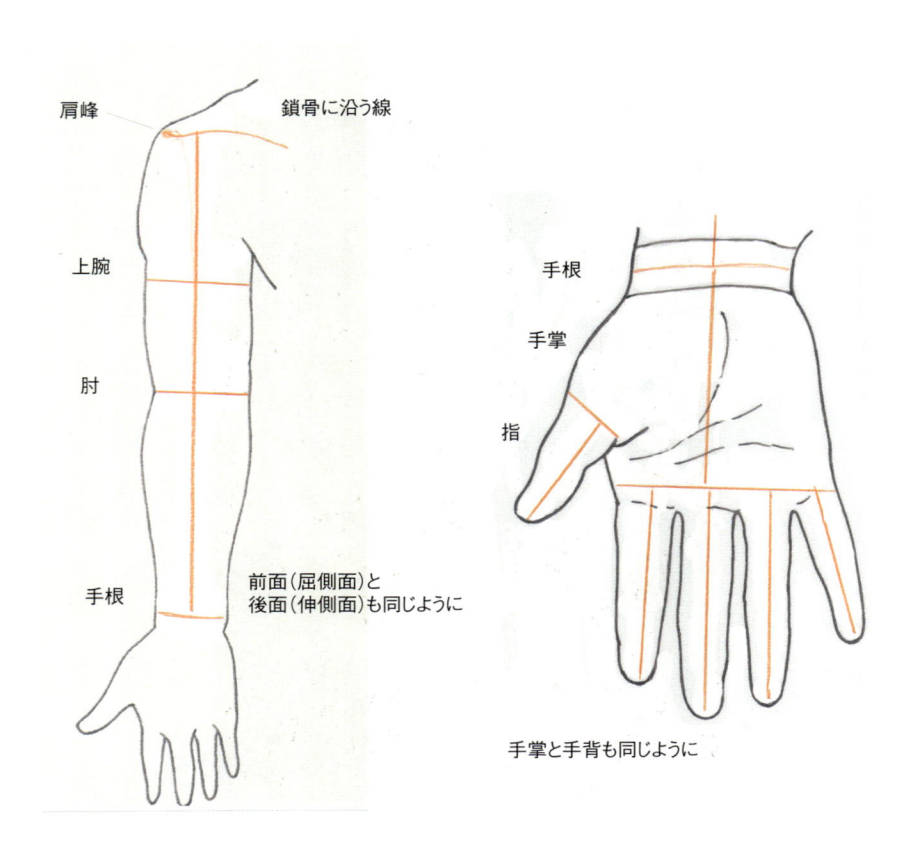

図104C　解剖手順
（図は前面、屈側、赤色は皮切りの割をメスで入れて、上肢の皮切りをする）

D. チェックポイントと発展

前面（屈側 Flexor, flexor）：
1. 前上腕部と前肘部には、①外側上顆 Epicondylus lateralis, lateral epicondyle（上腕骨）、②内側上顆 Epicondylus medialis（上腕骨）、③肘窩 Fossa cubitalis, cubital fossa がある。
2. 前前腕部と手掌には、①尺骨頭 Caput ulnae（尺骨 Ulna）、②茎状突起 Processus styloideus（尺骨と橈骨）、③母指球 Thenar と④小指球 Hypothenar（手掌）がある。

後面（伸側 Extersor, extensor）：
1. 後肘部には、肘頭 Olecranon, olecranon（尺骨）、橈骨頭 Caput radii, head of radius（橈骨）、滑液包 Bursa（肘頭の皮下）が存在する。
2. 前腕部と手部には、中手骨 Ossa metacarpalia と指骨 Ossa digitorum manus がある。

発展：
1. 三角筋部には、鎖骨 Clavicula、肩甲骨 Scapula、上腕骨 Humerus（大結節 Tuberculum majus と小結節 Tuberculum minus）がある。
2. 肩甲骨には、肩峰 Acromion、烏口突起 Processus coracoideus、肩甲棘 Spina scapulae、下角 Angulus inferior、上角 Angulus superior、内側縁 Margo medialis がある。

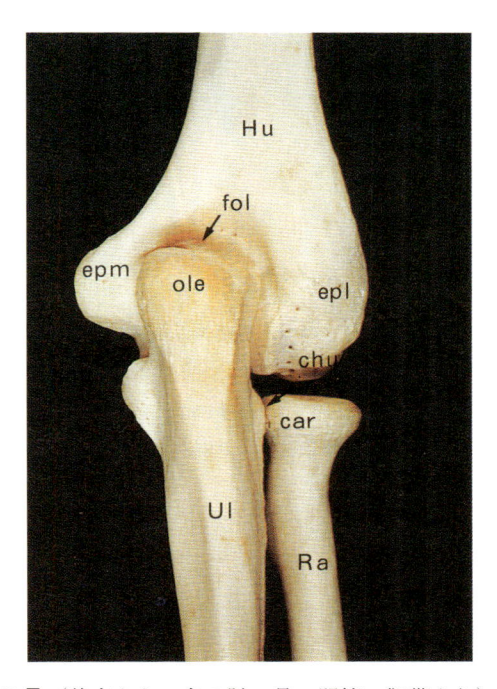

図104D　上腕と前腕の骨（後方から、右の肘、骨・関節・靱帯より）
　　car: 関節環状面、chu: 上腕骨小頭、epl: 外側上顆、epm: 内側上顆、fol: 肘頭窩（上腕骨）、Hu: 上腕骨、ir: 橈骨切痕、ole: 肘頭、Ra: 橈骨、Ul: 尺骨

18　第1章　体　表

体表2：体肢（上肢と下肢）2

レッスン105　下　肢（前・後面）

　人体の部位は、頭、頸、体幹および体肢の4つに大別される。体肢には上肢と下肢がある。下肢は下肢帯、大腿、下腿および足に区別される。さらに膝を区別する。下肢帯は骨盤を指すが、ここでは、体幹と下肢をつなぐ部位に使う。下肢の前面は伸側で、後面が屈側であり、上肢と逆である。下肢の部位は、殿部、大腿部（前大腿部と後大腿部）、膝部（前膝部と後膝部）、下腿部（前下腿部と後下腿部）、踵部、足部（足背と足底）の十の領域に区分される。このレッスンでは、体表で下肢の各部位を確認し、この領域の皮切りをする。

A. 解剖前に

　下肢 Membrum inferius の部位（6つ）：　①殿部 Regio glutea、②大腿部（前大腿部と後大腿部）、③膝部 Regio genus（前膝部と後膝部）、④下腿部（前下腿部と後下腿部）、⑤踵部 Regio calcanea、⑥足部（足背 Dorsum pedis と足底 Planta pedis）に大別される。

　下肢の伸側（前面、4つ）：　①前大腿部 Regio femoris anterior、②前膝部 Regio genus anterior、③前下腿部 Regio cruris anterior および④足背がある。前大腿部には大腿三角 Trigonum femorale, femoral triangle（スカルパ三角 Scarpa triangle）がある。

　下肢の屈側（後面、6つ）：　①殿部 Regio glutea、②後大腿部 Regio femoris posterior、③後膝部 Regio genus posterior、④後下腿部 Regio cruris posterior、⑤踵部 Regio calcanea および⑥足底 Planta pedis がある。殿部には**骨盤** Pelvis, pelvis があり、踵部には**踵骨** Calcaneus がある。後膝部には**膝窩**（ひかがみ） Fossa poplitea, popliteal fossa がある。

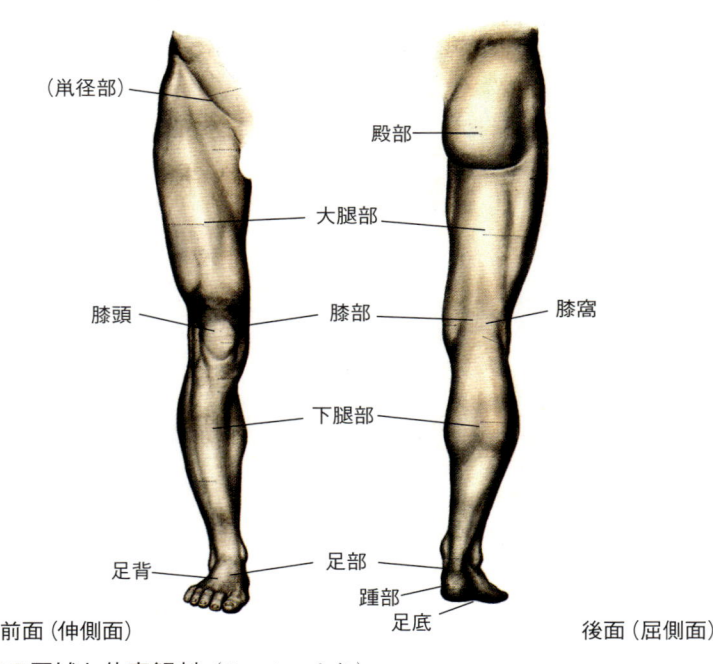

図105A　下肢の区域と体表解剖（Corning より）

B. 解剖後

　解剖後は、下肢が殿部、大腿部（前大腿部と後大腿部）、膝部（前膝部と後膝部）、下腿部（前下腿部と後下腿部）、踵部、足部（足背と足底）の10の領域からなることが判る。

体表下肢 Membrum inferius, lower limb：

1) 下肢（5つ）は、①下肢帯部 Cigulum pelvicum, pelvic girdle、②大腿 Femur, thigh、③下腿 Crus, leg、④足 Pes, foot および⑤膝 Genu, knee に大別される。足は足根、中足、および足の指 Digiti pedis（母指 Hallux、第2指〜第4指、小指）に区別される。

2) 下肢の前面は伸側で伸筋群があり、後面が屈側で屈筋群がある。足は伸側面を**足背 Dorsum pedis, dorsum of foot** といい、屈側面を**足底 Planta, sole** という。下肢の筋は屈筋群と伸筋群に大別される。

3) 下肢帯は正確には寛骨のことで、腸骨 Os ilium、恥骨 Os pubis、坐骨 Os ischii からなる。ここでは下肢帯部として関連する筋なども含む。下肢帯部は腹部と背部に関係している。

4) 下肢の骨は、下肢帯部の**寛骨 Os coxae**、大腿に**大腿骨**、下腿に下腿骨（**脛骨と腓骨**）、足に足骨（**足根骨、中足骨、足の指骨**）がある。骨盤は左右の寛骨と仙骨で構成する。

5) 下肢の関節は仙腸関節、股関節、膝関節、足根関節などがある。

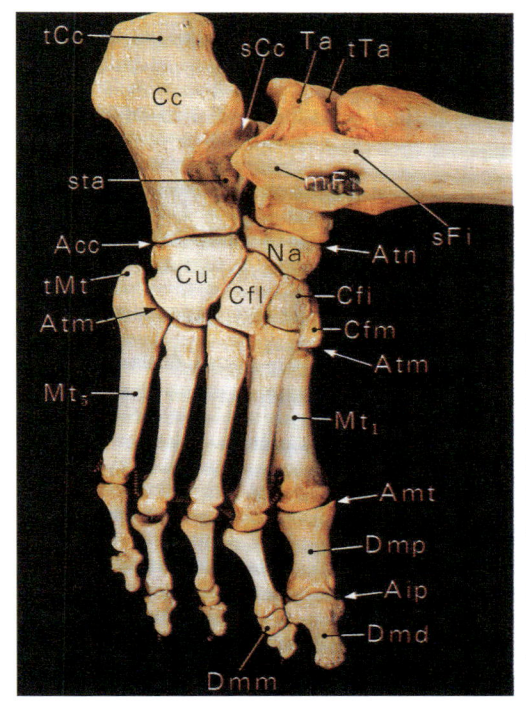

Acc: 踵立方関節（ショパール関節）、Aip: 指節間関節、Amt: 中足指節関節、Atm: 足根中足関節（リスフラン関節）、Atn: 距踵舟関節（ショパール関節）、Cc: 踵骨、Cfi: 中間楔状骨、Cfl: 外側楔状骨、Cfm: 内側楔状骨、Cu: 立方骨、Dmd: 末節骨、Dmm: 中節骨、Dmp: 基節骨、mFi: 外果（腓骨）、Mt: 中足骨、Na: 舟状骨、sCc: 踵骨溝、sFi: 腓骨果溝3)、sta: 足根洞（踵）、Ta: 距骨、tCc: 踵骨隆起、tMt: 中足骨粗面、tTa: 距骨滑車

図105B　足の骨（外側から、右足、骨・関節・靱帯より）

C. 解 剖 手 順

　下肢の前面と後面の皮膚を切り開く。足底の皮膚は厚い。皮下の血管と皮神経は、第2章で剖出する。

皮切りの手順： 体表から皮膚（狭義）、皮下組織、筋膜になる。皮膚を切り開く。

1．下肢の長軸に沿って大腿から足まで縦の線上に前面と後面で**切れ込み（割）**を入れる。
2．大腿、膝、下腿の下端部で縦の線に直角に横に**切れ込み（割）**を入れる。

皮切りの要領：

1．皮切りは割の縦横に交叉する断端の皮膚をピンセットでしっかりと掴んで始める。
2．メスの先端で皮膚と皮下組織を繋ぐ線維を切って皮膚をからだから離していく。
3．皮膚を張りながら、線維をメスで切っていく。真皮の一部を体に残さない。
4．皮膚（真皮）の内面は真皮乳頭が夏ミカンの皮の内面のぽつぽつのようにみえる。

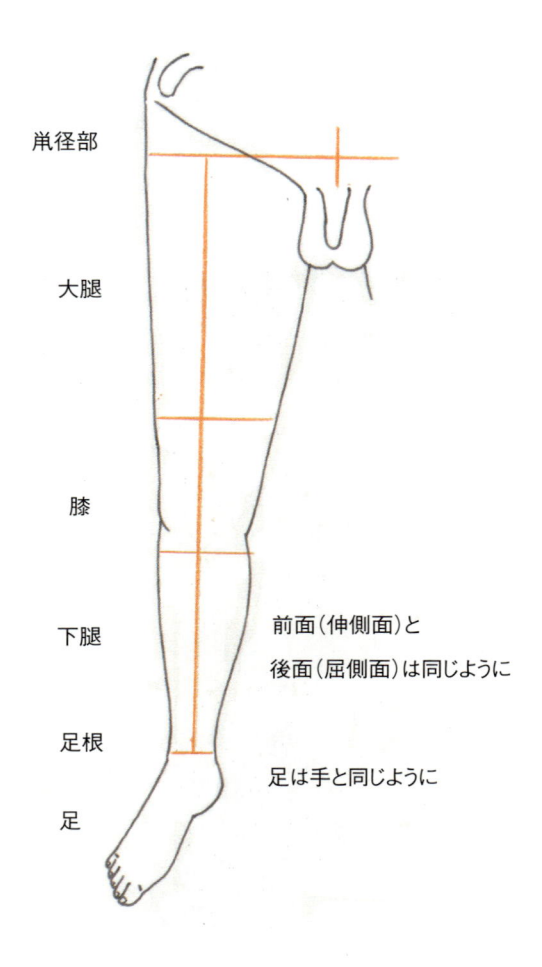

図105C　解剖手順
（図は前面、伸側、赤色は皮切りの割をメスで入れて、下肢の皮切りをする）
　足の皮切りは手と同じようにする。

D. チェックポイントと発展

前面（伸側）：

1. 前大腿部には、①上前腸骨棘 Spina iliaca anterior superior, anterior superior iliac spine、②恥骨結節 Tuberculum pubicum, pubic tubercle、③鼡径靭帯 Ligamentum. inguinale, inguinal ligament、④大腿骨 Femur の大転子 Trochanter major, greater trochanter がある。
2. 前膝部には、①膝蓋骨 Patella、②大腿骨 Femur の外側顆 Condylus lateralis femoris と内側顆 Condylus medialis femoris、③脛骨 Tibia の脛骨粗面 Tuberositas tibiae, tibial tuberosity、内側顆 Condylus medialis tibiae と外側顆 Condylus lateralis tibiae、④腓骨 Fibula の腓骨頭 Caput fibulae がある。
3. 前下腿部と足背には①脛骨の前縁 Margo anterior tibiae, anterior margin of tibia と内側面 Facies medialis、②脛骨の内果 Malleolus medialis, medial malleolus、③腓骨 Fibula の外果 Malleolus lateralis, lateral malleolus、中足骨 Metatarsus、指骨がある。

後面（屈側）：

1. 後膝部には、③膝窩 Fossa poplitea, popliteal space or fossa がある。
2. 後下腿部と足底には、①踵骨 Calcaneus の踵骨隆起 Tuber calcanei、②踵骨腱 Tendo calcaneus（アキレス腱 Achilles tendon）がある。

発展：

1. 殿部（殿 Nates）には、①坐骨結節 Tuber ischiadicum, ischial tuberosity、②殿溝 Sulcus gluteus, gluteal groove がある。

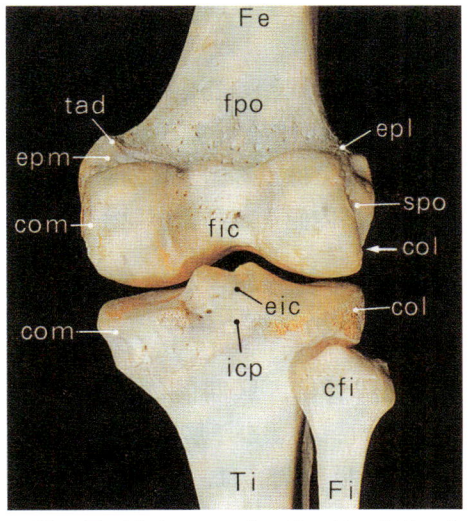

図 105D　膝窩、大腿と下腿の骨（後方から、右の膝、骨・関節・靱帯より）

cfi: 腓骨頭、col: 外側顆（大腿骨、脛骨）、com: 内側顆（大腿骨、脛骨）、eic: 顆間隆起（脛骨）、epl: 外側上顆（大腿骨）、epm: 内側上顆（大腿骨）、Fe: 大腿骨、Fi: 腓骨、fic: 顆間窩（大腿骨）、fpo: 膝窩面（大腿骨）、icp: 後顆間区（脛骨）、spo: 膝窩筋溝（解剖学用語には載っていない）、tad: 内転筋結節（大腿骨）、Ti: 脛骨

図の出典（第 1 章）
1）Corning, H.K. (1923) *Lehrbuch der Topographischen Anatomie, für Studierende und Ärzte*. Vierzehnte und fünfzehnte Auflage, JF Bergmann, München.
2）西成甫（1976）小解剖学図譜、第 16 版、金原出版、東京。
3）宮木孝昌、伊藤博信（1991、1992）
　　入門講座／手術のための解剖 5、肘関節周辺の解剖、骨・関節・靱帯 4：929-935。
　　入門講座／手術のための解剖 8、中手と指および舟状骨舟状骨周辺の解剖、骨・関節・靱帯 4：1417-1426。
　　入門講座／手術のための解剖 11、膝関節周辺と脛骨および腓骨周辺の解剖、骨・関節・靱帯 5：5-13。
　　入門講座／手術のための解剖 12、足の解剖、骨・関節・靱帯 5：129-138。

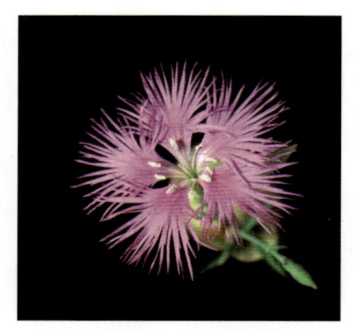

ナデシコ（ナデシコ科）
河原撫子、大和撫子とも呼ぶ。

第2章

皮下の血管と神経

○この章の構成
皮下の血管と神経 1： 頭と頸と体幹の前面
  レッスン 201 顔面皮下の血管と神経、表情筋、耳下腺（前面）
  レッスン 202 頸部皮下の血管と神経、広頸筋（側面）
  レッスン 203 胸腹部皮下の血管、乳腺、臍（前面）
  レッスン 204 胸腹部皮下の神経、浅鼠径輪（前面）
  レッスン 205 会陰・外陰部皮下の血管と神経
皮下の血管と神経 2： 頭と頸と体幹の後面
  レッスン 206 後頭・項部皮下の血管と神経（後面）
  レッスン 207 背・腰部皮下の血管と神経（後面）
皮下の血管と神経 3： 体　肢（上肢と下肢）
  レッスン 208 上肢の皮下の血管と神経（前・後面）
  レッスン 209 下肢の皮下の血管と神経（前・後面）
○術　式
  1）皮下の解剖する範囲は、皮膚（の真皮）と筋膜との間の領域である。
  2）頭と頸と体幹、上肢と下肢のどこから始めてもよい。
  3）前面と後面のどちらからでも解剖することができる。

24　第2章　皮下の血管と神経

皮下の血管と神経1：　頭と頚と体幹の前面1

レッスン201　顔面皮下の血管と神経、表情筋、耳下腺（前面）

　顔面の皮下には、表情筋とその支配神経の顔面神経、唾液腺の耳下腺と耳下腺管、顔面皮膚の皮神経（三叉神経の知覚神経）、皮神経と伴行する血管および顔面動脈・静脈がある。表情筋の中の頬筋と口輪筋は口腔前庭（頬袋）をつくる。耳下腺は顔面にあり表情筋に被われ、顎下腺が下顎底にある。耳下腺管は頬筋を貫き口腔前庭に開口し、顎下腺の導管は固有口腔内の舌下小丘に開く。このレッスンでは、表情筋、耳下腺と耳下腺管、顔面神経の枝、顔面の皮神経と伴行血管、顔面動脈・静脈を剖出する。

A. 解剖前に

　表情筋 muscles of facial expression（別名、顔面筋 facial muscles）は、筋の片側あるいは両側が皮膚に付着しており、**皮筋** cutaneous muscle（別名、皮下筋）と呼ばれる。表情筋は**顔面神経** N. facialis の支配を受ける。顔面神経の枝は耳下腺の実質の中で**耳下腺神経叢** Plexus parotideus をつくり、神経叢から分かれた神経が耳下腺の外縁から放射状に現れ、表情筋に分布する。表情筋には、前頭筋、眼輪筋、口輪筋、頬筋などがある。

　顔面神経の枝（5種類）：　①側頭枝、②頬骨枝、③頬筋枝、④下顎縁枝、⑤頚枝の5種の神経は、**耳下腺神経叢** Plexus parotideus から出て、表情筋と広頚筋に分布する。

　耳下腺 Glandula parotis, parotid gland と**耳下腺管** Ductus parotideus, parotid duct（別名、ステンセン管 Stensen's duct）は顔面にあり、耳下腺管が**頬筋** M. buccinator を貫き**口腔前庭** Vestibulum oris に開く。耳下腺は**耳下腺筋膜** Fascia parotidea にも包まれる。

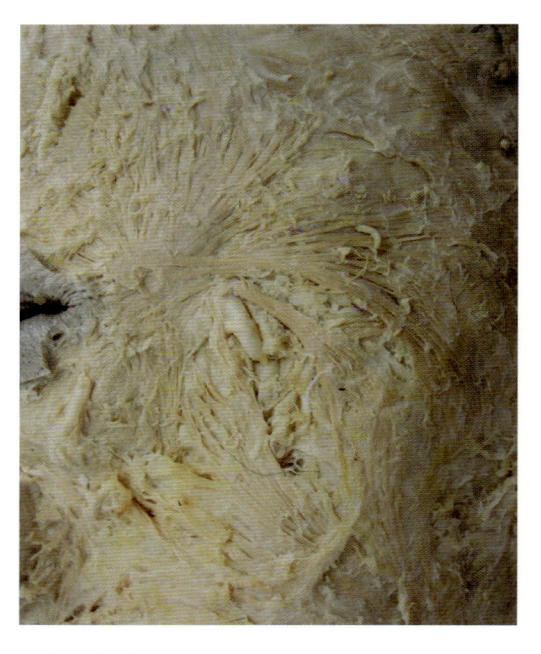

図201A　口周辺の表情筋（左側）

B. 解剖後

解剖後は、顔面神経の5つの枝と表情筋、耳下腺と耳下腺管の開口部がわかる。さらに、三叉神経の皮神経と伴行血管、顔面動脈を剖出する。

顔面神経の枝（5種類）： 顔面神経は**上顔面神経** upper part of facial nerve と**下顔面神経** lower part of facial nerve に大別され、上顔面神経は側頭枝と頬骨枝を含み、下顔面神経は頬筋枝と下顎縁枝と頚枝を含む（臨床医学）。

1) 側頭枝 Rami temporales は眼輪筋 M. orbicularis oculi の上部、前頭筋 Venter frontalis、側頭頭頂筋 M. temporoparietalis と耳介前部の筋に分布する。
2) 頬骨枝 Rami zygomatici は大頬骨筋 M. zygomaticus major と眼輪筋の下部に分布。
3) 頬筋枝 Rami buccales は眼角筋 M. angularis、眼窩下筋（上唇挙筋 M. levator labii superioris）、小頬骨筋 M. zygomaticus minor、口角挙筋 M. levator anguli oris、鼻筋 M. nasalis、頬筋 M. buccinator, buccinator muscle と口輪筋 M. orbicularis oris に分布する。頬筋は頬筋筋膜（頬咽頭筋膜 Fascia buccopharyngea）に包まれている。
4) 下顎縁枝 Ramus maginalis mandibulae は笑筋 M. risorius、口角下制筋 M. depressor anguli oris、オトガイ筋 M. mentalis に分布する。
5) 頚枝 Ramus colli は広頚筋に分布し、頚横神経 N. transversus colli と交通する。

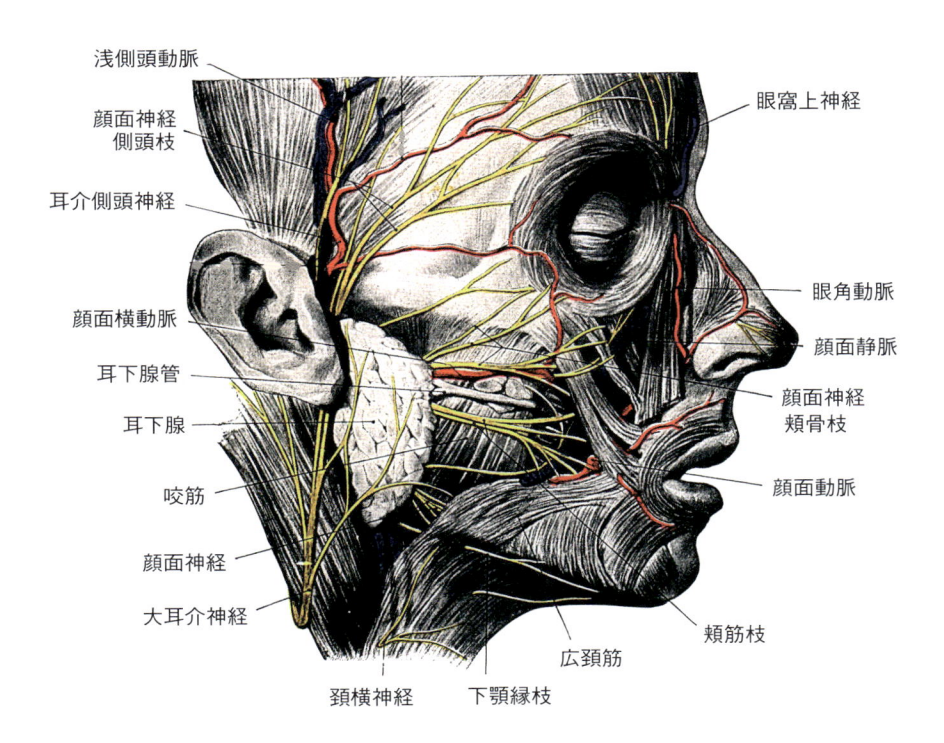

図 201B　顔面皮下の動脈と神経と耳下腺（Corning より）
表情筋の一部は除去されている。

C. 解剖手順

　皮下組織は皮膚と筋膜（頭部の筋膜と頚筋膜の浅葉）との間で、この領域を解剖する。表情筋は皮膚の内面に密着しており、皮下の静脈や皮神経は表情筋の深層にある。

表情筋と顔面神経の剖出：
1．表情筋の一部を支配神経の顔面神経につけて筋を切り離す。
2．眼輪筋は眼窩の周囲、口輪筋は口唇の周囲、笑筋は口角から後ろで剖出する。
3．鼻筋、眼角筋、上唇挙筋、大・小頬骨筋は、眼輪筋と口輪筋の間で剖出する。
4．頬筋は大・小頬骨筋を除去して頬骨弓の下方の脂肪塊の頬脂肪体を取って剖出する。
5．側頭窩のくぼみには頬脂肪体 Corpus adiposum buccae がある。
6．上顔面神経は側頭枝と頬骨枝を含み、下顔面神経は頬筋枝と下顎縁枝と頚枝を含む。

耳下腺の全体像、耳下腺管、顔面神経叢の剖出：
1．耳介の前で表情筋を除去し耳下腺筋膜を剖出する。耳下腺の全体像を確認する。
2．耳下腺管は耳下腺の前縁から咬筋の前縁を通って頬筋を貫いて口腔前庭に開く。
3．耳下腺の実質を茎乳突孔まで除去していき、1本の顔面神経と顔面神経叢を剖出する。

顔の血管と知覚神経の剖出：
1．眼窩上：　眼窩上動脈・静脈・神経と滑車上動脈・神経は眼窩の上で剖出する。
2．眼窩下：　眼窩下動脈・静脈・神経は眼窩の下で深い。表情筋を取り除いて剖出する。
3．オトガイ：　オトガイ動脈・静脈・神経は、オトガイで表情筋を取り除いて剖出する。
4．耳介の前：　浅側頭動脈・静脈と耳介側頭神経は、耳介と耳下腺の間で剖出する。
5．下顎：　顔面動脈と静脈は、下顎で表情筋を取り除いて剖出する。
6．頬骨弓の下：　頬筋は、頬の筋で口腔前庭を構成する（前述）。残しておく。

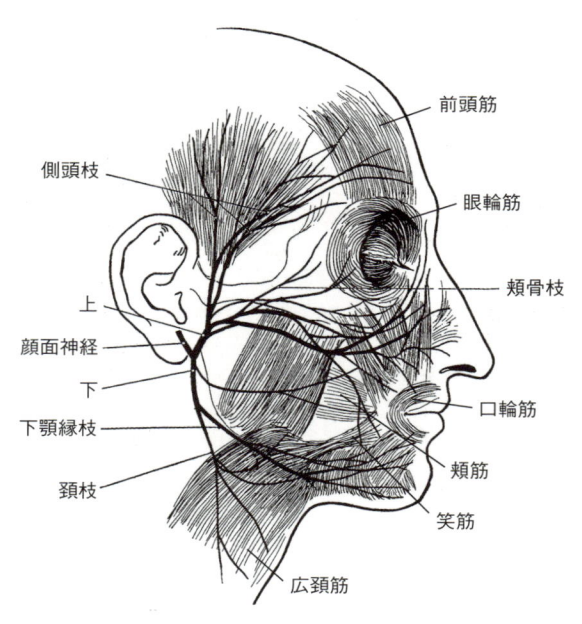

図201C　表情筋と顔面神経（眼と口の周辺に多い、Corning より）

D．チェックポイントと発展

1．顔面の知覚神経は、眼窩上孔・眼窩下孔・オトガイ孔を結ぶ1本の線上に現れる。
2．眼窩上孔からは、眼窩上動脈 A. supraorbitalis, supraorbital artery・眼窩上静 V. supraorbitalis・眼窩上神経 N. supraorbitalis, supraorbital nerve が現れる。
3．眼窩下孔からは、眼窩下動脈 A. infraorbitalis, infraorbital artery・眼窩下静脈 V. infraorbitalis・眼窩下神経 N. infraorbitalis, infraorbital nerve が現れる。
4．オトガイ孔からはオトガイ動脈 A. mentalis, mental artery・オトガイ静脈 V. mentalis, mental vein・オトガイ神経 N. mentalis, mental nerve が現れる。
5．耳介 Auricula, auricle の前を通るものは、浅側頭動脈 A. temporalis superficialis, superficial temporal artery、浅側頭静脈 V. temporalis superficialis, superficial temporal vein と耳介側頭神経 N. auriculotemporalis, auriculotemporal nerve である。

発展：

1．下顎の下から前を超えるのは、顔面動脈 A. facialis, facial artery と顔面静脈である。
2．顔面神経は茎乳突孔から現れて耳下腺の中で数本に分かれて耳下腺神経叢をつくる。
3．耳下腺筋膜 Fascia parotidea, parotid fascia は耳下腺の表面を被っている。
4．皮筋の深層には、側頭筋膜 Fascia temmporalis、咬筋筋膜 Fascia masseterica、頬筋筋膜（頚筋膜 Fascia cervicalis の浅葉 Lamina superficialis）がある。

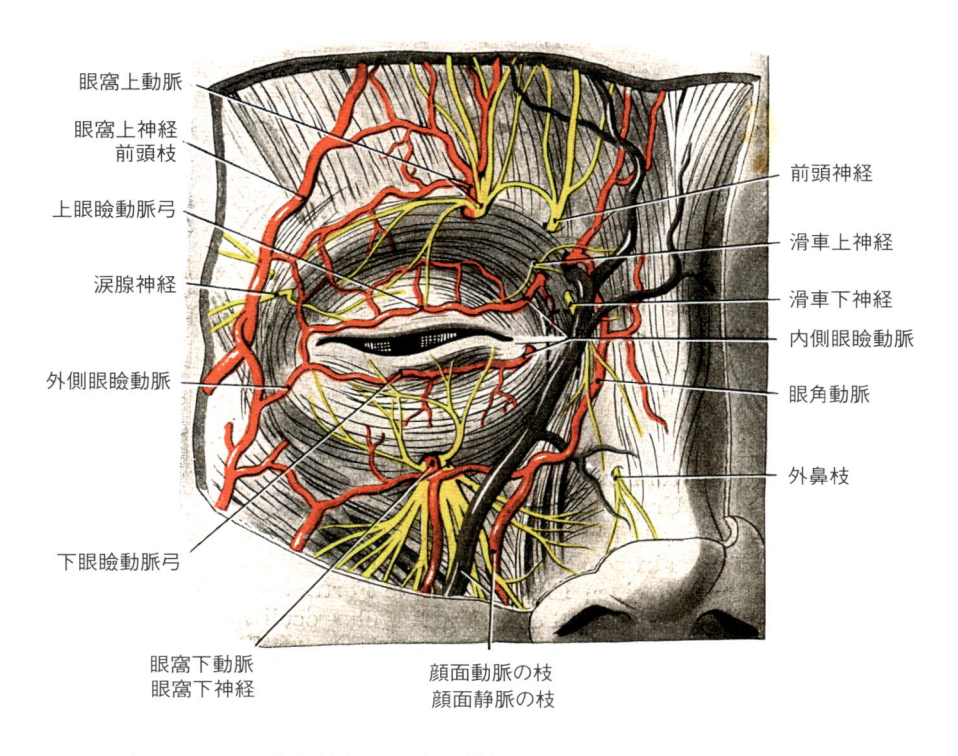

図201D　眼窩の周辺、眼窩上神経と眼窩下神経（Corning より）

28   第2章　皮下の血管と神経

皮下の血管と神経 1：　頭と頸と体幹の前面 2

レッスン202　頸部皮下の血管と神経、広頸筋（側面）

　頸部皮下には、皮膚の内面に密着して広頸筋がある。つぎに広頸筋を支配する顔面神経の頸枝、4種の皮神経（頸神経叢の知覚神経）、唾液腺の顎下腺、皮静脈の外頸静脈と前頸静脈がある。頸の皮神経は、頸神経叢の枝（小後頭神経、大耳介神経，頸横神経、鎖骨上神経）であり、側頭・後頭部に分布する耳介側頭神経（下顎神経の枝）や大後頭神経（脊髄神経の後枝）とも交通する。このレッスンでは、広頸筋、顎下腺、顔面神経の頸枝、頸の皮神経と外頸静脈と前頸静脈を剖出する。

A. 解剖前に

　広頸筋 Platysma, platysma は、表情筋と同様に皮膚の内面に密着している（**皮筋** cutaneous muscle あるいは皮下筋という）。広頸筋の支配神経は**顔面神経**の**頸枝** Ramus colli n. facialis, cervical branch of facial nerve である。頸枝は頸神経叢の皮枝（知覚神経）の頸横神経と結合して**浅頸神経ワナ** Ansa cervicalis superficialis をつくる。頸横神経の中に含まれる顔面神経の頸枝が広頸筋に分布する。

　頸神経叢 Plexus cervicalis, cervical plexus の**皮枝（4種類）**には、①**小後頭神経** N. occipitalis minor, lesser occipital minor、②**大耳介神経** N. auricularis magnus, great auricular nerve、③**頸横神経** N. transversus colli, transverse cervical nerve、④**鎖骨上神経** Nervi supraclaviculares, supraclavicular nerves がある。これらの皮神経は**神経点**（胸鎖乳突筋の全長の中間点の外側）から皮下に現れ、広頸筋を内面から貫いて皮膚に分布する。

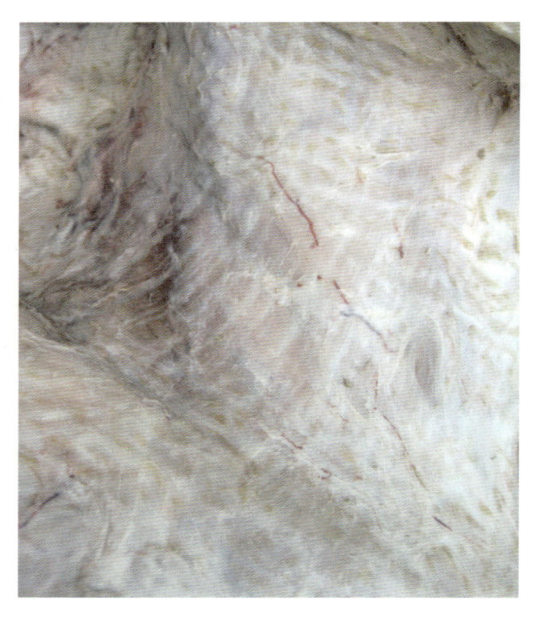

図202A　広頸筋（右側）

B. 解剖後

解剖後は、広頚筋（一部は除去する）、外頚静脈と前頚静脈、頚神経叢の皮枝がわかる。頚神経叢は第1～第4頚神経（C1～C4）の前枝で構成される。

頚の皮静脈（2種類）

1）**外頚静脈** V. jugularis externa, external jugular vein は頚部の皮静脈を集める。
2）**前頚静脈** V. jugularis anterior, anterior jugular vein は頚部前面の静脈を集めて外頚静脈あるいは鎖骨下静脈に入る。

頚神経叢から分かれる皮神経（4種類）：

1）**小後頭神経**は胸鎖乳突筋 M. sternocleidomastoideus の後縁に沿って走る。
2）**大耳介神経**は耳介とその付近の皮膚に分布する。
3）**頚横神経**は上枝と下枝に分かれ前頚部の皮膚に分布し、下枝は浅頚神経ワナをつくる。
4）**鎖骨上神経**は内側、中間、外側鎖骨上神経に分かれ、頚の下部と胸の上部に分布する。

顎下腺 Glandula submandibularis, submandibular gland：

下顎底でみつけ、口腔底に開口する顎下腺管を剖出する（除去しない）。

顎下リンパ節 Lymphonodi submandibulares, submandibular lymph nodes：

顎下腺の付近には顎下リンパ節がある。顎下腺と間違えないように取り除いてよい。

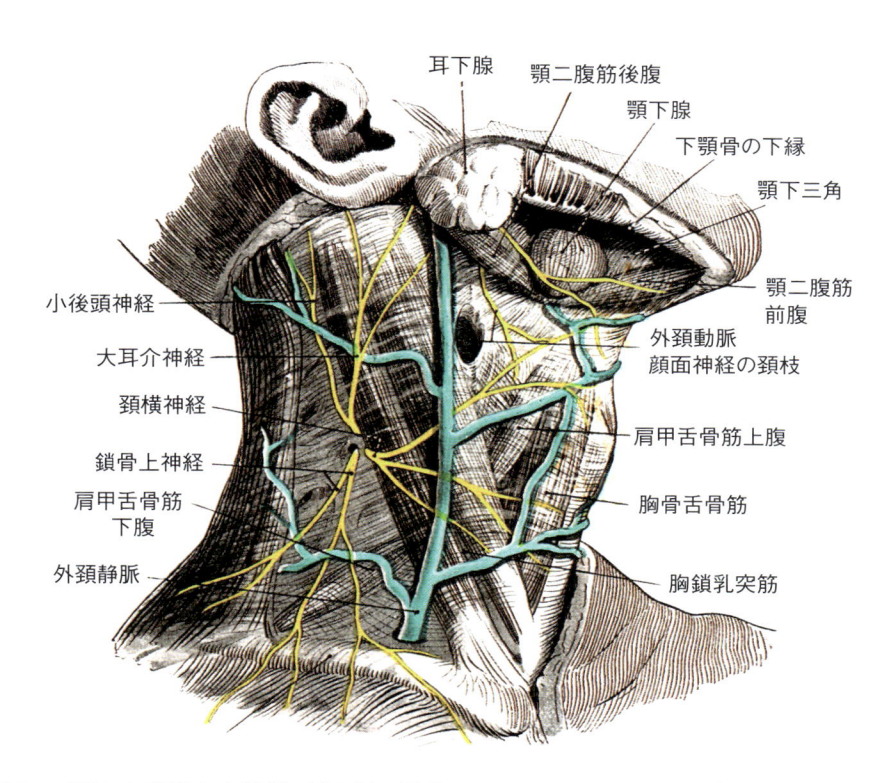

図202B　頚の皮静脈と皮神経（広頚筋は除去されている、Corning より）

30　第2章　皮下の血管と神経

> **C. 解 剖 手 順**

　皮下は皮膚と筋膜（頭部の筋膜と頚筋膜の浅葉）との間の領域である。広頚筋は皮膚の内面に密着しており、外頚静脈も皮神経も広頚筋の深層にある。
下顎底の顎二腹筋と顎舌骨筋の筋膜を剖出しておく。

広頚筋の剖出：
1．広頚筋は下顎から鎖骨まで筋束を剖出する。筋束の間から皮神経の枝が現れている。
2．筋の内面には支配神経の顔面神経の枝がついている。
3．頚枝が交通して頚横神経が広がっている。
4．広頚筋の深層の皮神経と皮静脈を剖出する（筋束を上手に残すか一部を除去して）。

外頚静脈の剖出：
1．外頚静脈は胸鎖乳突筋の中央を斜めに横切る静脈で、鎖骨下静脈に合流する。
2．前頚静脈は前頚部の皮静脈の集まりで、集まらなくて外頚静脈に合することもある。
3．浅頚リンパ節は外頚静脈に沿って存在する。

皮神経4種類の現れる神経点（胸鎖乳突筋の中央で外側縁）から剖出：
1．鎖骨上神経は神経点から胸鎖関節、肩鎖関節、僧帽筋の後方へ3枝に分かれて広がる。
2．頚横神経は神経点から前頚部に分布し顔面神経頚枝と交通し浅頚神経ワナをつくる。
3．大耳介神経は胸鎖乳突筋を斜めに越えて耳下腺の方へ向かい耳介とその付近の皮膚に。
4．小後頭神経は胸鎖乳突筋の外側縁に被われ後頭へ分布し、大後頭神経と交通する。

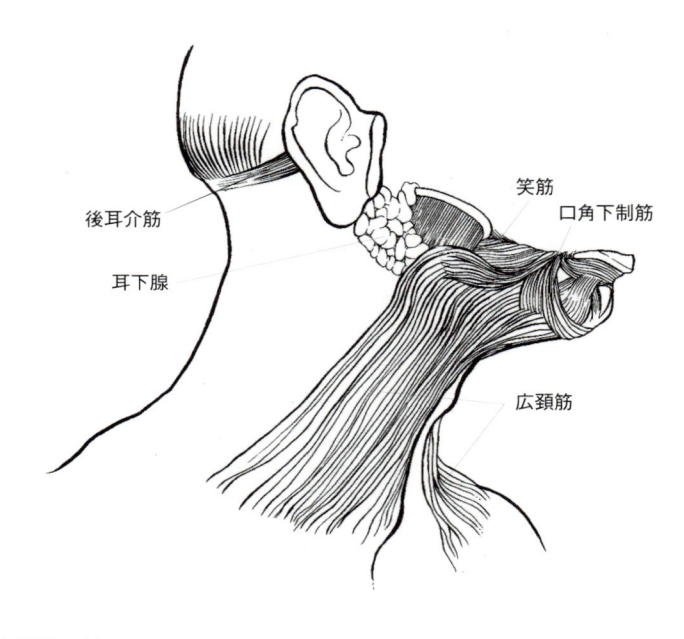

図202C　広頚筋（右側）
　下顎では顔面筋を剖出している。

D. チェックポイントと発展

1. **外頸静脈** V. jugularis externa, external jugular vein は頸部の皮静脈を集める。
2. **前頸静脈** V. jugularis anterior, anterior jugular vein は頸部前面の静脈を集めて外頸静脈あるいは鎖骨下静脈に入る。
3. 顔面静脈と浅側頭静脈は外頸静脈に流入し、一方で深部にある**下顎後静脈** V. retromandibularis を介して**内頸静脈** V. jugularis interna にも合流する。

発展：

1. 神経叢 nerve plexus の叢は草むらという意味で神経が草むらのようになったもの。
2. 広頸筋の名前の由来は platysma「板」という意味である。ガレノス（Galenos、A. D. 130〜200年頃）が platysma myoides「筋肉のような板」と名づけた（寺田・藤田）。
3. 鎖骨下窩 Fossa infraclavicularis（Mohrenheim 窩）がある。

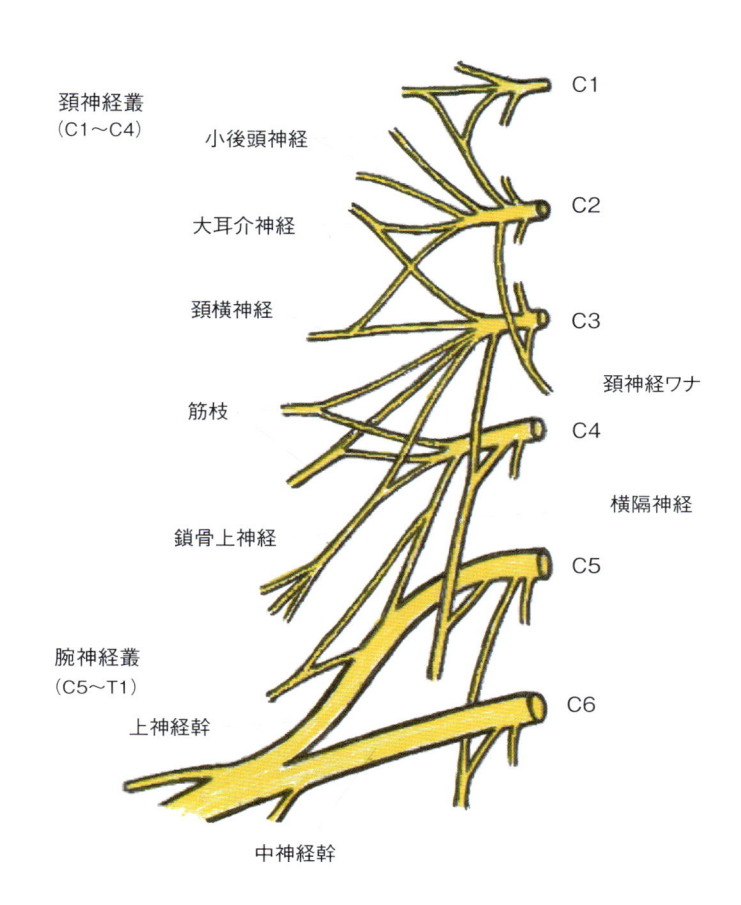

図 202D　頸神経叢（右側、前方から）

皮下の血管と神経 1： 頭と頸と体幹の前面 3

レッスン 203　胸腹部皮下の血管、乳腺、臍（前面）

　胸と腹の皮下には、乳腺、臍、浅鼠径輪、皮下の血管と神経がある。乳頭は乳腺管により皮下の乳腺に繋がる。乳腺は脂肪組織とともに乳房という高まりをつくる。乳腺には皮下の血管と神経が分布する。臍は穴（窪み）の中に胎生期の臍帯の断端部がある。臍には静脈が集中する。浅鼠径輪からは、精索（精巣と精巣動脈と精巣静脈）あるいは子宮円索が皮下に現れる。鼠径には腹壁の血管が交差して通る。このレッスンでは、胸にある乳腺と胸と腹の皮下の血管を剖出する。

A．解剖前に

　乳腺 Glandula mammaria, mammary gland は第 2 肋間から第 7 肋間の高さに位置し、**乳房** Mamma, breast のふくらみの中に脂肪と共存する。**乳輪** Areola mammae, areola には**乳輪腺** Glandulae areolares mammae（モントゴメリー腺、Montgomery 腺で一種の大汗腺）がある。**乳頭** Papilla mamma, nipple には**乳管** Ductus lactiferi が開く。乳腺と**胸筋筋膜** Fascia pectoralis, pectoral fascia との結合はゆるい。

　乳腺の血管（2 種類）：①**外側乳腺枝** Rami mammarii laterales（**外側胸動脈** A. thoracica lateralis の枝）と②**内側の乳腺枝** Rami mammarii（**内胸動脈** A. thoracica interna の貫通枝の枝）、**乳輪静脈叢** Plexus venosus areolares がある。

　乳腺の神経（2 種類）：①**外側乳腺枝** Rami mammarii laterales（肋間神経の外側皮枝）と②**内側乳腺枝** Rami mammarii mediales（肋間神経の前皮枝）がある。

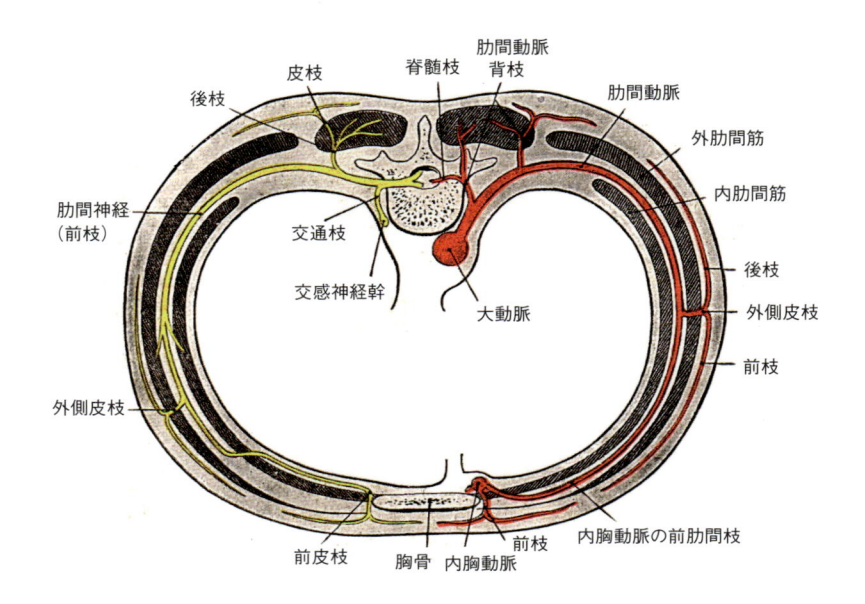

図 203A　胸部の横断図（上方から、Corning より）
　左側は胸大動脈と肋間動脈、**右側**は脊髄神経の前枝（肋間神経）と後枝を示す。

B．解 剖 後

解剖後は、乳腺と乳頭の繋がり、乳房、臍と臍輪、浅鼠径輪とここから現れる精索あるいは子宮円索がわかる。さらに皮下の静脈がみつかる。

1）胸腹部皮下の静脈（6種類）には、①**外側胸静脈** V. thoracica lateralis, lateral thoracic vein、②**胸腹壁静脈** V. thoracoepigastica, thoracoepigastric vein、③**浅腹壁静脈** V. epigastrica superficialis, superficial epigastric vein、④**浅腸骨回旋静脈** V. circumflexa ilium superficialis, superficial circumflexa iliac vein、⑤**肋間静脈** V. intercostalis posterior の**貫通枝**（肋間神経の外側皮枝に伴行する血管）と⑥**内胸静脈** V. thoracica interna, internal thoracic vein の**貫通枝**（肋間神経の前皮枝に伴行する）がある。

2）**臍輪周辺の皮静脈**は、胸腹壁静脈と浅腹壁静脈に集められる。**臍傍静脈** V. paraumbilicalis は、門脈循環障害のときに門脈の側副循環路の1つで、胃腸の門脈静脈血が肝臓に入らないで肝鎌状間膜の中を通って臍周辺の皮静脈に流出する。

3）**臍輪** Anulus umbilicalis, umbilical ring の底は**臍帯**（臍静脈索と臍動脈索と尿膜管索）の断端である。

4）**腋窩** Axilla, Fossa axillaris, axillary fossa の皮下には、**腋窩リンパ節** Lymphonodi axillares, axillary lymph nodes とリンパ管 Vasa lymphatica, lymphatic vessels がある。

5）**腋窩筋膜** Fascia axillaris, axillary fascia は腋窩リンパ節などを被い、**胸筋筋膜** Fascia pectoralis, pectoral fascia に移行する。

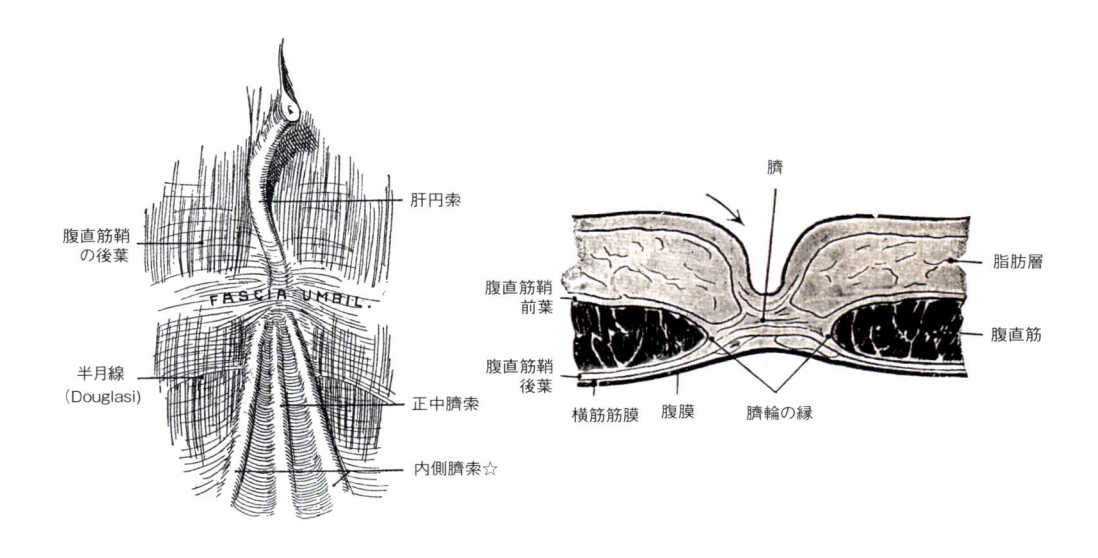

図203B　臍の管索と断面（Corning より）
　左は臍の内面で臍から上方に肝円索、下方に正中臍索と内側臍索を示し、右は臍の横断面を示す。

C. 解 剖 手 順

皮下組織は皮膚と筋膜（胸筋筋膜と浅腹筋膜）との間の領域である。皮下の静脈と動脈、皮神経、乳腺、臍、浅鼠径輪とがある。

乳腺の剖出：
1．乳房を包む筋膜と脂肪を除去し、乳腺管と乳腺組織を剖出する。
2．乳腺筋膜を胸壁の浅胸筋膜から遊離する。乳頭と乳腺管との繋がりを剖出する。

乳腺の血管・神経を剖出：
1．乳腺枝（内胸動脈の枝）と外側乳腺枝（外側胸動脈の枝）を剖出する。
2．内側乳腺神経（内側皮枝の枝）と外側乳腺神経（外側皮枝の枝）を剖出する。

臍（へそ）の解剖：
1．臍の窪みの深さは臍周辺の皮下脂肪の厚さにほぼ一致する。
2．臍周辺の皮静脈と皮神経は、浅腹筋膜がみえるまで脂肪を取り除いて、剖出する。
3．臍の穴の深さは脂肪の厚さと同じである。穴の中には臍帯の断端がある。みえるか。

胸腹部皮下の血管の剖出：
1．外側胸動脈・静脈は側胸壁で剖出する。
2．外側皮枝と伴行する血管が肋間動脈・静脈の貫通枝である（レッスン204をみる）。
3．前皮枝と伴行する血管が内胸動脈・静脈の貫通枝である（レッスン204をみる）。
4．浅腹壁動脈・静脈は、下腹部の鼠径靱帯付近で剖出する。
5．腋窩リンパ節は確認して除去してよい。

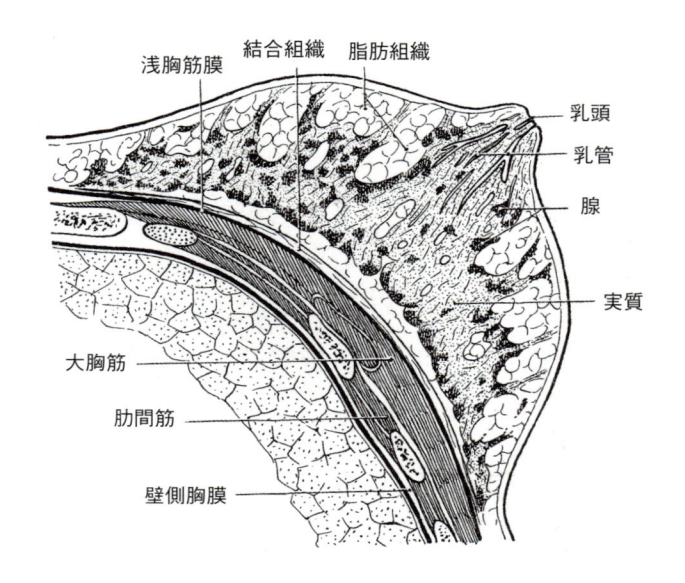

図203C　乳腺（乳腺は皮下組織の中にある、Corning より）

D. チェックポイントと発展

1. **外側胸動脈** A. thoracica lateralis, lateral thoracic artery と外側胸静脈は胸壁に分布。
2. **浅腹壁動脈** A. epigastrica superficialis, superficial epigastric artery と浅腹壁静脈は鼡径靱帯の上を越えて下腹部に分布して、伏在裂孔 Hiatus saphenus, saphenous opening を通り、大腿動脈 A. femoralis, femoral artery と大腿静脈 V. femoralis に合する。
3. **浅腸骨回旋動脈** A. circumflexa ilium superficialis, superficial circumflex iliac artery と浅腸骨回旋静脈は鼡径靱帯 Ligamentum inguinale に沿って外方に向かい皮下に分布する。
4. **貫通枝**には肋間動脈の貫通枝（外側枝）と内胸動脈の貫通枝（内側枝）がある。
5. **胸骨筋** M. sternalis（変異）が出現することがある。胸骨筋の神経支配を調べる。

発展：
1. ヘルニアはどこで起こりやすいか。

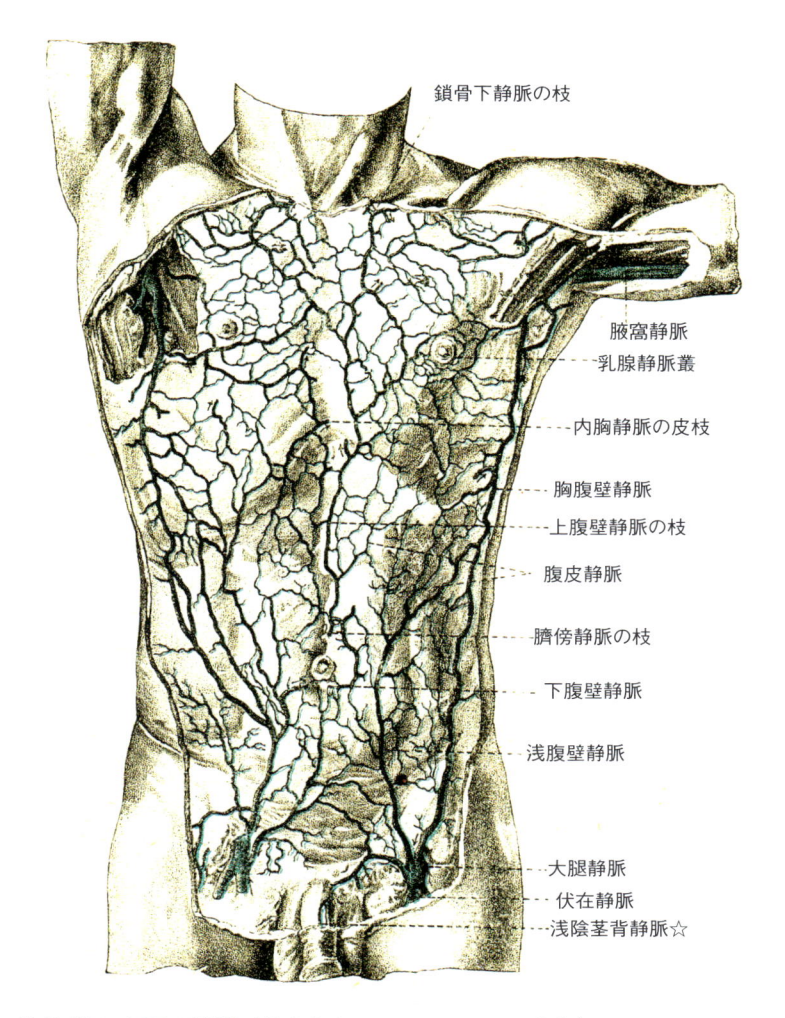

図 203D　胸腹部の皮下の静脈（前方から、Rauber-Kopsch より）

36　第2章　皮下の血管と神経

皮下の血管と神経 1： 頭と頚と体幹の前面 4

レッスン 204　胸腹部皮下の神経、浅鼠径輪（前面）

　胸と腹の皮下には、乳腺、臍、浅鼠径輪、皮下の血管と肋間神経から分かれた皮神経がある。肋間神経は胸神経12対の前枝のことで第12番目は肋下神経と呼ばれる。肋間神経は胸腹壁の筋（筋枝）と皮膚（皮枝あるいは皮神経）に分布する。肋間神経の皮神経には外側皮枝と前皮枝とがある。外側皮枝は側胸壁の肋間から肋間筋を貫いて筋膜の表面を走行する。前皮枝は胸腹壁の前面で肋間または腹直筋を貫き、筋膜の表面を走る。このレッスンでは、胸と腹の皮下の血管と神経を剖出する。

A. 解剖前に

　肋間神経 Nervi intercostales, intercostal nerves の皮神経（3種類）： 胸部と腹部の前面と側面の皮膚および乳腺に分布する。①**外側皮枝** Ramus cutaneous lateralis, lateral cutaneous branch、②**前皮枝** Ramus cutaneus anterior, anterior cutaneus branch、③**肋間上腕神経** N. intercostobrachialis, intercostobrachial nerve がある。外側皮枝は胸腹部側壁の皮膚と乳腺に分布、前皮枝は胸腹部前壁の皮膚と乳腺に分布する。

　臍輪 Anulus umbilicalis の周辺には皮神経（第10肋間神経の外側皮枝）が分布する。

　白線 Linea alba は左右の腹直筋鞘の線維の正中での交叉部である。白線は上方では胸骨の**剣状突起**につき、中央では臍を囲み、下端では**恥骨結合** Symphysis pubica に達する。

　浅鼠径輪 Anulus inguinalis superficialis は、**鼠径管** Canalis inguinalis の皮下がわへの出口である。浅鼠径輪から皮下に現れるものには、精索（男性）と子宮円索（女性）がある。

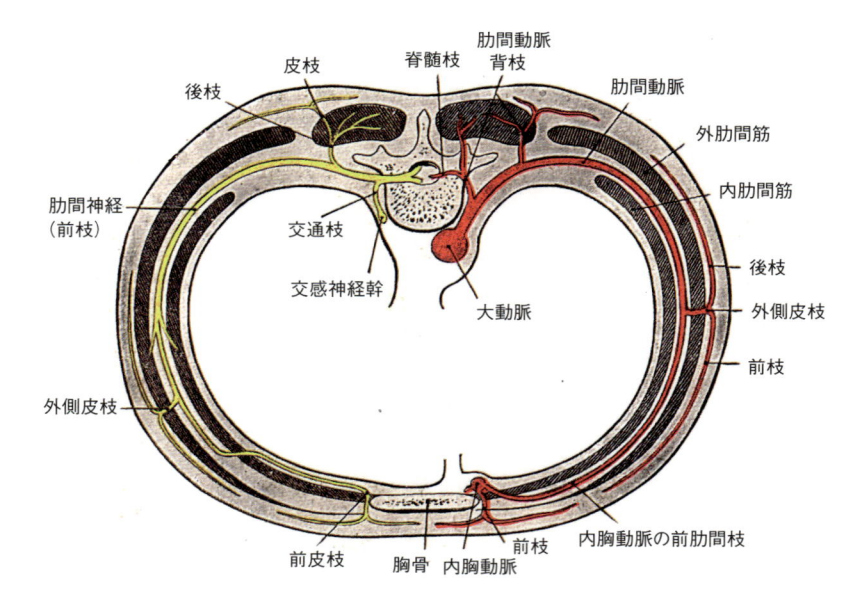

図204A　胸部の横断図（上方から、Corning より）
　左側は胸大動脈と肋間動脈、**右側**は脊髄神経の前枝（肋間神経）と後枝を示す。

B. 解剖後

解剖後は、皮神経（肋間神経の外側皮枝と前皮枝）および皮下の血管（外側胸動脈・静脈、浅腹壁動脈など）がわかる。

1）胸腹部の筋膜（3種類）には、①浅胸筋膜 Fascia pectoralis, pectoral fascia、②浅腹筋膜 Fascia abdominalis superficialis、③スカルパ筋膜 Scarpa fascia がある。
2）スカルパ筋膜は腹部の皮下組織を構成する深層の線維膜で鼠径靭帯 Ligamentum inguinale, inguinal ligament を乗り越えて大腿筋膜 Fascia lata, fascia late に付着する。
3）肋間神経の外側皮枝と前皮枝には、肋間動脈・静脈の貫通枝が伴行している。
4）腸骨鼠径神経 N. ilioinguinalis は浅鼠径輪を出て陰嚢や陰唇に分布する。
5）陰部大腿神経 N. genitofemoralis の陰部枝 Ramus genitalis は、陰嚢や陰唇に分布する。

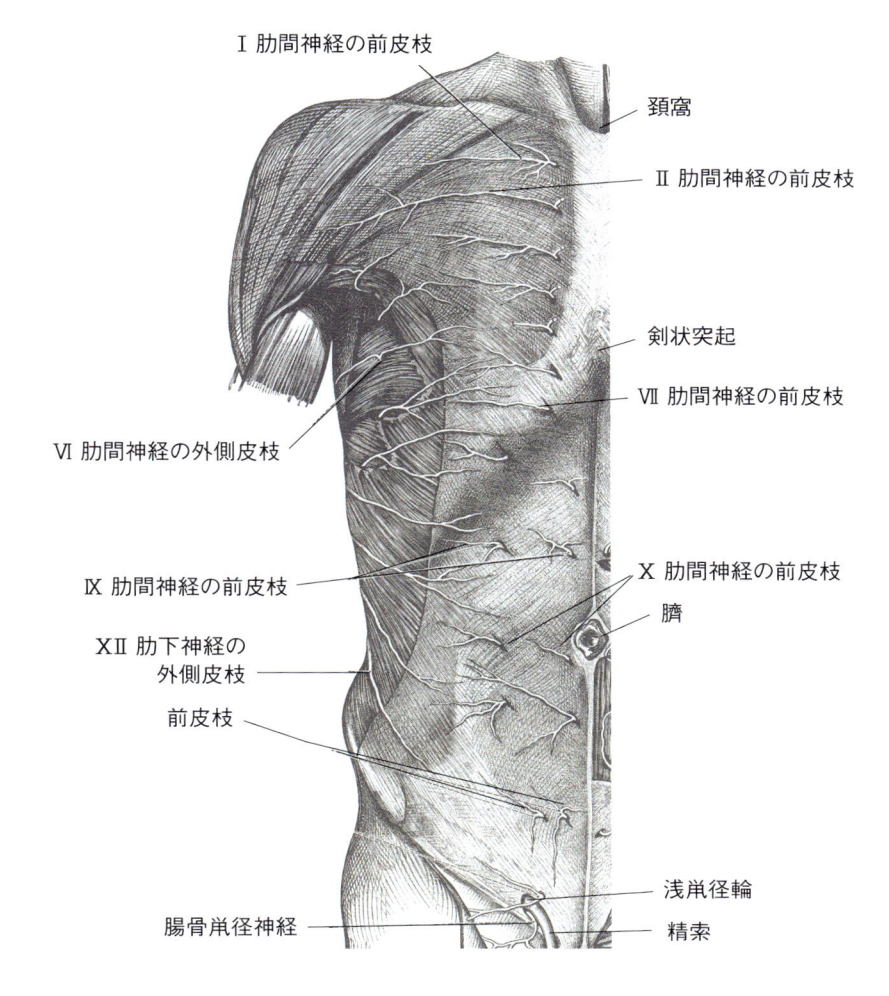

図 204B　胸腹部の皮神経、肋間神経の前皮枝と外側皮枝（Toldt-Hochstetter より）
　肋間神経の前皮枝と外側皮枝が皮下に分布している。男性の浅鼠径輪から精索が現れている。

C. 解剖手順

　胸腹部皮下の領域は、筋膜（浅胸筋膜と浅腹筋膜）まで剖出する。鼠径部では大腿筋膜に続く下腹部の筋膜（スカルパ筋膜）を剖出する。

肋間神経の前皮枝と外側皮枝の剖出：
1. 前皮枝は第2～第5肋間では胸骨の外側端で1本剖出できる。腹直筋の筋膜上にある。
2. 外側皮枝は、外側壁の肋間で前鋸筋の間で剖出する。前枝と後枝の2本に分かれる。
3. 後枝は後方に向かい広背筋の表面を通る。広背筋と胸壁の間を分けないようにする。
4. 肋間上腕神経は第1～第3肋間で外側皮枝の枝で上腕の神経とつながる神経である。

胸腹部皮下の血管の剖出：
1. 外側胸動脈・静脈は側胸壁で剖出する。
2. 外側皮枝と伴行する血管が肋間動脈・静脈の貫通枝である。
3. 前皮枝と伴行する血管が内胸動脈・静脈の貫通枝である。
4. 浅腹壁動脈・静脈は、下腹部の鼠径靭帯付近で剖出する。

浅鼠径輪の剖出：
1. 浅腹壁動脈・静脈と浅腸骨回旋動脈・静脈は鼠径靭帯の線上で剖出する。
2. 浅鼠径輪は鼠径靭帯の直上で内側3分の1の位置でアーチ状の腱膜を剖出する。
3. 精索（男性）あるいは子宮円索（女性）は浅鼠径輪の中でみつける。
4. 浅鼠径輪は上前腸骨棘と恥骨結節をつなぐ鼠径靭帯の内側3分の1の位置にある。

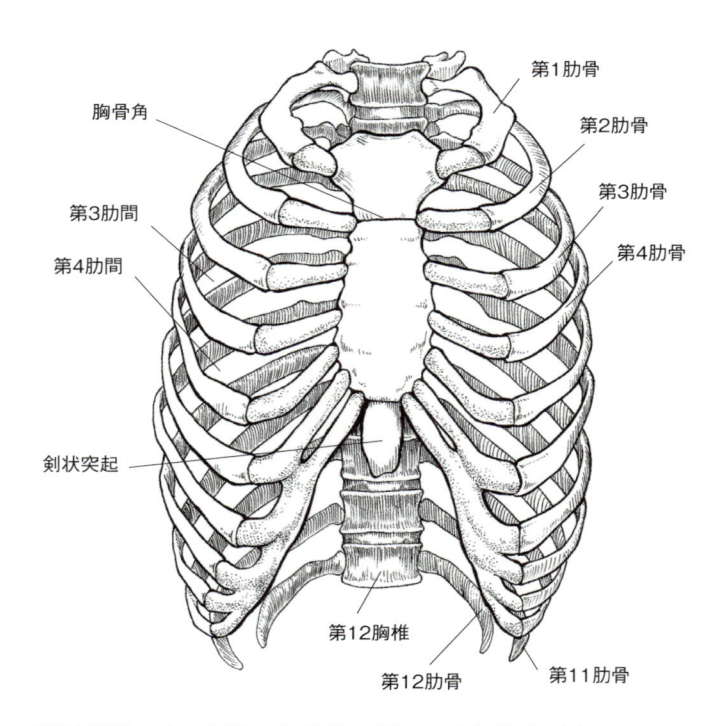

図204C　解剖手順、筋の表面から肋間を探し、皮神経を剖出する

D．チェックポイントと発展

1．**外側皮枝**は胸部の外側壁で前鋸筋の筋束の間を通り肋間筋を貫いて現れる。
2．**前皮枝**は胸腹部前壁で肋間筋および腹直筋鞘を貫いて現れる。
3．第10肋間神経は臍の高さに分布し、肋下神経は鼠径の高さに分布する。
4．**肋間上腕神経** N. intercostobrachialis は第1肋間神経から第3肋間神経の外側皮枝が内側上腕皮神経（腕神経叢の皮枝）とつながり、その交通した枝が上腕の内側に分布する。この神経は肋間上腕神経と呼ばれる。
5．**外腹斜筋** M. obliquus externus abdominis の下縁は**鼠径靱帯** Ligamentum inguinale, inguinal ligament（プハール靱帯 Poupart ligament）になる。
6．外腹斜筋は腹直筋鞘の下端で二束（**外側脚** Crus laterale, lateral crus と **内側脚** Crus mediale, medial crus）に分かれ、両脚の裂け目に**脚間線維** Fibrale intercrurales がある。
7．**浅鼠径輪** Anulus inguinalis superficialis, superficial inguinal ring は鼠径靱帯と外側脚と内側脚に囲まれた隙間である。
8．浅鼠径輪から、**精索** Funiculus spermaticus, spermatic cord または**子宮円索** Ligmentum teres uteri, round ligment of uterus と腸骨鼠径靱帯 N. ilioinguinalis が出る。

発展：

1．米英系の解剖学では、腹部の皮下組織を superficial abdominal fascia と呼び、これに脂肪層（Camper's fascia）と膜状層（Scarpa's fascia）を区別する。日独系でいう浅腹筋膜のことを米英では deep abdominal fascia または muscle fascia と呼んでいる。

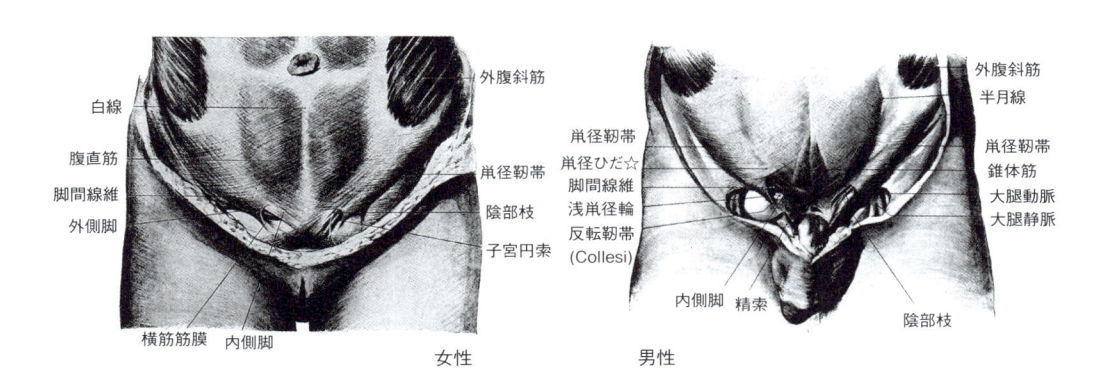

図204D　浅鼠径輪、前方からみる（Corning より）
　左図は女性の浅鼠径輪から子宮円索と神経が皮下に現れる。右図は男性の浅鼠径輪、陰茎、鼠径靱帯の後ろを通る大腿動脈が見える。外腹斜筋の腱膜が外側脚と内側脚に分かれ、内腹斜筋の筋束は浅鼠径輪から分かれ精索と精巣を包む精巣挙筋 M. cremaster（挙睾筋）となる。陰部大腿神経の支配を受ける。

皮下の血管と神経 1：　頭と頸と体幹の前面 5

レッスン 205　会陰・外陰部皮下の血管と神経

　会陰は、恥骨結合と左右の坐骨結節、尾骨を結んでできる菱形の領域である（広義）。会陰・外陰部の皮下には、外尿道口、外生殖器（女性では、大陰唇、小陰唇、腟口、陰核；男性では、陰茎と陰嚢）、肛門、外陰部動脈・外陰部静脈、内陰部動脈・内陰部静脈、および陰部神経がある。陰嚢は皮膚の嚢で内部に精巣、精巣上体と精索の一部を入れる。尿生殖隔膜と骨盤隔膜は骨盤下口を塞いでいる。このレッスンでは、会陰と外生殖器の皮下の血管と神経を剖出する。

A. 解剖前に

　会陰 Perineum（広義）は**尿生殖部** Regio urogenitalis（尿生殖三角）と**肛門部** Regio analis（肛門三角）に区別される。尿生殖部には**尿生殖隔膜** Diaphragma urogenitale, urogenital diaphragm、外尿道口と**腟前庭** Vestibulum vaginae があり、肛門部には**骨盤隔膜** Diaphragma pelvis, pelvic diaphragm と**肛門** Anus がある。尿生殖隔膜は深会陰横筋と上・下尿生殖隔膜筋膜で構成され、骨盤隔膜は肛門挙筋と上・下骨盤隔膜筋膜で作られる。女性の**外陰部**には**大陰唇** Labium majus pudendi、**小陰唇** Labium minus pudendi、腟前庭、**陰核** Clitoris、**外尿道口** Ostium urethrae externum があり、男性の**外陰部**には**陰茎** Penis、**陰嚢** Scrotum、外尿道口がある。

　会陰・外陰部の血管と神経には、**外陰部動脈** A. pudenda externa と**外陰部静脈** V. pudenda externa、**内陰部動脈** A. pudenda interna と**内陰部静脈** V. pudenda interna、**陰部神経** N. pudendus がある。

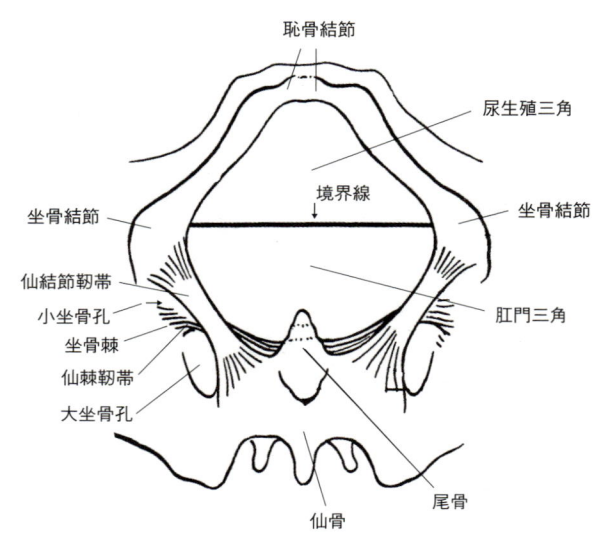

図 205A　会陰の区分（Corning より）
　尿生殖部（別名、尿生殖三角）と肛門部（別名、肛門三角）である。

B. 解 剖 後

解剖後は、内陰部動脈・内陰部静脈・陰部神経（この3つは並んで走る）の分布、尿生殖隔膜と骨盤隔膜、外生殖器（大陰唇、小陰唇、陰核、陰茎、陰嚢）がわかる。

1）**坐骨直腸窩** Fossa ischiorectalis, ischiorectal fossa は骨盤隔膜と坐骨の内面にある**閉鎖筋膜** Fascia obturatoria, obturator fascia（内閉鎖筋の筋膜）との間の窪みである。

2）**内陰部動脈** A. pudenda interna の枝（5種類）には、①**下直腸動脈** A. rectalis inferior、②**会陰動脈** A. perinealis、③女性の**陰核動脈** A. clitoridis と男性の**陰茎動脈** A. penis、④女性の**後陰唇枝** Ramus labialis posterior と男性の**後陰嚢枝** A. scrotalis posterior、⑤女性の**腟前庭球動脈**と男性の**尿道球動脈**がある。

3）**内陰部静脈** V. pudenda interna の枝（1種類）には、女性の**後陰唇静脈** V. labialis posterior、男性の**後陰嚢静脈** V. scrotalis posterior がある。

4）**陰部神経** N. pudendus の枝（3種類）には、①**下直腸神経** N. rectalis inferior ＝**肛門神経** N. analis、②**会陰神経** N. perinealis とその枝の、女性の**後陰唇神経** N. labialis posterior と男性の**後陰嚢神経** N. scrotalis posterior、③女性の**陰核背神経**と男性の**陰茎背神経** N. dorsalis penis がある。

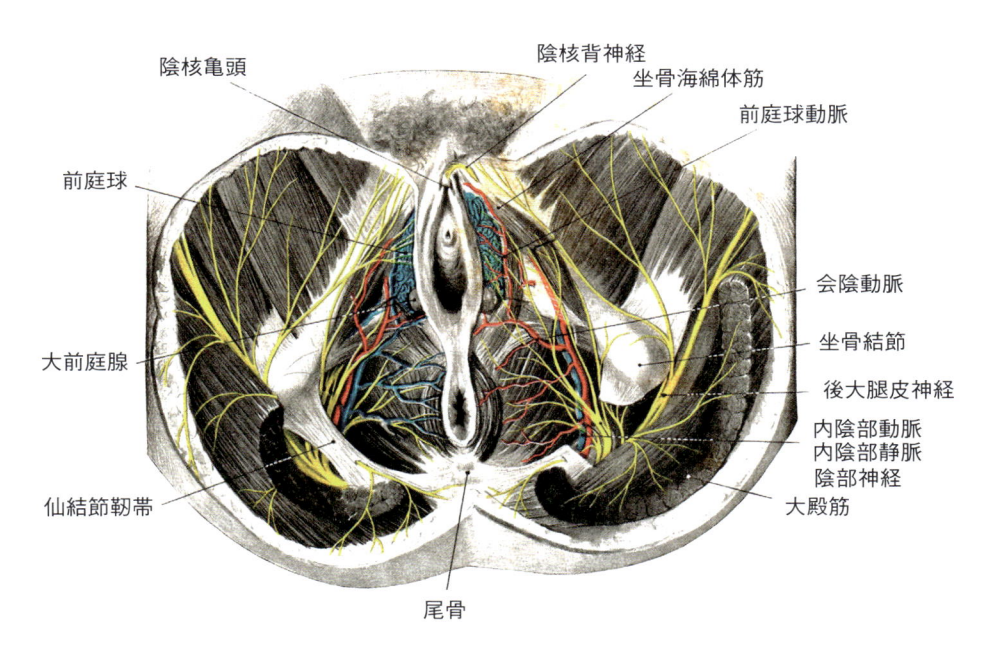

図 205 B　女性の会陰・外陰部の血管と神経（Corning より）
大殿筋の一部を除去してある。左の仙結節靱帯を開き、内陰部動脈と陰部神経をみる。

C. 解剖手順

会陰の皮下の領域は、皮膚と筋膜（尿生殖隔膜と骨盤隔膜）との間である。陰嚢の皮下には脂肪がなく肉様膜という平滑筋が現れる。陰茎の皮下には脂肪がない。

会陰（広義）の剖出：
1. 左右の坐骨結節、尾骨、恥骨結合を確認する。
2. 尿生殖隔膜と骨盤隔膜は左右の坐骨結節を結ぶ線上で剖出する。
3. 陰部神経と伴行血管は大殿筋を少し起こして、仙結節靱帯の奥から現れる。
4. 会陰の血管と神経は尿生殖隔膜の表面（皮下がわ）と内面（骨盤隔膜との間）に入る。

血管と神経の剖出：
1. **外陰部動脈**の①鼡径枝と②前陰唇枝または前陰嚢枝を剖出する。
2. **内陰部動脈**の枝を剖出： ①下直腸動脈、②腟前庭球動脈または尿道球動脈、③陰核動脈または陰茎動脈、④会陰動脈と⑤後陰唇枝または後陰嚢枝がある。
3. **陰部神経**の枝： ①下直腸神経＝肛門神経、②会陰神経とその枝の後陰嚢神経または後陰唇神経、③陰茎背神経または陰核背神経、④陰部大腿神経の陰部枝がある。
4. **外陰部静脈**と**内陰部静脈**： 動脈に伴行する。

肛門部（男女）： 外肛門括約筋 M. sphincter ani externus, external anal sphincter を剖出する。

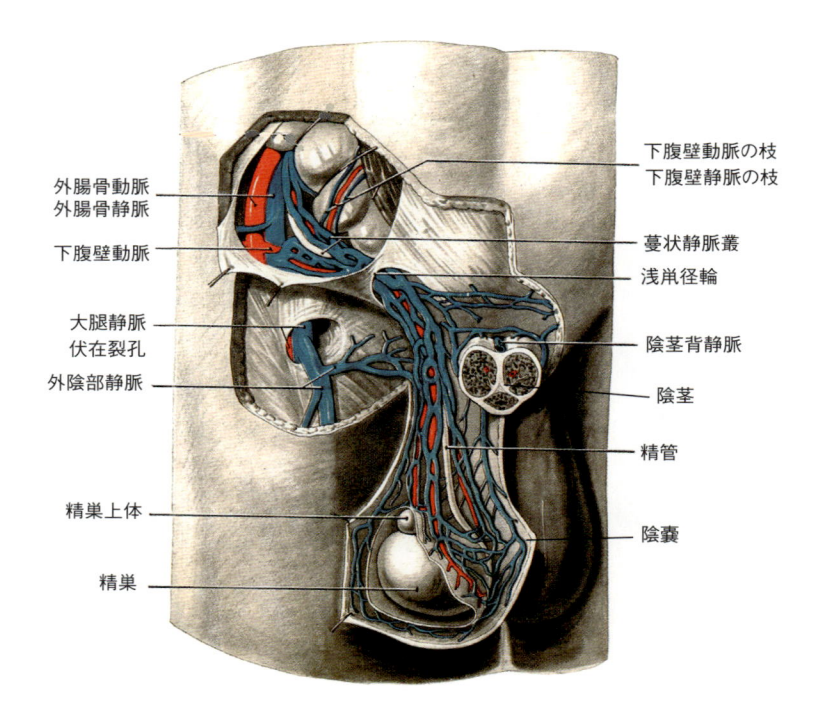

205C 男性外陰部の皮下の動脈と静脈（前方から、Corning より）
　鼡径部周辺の動脈は大腿動脈から分かれる。鼡径部周辺の静脈は大伏在静脈に合流する。大伏在静脈は伏在裂孔の中に入り大腿三角を通る大腿静脈に合流する。

D. チェックポイントと発展

1. **外陰部動脈** A. pudenda externa の枝（2種類）には、①鼡径枝 Ramus inguinalis と②女性の前陰唇枝 Ramus labialis anterior、男性の前陰嚢枝 Ramus scrotalis anterior がある。
2. **外陰部静脈** V. pudenda externa の枝（2種類）には、①女性の前陰唇静脈 V. labialis anterior、男性の前陰嚢静脈 V. scrotalis anterior と②女性の浅陰核背静脈 V. dorsalis clitoridis superficialis、男性の浅陰茎背静脈 V. dorsalis penis superficialis がある。

発展：

1. 男女の**内陰部動脈** A. pudenda interna の枝（5種類、①**下直腸動脈** A. rectalis inferior、②**会陰動脈** A. perinealis、③女性の**陰核動脈** A. clitoridis と男性の**陰茎動脈** A. penis、④女性の**後陰唇枝** Ramus labialis posterior と男性の**後陰嚢枝** A. scrotalis posterior、⑤女性の**腟前庭球動脈**と男性の**尿道球動脈**）を比較検討する。
2. 男女の**陰部神経** N. pudendus の枝（3種類、①**下直腸神経** N. rectalis inferior ＝**肛門神経** N. analis、②**会陰神経** N. perinealis とその枝の、女性の**後陰唇神経** N. labialis posterior と男性の**後陰嚢神経** N. scrotalis posterior、③女性の**陰核背神経**と男性の**陰茎背神経** N. dorsalis penis）を比較検討する。

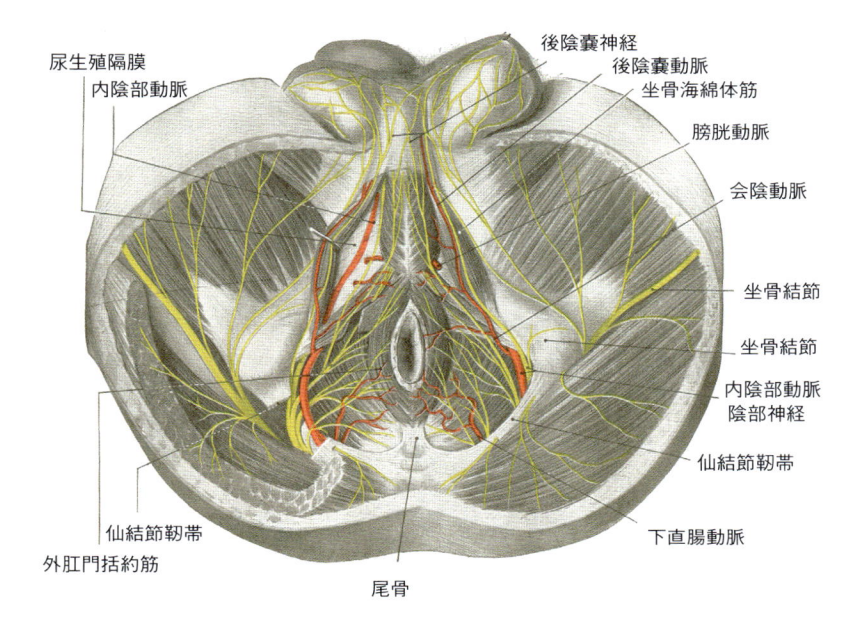

図 205D　男性の会陰・外陰部の血管と神経、前方からみる（Corning より）

皮下の血管と神経 2： 頭と頚と体幹の後面1

レッスン206　後頭・項部皮下の血管と神経（後面）

　頭頚部後面の皮下には、皮筋（表情筋の一部）と皮下の血管と神経がある。後頭部には後頭筋、後頭動脈・後頭静脈および大後頭神経がある。側頭部で耳介周辺には、上耳介筋、前耳介筋、後耳介筋がある。耳介の前には浅側頭動脈と浅側頭静脈および耳介側頭神経があり、耳介の後ろには小後頭神経がある。項部（頚の後ろ）では、頚椎の棘突起は第7頚椎の棘突起だけが触れる。脊髄神経の後枝が正中線に近くで筋を貫いて現れる。
　このレッスンでは、後頭と項の皮下の血管と神経を剖出する。

A. 解剖前に

　後頭・側頭部の血管には、①後頭動脈 A. occipitalis と後頭静脈、②浅側頭動脈と浅側頭静脈、③後耳介動脈 A. auricularis posterior と後耳介静脈がある。後頚部は背側浅頚静脈 V. jugularis superficialis dorsalis（Mac Clara, 分担解剖学）が分布する。

　後頭・側頭部の神経（4種類）には、①大後頭神経 N. occipitalis major, greater occipital nerve（C2の後枝）、②小後頭神経 N. occipitalis minor, lesser occipital nerve（前枝で頚神経叢の皮枝）、③耳介側頭神経、④後耳介神経 N. auricularis posterior がある。

　項部の神経（1種類）には、①内側皮枝 Ramus cutaneus medialis（後枝）がある。

　この領域には、①外後頭隆起 Protuberantia occipitalis externa、②棘突起 Processus spinosus（第7頚椎＝隆椎 Vertebra prominens）、③僧帽筋 M. trapezius、④胸鎖乳突筋 M. sternocleidomastoideus, sternocleidomastoid muscle、⑤乳様突起、⑥耳介がある。

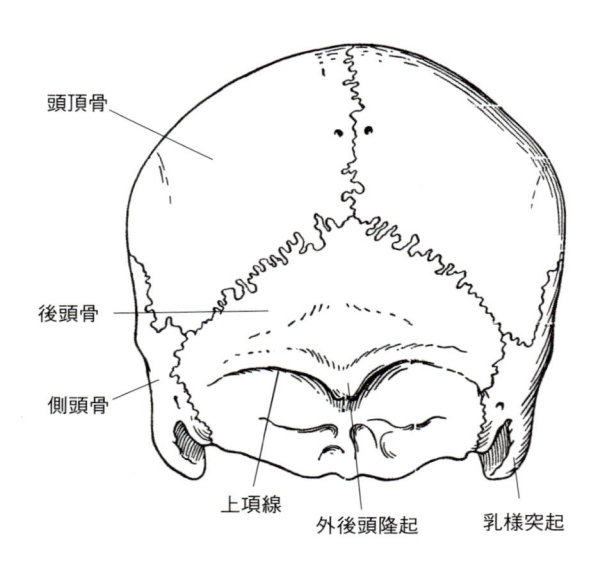

図206A　後頭骨、外後頭隆起と上項線と乳様突起（後方から、西より）

B. 解剖後

　解剖後は、後頭動脈と後頭静脈、後耳介動脈と後耳介静脈、大後頭神経と小後頭神経、内側皮枝（第3頚神経〜第8頚神経の皮枝）、浅側頭動脈と耳介側頭神経がわかる。

1) **脊髄神経** 31対の後枝の枝（2種類）には、①**外側皮枝** Ramus lateralis, lateral branch と②**内側皮枝** Ramus medialis, medial branch が現れる。
2) 項部と胸部では内側枝の皮枝（**内側皮枝と呼ぶ**）が発達して、腰部と仙骨部では外側枝の皮枝（**外側皮枝と呼ぶ**）が発達している。
3) 後頭部では、後頭動脈と後頭静脈と大後頭神経とが一緒に走行する。
4) 後枝の皮枝には固有名詞がついており、後頭部に分布する**大後頭神経** N. occipitalis major, greater occipital nerve（C2の後枝）や**第3後頭神経** N. occipitalis tertius, third occipital nerve（C3の後枝の皮枝が発達して後頭部に分布するとき）がある。
3) 後頚部には、正中に頚椎の棘突起につく**項靱帯** Ligamentum nuchae がある。後頚部では棘突起 Processus spinosus, spinous process は触れないが、第7頚椎（別名、**隆椎** Vertebra prominens, vertebra prominens）の棘突起は触れることができる。

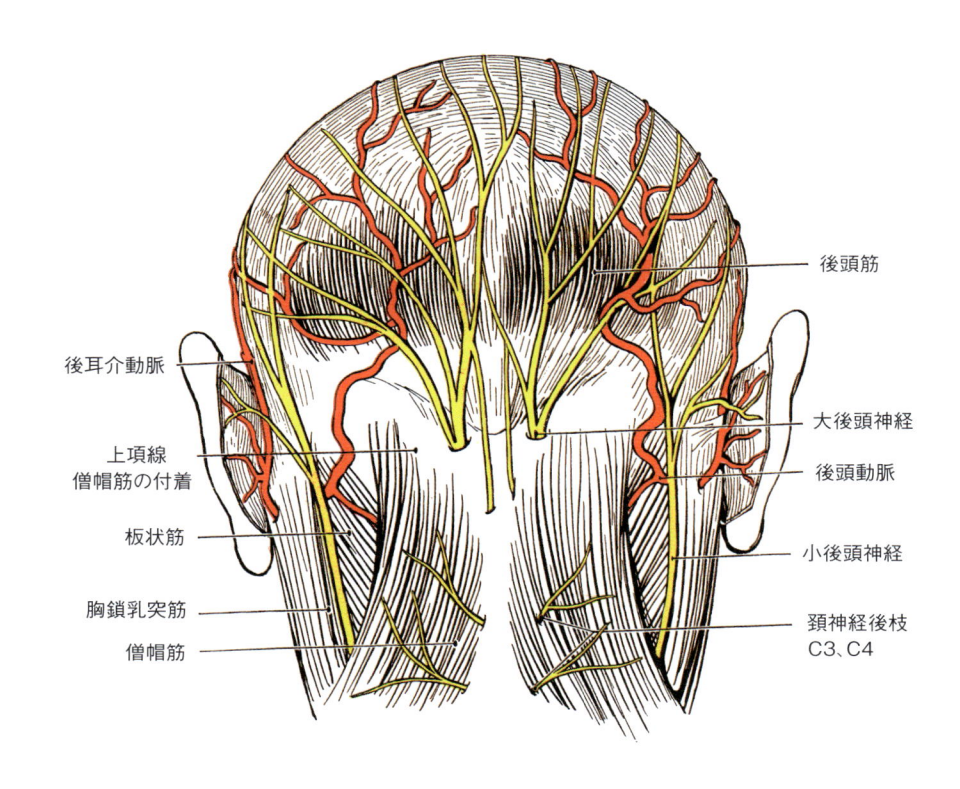

図 206B　後頭・項部の血管と神経（後方から、Corning より）

第2章　皮下の血管と神経

> **C．解剖手順**

　この領域の筋膜は、頭部の帽状腱膜が前頭筋と後頭筋とを繋いで頭蓋冠を包み、頚部の僧帽筋を包む浅背筋膜に続く。ご遺体は腹臥位（うつぶせ）にする。

後頭部の皮筋と血管と神経：
1．後頭筋、側頭筋、耳介の側の前耳介筋、後耳介筋、上耳介筋を確認する。
2．後頭動脈と後頭静脈は外後頭隆起付近でその枝をみつけ、その血管を剖出していく。
3．大後頭神経の枝は後頭動脈の枝に伴行するので血管の枝と一緒に剖出できる。
4．大後頭神経は僧帽筋を貫いて現れるので、僧帽筋の付着部を切って翻すとみえる。
5．小後頭神経（前出、前枝）の枝は後頭部で大後頭神経の枝と交通している。
6．小後頭神経は胸鎖乳突筋の外側縁を少し翻すと、外側縁に沿って神経が走行している。
7．第3頚神経の後枝の内側皮枝は正中線上の少し外側から現れる。
8．後枝の内側皮枝は第7頚椎の棘突起（隆椎）と外後頭隆起を結ぶ線上でみつける。

側頭部の血管と神経：
1．浅側頭動脈と浅側頭静脈は耳介の前で耳下腺を取り除いて剖出する。
2．耳介側頭神経は浅側頭動脈と伴行する神経であり、血管と一緒に剖出できる。
3．後耳介動脈・静脈は耳介の後ろでみつける。

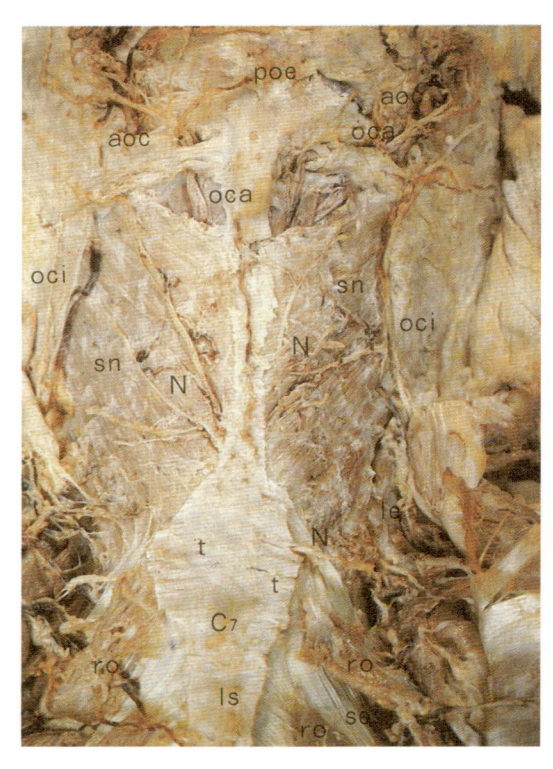

aoc: 後頭動脈、C: 頚椎（棘突起）、oci: 小後頭神経、t: 僧帽筋、le: 肩甲挙筋、ls: 棘上靱帯、N: 脊髄神経後枝、oca: 大後頭神経、poe: 外後頭隆起、ro:（大・小）菱形筋、ses: 上後鋸筋、sn: 頭板状筋

図206C　大後頭神経、第3頚神経の皮枝
（後方から僧帽筋を起始で切って翻してある、骨・関節・靱帯より）

D. チェックポイントと発展

1. 後頭部の血管には、**後頭動脈**と**後頭静脈**がある。この血管は外後頭隆起のそばから現れ、大後頭神経の枝に伴行する。
2. 後頭部の神経は**大後頭神経**と**小後頭神経**がある。大後頭神経は外後頭隆起のそばで僧帽筋の起始部を貫く。第2頚神経後枝の枝である。
3. **小後頭神経**は胸鎖乳突筋の内側縁を上行し後頭部で皮下に現れ大後頭神経と交通する。
4. **側頭部**では、耳介の前に**耳介側頭神経**と**浅側頭動脈・浅側頭静脈**がある。耳介の後ろには後耳介動脈・後耳介静脈が現れる。
5. **項部の皮神経**は、**頚神経の内側皮枝**が分布する。第3頚神経後枝は正中線上に近い位置で現れる。この神経は発達して後頭部に分布すれば**第3後頭神経**と呼ばれる。
6. 第4頚神経から第8頚神経までの内側皮枝は順次現れる。
7. 第1頚神経の後枝の皮枝は現れることがある（約10％）。

発展：
1. 後頭神経痛、大後頭三叉神経症候群について調べてみる。

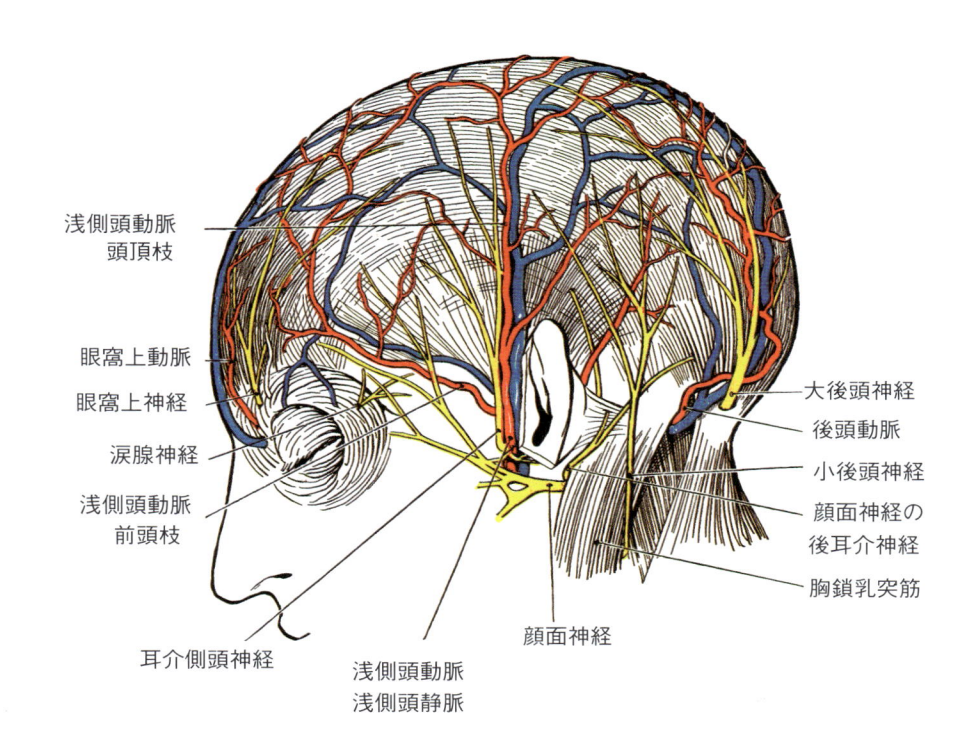

図 206D　頭部の皮下の動脈と神経（左側方から、Corning より）

皮下の血管と神経 2： 頭と頚と体幹の後面2

レッスン 207　背・腰部皮下の血管と神経（後面）

からだの後面の皮下には血管と皮神経がある。脊髄神経の後枝は背中の筋（固有背筋）を支配する筋枝（運動神経）と皮膚に分布する皮枝（知覚神経）からなる。背・腰部では皮神経（皮枝）は内側皮枝と外側皮枝の2種類がある。内側皮枝は上方でみられ、外側皮枝は腰部でみられる（中間部では両枝がみられる）。ただ頭部と腰部の皮神経には、固有名詞がついている。腰部では、上殿皮神経が殿部に広がり、中殿皮神経が仙骨領域に広がる。このレッスンでは、背と腰の皮下の血管と神経を剖出する。

A. 解剖前に

背と腰の筋膜には、①浅背筋膜 Fascia dorsi superficialis、②胸腰筋膜 Fascia thoracolumbalis、および③腰背腱膜 Aponeurosis lumbodorsalis の3つがある。浅背筋膜は僧帽筋を包む。ここには、正中線上に外後頭隆起（後頭）、①第7頚椎（別名、隆椎）の棘突起、②胸椎の棘突起、③正中仙骨稜（仙骨の棘突起に相当）がある。

脊髄神経は31対ある。すべての脊髄神経は前根と後根、前枝と後枝および脊髄神経節が存在する。後枝の皮神経は後頭・項部、背・腰部、殿部の皮膚に分布している。

背・腰の脊髄神経の後枝の皮神経（2種類）には、①外側皮枝と②内側皮枝がある。後枝の皮枝には固有名詞がついており、殿部では、①上殿皮神経（L1～L3の後枝）と②中殿皮神経（S1～S3の後枝）がある。上殿皮神経は腸骨稜のすぐ上から現れて殿部に広く分布する。中殿皮神経は仙骨部で現れて仙骨部に分布する。

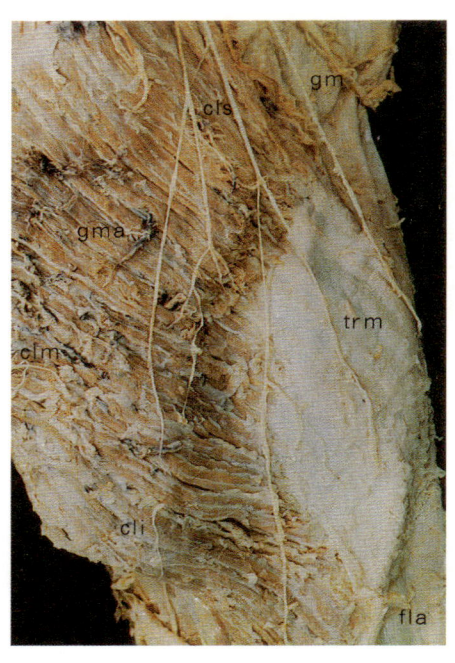

cli: 下殿皮神経、clm: 中殿皮神経、cls: 上殿皮神経、fla: 大腿筋膜、gm: 中殿筋、gma: 大殿筋、trm: 大転子（大腿骨）

図207A　殿部の皮神経（後方から、右側、骨・関節・靱帯より）

B. 解剖後

解剖後は、脊髄神経後枝の外側皮枝と内側皮枝の分布、上殿皮神経と中殿皮神経の分布、聴診三角、腰三角がわかる。

1) 背・腰部の皮神経には、外側皮枝と内側皮枝がある。その一部に固有名詞がついている。外側皮枝 Ramus cutaneus lateralis, lateral cutaneous branch は正中線から少し離れた肋骨角の高さの位置から筋の表面に現れる。内側皮枝 Ramus cutaneus medialis, medial cutaneous branch は、棘突起を結ぶ正中線上に近い位置から皮下に現れる。

2) 仙骨部と殿部の皮神経には、上・中・下殿皮神経がある。上殿皮神経 Nervi clunium superiors, superior clunial nerves は腸骨稜のすぐ上から現れて殿部に広く分布する。中殿皮神経 Nervi clunium medii, middle clunial nerves は仙骨部で現れて仙骨部に分布する。下殿皮神経 Nervi clunium inferior, inferior clinial nerves は仙骨神経（S1〜S3の前枝）の枝で大殿筋の下端から現れて殿部に分布する。

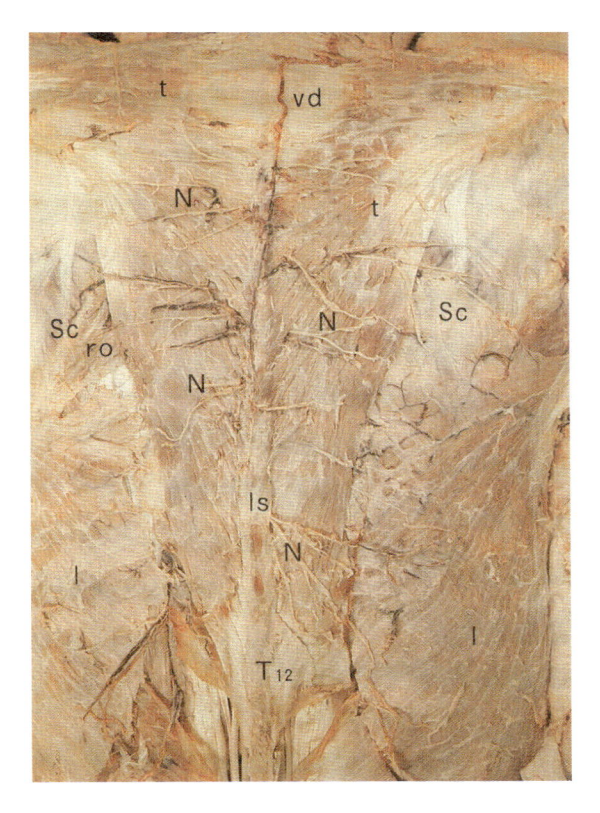

図207B　胸部後壁の皮神経（後方から、骨・関節・靱帯より）

　I: 広背筋、ls: 棘上靱帯、N: 脊髄神経後枝、ro: （大・小）菱形筋、Sc: 肩甲骨（内側縁）、T: 胸椎（棘突起）、t: 僧帽筋、vd: 皮静脈*
＊背中の皮下を縦走する静脈で必ず存在し、V. azygos dorsi とも呼ばれる。

50　第2章　皮下の血管と神経

> **C. 解 剖 手 順**

　この領域の皮神経の外側皮枝と内側皮枝を剖出する。腰・殿部では皮神経に固有名詞がついて、上殿皮神経、中殿皮神経および下殿皮神経（下殿神経は脊髄神経の前枝の枝）という。

1．腱鏡 Speculum rhomboideum は左右の僧帽筋の中央で筋膜の部分である。
2．広背筋 M. latissimus dorsi の筋の縁を確認する。
3．肩甲骨の肩甲棘と肩峰を確認する。腸骨稜がある。
4．内側皮枝は背・腰部の上方では正中線（棘突起を結ぶ線上）のそばでみつける。
5．外側皮枝は背・腰部の下方では肩甲骨内側縁の線上近くでみつける。
6．上殿皮神経は腸骨稜のすぐ上で剖出する。腸骨下腹神経（前枝の皮枝）も同じ。
7．中殿皮神経は、仙骨の領域で剖出する。小さい枝である。
8．下殿皮神経は前枝であるが、大殿筋の下縁の近くで剖出する。
9．聴診三角 triangle of auscultation と腰三角 Trigonum lumbale, lumbar triangle を確認する。

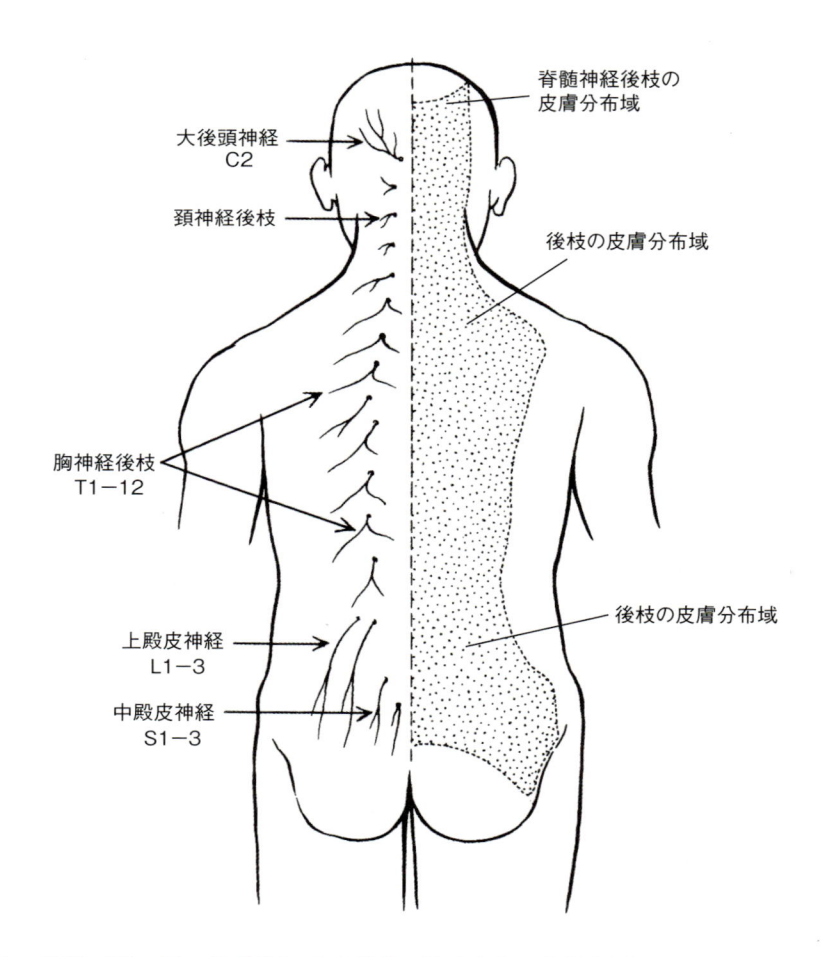

図207C　体幹（背・腰・仙骨部）の皮神経（後方から、吉川より）

D. チェックポイントと発展

1. 後枝の皮枝は脊髄神経 31 対において存在するが、第 1 頸神経の後枝には皮枝が現れないことが多い。
2. 後枝の皮枝には固有名詞がついているものがある（**大後頭神経** N. occipitalis major、**上殿皮神経** Nervi clunium superiores、**中殿皮神経** Nervi clunium medii）。
3. 後枝の皮枝には外側皮枝 Ramus cutaneus lateralis と内側皮枝の 2 種類がある。
4. **内側皮枝** Ramus cutaneus medialis は棘突起 Processus spinosus を結ぶ正中線上に近い位置から現れ、**外側皮枝**が少し離れた肋骨角 Angulus costae の高さ位から現れる。
5. **第 12 胸椎**の上下数対の高さでは、内側皮枝と外側皮枝の両方が現れ、これより上では内側皮枝が現れて、これより下では外側皮枝が発達している。

発展：
1. 脊髄神経の前枝と後枝の分布の境界は体のどこにあるか。

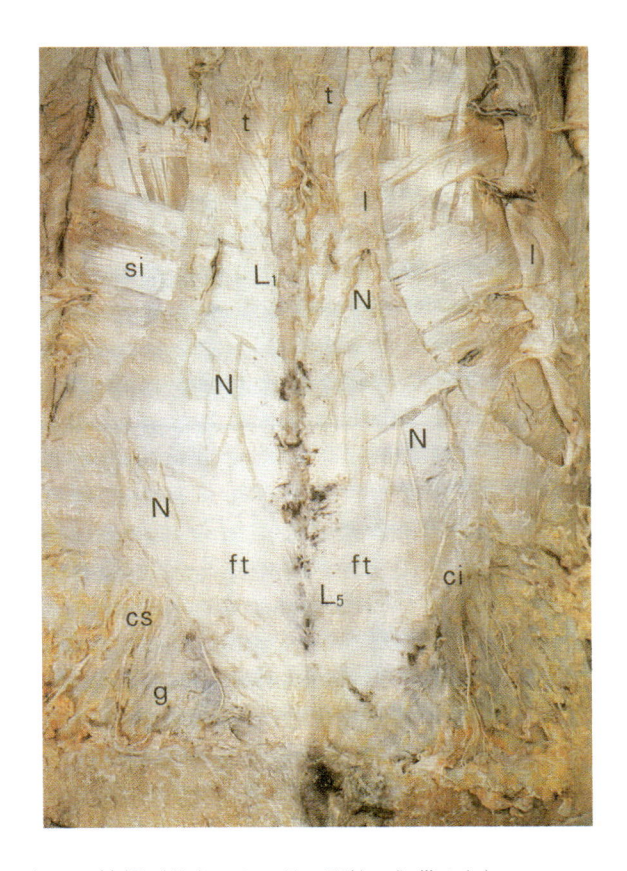

図 207D　腰部の皮下の神経（後方から、骨・関節・靱帯より）
　ci: 腸骨稜、cs: 上殿皮神経、　ft: 胸腰筋膜、g: 大殿筋膜、l: 広背筋、L: 腰椎（棘突起）、　N: 脊髄神経後枝、si: 下後鋸筋、t: 僧帽筋

皮下の血管と神経 3： 体　肢（上肢と下肢）1

レッスン208　上肢の皮下の血管と神経（前・後面）

　上肢の皮下の領域は、皮膚と筋膜（腋窩筋膜、上腕筋膜、前腕筋膜、手背筋膜、手掌腱膜）との間である。皮下の血管は腋窩、肘窩および手で深部の血管と繋がる。腋窩では尺側皮静脈が腋窩静脈に合する。肘窩では尺側・橈側・肘の正中皮静脈が深部の静脈に合する。皮下の神経は、上腕には4本（上外側・下外側・内側・後）の上腕皮神経が分布する。前腕には3本（外側・内側・後）の前腕皮神経が分布する。手には尺骨神経、正中神経、橈骨神経の皮枝が分布する。このレッスンでは、上肢の皮下の血管と神経を剖出する。

A. 解剖前に

　上肢皮下の血管（6種類）には、①橈側皮静脈 V. cephalica, cephalic vein、②尺側皮静脈 V. basilica, basilic vein、③肘正中皮静脈 V. mediana cubiti, median cubital vein、④前腕正中皮静脈 V. mediana antebrachii、⑤手背静脈網 と⑥浅掌静脈弓 がある。

　上肢皮下の神経（8種類）には、①肋間上腕神経 N. intercostobrachialis, intercostobrachial nerve、②内側上腕皮神経 N. cutaneus brachii medialis、③上外側上腕皮神経 N. cutaneus brachii lateralis superior、④下外側上腕皮神経 N. cutaneus brachii lateralis inferior、⑤後上腕皮神経 N. cutaneus brachii posterior, posterior brachial cutaneous nerve、⑥内側前腕皮神経 N. cutaneus antebrachii medialis, medial antebrachial cutaneous nerve、⑦外側前腕皮神経 N. cutaneus antebrachii lateralis、⑧後前腕皮神経 N. cutaneus antebrachii posterior, posterior antebrachial cutaneous nerve がある。

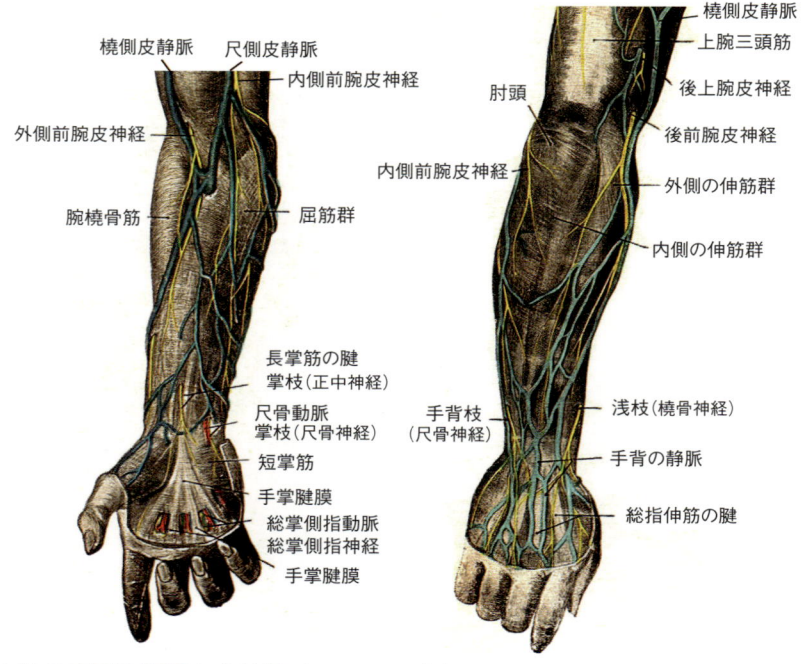

図208A　上肢の皮下の静脈と皮神経（Corning より）

B. 解剖後

解剖後は、上肢の皮下の血管と神経（橈側皮静脈、尺側皮静脈、上腕の皮神経、外側・内側・後前腕皮神経、手の皮静脈と神経）がわかる。

上肢の皮静脈（2種類）と上肢の皮神経：

1）橈側皮静脈は手背静脈網の橈側からはじまり前腕の橈側を上行して、上腕で外側上腕二頭筋溝および三角胸筋三角を上行して鎖骨の下の**鎖骨下窩 Fossa infraclavicularis**（Mohrenheim窩）で鎖骨下静脈に合する。

2）尺側皮静脈は手背静脈網の尺側から起こり前腕の尺側を上行して、上腕では内側上腕二頭筋溝に入り、上腕の筋膜を貫いて上腕静脈に合する。前腕には4本（肘正中・前腕正中・尺側・橈側）の皮静脈がある。手には手背静脈網と浅掌静脈弓がある。

3）上肢の皮神経は、上腕の皮神経、前腕の皮神経、手の皮神経に分類される。上腕の皮神経（2種類）には、①肋間上腕神経と②4本（上外側・下外側・内側・後）の上腕皮神経がある。前腕の皮神経（3種類）には、3本（内側・外側・後）の前腕皮神経がある。手の皮神経（3種類）には、橈骨神経の枝と尺骨神経の枝と正中神経の枝がある。

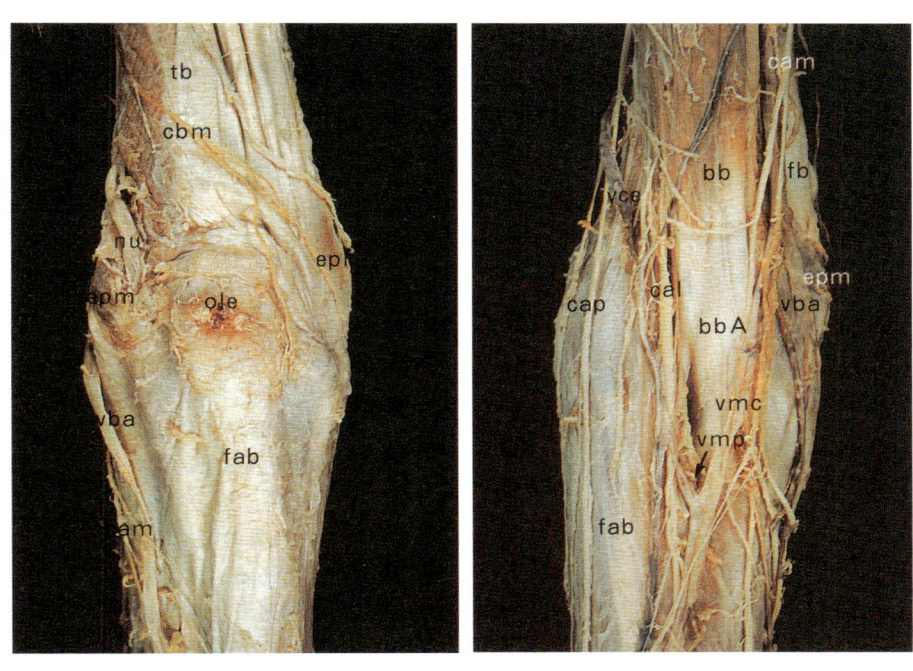

図208B　肘周辺の皮下の静脈と神経（右の肘、骨・関節・靱帯より）
　左図は、肘頭周辺（後内方から）、右図は、肘窩周辺（前方から）

bb: 上腕二頭筋、bbA: 上腕二頭筋腱膜、cal: 外側前腕皮神経、cam: 内側前腕皮神経、cap: 後前腕皮神経、cbm: 内側上腕皮神経、epl: 上腕骨外側上顆、epm: 上腕骨内側上顆、fab: 前腕筋膜、fb: 上腕筋膜、nu: 尺骨神経、ole: 肘頭（尺骨）、tb: 上腕三頭筋、vba: 尺側皮静脈、vce: 橈側皮静脈、vmc: 肘正中皮静脈、vmp: 深正中静脈

C. 解 剖 手 順

肩と上肢帯部：
1．橈側皮静脈は、鎖骨下窩でみつけて三角胸筋溝から外側二頭筋溝を肘まで剖出する。
2．肋間上腕神経は、胸壁で第1肋間〜第3肋間で上腕に分布する外側皮枝をみつける。
3．上外側上腕皮神経と下外側上腕皮神経は、棘下筋と広背筋の間と三角筋で剖出する。

上腕と肘：
1．尺側皮静脈は、内側二頭筋溝でみつけて肘窩まで剖出する。
2．内側前腕皮神経は、尺側皮静脈と伴行する神経であり、この神経を剖出する。
3．外側前腕皮神経は、肘窩で橈側皮静脈に伴行し筋膜を貫いて現れるので剖出する。
4．後前腕皮神経は、肘窩で橈側皮静脈の後ろで筋膜を貫いて現れるので剖出する。
5．肘正中皮静脈は、橈側皮静脈と尺側皮静脈の枝に吻合している。
6．肘正中皮静脈の吻合枝は、肘窩で筋膜を貫いて深部の静脈（上腕静脈）と吻合する。

前腕と手くび：
1．前腕には、外側前腕皮神経、内側前腕皮神経、後前腕皮神経が分布する。

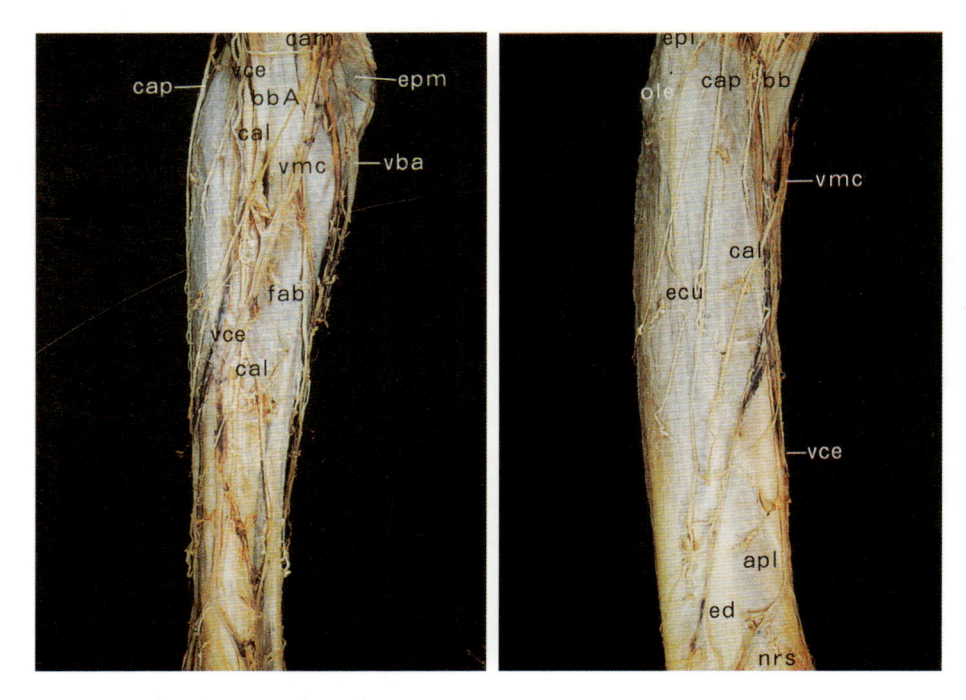

図208C　前腕の皮下の静脈と神経（右の前腕、左は前方、右は後方から、骨・関節・靱帯より）
　apl: 長母指外転筋、bbA: 上腕二頭筋腱膜、cal: 外側前腕皮神経、cam: 内側前腕皮神経、cap: 後前腕皮神経、ecu: 尺側手根伸筋、ed: 総指伸筋（の腱）、epl: 上腕骨外側上顆、epm: 上腕骨内側上顆、fab: 前腕筋膜、nrs: 橈骨神経の浅枝、ole: 肘頭、vba: 尺側皮静脈、vce: 橈側皮静脈、vmc: 肘正中皮静脈

レッスン208　上肢の皮下の血管と神経（前・後面）　55

> D．チェックポイントと発展

1. 腋窩筋膜 Fascia axillaris, axillary fascia、上腕筋膜 Fascia brachii、前腕筋膜 Fascia antebrachii、手背筋膜 Fascia dorsalis manus、手掌腱膜 Aponeurosis palmaris がある。
2. 手 Manus, hand には手背静脈網 Rete venosum dorsal manus と浅掌静脈弓 Arcus venosus palmaris superficialis がある。

発展：

1. 手掌 Palma, Vola, palm では正中神経掌枝と尺骨神経掌枝が筋膜を貫いて現れる。
2. 手背 Dorsum manus, dorsum of hand では尺骨神経手背枝と橈骨神経浅枝が分布する。
3. 手の指 Digiti manus, digitis of hand では、総掌側指神経が分布する。

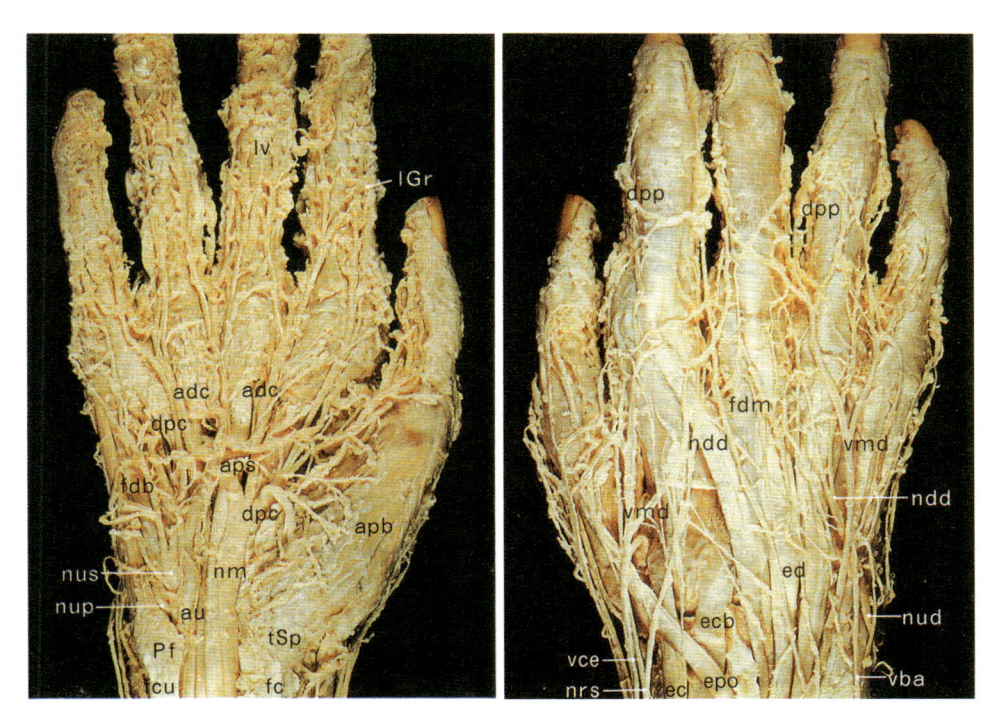

図208D　手の皮下の静脈と神経（右手、骨・関節・靱帯より）
　左図は、浅掌動脈弓と正中神経（掌側方から，屈筋支帯と掌側手根靱帯を取り除き，手根管とGuyon 管を開いてある）

　adc: 総掌側指動脈、apb: 短母指外転筋、aps: 浅掌動脈弓、au: 尺骨動脈、dpc: 総掌側指神経、fc: 橈側手根屈筋、fcu: 尺側手根屈筋、fdb: 短小指屈筋、lGr: Grayson 靱帯、lv: 靱帯性腱鞘、nm: 正中神経、nup: 尺骨神経深枝、nus: 尺骨神経浅枝、Pf: 豆状骨、tSp: 舟状骨結節
　右図は、背側指神経と背側中手静脈（背方から、伸筋支帯を取り除いてある）
　dpp: 固有掌側指神経、ec: 長橈側手根伸筋、ecb: 短橈側手根伸筋、ed: 総指伸筋、epo: 長母指伸筋、fdm: 手背筋膜、ndd: 背側指神経（橈骨神経、尺骨神経）、nrs: 橈骨神経浅枝、nud: 尺骨神経手背枝、vba: 尺側皮静脈、vce: 橈側皮静脈、vmd: 背側中手静脈

56　第2章　皮下の血管と神経

皮下の血管と神経 3：　体　肢（上肢と下肢）2

レッスン209　下肢の皮下の血管と神経（前・後面）

　下肢の皮下の領域は、皮膚と筋膜（大腿筋膜、下腿筋膜、足背筋膜、足底腱膜）との間である。皮下の血管は大腿前面の伏在裂孔と後面の膝窩で深部の血管と繋がる。伏在裂孔には浅腹壁動脈、浅腸骨回旋動脈、大伏在静脈、浅腹壁静脈、浅腸骨回旋静脈が進入する。膝窩には小伏在静脈が入る。皮下の神経は前面には大腿神経の前皮枝、陰部大腿神経の大腿枝、外側大腿皮神経、閉鎖神経の皮枝が分布する。後面には中殿皮神経、下殿皮神経、後大腿皮神経が分布する。このレッスンでは、下肢の皮下の血管と神経を剖出する。

A. 解剖前に

　下肢の皮下の静脈（4種類）：　①大伏在静脈 V. saphena magna, great saphenous vein、②小伏在静脈 V. saphena parva, small sphenous vein、③足背静脈網 と④足底静脈網 がある。このほかに、副伏在静脈 V. saphena accessoria（変異）が大伏在静脈に合する。

　下肢の皮神経（11種類）：　①外側大腿皮神経 N. cutaneus femoris lateralis、②後大腿皮神経 N. cutaneus femoris posterior、③大腿神経の前皮枝 Ramus cutaneus anterior（N. femoralis）、④陰部大腿神経の大腿枝 Ramus femoralis, N. geniofemoralis、⑤閉鎖神経の皮枝 Ramus cutaneus, N. obturatorius、⑥伏在神経 N. saphenua, saphenous nerve、⑦外側腓腹皮神経 N. cutaneus surae lateralis、⑧内側腓腹神経 N. cutaneus surae medialis、⑨浅腓骨神経 N. peroneus superficialis, superficial peroneal nerve、⑩深腓骨神経 N. peroneus profundus の枝、⑪腓腹神経 N. suralis, sural nerve がある。

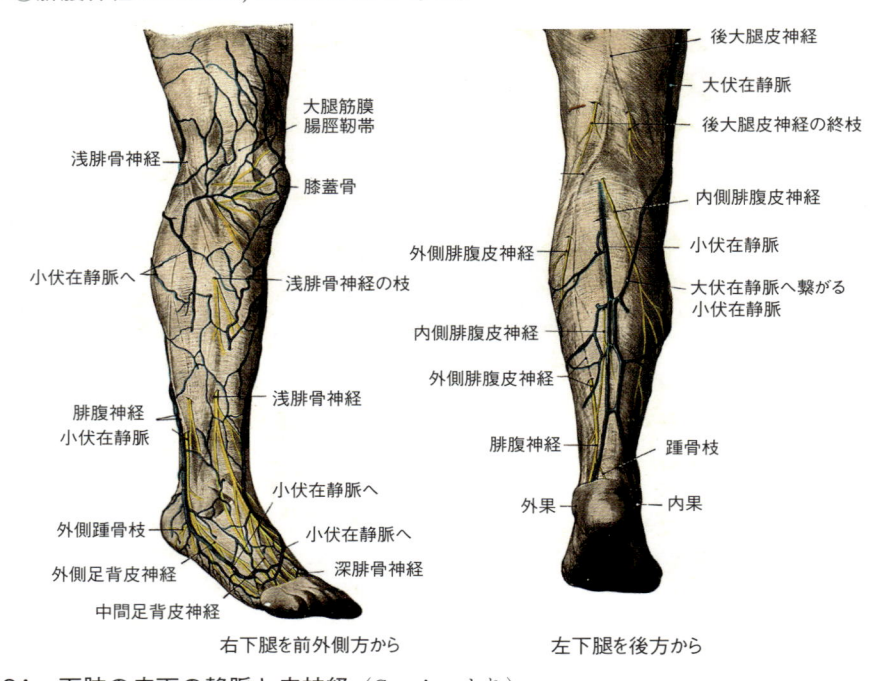

図209A　下肢の皮下の静脈と皮神経（Corning より）

B. 解剖後

解剖後は、下肢の皮静脈（大伏在静脈と小伏在静脈）と皮神経（外側大腿皮神経、後大腿皮神経、伏在神経、腓腹神経）、足の皮静脈と皮神経がわかる。

下肢の皮静脈（2種類）と皮神経：

1）**大伏在静脈**は下腿の内側面の静脈を集めて膝と大腿の内側を走り、鼠径部で**伏在裂孔** Hiatus saphenus, saphenous opening の中に入り大腿静脈に合流する。
2）**小伏在静脈**は下腿の後面と足根部の静脈を集めて**膝窩**に入り、膝窩静脈に合流する。
3）**下肢の皮神経**は、大腿の皮神経、下腿の皮神経、足の皮神経に分類される。
4）**大腿の皮神経（5種類）**には、①**外側大腿皮神経**（上前腸骨棘のそばから現れて大腿の外側面を下行する）、②**大腿神経の前皮枝**、③**陰部大腿神経の大腿枝**、④**閉鎖神経の皮枝**（大腿筋膜を貫く）、⑤**後大腿皮神経**（大腿後面で大腿筋膜の中を下行し途中で筋膜を貫き膝窩に達する）がある。
5）**下腿の皮神経（4種類）**には、①**伏在神経**（下腿前面で大伏在静脈に伴行する）、②**外側腓腹神経**（膝窩の側から現れ下行して内側腓腹神経と合する）、③**内側腓腹神経**（小伏在静脈に伴行）、④**腓腹神経**（外側腓腹神経と内側腓腹神経が合した神経）がある。

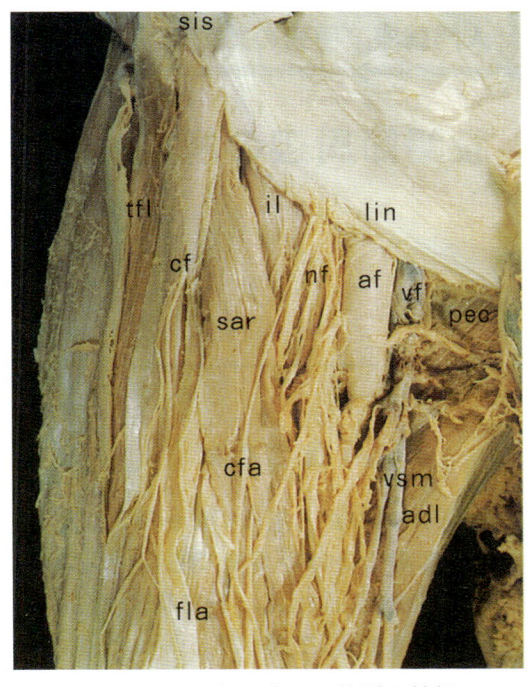

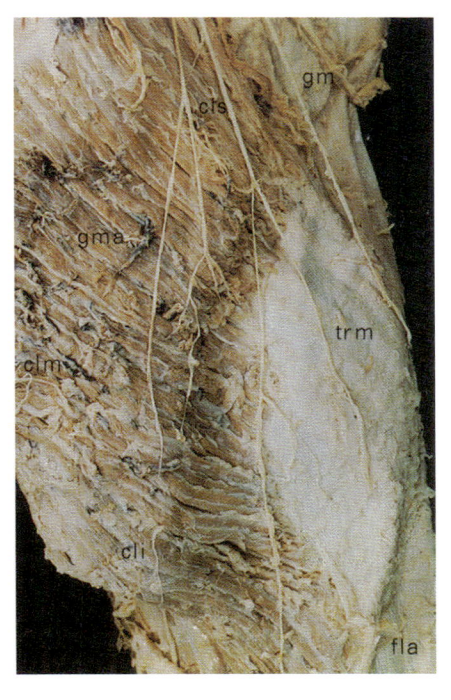

図209B　大腿・殿部の皮下の静脈と神経
（右の大腿、左図は前方から、右図は後方から、骨・関節・靱帯より）

adl: 長内転筋、af: 大腿動脈、cf: 外側大腿皮神経、cfa: 大腿神経前皮枝、cli: 下殿皮神経、clm: 中殿皮神経、cls: 上殿皮神経、fla: 大腿筋膜、gm: 中殿筋、gma: 大殿筋、il: 腸骨筋、lin: 鼠径靱帯、nf: 大腿神経、pec: 恥骨筋、sar: 縫工筋、sis: 上前腸骨棘、tfl: 大腿筋膜張筋、trm: 大転子（大腿骨）、vf: 大腿静脈、vsm: 大伏在静脈

58　第2章　皮下の血管と神経

C. 解 剖 手 順

股と下肢帯部：

1. 鼡径靱帯の下で伏在裂孔を剖出する。ここに大伏在静脈、浅腹壁静脈が通る。
2. 大伏在静脈は伏在裂孔から大腿前面を膝蓋の内側まで剖出する。
3. 大伏在静脈は膝から下腿の内側を足根の内果まで剖出する。
4. 小伏在静脈は膝窩から下腿の後面を足背まで剖出する。
5. 後面では上殿皮神経、中殿皮神経、下殿皮神経を殿部で剖出する。

大腿と膝：

1. 外側大腿皮神経は上前腸骨棘の下から大腿筋膜を貫いて現れるのを剖出する。
2. 大腿前面では、陰部大腿神経と腸骨下腹神経の皮神経と大腿神経の前皮枝を剖出する。
3. 大腿内側面では、閉鎖神経の皮枝を剖出する。
4. 大腿後面では、後大腿皮神経の枝が大腿筋膜を貫いて現れるのを剖出する。

下腿と足くび：

1. 伏在神経は大伏在静脈に伴行するので、これを剖出する。
2. 外側腓腹神経は小伏在静脈に少し離れて並走するので、これを剖出する。
3. 内側腓腹皮神経は小伏在静脈に伴行して膝窩から現れるので、これを剖出する。
4. 腓腹神経は外側腓腹皮神経の枝と内側腓腹皮神経の枝との交通をみつける。

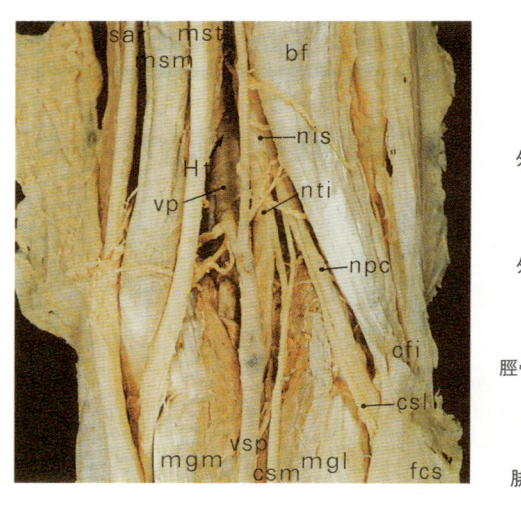

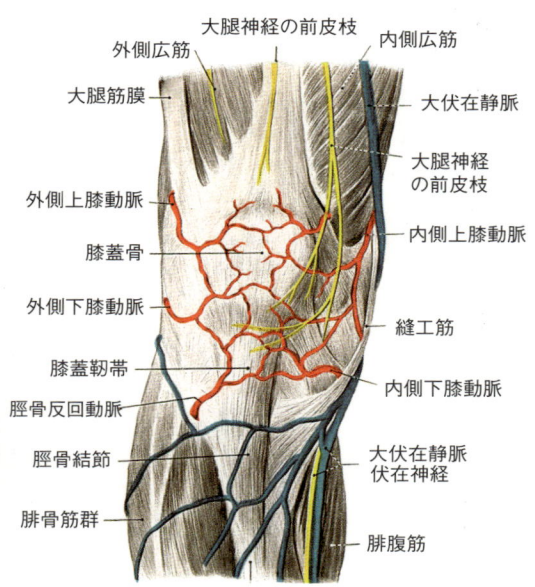

図209C　膝部の皮下の血管と神経（右の膝、左は、骨・関節・靱帯より、右はCorningより）
　左図は膝窩（後方から、後大腿皮神経を上に寄せてある）

　bf: 大腿二頭筋、cfi: 腓骨頭、csl: 外側腓腹皮神経、csm: 内側腓腹皮神経、fcs: 下腿筋膜、Ht: 内転筋腱裂孔、msm: 半膜様筋、mst: 半腱様筋、mgl: 腓腹筋外側頭、mgm: 腓腹筋内側頭、nis: 坐骨神経、npc: 総腓骨神経、nti: 脛骨神経、sar: 縫工筋、vp: 膝窩静脈、vsp: 小伏在静脈

D. チェックポイントと発展

1. 大腿筋膜 Fascia lata, fascia late、下腿筋膜 Fascia cruris, deep fascia of leg、足背筋膜 Fascia dorsalis pedis, dorsalis fascia of foot、足底腱膜 Aponeurosis plantaris, plantar aponeurosis がある。
2. 大腿筋膜の外側部は腸脛靭帯 Tractus iliotibialis, iliotibial fract といい、その上端では大腿筋膜張筋 M. tensor fasciae latae, tensor fasciae latae muscle を包んでいる。

発展：

1. 足背 Dorsum pedis, dorsum of foot には、足背静脈網 Rete venosum dorsal pedis、足背静脈弓 Arcus venosus dorsalis pedis と内側・外側・中間足背神経が分布している。
2. 足底 Planta, Sole には、足底静脈網 Rete venosum plantare と足底動脈弓 Arcus venosus plantaris がある。

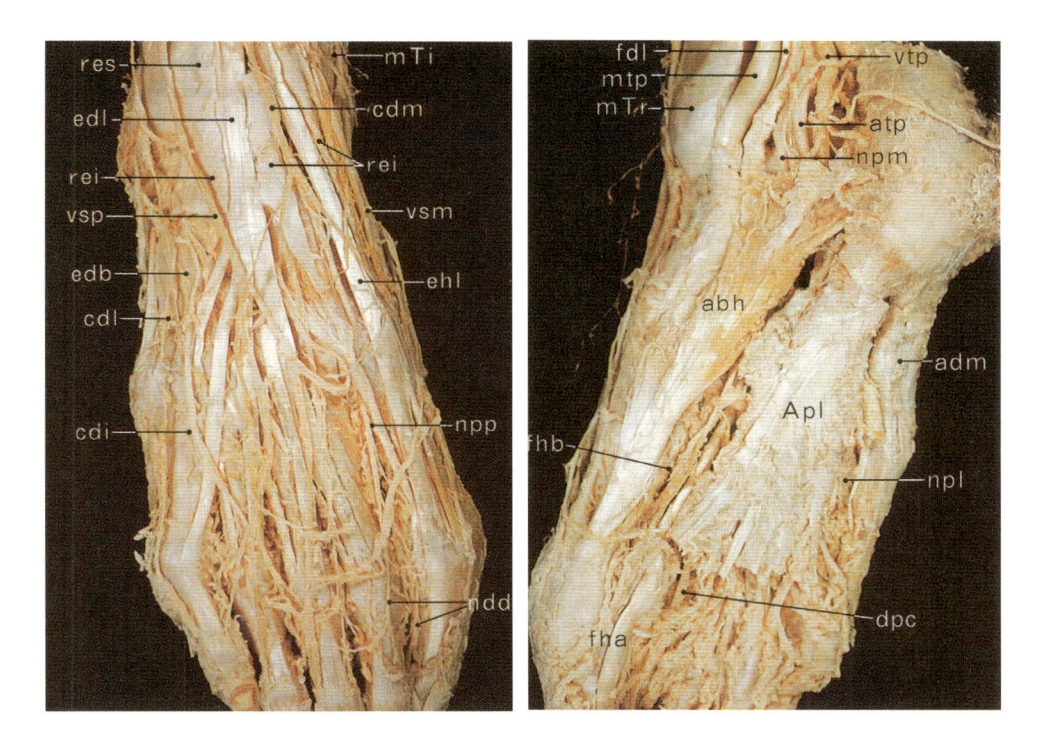

図209D　足部の皮下の静脈と神経（右足、骨・関節・靱帯より）
　左図は長母指伸筋と長指伸筋（背方から、上伸筋支帯と下伸筋支帯を切って開いてある）

cdi: 中間足背皮神経、cdl: 外側足背皮神経、cdm: 内側足背皮神経、edb: 短指伸筋、edl: 長指伸筋、ehl: 長母指伸筋、mTi: 内果（脛骨）、ndd: 背側神経、npp: 深腓骨神経、rei: 下伸筋支帯、res: 上伸筋支帯、vsm: 大伏在静脈、vsp: 小伏在静脈

　右図は母指外転筋と小指外転筋（底側から）

abh: 母指外転筋、adm: 小指外転筋、Apl: 足底腱膜、atp: 後脛骨動脈、dpc: 総掌側指神経、fdl: 長指屈筋、fha: 長母指屈筋、fhb: 短母指屈筋、mTi: 内果（脛骨）、mtp: 後脛骨筋、npl: 外側足底神経、npm: 内側足底神経、vtp: 後脛骨静脈

図の出典（第2章）

1) Corning, H.K. (1923) *Lehrbuch der Topographischen Anatomie, für Studierende und Ärzte*. Vierzehnte und fünfzehnte Auflage, J.F. Bergmann, München.
2) 吉川文雄（1984）人体系統解剖学、南山堂、東京。
3) Toldt, C., Hochstetter, F. (1979) *Toldt & Hochstetter, Anatomischer Atlas, Band 2 Extremitaten, Rumpf, Brust-, Bauch- und Beckeneingeweide*, 27. Auflage, Urban & Schwarzenberg, München.
4) Kopsch, F.R. (1922) *Lehrbuch und Atlas der Anatomie des Menschen*, Abteilung 3, Muskeln, Gefässe, Georg Thieme, Leipzig.
5) 西成甫（1976）小解剖学図譜、第16版、金原出版、東京。
6) 宮木孝昌、伊藤博信（1991、1992）。
   入門講座／手術のための解剖1、腰椎周辺の解剖、骨・関節・靱帯 4：5-11。
   入門講座／手術のための解剖2、胸椎周辺の解剖、骨・関節・靱帯 4：141-148。
   入門講座／手術のための解剖3、頚椎周辺の解剖、骨・関節・靱帯 4：269-277。
   入門講座／手術のための解剖5、肘関節周辺の解剖、骨・関節・靱帯 4：929-935。
   入門講座／手術のための解剖6、橈骨および尺骨周辺の解剖、骨・関節・靱帯 4：1001-1009。
   入門講座／手術のための解剖8、中手と指および舟状骨舟状骨周辺の解剖、骨・関節・靱帯 4：1417-1426。
   入門講座／手術のための解剖9、股関節周辺の解剖、骨・関節・靱帯 4：1541-1549。
   入門講座／手術のための解剖11、膝関節周辺と脛骨および腓骨周辺の解剖、骨・関節・靱帯 5：5-13。
   入門講座／手術のための解剖12、足の解剖、骨・関節・靱帯 5：129-138。

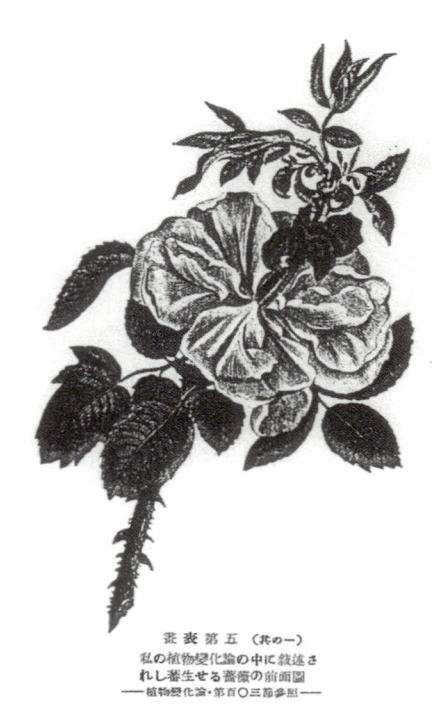

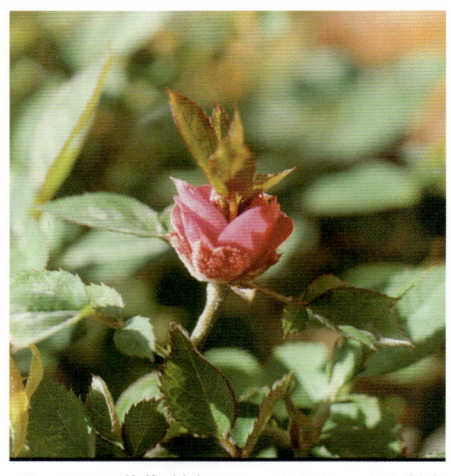

ゲーテの野薔薇（左）を思い出すミニバラ（右）
花の真ん中から新芽が出てきている。左はゲーテの描いたバラ（村岡一郎訳「植物変化論」ゲーテ全集26、改造社、1935年より）。

第3章

頭 と 頚

○この章の構成
頭と頚 1： 頚
    レッスン 301　胸鎖乳突筋、頚神経叢（側面）
    レッスン 302　舌骨上筋と舌骨下筋　　E．鎖骨の取り外し
    レッスン 303　頚部内臓の血管と神経、頚動脈鞘
    レッスン 304　頚胸境界部（斜角筋椎骨三角）の解剖
頭と頚 2： 頭蓋腔と脳、頭頚部の離断と正中断
    レッスン 305　脳髄膜と血管、開頭と脳の取り出し
    レッスン 306　脳の動脈と脳神経
    レッスン 307　頭頚部の離断、咽頭後壁
    レッスン 308　頭頚部の正中断と正中断面の観察
頭と頚 3： 頬と顎
    レッスン 309　頬と下顎： 頬筋と咬筋と側頭筋
    レッスン 310　側頭下窩： 外側翼突筋と内側翼突筋
    レッスン 311　顎動脈と下顎神経
    レッスン 312　上顎と翼口蓋窩： 顎動脈の終枝と上顎神経
頭と頚 4： 鼻と口と咽頭
    レッスン 313　鼻腔と副鼻腔： 鼻中隔と外側壁
    レッスン 314　口　蓋： 口蓋筋、口蓋動脈と口蓋神経
    レッスン 315　口腔と舌： 舌筋と舌の動脈と神経
    レッスン 316　咽頭腔と喉頭腔： 咽頭筋と喉頭筋の血管と神経
頭と頚 5： 眼と耳
    レッスン 317　眼と眼窩
    レッスン 318　眼球の外壁と内部
    レッスン 319　外耳と中耳
    レッスン 320　内耳と側頭骨
○術　式
    1）頭と頚1と2は先に進めて、頭頚部の離断と正中断をするとよい。

頭と頸 1： 頸 1

レッスン 301　胸鎖乳突筋、頸神経叢（側面）

　頸の体壁筋は、浅頸筋（広頸筋）、外側頸筋（胸鎖乳突筋）、前頸筋（舌骨上筋と舌骨舌筋）、後頸筋（斜角筋と椎前筋）に区別される。頸部側壁には、胸鎖乳突筋があり、僧帽筋とともに副神経（第11脳神経）と頸神経叢の枝の支配を受ける。鎖骨と肩甲骨は体幹の前後で外面に位置する。頸・腕神経叢は頸椎の椎間孔から現れ、頸神経叢は頸部全体に分布し、腕神経叢が上肢に分布する。このレッスンでは、胸鎖乳突筋の血管と神経、鎖骨を取り外して、頸の血管と頸神経叢、そして鎖骨下の血管と神経を剖出する。

A. 解剖前に

　胸鎖乳突筋 M. sternocleidomastoideus は、胸骨 Sternum と鎖骨 Clavicula から起こり、乳様突起 Processus mastoideus と後頭骨に付着する。胸鎖乳突筋の血管は**外頸動脈** A. carotis externa, external carotid artery の枝で**胸鎖乳突筋枝** Ramus sternocleidomastoideus がある。胸鎖乳突筋の神経は、**副神経** N. accessories, accessory nerve と**頸神経叢** Plexus cervicalis, cervical plexus の枝が筋の内面から分布する。

　頸神経叢は、第1〜第4頸神経（C1〜C4）の前枝でつくられる。頸神経叢の**4種の皮神経**（鎖骨上神経、頸横神経、大耳介神経、小後頭神経）は、胸鎖乳突筋の外側縁のほぼ中央（**神経点**）から現れて頸部の皮下に広がる（すでに剖出）。筋枝は**横隔神経** N. phrenicus, phrenic nerve（前斜角筋の前面を下行して横隔膜に分布）、**頸神経ワナ** Ansa cervicalis（舌骨下筋群とオトガイ舌骨筋に分布）、**斜角筋群**の枝と**椎前筋**の枝がある。

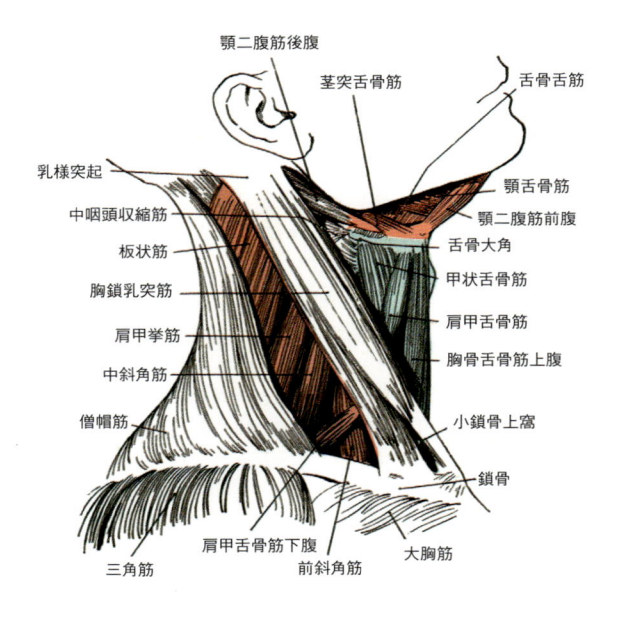

図 301A　頸部の筋（右側方から、Corning より）
　胸鎖乳突筋と背中の僧帽筋がみえる。

B. 解剖後

解剖後は、胸鎖乳突筋の停止部、鎖骨下動脈の枝から分かれた上行頸動脈、頸横動脈、頸神経叢（頸神経ワナ、横隔神経）、前斜角筋がわかる。

1) 鎖骨下動脈 A. subclavia の枝（6種類）には、①椎骨動脈 A. vertebralis, vertebral artery、②内胸動脈 A. thoracica interna, internal thoracic artery、③甲状頸動脈 Truncus thyreocervicalis, thyreocervical trunk、④肋頸動脈 Truncus costocervicalis, costocervical trunk、⑤頸横動脈 A. transversa coll, transverse cervical artery、⑥肩甲上動脈 A. suprascapularis, suprascapular artery がある。甲状頸動脈は下甲状腺動脈 A. thyreoidea inferior, inferior thyroid artery、浅頸動脈 A. cervicalis superficialis, superficial cervical artery、上行頸動脈 A. cervicalis ascendens, ascending cervical artery に分かれる。

2) 外頸動脈の枝（7種類）には、①上甲状腺動脈 A. thyreoidea superior, superior thyroid artery、②舌動脈 A. lingualis, lingual artery、③顔面動脈 A. facialis, facial artery、④上行咽頭動脈 A. pharyngea ascendens, ascending pharyngeal artery、⑤胸鎖乳突筋枝、⑥後頭動脈 A. occipitalis, occipital artery および⑦後耳介動脈 A. auricularis posterior, posterior auricular artery がある。

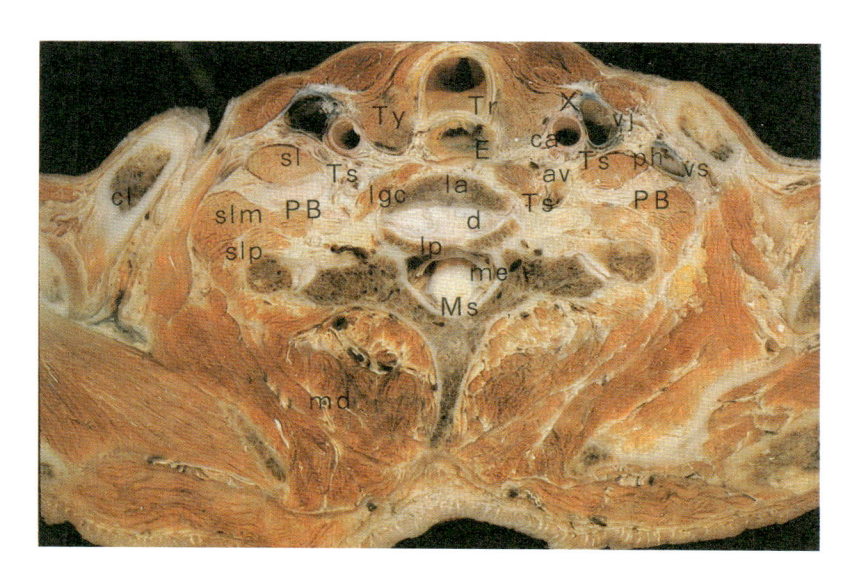

図301B　頸部横断（下方から、骨・関節・靱帯より）

av: 椎骨動脈、ca: 総頸動脈、cl: 鎖骨、d: 椎間円板、E: 食道、la: 前縦靱帯、lgc: 頸長筋、lp: 後縦靱帯、md: 固有背筋、me: 髄膜、Ms: 脊髄、PB: 腕神経叢、ph: 横隔神経、sl: 前斜角筋、slm: 中斜角筋、slp: 後斜角筋、Tr: 気管、Ts: 交感神経幹、Ty: 甲状腺、vj: 内頸静脈、vs: 鎖骨下動脈、X: 迷走神経

C. 解 剖 手 順

　胸鎖乳突筋の起始を切り翻して、頚神経叢の筋枝、横隔神経、胸鎖乳突筋の支配神経の副神経と頚神経叢を剖出する。

胸鎖乳突筋：
1．胸鎖乳突筋の付着部（胸骨の起始部と鎖骨の起始部）を少し残してハサミで切る。
2．外頚静脈と大耳介神経は切らないで、胸鎖乳突筋をくぐらせて、付着部まで翻す。
3．胸鎖乳突筋に分布する副神経と頚神経叢の枝を胸鎖乳突筋の内面で剖出する。
4．**副神経**は胸鎖乳突筋を貫通することが多い。

頚の神経：
1．頚の前方には舌骨筋群（舌骨上筋と舌骨下筋）、後方には斜角筋群がある。
2．頚神経叢の根部（C1～C4）と腕神経叢の根は前斜角筋と中斜角筋の間から現れる。
3．**皮枝**は根の上から小後頭神経、大耳介神経、頚横神経、鎖骨上神経が剖出されている。
4．**筋枝**の頚神経ワナは舌骨下筋に分布して、横隔神経は前斜角筋に沿って下行している。
5．僧帽筋の腱弓が出現して胸鎖乳突筋と僧帽筋の間をうめることがある。

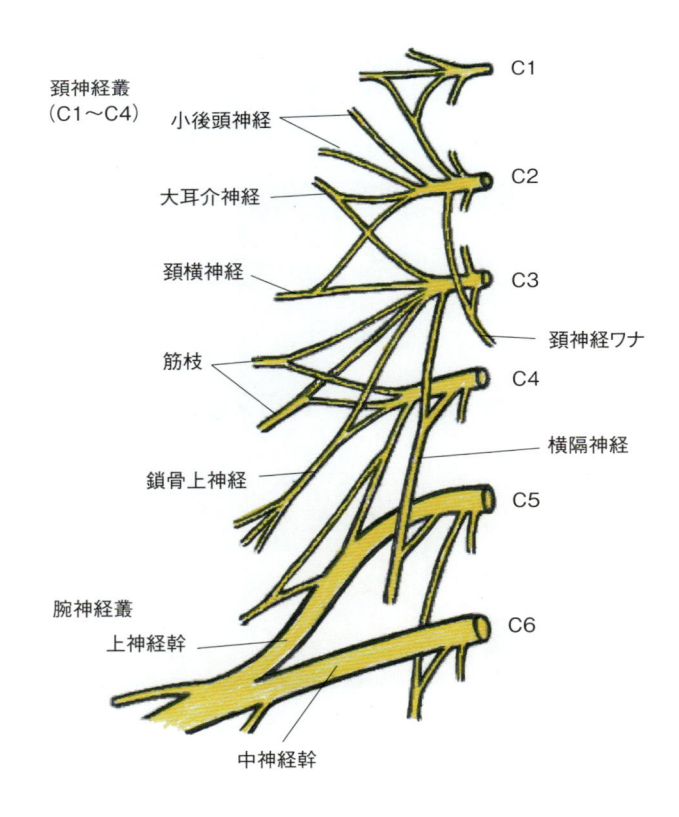

図301C　頚神経叢

D. チェックポイントと発展

1. **斜角筋**には、前斜角筋 M. scalenus anterior、中斜角筋 M. scalenus medius、後斜角筋 M. scalenus posterior がある。すべて頚椎の横突起から起こる。
2. **前斜角筋**は横突起の前結節から起こり、第1肋骨の前斜角筋結節につく。
3. **中斜角筋**は第1肋骨の鎖骨下動脈溝の後につき、**後斜角筋**は第2肋骨につく。
4. 前斜角筋と中斜角筋の間は**斜角筋隙**である。
5. **椎前筋**には、頚長筋、頭長筋、前頭直筋、外側直筋 M. rectus capitis lateralis がある。
6. **頚長筋** M. longus colli は椎骨から起こって椎骨に付く。
7. **頭長筋** M. longus capitis は第3頚椎～第6頚椎の横突起前結節から起こり後頭骨の下面につく。
8. 頚横動脈や肩甲上動脈は甲状頚動脈から起こることがある。

発 展：

1. 筋の変異（① M. supraclavicularis proprius、② M. sternoclavicularis superior）がある。
2. PNA（解剖学用語）では頭長筋、前頭直筋、外側直筋は頭部の筋に分類されている。

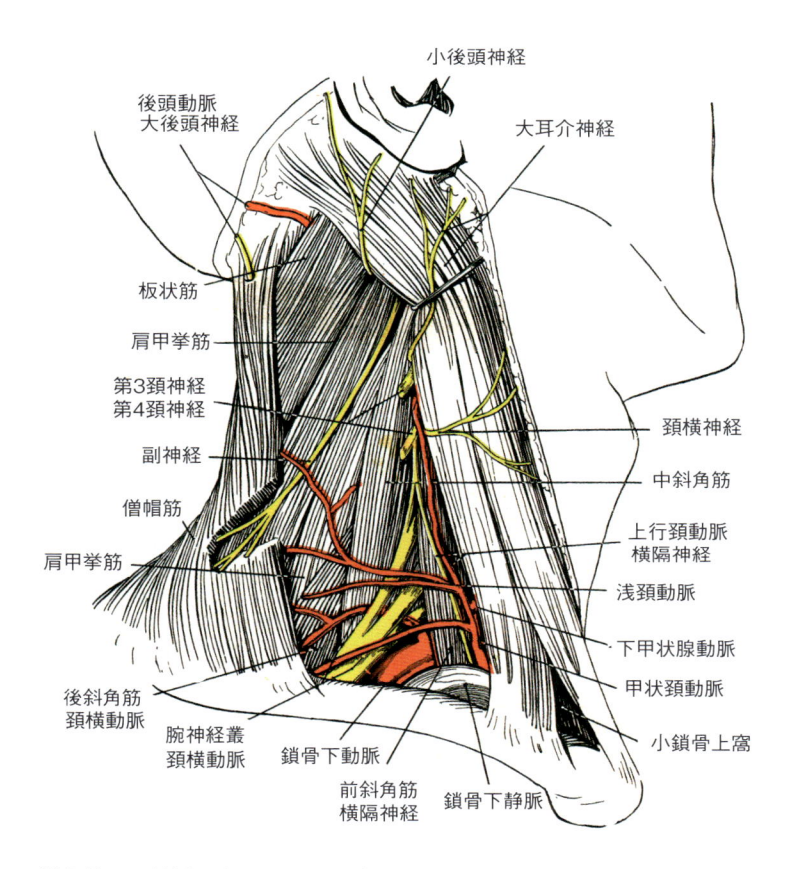

図 301D　僧帽筋と副神経（Corning より）
　胸鎖乳突筋の起始部は胸骨と鎖骨で、鎖骨には僧帽筋もついている。

頭と頚1： 頚2

レッスン302　舌骨上筋と舌骨下筋　　E. 鎖骨の取り外し

　頚部前壁には舌骨筋群（前頚筋）が位置し、後方には斜角筋群と椎体前面の椎前筋がある。舌骨筋群は筋の片側が舌骨につく筋で舌骨上筋と舌骨下筋に区別される。舌骨上筋は下顎底を構成する筋群であり、下顎骨あるいは顔面頭蓋から起こり舌骨に停止する。舌骨下筋は頚の前面を被う筋群であり、胸骨、甲状軟骨、肩甲骨から起こり舌骨に停止する。口をあけるときに、舌骨下筋は舌骨を引き下げて固定し、舌骨上筋（茎突舌骨筋を除く）が下顎骨を引き下げる。このレッスンでは、舌骨上筋と舌骨下筋を剖出する。

A. 解剖前に

　舌骨上筋（4種類）には、①顎二腹筋 M. digastricus, digastric muscle（前腹 Venter anterior と後腹 Venter posterior）、②顎舌骨筋 M. mylohyoideus, mylohyoid muscle、③オトガイ舌骨筋 M. geniohyoideus、④茎突舌骨筋 M. stylohyoideus, stylohyoid muscle がある。左右の顎舌骨筋は口腔の底（口腔底 Basis oris）をつくり、別名、**口腔隔膜 Diaphragma oris** という。この筋の表層に顎二腹筋があり、深層にオトガイ舌骨筋がある。

　舌骨下筋 Mm. infrahyoidei（4種類）には、①肩甲舌骨筋 M. omohyoideus, omohyoid muscle（上腹と下腹）、②**胸骨舌骨筋** M. sternohyoideus, sternohyoid muscle、③**胸骨甲状筋** M. sternothyreoideus, sternothyroid muscle、④**甲状舌骨筋** M. thyreohyoideus, thyrohyoid muscle がある。肩甲舌骨筋と胸骨舌骨筋は**浅層**にあり、胸骨甲状筋と甲状舌骨筋が**深層**にある。舌骨下筋の神経支配は**頚神経ワナ** Ansa cervicalis である。

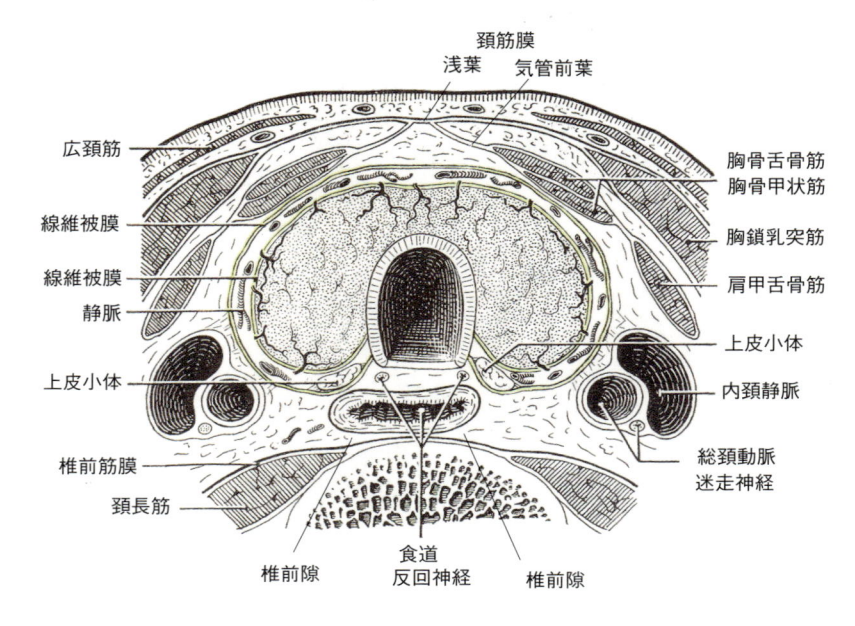

図302A　頚部横断図（Corning より）
　頚部の筋は、食道、気管、甲状腺および左右の頚動脈鞘を被っている。

B. 解 剖 後

解剖後は、舌骨下筋4筋と舌骨上筋3筋（オトガイ舌骨筋を除く）の起始と付着、走行、支配神経がわかる。

1）舌骨上筋 suprahyoid muscles の神経（3種類）には、①**下顎神経** N. mandibularis の**顎舌骨筋神経** N. mylohyoideus（顎舌骨筋と顎二腹筋の前腹）、②**顔面神経** N. facialis の**顎二腹筋枝**と**茎突舌骨筋枝**（顎二腹筋の後腹と茎突舌骨筋を支配）、③**舌下神経** N. hypoglossus のオトガイ舌骨筋枝（オトガイ舌骨筋を支配）がある。

2）舌骨下筋 infrahyoid muscles の神経（1種類）には、①**頚神経ワナ** Ansa cervicalis （上根 Radix superior, superior root と下根 Radix inferior, inferior root）がある。ワナの上根は第1・第2頚神経の前枝でつくられ、**舌下神経** N. hypoglossus, hypoglossal nerve と一緒に走る（舌下神経の線維を含んでいない）。下根は第3・第4頚神経の前枝でつくられる。

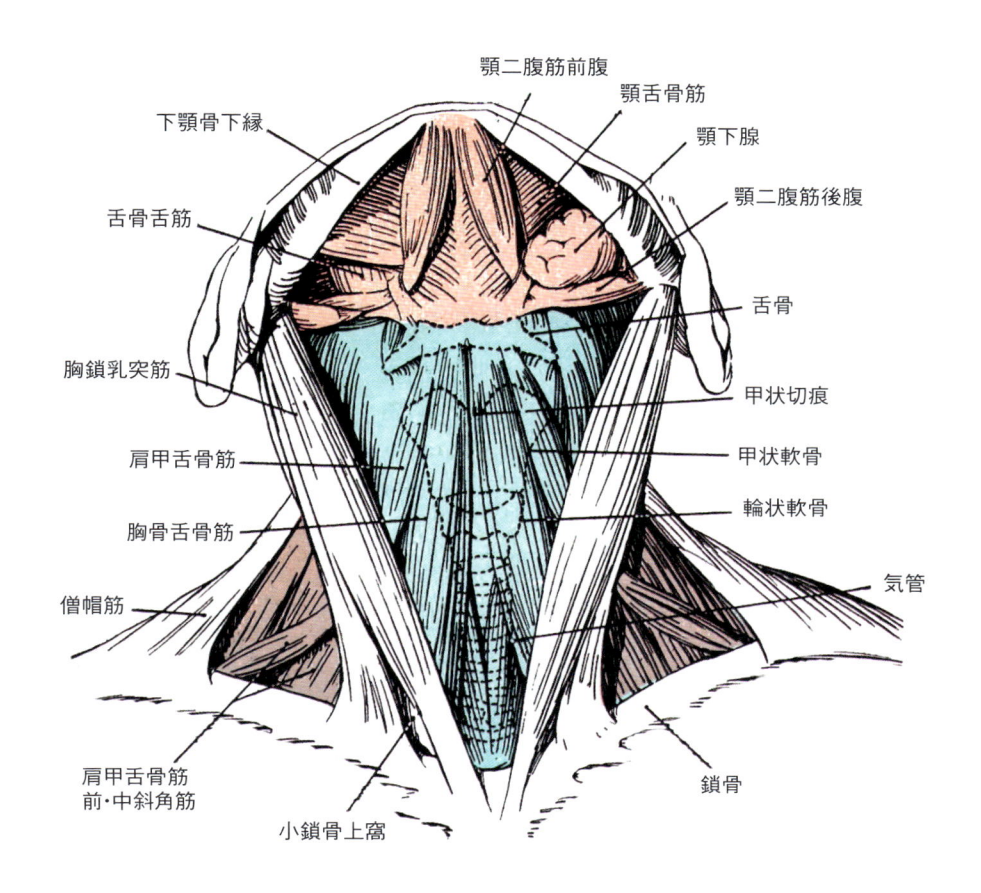

図 302B　舌骨上筋と舌骨下筋（Corning より）

68　第3章　頭と頸

> **C．解剖手順**

　舌骨下筋と舌骨上筋を剖出する。顎下三角を確認して顎下腺を剖出する。

舌骨上筋：

1. **顎二腹筋**の前腹・後腹と茎突舌骨筋を剖出して、オトガイの付着部で前腹を切る。
2. **顎舌骨筋**の片側を切って開き、深層にあるオトガイ舌骨筋を確認する。
3. **茎突舌骨筋**は顎二腹筋の中間腱の舌骨付着部のそばにつく。

舌骨下筋：

1. **頸神経ワナ**の上根は舌下神経から分かれる枝で、下根は頸神経叢の枝で剖出する。
2. **頸神経ワナ**の外側型はワナの下根が内頸静脈の外側を通って内側の上根と交通する。
3. **胸骨舌骨筋**（胸骨側）をハサミで切り、舌骨側へ翻す。
4. **胸骨甲状筋**の胸骨側をハサミで切って翻して、甲状軟骨と甲状腺を剖出する。
5. **甲状舌骨筋**（甲状軟骨側）をハサミで切って翻して、甲状舌骨筋膜をみつける。
6. **肩甲舌骨筋**の下腹（肩甲骨側）をハサミで切る。

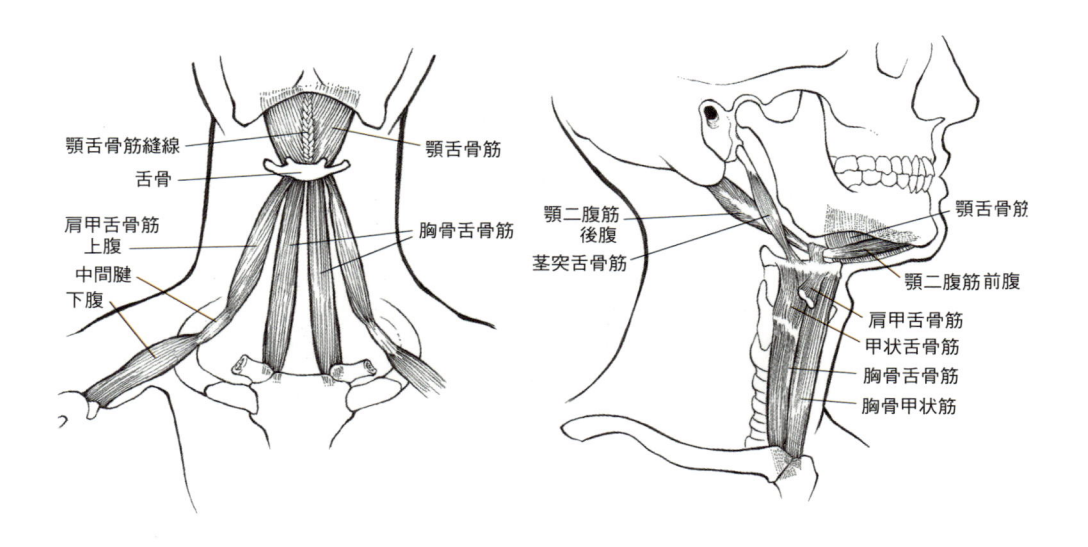

図302C　舌骨上筋と舌骨下筋
　左図は顎舌骨筋と肩甲舌骨筋と胸骨舌骨筋、右図は顎二腹筋と茎突舌骨筋、胸骨甲状筋と甲状舌骨筋と胸骨舌骨筋を示す。

D. チェックポイントと発展

1. **顎二腹筋** M. digastricus は後頭骨の乳様突起と下顎骨のオトガイを繋ぐ。
2. 前腹 Venter anterior と後腹 Venter posterior をつなぐ中間腱が舌骨に付着する。
3. **顎舌骨筋** M. mylohyoideus は下顎骨のオトガイと舌骨とを繋ぐ。
4. **オトガイ舌骨筋**は下顎骨のオトガイの正中部と舌骨を繋ぎ、顎舌骨筋の深層にある。
5. **茎突舌骨筋** M. stylohyoideus は頭蓋底の茎状突起と舌骨とを繋ぐ。
6. **顎下三角** Trigonum submandibulare は顎二腹筋と下顎骨とで囲まれる領域である。
7. **顎下腺** Glandula submandibularis は顎下三角の中で顎舌骨筋のそばに位置する。
8. **舌下神経**は茎突舌骨筋とオトガイ舌骨筋の外側で深層にある舌骨舌筋の間を通る。

発展：

1. 鎖骨舌骨筋（鎖骨から起こり舌骨につく）や顎二腹筋の前腹の過剰筋束は多い。
2. 左右の顎舌骨筋は口腔の底（口腔底）をつくり**口腔隔膜**と呼ばれる。
3. 内頚静脈は頚神経ワナの中を通ることがある（これを頚神経ワナの外側型と呼ぶ）。

1＝舌下腺　2＝顎下腺の一部（顎舌骨筋の後縁にある）　3＝顎下腺と舌下腺の結合部

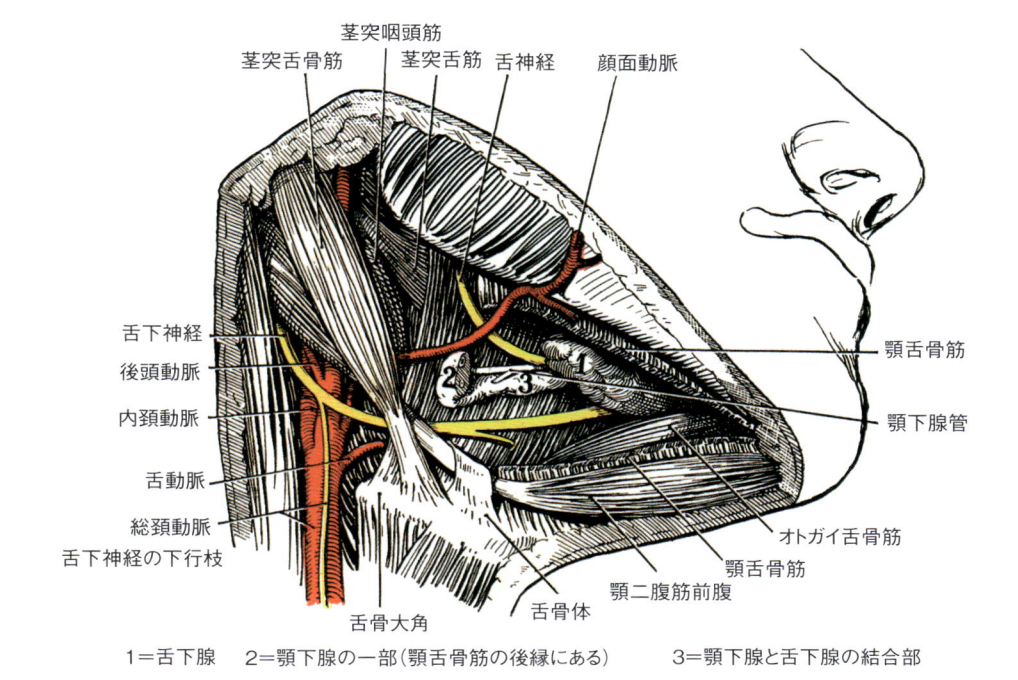

図302D　顎下三角の深部、顎舌骨筋を切除して舌下腺をみる（Corning より）
舌骨舌筋の前面に舌下腺と顎下腺の一部、舌下神経と舌神経が現れている。

70　第3章　頭と頸

E. 鎖骨の取り外し

鎖骨の取り外し:　鎖骨の骨膜をはがし靭帯を切って（骨膜を完全に剥せば筋の付着部と靭帯は骨膜に付いている）、肩鎖関節と胸鎖関節の関節包を開いて、鎖骨を摘出する。

I.　**鎖骨 Clavicula, clavicle の摘出:**
1.　**鎖骨の骨膜をはがす。**
　1）鎖骨の長軸に沿ってメスを入れ、骨膜をノミで骨から剥がす。
　2）鎖骨の下面の骨膜も骨から剥がす。
2.　**鎖骨の関節**（両端の**胸鎖関節**と**肩鎖関節**）の関節包をメスで切り関節腔を開ける。
　1）胸鎖関節 Articulatio sternoclavicularis, sternoclavicular joint には、関節腔内に**関節円板** Discus articularis, articular disc があり、関節腔を二分している。
　2）肩鎖関節 Articulatio acromioclavicularis, acromioclavicular joint がある。
3.　**鎖骨の靭帯を切る。**
　1）**肋鎖靭帯**（第1肋骨と鎖骨とをつなぐ）は、関節腔の深部にあり、メスで切る。
　2）**烏口鎖骨靭帯**（烏口突起と鎖骨をつなぐ）は関節腔の深部にあり、メスで切る。
　3）烏口鎖骨靭帯 Ligamentum coracoclaviculare, coracoclavicular ligament には、**菱形靭帯** Ligamentum trapezoideum, trapezoid ligament と**円錐靭帯** Ligamentum conoideum, conoid ligament がある。

II.　**鎖骨下筋 M. subclavius, subclavius muscle:**
1.　**鎖骨下筋**は第1肋骨および第1肋軟骨から起こり鎖骨の下面の骨膜に停止する。
2.　鎖骨を摘出すると、鎖骨の下面の骨膜と骨膜に付着する鎖骨下筋が現れる。
3.　**鎖骨下筋神経**は、腕神経叢の枝あるいは頸神経ワナから起こる。
4.　鎖骨下筋とこれを包む筋膜は、肋骨側の起始部をハサミで切って外側へ翻す。
5.　鎖骨下筋は上肢側についている。

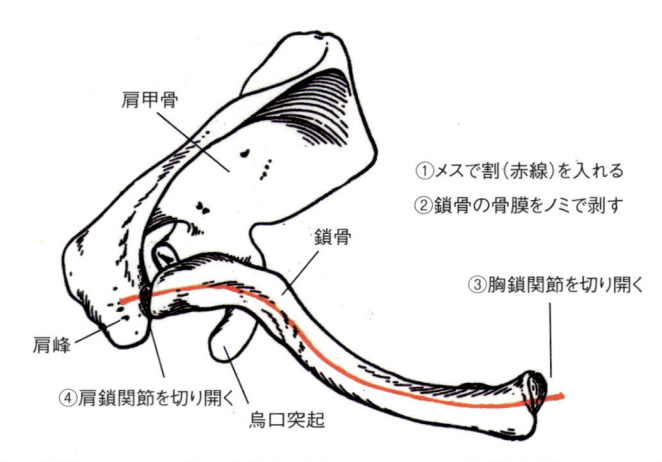

図302E　鎖骨の骨膜にメスで割（赤色）を入れてノミで骨膜を剥す（西より改変）

Ⅲ．鎖骨下動脈・鎖骨下静脈・腕神経叢が現れる：
1．鎖骨とこれを包む骨膜を取り外すと、鎖骨下の血管と神経などが現れる。
2．第１肋骨と前斜角筋、第２肋骨と中斜角筋を確認して、**斜角筋隙**を見る。
3．**腕神経叢** Plexus brachialis, brachial plexus（C5～T1）の根部と**鎖骨下動脈** A. subclavia, subclavian artery が斜角筋隙を通っている。
4．**鎖骨下静脈** V. subclavia, subclavian vein は前斜角筋の前を通る。
5．**横隔神経** N. phrenicus, phrenic nerve が前斜角筋に沿って下行している。
6．**胸郭上口** Apertura thoracis superior, superior thoracic aperture は第１肋骨と胸骨と胸椎で囲まれた胸郭の上方の入り口である。

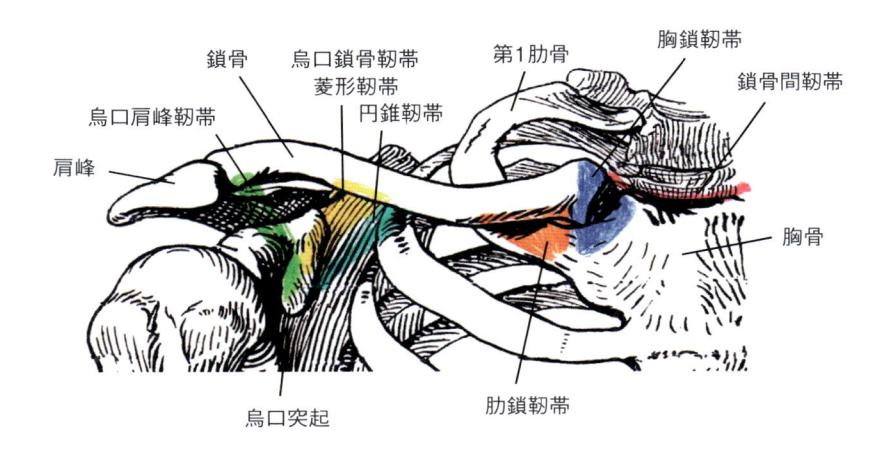

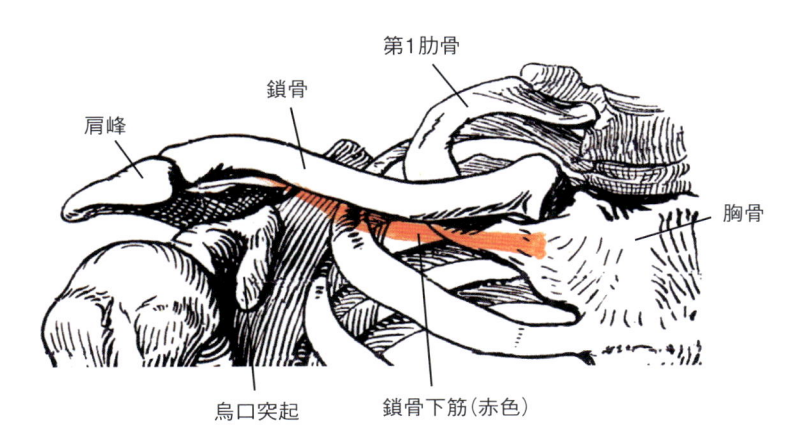

図 302E　鎖骨の取り外し（Corning より改変）
　上図は胸鎖靱帯（紫色）、鎖骨間靱帯（赤）、肋鎖靱帯（オレンジ色）、烏口鎖骨靱帯の菱形靱帯（黄色）、円錐靱帯（青）、烏口肩峰靱帯（緑）を示し、**下図**は鎖骨下筋（オレンジ色）を示す。

頭と頸1: 頸3

レッスン303　頸部内臓の血管と神経、頸動脈鞘

　頸部内臓には、頸部のほぼ中央で前から後ろに、甲状腺と上皮小体（内分泌腺）、喉頭と気管（呼吸器）、咽頭と食道（消化器）が位置する。喉頭は声帯をもつ。頸部内臓の両側には頸動脈鞘と頸部交感神経幹とがある。頸動脈鞘は内頸静脈、総頸動脈、迷走神経を線維性の結合組織で包む。頸動脈鞘の後ろに交感神経幹が通る。総頸動脈は枝を出さない。咽頭は口腔と鼻腔に続き食道につながる消化器官の始まりの部である。このレッスンでは、頸部内臓とその血管と神経、頸動脈鞘の中の血管と神経を剖出する。

A. 解剖前に

　頸部内臓には、咽頭 Pharynx、食道 Esophagus、喉頭 Larynx、気管 Trachea、甲状腺 Glandula thyreoidea と上皮小体 Glandulae parathyreoideae がある。咽頭は後部の食道と前部の喉頭・気管に分かれる。**頸動脈鞘 Vagina carotica, carotid sheath** は**内頸静脈 V. jugularis interna、総頸動脈 A. carotis communis と迷走神経 N. vagus** を包み、内臓の両側にある。**交感神経幹 Truncus sympathicus sympathetic trunk** はこの後ろにある。

　頸部内臓の動脈（5種類）には、①**上甲状腺動脈 A. thyreoidea superior, superior thyroid artery**、とその枝の②**上喉頭動脈 A. laryngea superior, superior laryngeal artery**、③**下甲状腺動脈 A. thyreoidea inferior** とその枝の④**下喉頭動脈 A. laryngea inferior**、と⑤**食道と気管**への小枝がある。上甲状腺動脈は**外頸動脈**の枝で、下甲状腺動脈は鎖骨下動脈から起こる**甲状頸動脈 Truncus thyreocervicalis** の枝で甲状腺に分布する。

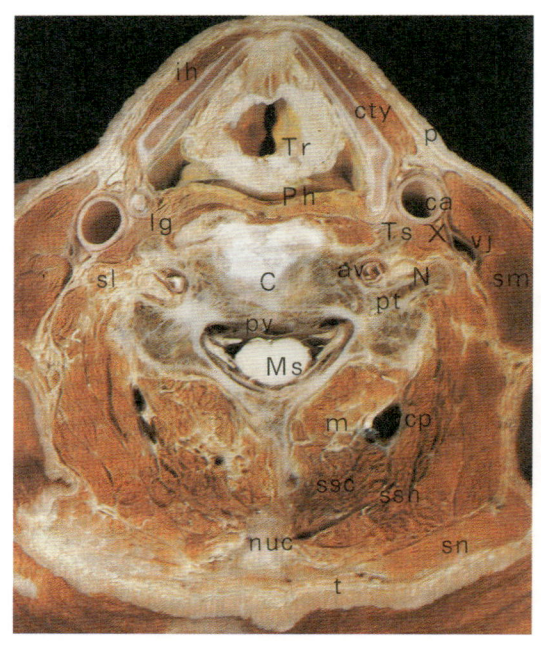

av: 椎骨動脈、C: 頸椎、ca: 総頸動脈、cty: 甲状軟骨、ih: 舌骨下筋、lg: 頭・頸長筋、m: 多裂筋、Ms: 脊髄、N: 脊髄神経、nuc: 項靱帯、Ph: 咽頭、pla: 広頸筋、pt: 横突起、pv: 脊柱管内静脈叢、sl: 前斜角筋、sm: 胸鎖乳突筋、sn: 頭板状筋、ssc: 頸半棘筋、ssn: 頭半棘筋、t: 僧帽筋、Tr: 気管、Ts: 交感神経幹、vcp: 深頸静脈、vj: 内頸静脈、X: 迷走神経

図303A　頸部横断（上方から、骨・関節・靱帯より）

B. 解 剖 後

解剖後は、頸部内臓の血管と神経がわかる。

1) 頸部内臓の動脈は、外頸動脈の枝と鎖骨下動脈の枝である。**外頸動脈** A. carotis externa は下顎頸の高さで顎動脈と浅側頭動脈の 2 本の終枝に分かれる。
2) 外頸動脈の分岐部までに出す枝（7 種類）には、①上甲状腺動脈 A. thyreoidea superior, superior thyroid artery、②舌動脈 A. lingualis、③顔面動脈 A. facialis、内側に ④上行咽頭動脈 A. pharyngea ascendens、後方に⑤後頭動脈 A. occipitalis、⑥後耳介動脈 A. auricularis posterior の枝、⑦胸鎖乳突筋枝 Ramus sternocleidomastoideus がある。
3) 頸部内臓の神経（4 種類）には、①咽頭に、舌咽神経 N. glossopharyngeus, glossopharyngeal nerve と迷走神経 N. vagus の各咽頭枝 Rami pharyngei と咽頭神経叢 Plexus pharyngei、②喉頭に、迷走神経の枝の上喉頭神経 N. laryngeus superior と反回神経 N. laryngeus recurrens の枝の下喉頭神経 N. laryngeus inferior、③頸動脈洞に舌咽神経の頸動脈洞枝、④気管や食道の小枝がある。
4) 上喉頭神経は上甲状腺動脈と伴行する。上喉頭神経の**外枝**は輪状甲状筋に、**内枝**（粘膜枝）は甲状舌骨膜を貫いて咽頭の粘膜に分布する。
5) **下喉頭神経**は、輪状甲状筋を除く喉頭筋と粘膜に分布し、**反回神経の最終枝**である。

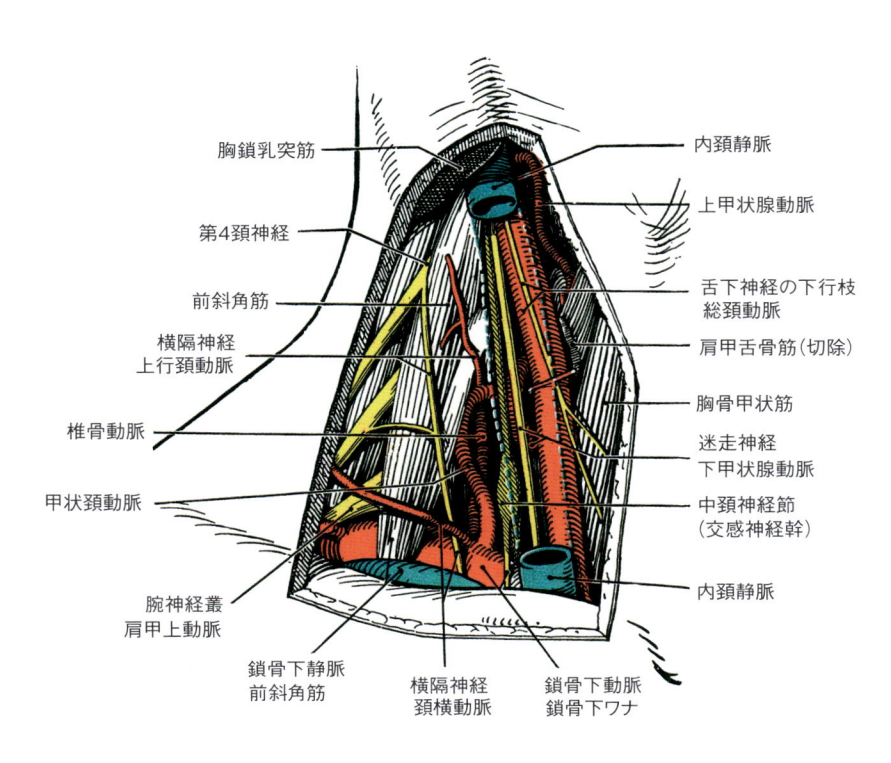

図 303B　総頸動脈と迷走神経と交感神経幹（Corning より）
内頸静脈は切り取って甲状頸動脈とその枝、横隔神経、頸神経ワナがみえる。

C. 解剖手順

頚部内臓とくに甲状腺と喉頭の血管と神経を剖出する。
1. 内頚静脈、総頚動脈、迷走神経は、頚動脈鞘の膜状の結合組織を取り除き剖出する。

総頚動脈の分岐部：
1. **頚動脈洞**は内頚動脈の少し膨らんでいる部で、舌咽神経と迷走神経の枝が分布する。
2. **頚動脈小体**は分岐部にある米粒大の塊で舌咽神経、迷走神経、交感神経の枝が加わる。

咽頭と喉頭：
1. 咽頭神経叢は舌咽神経の枝と迷走神経の枝で咽頭に行く神経を剖出する。
2. 上喉頭神経の外枝は上甲状腺動脈に伴行し下咽頭収縮筋の下で**輪状甲状筋**に入る。
3. **内枝**（知覚性）は中と下咽頭収縮筋の間で**甲状舌骨膜**を貫き喉頭粘膜に入る。
4. **下喉頭神経**は輪状甲状筋以外の喉頭筋に分布する。
5. 交感神経幹の上端には上頚神経節と内頚動脈に絡まる**内頚動脈神経叢**がある。
6. **舌下神経**は、内頚動脈と内頚静脈の間をくぐり迷走神経の後ろから内側に向かう。

頚動脈鞘：
1. 内頚静脈と総頚動脈と迷走神経をピンセットで結合組織を除去して剖出する。
2. **内頚静脈と総頚動脈は頚の下部で切っておく**（レッスン306 頭頚部の離断前に）。
3. **上・下頚心臓枝**は迷走神経の枝で頚部を通って**心臓神経叢**をつくる。

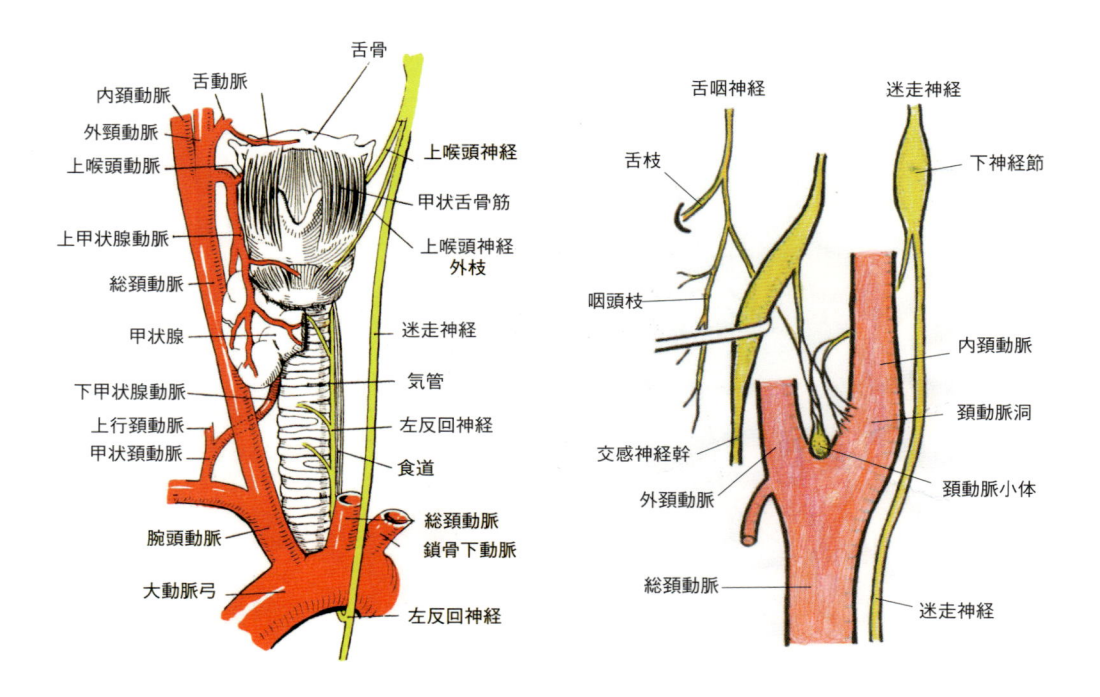

図303C 解剖手順（左はCorningより、右は寺田・藤田より改変）
　左は甲状腺の血管、迷走神経の上・下喉頭神経、右は頚動脈小体と頚動脈洞の神経を示す。

D. チェックポイントと発展

1. **頚動脈小体** Glomus caroticum, carotid body は、総頚動脈の分岐部の後ろにあり、①**舌咽神経**の咽頭枝、②**迷走神経**の下神経節からの枝と③**交感神経幹**の枝を受ける。
2. **頚動脈洞** Sinus caroticus, carotid sinus は、内頚動脈の膨らんだ起始部をいう。①舌咽神経の枝で**頚動脈洞枝** Ramus sinus carotici（別名、頚動脈洞神経 sinus nerve、H. E. Hering による洞神経 Sinusnerven）と②**迷走神経**の枝（減圧神経 N. depressor）を受ける。頚動脈洞反射 cariotidsinus reflex の心臓作用の抑制と血管拡張を招く。

発 展：

1. 甲状腺の変異には、甲状舌管 Ductus thyreoglossus（導管の遺物）、副甲状腺 Glandula thyreoidea accessoria、錐体葉（舌骨体または甲状軟骨から起こり甲状腺につく）、甲状腺挙筋 M. levator glandulae thyreoidea（錐体葉の一部が筋組織）などがある。
2. 甲状腺動脈（変異）は、腕頭動脈、大動脈弓、左総頚動脈から起こることがある。
3. 頚横動脈は甲状頚動脈の1枝となることのほうが多い（約60%）。
4. 横隔神経が異常に興奮すると、シャックリ singultus, hiccouph or hiccup がおこる。

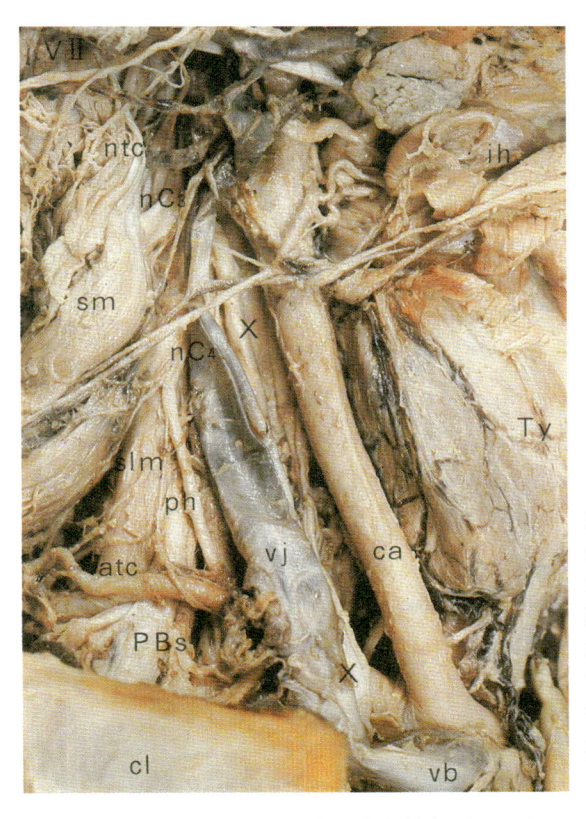

atc: 頚横動脈、ca: 総頚動脈、cl: 鎖骨、ih: 舌骨下筋、nC: 腕神経前枝、ntc: 頚横神経、PBs: 頚神経叢上神経幹、ph: 横隔神経、slm: 中斜角筋、sm: 胸鎖乳突筋、Ty: 甲状腺、vb: 腕頭静脈、VII: 顔面神経、vj: 内頚静脈、X: 迷走神経

図303D　頚部、総頚動脈と内頚静脈と迷走神経（前側方から，胸鎖乳突筋を外側に、舌骨下筋を上方に翻し、頚動脈鞘を取り除いてある、骨・関節・靭帯より）

頭と頸1： 頸4

レッスン304　頸胸境界部（斜角筋椎骨三角）の解剖

　斜角筋椎骨三角は、頸長筋と前斜角筋と第1肋骨で作られた三角（広義の三角）で胸郭上口より上の領域になる。狭義の三角は広義の三角の上方に尖を向けた胸部後壁の三角部である。ここは頸胸境界部になる。狭義の三角には椎骨動脈、椎骨静脈、交感神経幹、頸胸神経節（別名、星状神経節）、椎骨動脈神経叢がある。広義の三角には、これらのほかに、鎖骨下動脈、鎖骨下静脈、胸管、胸膜とこの中の肺の先端部（肺尖）がある。このレッスンでは、斜角筋椎骨三角の血管と神経と肺尖部を剖出する。

A. 解剖前に

　頸部と胸部の境界部は胸郭上口の高さで鎖骨の後ろになる。鎖骨を取り除くと、気管、食道、大血管と神経が胸郭上口 Apertura thoracis superior を通っていることがわかる。頸胸境界部には肺の先端部（肺尖 Apex pulmonis）と胸膜、内頸静脈と鎖骨下静脈、総頸動脈と鎖骨下動脈、迷走神経、交感神経幹、腕神経叢、**横隔神経 N. phrenicus, phrenic nerve、胸管 Ductus thoracicus, thoracic duct** がある。深部には斜角筋椎骨三角部がある。

　斜角筋椎骨三角 Trigonum scalenovertebrale は、頸長筋と前斜角筋 M. scalenus anterior と第1肋骨でつくられる小さな三角（狭義）で、この中に**椎骨動脈 A. vertebralis、椎骨静脈、交感神経幹と頸胸神経節**（別名、星状神経節 Ganglion stellatum）がある。広義の三角の中には肺の先端部（肺尖）と胸膜頂（胸膜）があり、この前を**鎖骨下動脈 A. subclavia, subclavian artery、鎖骨下静脈 V. subclavia, subclavian vein** などが通る。

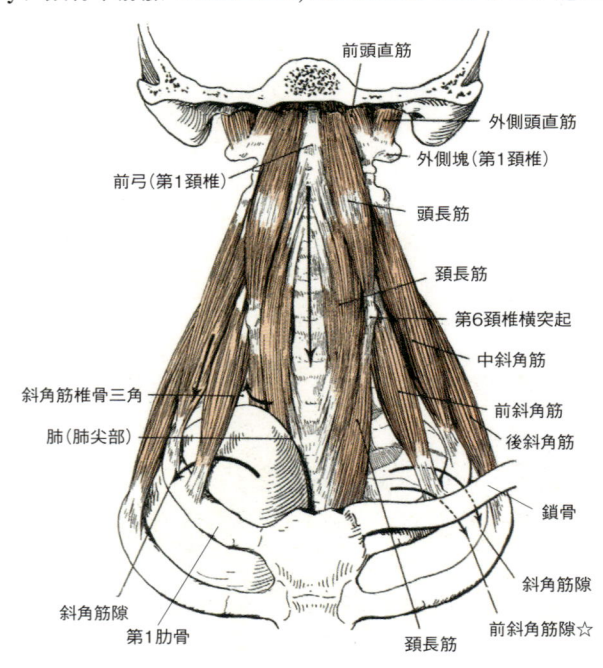

図304A　胸郭上口と胸膜頂（肺尖部）と斜角筋椎骨三角（前方から、Corning より）

B. 解剖後

解剖後は、斜角筋椎骨三角がわかる。ここには肺尖部、椎骨動脈と椎骨動脈神経、交感神経幹と星状神経節（頸胸神経節）がある。

1）**頸部後方の筋**： **椎前筋**（頸長筋と頭長筋）と**斜角筋**（前斜角筋、中斜角筋、後斜角筋）がある。①**前斜角筋**は第1肋骨の前斜角筋結節につく。②**中斜角筋**は第1肋骨の鎖骨下動脈溝の後につく。③**後斜角筋**は第2肋骨につく。前斜角筋は横突起前結節から起こり、中・後斜角筋は横突起の後結節から起こる。

2）**斜角筋隙** Skalenuslucke（前斜角筋 M. scalenus anterior と中斜角筋 M. scalenus medius との間隙のこと）に**腕神経叢の根部**（上・中・下神経幹）と鎖骨下動脈が一緒に通っている。腕神経叢は上・中・下神経幹と内側・外側・後神経束がこの周辺を通る。

3）**交感神経幹** Truncus sympathicus と**頸胸神経節** Ganglion cervicothoracicum, cervicothoracic ganglion（別名、**星状神経節** Ganglion stellatum, stellate ganglion）、鎖骨下動脈神経叢 Plexus subclavius、**椎骨動脈神経** N. vertebralis, vertebral nerve、**椎骨動脈神経節** Ganglion vertebrale、**鎖骨下ワナ** Ansa subclavia がある。

4）**横隔神経**は前斜角筋に沿って下行する。

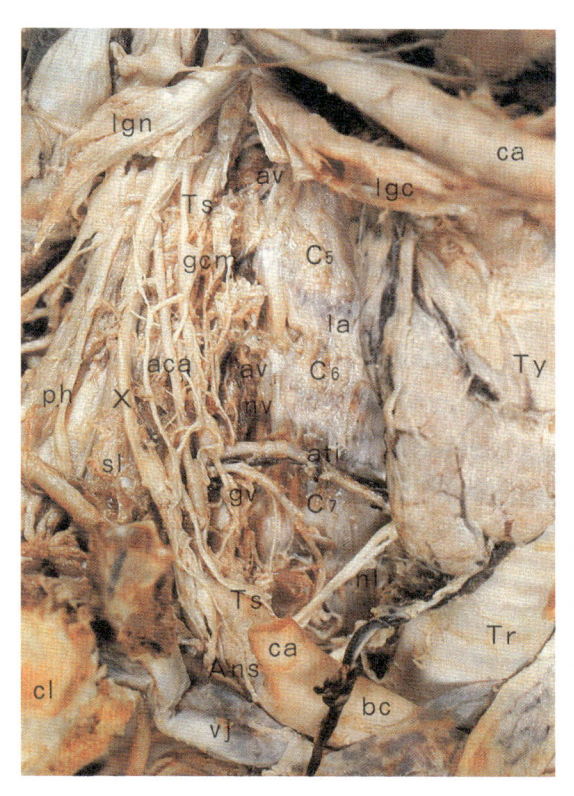

aca: 上行頸動脈、Ans: 鎖骨下ワナ、ati: 下甲状腺動脈、av: 椎骨動脈、bc: 腕頭動脈、C: 頸椎（椎体）、ca: 総頸動脈、cl: 鎖骨、gcm: 中頸神経節、gv: 椎骨動脈神経節、la: 前縦靱帯、lgc: 頸長筋、lgn: 頭長筋、nl: 反回神経、nv: 椎骨動脈神経、ph: 横隔神経、sl: 前斜角筋、Tr: 気管、Ts: 交感神経幹、Ty: 甲状腺、vj: 内頸静脈、X: 迷走神経

図304B　頸部、交感神経幹、椎骨動脈と椎骨動脈神経（前側方から、総頸動脈と内頸静脈および頭・頸長筋を切って上方に翻してある、骨・関節・靱帯より）

78　第3章　頭と頚

> **C. 解 剖 手 順**

鎖骨を取り外してから（302E）、胸郭上口の大血管、神経、胸膜と肺尖部を剖出する。
前斜角筋とその付着部の第1肋骨を確認：
1．横隔神経、迷走神経、交感神経幹を剖出する。
2．**椎骨動脈**と椎骨動脈神経、椎骨静脈、**頚胸神経節**（別名、星状神経節）を剖出する。
3．腕神経叢の根（C5～T1）を剖出する。
4．**迷走神経**の上・下心臓枝と交感神経の上・中・下（頚）心臓神経はここを通る。
5．鎖骨下静脈と内頚静脈、左腕頭静脈を確認する。
6．総頚動脈と鎖骨下動脈、（右）腕頭動脈を確認する。
7．前斜角筋の前を縦走するのは**横隔神経**である。
8．**副横隔神経**は鎖骨下静脈の前を通って胸腔に入り横隔神経に合する（約7％の頻度）。

頚胸部、斜角筋椎骨三角（広義と狭義の三角）：
1．**胸管**は左の椎骨動脈の前面を横切って静脈角に合する。
2．**肺の先端**、肺尖部と胸膜頂は大血管の後ろに位置する。
3．**交感神経幹**は頚胸神経節（別名、星状神経節）を作っている。

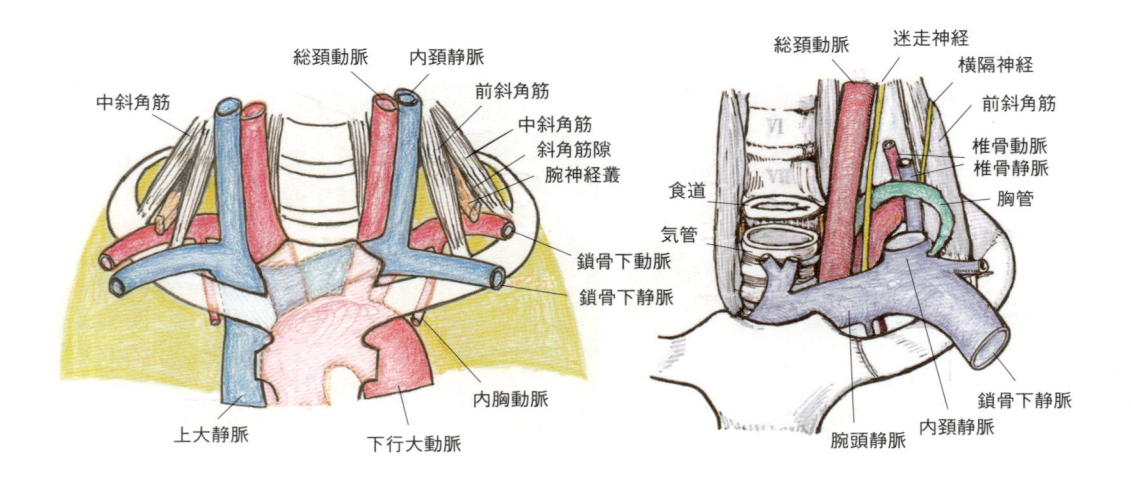

図304C　斜角筋椎骨三角（前から、Corningより改変）
　左は前斜角筋と第1肋骨、斜角筋隙を通る腕神経叢と鎖骨下動脈、**右**は胸管、迷走神経、横隔神経が胸郭上口を通る。

D. チェックポイントと発展

斜角筋椎骨三角（広義）と鎖骨下：
1. 鎖骨下動脈と鎖骨下静脈は**胸郭上口** Apertura thoracis superior を通り鎖骨下に入る。
2. 肺の一部（肺尖 Apex pulmonis, apex of lung）は胸郭上口の上に位置する。

鎖骨下動脈 A. subclavia の枝（4種類）：
1. **椎骨動脈** A. vertebralis は椎骨動脈神経叢を伴って横突孔の中に入り脳に分布する。
2. **甲状頸動脈** Truncus thyreocervicalis は下甲状腺動脈 A. thyreoidea inferior, inferior thyroid artery、上行頸動脈 A. cervicalis ascendens、頸横動脈 A. transversa colli、肩甲上動脈 A. suprascapularis, suprascapular artery に分岐する。
3. **肋頸動脈** Truncus costocervicalis は深頸動脈と最上肋間動脈に分かれる。
4. **内胸動脈** A. thoracica interna は心膜横隔動脈 A. pericardiacophrenica を分枝する。

発 展：
1. 椎骨静脈 V. vertebralis は頭蓋腔外の静脈血だけを受けて横突孔を貫いて走る。
2. 最小斜角筋 M. scalenus minimus（変異）が前斜角筋と中斜角筋との間で鎖骨下動脈と腕神経叢との間に現れることがある（日本人では37％に出現、分担解剖学）。

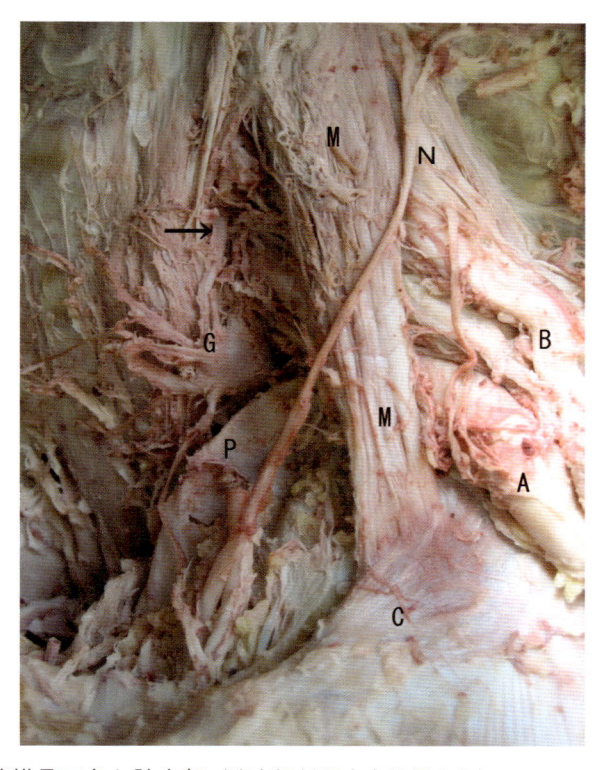

図304D　斜角筋椎骨三角と肺尖部（臨床解剖研究会記録より）
　A: 鎖骨下動脈、B: 腕神経叢、C: 第1肋骨、G: 星状神経節、M: 前斜角筋、N: 横隔膜、P: 肺尖部（肺）、胸膜　矢印（→）斜角筋椎骨三角

80　第3章　頭と頸

頭と頸 2：　頭蓋腔と脳、頭頸部の離断と正中断 1

レッスン305　脳髄膜と血管、開頭と脳の取り出し

　頭には、脳、視覚器、平衡・聴覚器があり、また鼻、口の消化・呼吸器のはじまりの部位でもある。頭の骨は顔面頭蓋と脳頭蓋に区別される。脳頭蓋には脳が収まり、眼窩と眼、錐体と耳がある。頭蓋底には脳神経と脳の血管が出入りする。顔面には鼻と口がある。頭蓋腔内の脳は脊柱管内の脊髄に続く。脳の血管と脳神経は、顔面と頭蓋底から頭蓋骨を通過する。頭蓋腔内の血管は、内頚動脈と椎骨動脈、硬膜静脈洞と内頚静脈がある。このレッスンでは、頭蓋を開けて頭蓋腔内の脳を取り出し、髄膜と脳の血管と神経を剖出する。

A．解剖前に

　髄膜 Meninges には、脳髄膜と脊髄膜とがある。脳髄膜は①脳硬膜 Dura mater encephali、②脳クモ膜 Arachnoidea encephali と③脳軟膜 Pia mater encephali、脊髄膜は①脊髄硬膜 Dura mater spinalis、②脊髄クモ膜 Arachnoidea spinalis と③脊髄軟膜 Pia mater spinalis に分類される。脳硬膜には、大脳鎌 Falx cerebri, cerebral falx、小脳テント Tentorium cerebelli、小脳鎌 Falx cerebelli、鞍隔膜 Diaphragma sellae がある。

　膜の腔所（3種類）には、①硬膜上腔 Cavum epidurale、②硬膜下腔 Cavum subdurale, subdural space、③クモ膜下腔 Cavum subarachnoideale, subarachnoid space がある。クモ膜下腔には脳脊髄液 Liquor cerebrospinalis, cerebrospinal fluid（CSF）が入っている。

　脳硬膜内の動脈には、硬膜動脈 A. meningea（前・中・後硬膜動脈の3種類）がある。中硬膜動脈 A. meningea media は顎動脈の枝で棘孔から頭蓋腔内の脳硬膜の中に入る。

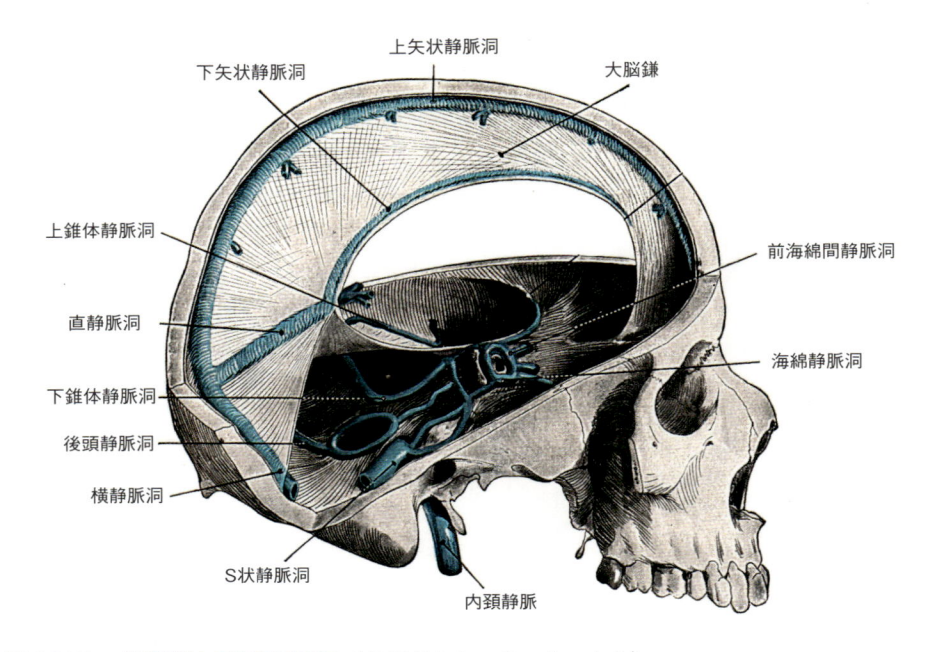

図305A　脳硬膜と硬膜静脈洞（右側方から、Corning より）

B. 解剖後

解剖後は、脳が3種類の髄膜（脳硬膜、脳クモ膜、脳軟膜）に包まれている。脳硬膜の中には硬膜動脈と硬膜静脈洞があり、硬膜静脈洞は脳の静脈の流出路であることがわかる。

1) 硬膜静脈洞 Sinus durae matris, dural venous sinuses（7種類）には、①S状静脈洞 Sinus sigmoideus, sigmoid sinus、②横静脈洞 Sinus transversus, transverse sinus、③静脈洞交会 Confluens sinuum, confluence of sinuses、④直静脈洞 Sinus rectus、⑤上・下矢状静脈洞 Sinus sagitalis superior et inferior、⑥上・下錐体静脈洞 Sinus petrosus superior et inferior、⑦海綿静脈洞 Sinus cavernosus がある。

2) 脳の静脈は硬膜静脈洞に入りS状静脈洞を経て内頚静脈 V. jugularis interna に注ぐ。

3) 大脳の静脈は外大脳静脈（大脳表面の静脈）と内大脳静脈（脳内部の静脈）に分類される。外大脳静脈は硬膜静脈洞に入ってから内頚静脈に集まる。内大脳静脈 Venae cerebri internae は左右が合して大大脳静脈 V. cerebri magna になる。

4) 大脳の静脈（4種類）には、①上大脳静脈 Venae cerebri superiores, superior cerebral veins（多数本が大脳縦列に集まり上矢状静脈洞に入る）、②下大脳静脈 Venae cerebri inferiores, inferior cerebral veins（上錐体静脈洞、海綿静脈洞、横静脈洞に入る）、③浅中大脳静脈 V. cerebri media superficialis, superficial middle cerebral vein（海綿静脈洞に入る）、④大大脳静脈 V. cerebri magna, great cerebral vein（直静脈洞に入る）。

5) 小脳の静脈は、内大脳静脈や横静脈洞に入る。

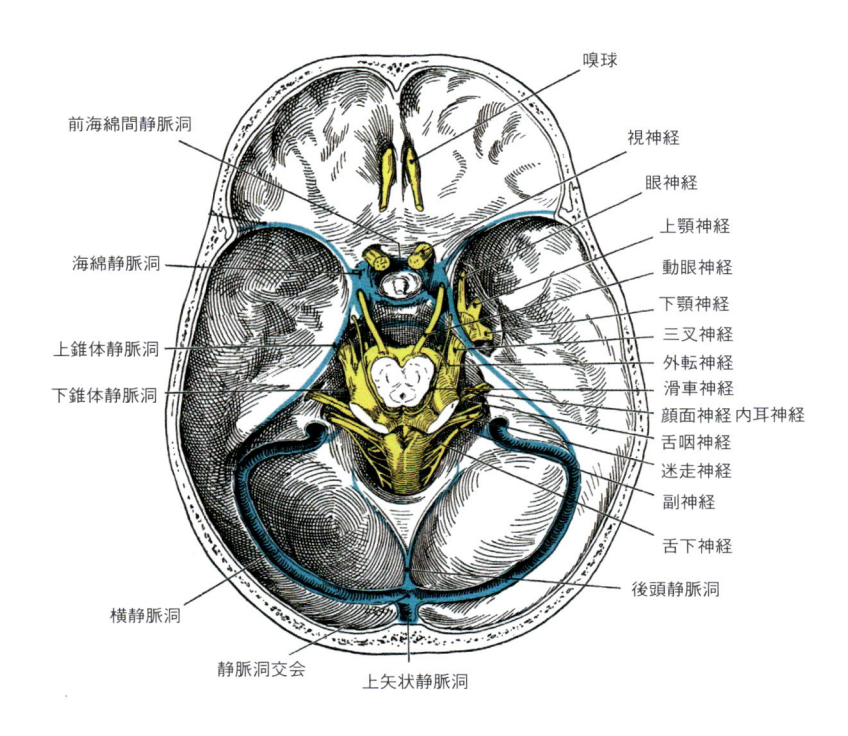

図305B　内頭蓋底、硬膜静脈洞と脳神経（上方から、Corning より）

82　第3章　頭と頸

> **C. 解 剖 手 順**

　頭蓋冠（頭蓋骨の天井の蓋状の骨）をはずして、内頭蓋底の血管と神経を見る。
I. 開頭（脳が取り出してある場合）は、頭蓋冠をはずして、内頭蓋底の観察から始める。
 1. 脳硬膜（大脳鎌、小脳テント、小脳鎌）、脳クモ膜、脳軟膜、クモ膜下腔を見る。
 2. 硬膜動脈（中硬膜動脈など）と硬膜静脈洞（矢状静脈洞、S状静脈洞など）を見る。
 3. 内頚動脈、椎骨動脈、脳底動脈と大脳動脈輪を見る。
 4. 脳神経12対（嗅球と嗅神経、視神経など）と下垂体（下垂体窩、トルコ鞍）を見る。

II. 開頭と脳の取り出し（脳が取り出してない場合）：
 1. 頭の皮膚を前後に分けるように割を入れて切り、ノミで骨膜ごと皮膚を骨から離す。
 2. 頭蓋冠の骨だけをノコギリで切り、硬膜との癒着をノミで剥して、頭蓋冠を取り外す。
 3. 脳硬膜を頭蓋冠の切り取りに沿って切り開き、大脳半球を見つける。
 4. 左右大脳半球の間の大脳鎌を切り大脳の下にある小脳テントを切って小脳を見る。
 5. 頭蓋腔の周りから脳底に手を入れて、脳神経、脳動脈、延髄の下で延髄を切る。
 6. 延髄の下で脳髄と左右の椎骨動脈または脳底動脈を切る。
 7. 脳はクモ膜をつけて取り出す。

III. 脳を入れたまま、レッスン307 頭頚部の離断と正中断を行ってもよい。

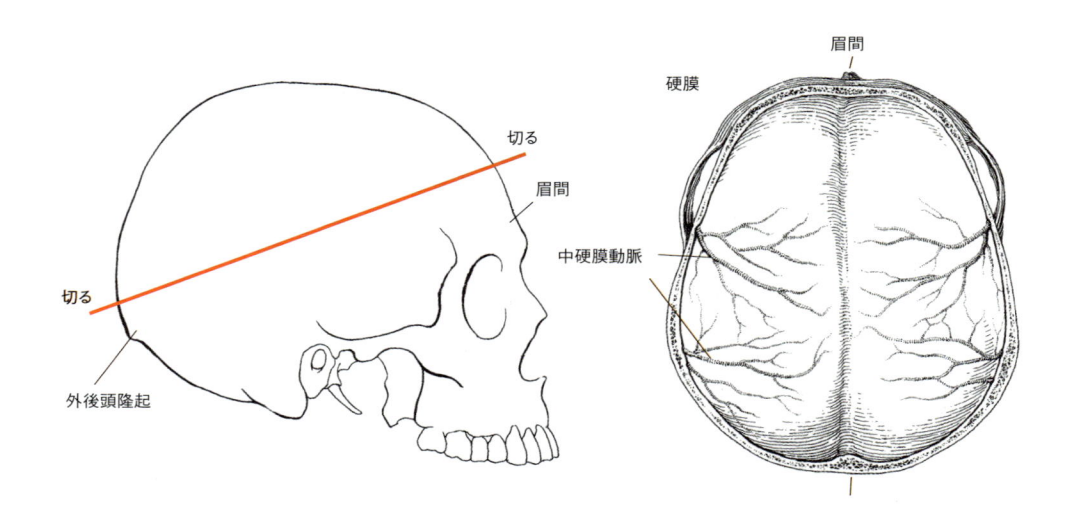

図305C　脳の摘出（右は吉川より）
　左は頭蓋冠を切り取る位置（線）を示す。右は切り取り後、脳硬膜と硬膜動脈が見える。

D. チェックポイントと発展

脳硬膜、硬膜の動脈と静脈洞、脳神経12対、内頚動脈と椎骨動脈を剖出する。脳のくも膜と軟膜、脳の外形、脳の動脈と静脈を確認する。

脳神経の剖出（12種類、第1脳神経Ⅰ～第12脳神経Ⅻの断端部を確認）：

1. 嗅神経 Nervi olfactori, olfactory nerves, Ⅰは長い嗅索から分枝される。
2. 視神経 N. opticus, optic nerve, Ⅱは左右が交差して視交叉を作る。
3. 脳底動脈は正中線上にあり、前で内頚動脈につながり、後ろで左右の椎骨動脈になる。
4. 動眼神経 N. oculomotorius, oculomotor nerve, Ⅲと滑車神経 N. trochlearis, trochlear nerve, Ⅳ、外転神経 N. abducens, abducent nerve, Ⅵは上眼窩裂から眼窩に出る。滑車神経は細い神経で硬膜の中で見つけにくい。
5. 三叉神経 N. trigeminus, trigeminal nerve, Ⅴは3本の神経に分岐する。
6. 顔面神経 N. facialis, facial nerve, Ⅶと内耳神経 N. vestibulocochlearis, vestibulocochlear nerve, Ⅷは内耳孔から出る。顔面神経は鼓索神経 Chorda tympani, chorda tympani（別名、中間神経 N. intermedius）を含む。
7. 舌咽神経 N. glossopharyngeus, glossopharyngeal nerve, Ⅸ、迷走神経 N. vagus, vagus nerve, Ⅹ、副神経 N. accessorius, accessory nerve, Ⅺは頚静脈孔から出る。
8. 舌下神経 N. hypoglossus hypoglossal nerve, Ⅻは舌下神経管から出る。
9. 下垂体は視神経交叉と大脳動脈輪の間でトルコ鞍（漏斗で切れて）に収まっている。

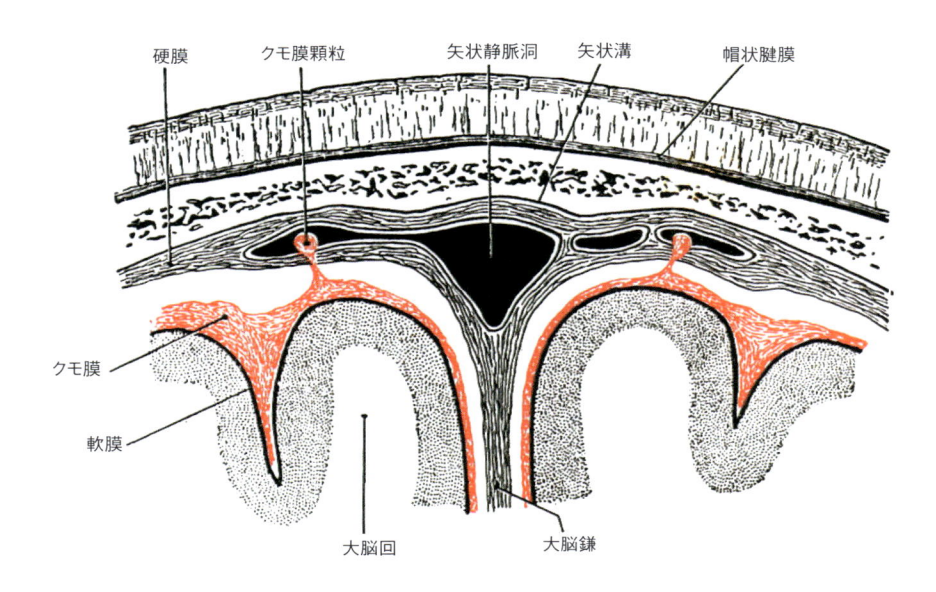

図305D　硬膜静脈洞（頭蓋の断面、Corningより）

硬膜静脈洞の中には、クモ膜顆粒 arachnoid granulations（パキオニ顆粒 Pacchionian bodies）と導出静脈がある。

84　第3章　頭と頚

頭と頚2：　頭蓋腔と脳、頭頚部の離断と正中断2

レッスン306　脳の動脈と脳神経

　脳は大脳、中脳、小脳、橋、延髄からなる。中脳、橋、延髄を総称して脳幹という。大脳は終脳（＝大脳半球）と間脳に区別される。中脳を広義の大脳に含めることがある。間脳の大部分と中脳は表面からは見えない。大脳は左右の大脳半球に大脳縦裂という溝で分かれる。大脳半球の表面は前頭葉、頭頂葉、後頭葉、側頭葉に分かれ、多くの大脳溝と大脳回がある。小脳は左右の小脳半球とそれをつなぐ虫部からなる。小脳半球の表面には多数の小脳回と小脳溝が横に走っている。このレッスンでは、脳の動脈と脳神経を確認する。

A. 解剖前に

　脳 Encephalon, brain は大脳 Cerebrum（終脳 Telencephalon ＝大脳半球 Hemispherium, cerebral hemispheres と間脳 Diencephalon）、小脳 Cerebellum、脳幹 Truncus encephali, brain stem（中脳 Mesencephalon、橋 Pons、延髄 Medulla oblongata）に分類される。大脳は大脳縦裂 Fissura longitudinalis cerebri, longitudinal cerebral fissure により左右の大脳半球 Hemispherium, cerebral hemisphere に分けられる。大脳半球には外側溝 Sulcus lateralis, lateral sulcus（外側面にあり別名、シルヴィウス裂 sylvian fissure、この下が側頭葉）、中心溝 Sulcus centralis, central sulcus（別名、ロランド溝 rolandic fissure、前頭葉と頭頂葉の境）、頭頂後頭溝 Sulcus parieto-occipitalis, parieto-occipital sulcus（内側面で頭頂葉と後頭葉の境）があり、これらの溝により、4葉に区別される。間脳は視床と視床下部、中脳は中脳蓋、被蓋、大脳脚からなる。

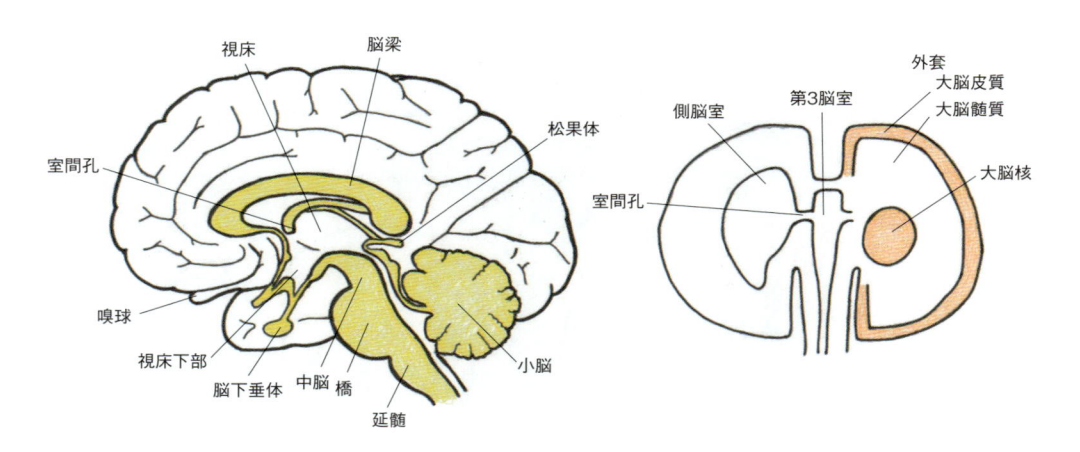

図306A　脳の正中矢状断と大脳半球の模式図
　左では脳は大脳（終脳と間脳）と小脳および脳幹（中脳、橋、延髄）に区分される。間脳は左右の大脳半球と中脳の間にあり、視床、視床下部、視床上部、視床後部に分かれる。中脳は橋の上方に、橋は延髄の上方に続く部分である。右では大脳半球は外側の外套（灰白質の大脳皮質と白質の大脳髄質）と深部の灰白質の大脳核（基底核）に区別される。

> B. 解剖後

解剖後は、脳の動脈が内頸動脈、椎骨動脈、脳底動脈から分かれることがわかる。

1) **内頸動脈** A. carotis interna の枝（5種類）には、①眼動脈 A. ophthalmica、②前脈絡叢動脈 A. chorioidea anterior、③前大脳動脈、④後交通動脈、⑤中大脳動脈がある。
2) **椎骨動脈** A. vertebralis の枝（3種類）には、①前脊髄動脈 A. spinalis anterior、②後脊髄動脈 A. spinalis posterior、③後下小脳動脈がある。
3) **脳底動脈** A. basilaris の枝（5種類）には、①前下小脳動脈、②迷路動脈、③橋枝、④上小脳動脈、⑤後大脳動脈がある。
4) **大脳の動脈**（3種類）には、①前大脳動脈 A. cerebri anterior, anterior cerebral artery、②中大脳動脈 A. cerebri media、③後大脳動脈 A. cerebri posterior がある。
5) **大脳動脈輪** Circulus arteriosus cerebri, cerebral arterial circle（別名、ウィルス動脈輪 arterial circle of Willis）は、①前交通動脈 A. communicans anterior と②後交通動脈 A. communicans posterior の吻合で作られる。
6) **小脳の動脈**（3種類）には、①上小脳動脈 A. cerebelli superior, superior cerebellar artery、②前下小脳動脈 A. cerebelli inferior anterior, anterior inferior cerebellar artery、③後下小脳動脈 A. cerebelli inferior posterior, posterior inferior cerebellar artery がある。

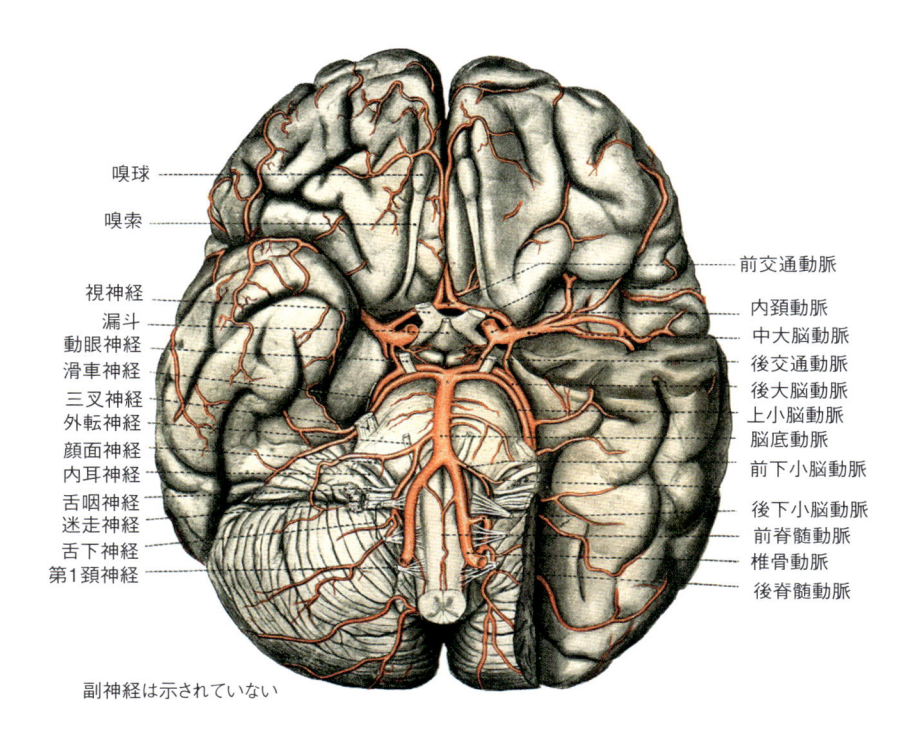

図306B　脳の動脈、脳底部（下方から、Rauber-Kopsch より）
　眼動脈は内頸動脈の最初の枝で図には描かれていない。

86　第3章　頭と頸

C. 解 剖 手 順

　脳底部から大脳、小脳、脳幹（中脳・橋・延髄）の動脈、静脈、脳神経をみる。

1. **篩骨**には嗅球と嗅神経 I があり、**トルコ鞍**には下垂体が収まっている。
2. **視神経管**には視神経 II と眼動脈が通る。
3. **頸動脈管**を通って頭蓋腔に入ってきた内頸動脈の断端がある。
4. **上眼窩裂**には三叉神経の眼神経 V1、動眼神経 III、滑車神経 IV、外転神経 VI が通る。
5. **卵円孔**には三叉神経 V の下顎神経 V3 が通り、**正円孔**には上顎神経 V2 が通る。
6. **内耳孔**には顔面神経 VII と内耳神経 VIII が通る。
7. **頸静脈孔**には、内頸静脈、舌咽神経 IX、迷走神経 X、副神経 XI が通る。
8. **舌下神経管**には舌下神経 XII が通る。希に舌下神経に伴行する舌下神経動脈が通る。
9. **椎骨動脈**は大孔を通って頭蓋腔に入り左右合して脳底動脈となる。

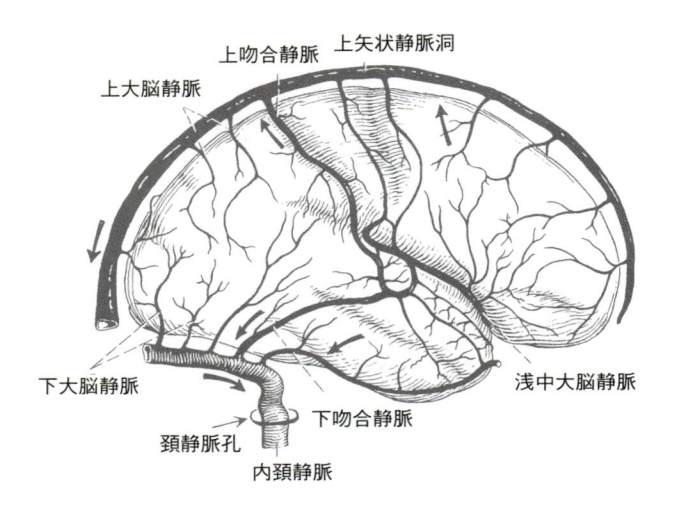

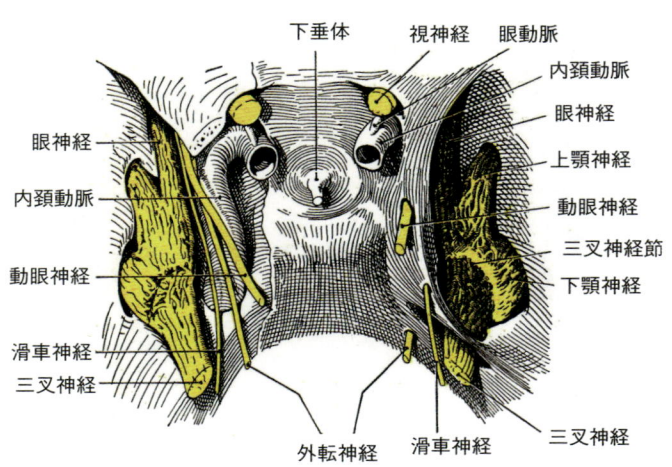

図306C　大脳半球の静脈と下垂体周辺の脳神経（上は吉川、下は Corning より）

D. チェックポイントと発展

特殊な知覚神経 sensory nerve から構成：
1. 嗅神経 Nervi olfactori（第1脳神経、I）は長い嗅索から分枝される。
2. 視神経 N. opticus（II）は左右が交差して視交叉を作り、この後ろに内頚動脈がある。
3. 内耳神経 N. vestibulocochlearis（VIII）は、顔面神経と一緒に内耳孔を通る。

純粋な運動神経 motor nerve から構成：
1. 動眼神経 N. oculomotorius（III）、滑車神経 N. trochlearis（IV 細い神経で硬膜の断端でみつける）、外転神経 N. abducens（VI）は下眼窩裂を通り眼窩で眼筋に分布する。
2. 舌下神経 N. hypoglossus（XII）は舌咽神経・迷走神経・副神経の腹側を下行する。

混合神経 mixed nerves（知覚神経と運動神経）に分類：
1. 三叉神経 N. trigeminus（V）は大脳と小脳の境界近くの脳底動脈の外側にて存在する。
2. 顔面神経 N. facialis（VII 中間神経 N. intermedius を含む）は内耳孔を通る。
3. 舌咽神経 N. glossopharyngeus（IX）、迷走神経 N. vagus（X）と副神経 N. accessorius（XI）は頚静脈孔を通る。副神経は純運動性神経である。

発展：
1. 脳の動脈には、舌下神経動脈や三叉神経動脈（変異）が現れることがある。
2. 副神経は迷走神経の「副」という意味で発生学的には同一鰓弓由来の神経である。

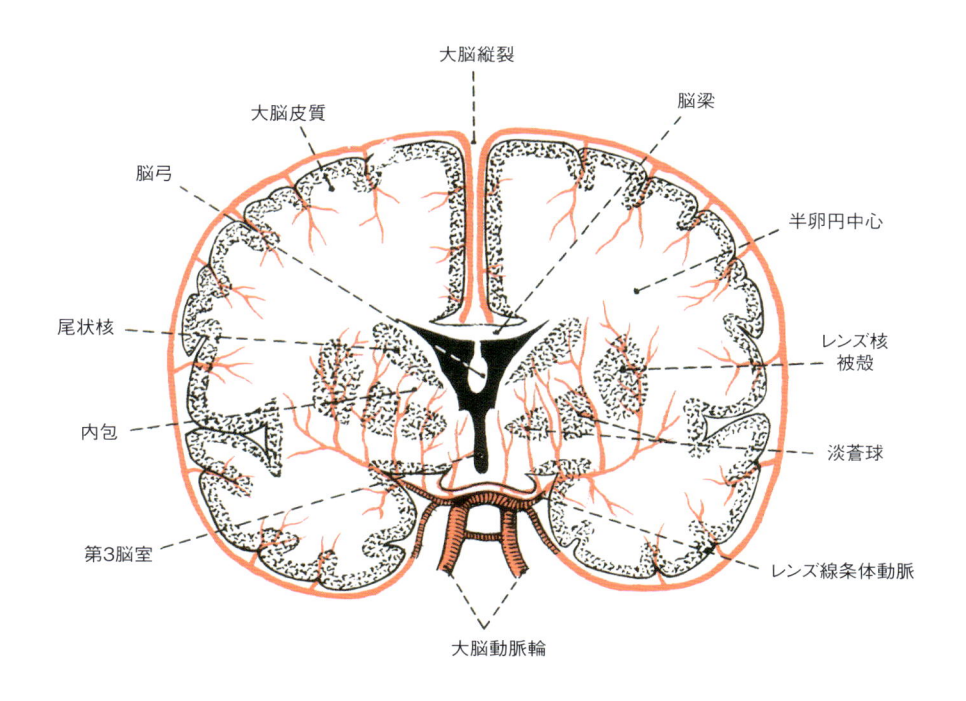

図306D　大脳半球に分布する動脈（断面、Corning より）

頭と頸 2： 頭蓋腔と脳、頭頸部の離断と正中断 3

レッスン 307　頭頸部の離断、咽頭後壁

　開頭して脳を取り出した後で、頭部と頸部内臓を一緒にして体幹（軸椎）から離断する。顔面と頸部内臓は発生学的に関連してできてくる。頸部内臓や大血管（総頸動脈、内頸静脈）・脳神経（迷走神経と副神経）は、頸部下端で切って頭部に付ける（副神経は頸部で）。体壁は第2・第3頸椎間の椎間板を切り、頭頸部を切り離す。その後、切り離した頭頸部を後方から咽頭の収縮筋、血管と神経を見る。このレッスンでは、頸部内臓を頭部に付けて体幹から切り離す。離断した頭頸部の後方から咽頭とその血管と神経をみる。

A. 解剖前に

　頭頸部の離断（頭頸部をどこで切り離すか）：　頸椎上端と頭蓋との連結には、後頭骨と環椎との間の**環椎後頭関節**、環椎と軸椎との間の**外側環軸関節**および**各椎間関節**がある。切り離しの位置は第2頸椎（**軸椎 Axis**）と第3頸椎との間が適当である。軸椎の**歯突起 Dens** の尖端すなわち歯突起尖から**歯尖靱帯 Lig. apicis dentis** が大孔の前縁に付着している。椎骨動脈が横突起の間から現われて第1頸椎の**椎骨動脈溝**を通る。

　咽頭 Pharynx は呼吸器と消化器の共通部分である。**喉頭 Larynx** は咽頭から分かれて頸部**気管 Trachea** に続く。咽頭の後ろと脊柱の前との間は、**咽頭後隙 Spatium retropharyngeum, retropharyngeal space** といい、緩やかな結合である。咽頭の両側には、**頸動脈鞘 Vagina carotica, carotid sheath**（**総頸動脈 A. carotis communis**、**内頸静脈 V. jugularis interna**、**迷走神経 N. vagus** を包む）、交感神経幹、舌咽神経がある。

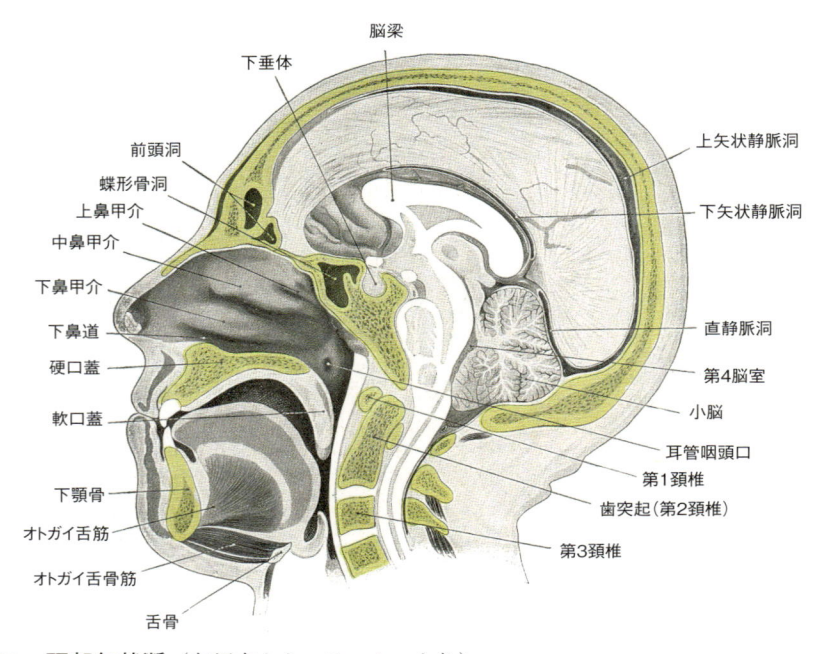

図 307A　頭部矢状断（左側方から、Corning より）

B. 解剖後

　解剖後は、頭頚部を離断した後の、頭頚部側の咽頭の後面で上・中・下咽頭収縮筋が区別され、咽頭の両側を走行する内頚静脈、総頚動脈、迷走神経および交感神経幹がわかる。

1) 総頚動脈が外頚動脈と内頚動脈に分かれ、この分岐部に頚動脈小体がある（レッスン303C で剖出できなかったときは、ここで確認できる）。
2) 頚動脈小体 Glomus caroticum, carotid body には舌咽神経 N. glossopharyngeus、迷走神経 N. vagus および交感神経幹 Truncus sympathicus からの各枝が分布する。
3) 内頚動脈の始まりの部分は少し膨らみ、頚動脈洞 Sinus caroticus, carotid sinus をつくっている（血圧の変化を感受）。レッスン303 の図303C を参照。
4) 咽頭は鼻部、口部、喉頭部の3部に区別され、頚部食道に続く。咽頭鼻部は鼻腔に続き、口部は口腔に続く。咽頭喉頭部は気管と食道の分岐部になる。
5) 咽頭縫線 Raphe pharynges, pharyngeal raphe は咽頭後壁の正中線で、3種（上・中・下）の咽頭収縮筋（M. constrictor pharynges superior, medius, inferior）が付着する。

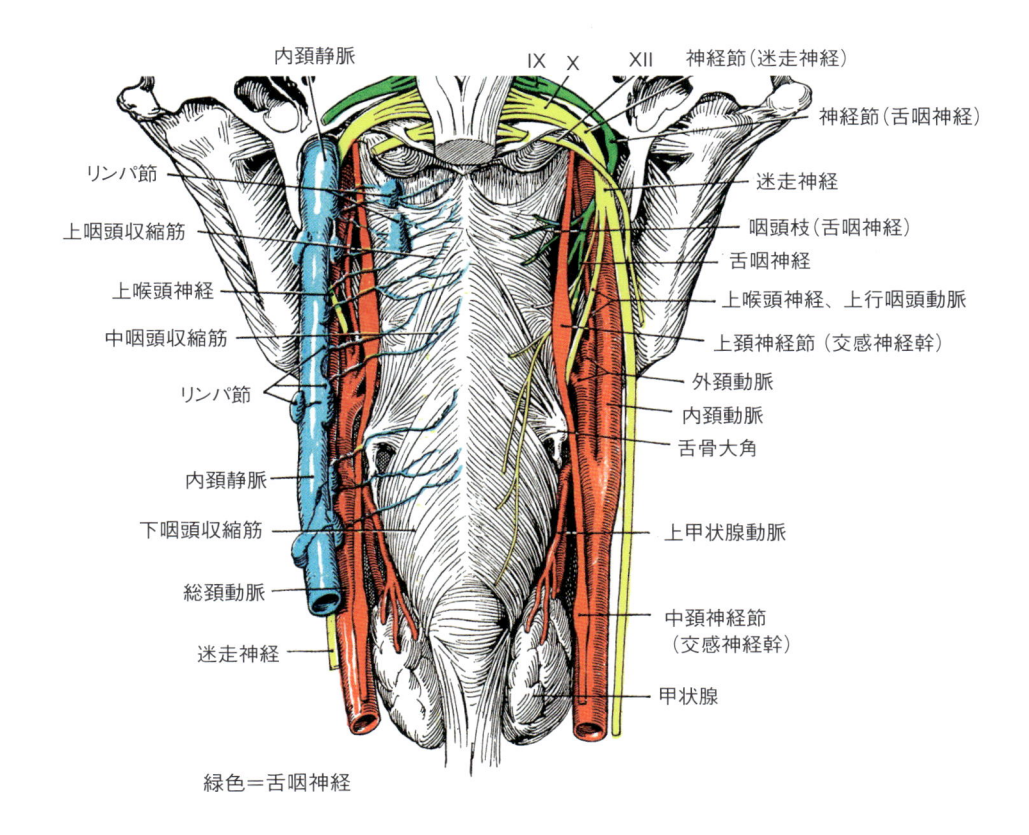

図307B　咽頭と内頚静脈、総頚動脈、迷走神経、交感神経幹（後方から、Corning より）
　図は解剖体と異なり、頭蓋骨（後頭骨）を除去して脳の一部が描かれている。

90　第3章　頭と頸

> C. 解 剖 手 順

　ここでは、頭頸部を体幹から切り離す。脊柱を第2・第3頸椎の椎間板の高さで切る。
軟部組織（筋、血管、神経など）はメスあるいはハサミで切る。
頸部内臓と血管と神経は頭・顔面に付けてとりはずす：
1．内臓（気管と食道）は頸部あるいは胸部で切る（すでに切ってある）。
　　1）気管は甲状腺の下で切る。
　　2）食道は、①甲状腺の下、あるいは②気管分岐部の近くで切ってもよい。
2．内頸静脈・総頸動脈・迷走神経は頸部で切る（すでに切ってある）。
3．咽頭後隙（緩やかな結合）に手を入れて内臓（食道など）・血管・神経を脊柱から離す。
脊柱は第2頸椎と第3頸椎の間で切り離す（前面と後面から）：
4．脊柱は第2と第3頸椎の間の椎間円板をメスで切り離す。関節突起の関節腔を開く。
5．この高さで脊柱に付く筋などを切る。
後面の解剖は（第5章「背」のレッスン502Eで行う）：
1．脊柱は前面と同様に第2と第3頸椎の間の椎間円板で切り離す。
2．固有背筋も同じ高さで切る。

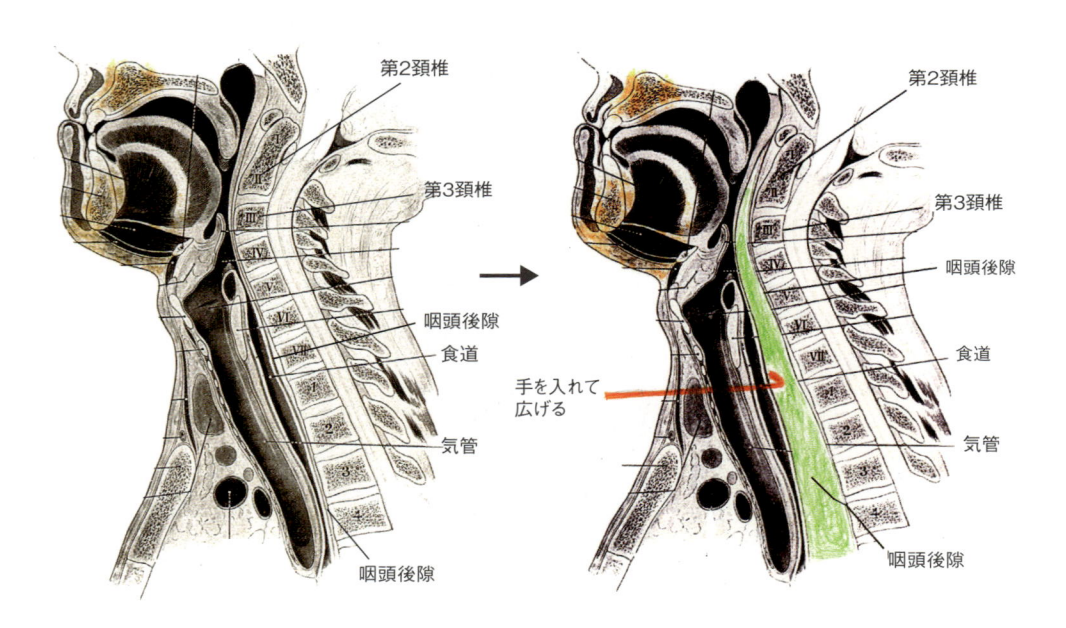

図307C　頭頸部を離断する手順（左は正常、右は咽頭後隙を広げる、Corningより改変）
　頸部内臓を頭に付けて脊柱（第2頸椎と第3頸椎の間の椎間板）を切る。咽頭後隙（右図の緑色）に手を入れて、上方（第2頸椎の高さ）まで内臓を体幹から離していく。次に体幹を後方から第2・第3頸椎の間で切り離す。

レッスン 307　頭頸部の離断、咽頭後壁　91

> D. チェックポイント発展

1. **咽頭後隙** Spatium retropharyngeum, retropharyngeal space は**椎前隙** Spatium praevertebrale, prevertebral space ともいい、下方の胸郭内の**縦隔** Mediastinum に続く。
2. **椎骨動脈**は、第2頸椎の横突孔を通って外側上方に進み第1頸椎の横突孔を通る。
3. 椎骨動脈は、第1頸神経と一緒に椎骨動脈溝を通る。
4. 後頭骨と頸椎との連結は、環椎後頭関節、外側環軸関節および椎間関節である。
5. **咽頭縫線**には、上・中・下咽頭収縮筋（輪走筋）が付着する。

発展：
1. **中咽頭収縮筋**は舌骨 Os hyoideum（大角と小角）から起こり、咽頭縫線に付着する。別名、舌骨咽頭筋 M. hyopharyngicum という。**下咽頭収縮筋**は喉頭（甲状軟骨と輪状軟骨）から起こり咽頭縫線に終わる。別名、喉頭咽頭筋 M. laryngopharyngicus という。

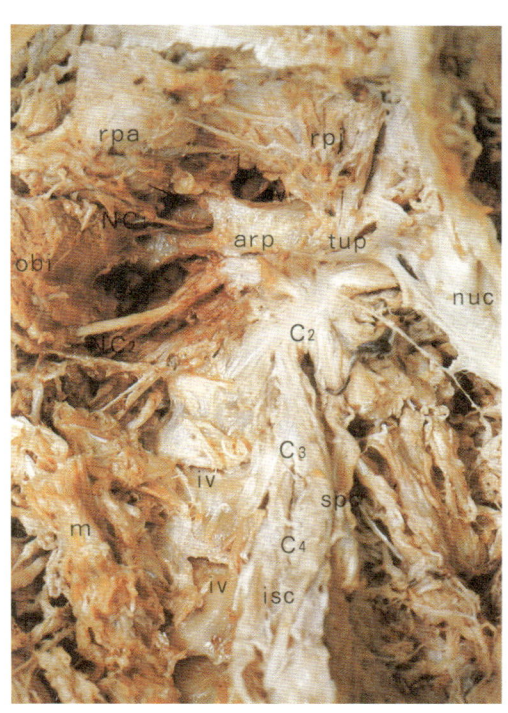

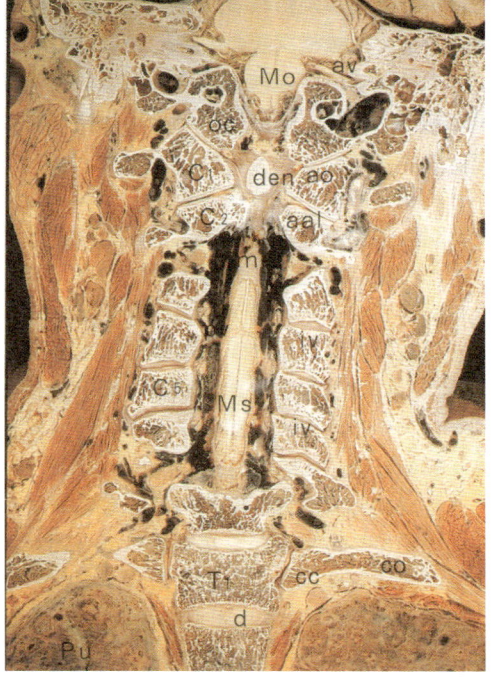

図 307D　後頸部（左図）と頸部前額断（右図、前方から、骨・関節・靱帯より）
　左図は、椎骨動脈が後環椎孔を通る異常例（後環椎孔を形成）。後環椎後頭膜と環椎軸椎膜は除去してある。

aal: 外側環軸関節、ao: 環椎後頭関節、arp: 後弓（環椎）、av: 椎骨動脈、C: 頸椎（棘突起、椎体あるいは椎弓）、cc: 肋骨頭関節、co:（第1）肋骨、d: 椎間円板、den: 歯突起、iv: 椎間関節（関節腔）、isc: 頸棘間筋、m: 多裂筋、me: 髄膜、Mo: 延髄，Ms: 脊髄、NC: 頸神経後枝、nuc: 項靱帯、obi: 下頭斜筋、oc: 後頭骨、Pu: 肺、pv: 脊柱管内静脈叢、rpa: 大後頭直筋、rpi: 小後頭直筋、spc: 頸棘筋、T: 胸椎（椎体）、tup: 後結節（環椎）

頭と頸 2： 頭蓋腔と脳、頭頸部の離断と正中断 4

レッスン 308　頭頸部の正中断と正中断面の観察

　頭部と頸部内臓は一緒にして体幹から離断してある。頭頸部を正中で離断する。顔面と頸部内臓は発生学的に関連している。正中にある下垂体や鼻中隔などは、頭頸部の正中断をすることが難しい。少し正中からずれることになるが、頭頸部（頸部内臓や第1・第2頸椎）を左右対称的に正中で切断する。軟部組織（喉頭・気管、咽頭・食道、口や鼻など）はハサミまたはメスで切って、骨の部分はのこぎりで切る。このレッスンでは、頭頸部を左右対称的に正中で切断して、その断面、とくに咽頭と喉頭の内腔を観察する。

A. 解剖前に

　頭頸部の正中断（正中で二つに切り離す）：　顔面頭蓋と脳頭蓋と頸部内臓を正中で切って左右に切り離す。頭蓋骨と頸椎との連結は、第1頸椎、第2頸椎と後頭骨（頭蓋）とによる**頭の関節**である。この連結は上から順に環椎後頭関節、外側環軸関節および各椎間関節である。脊柱にある脊柱管には、脊髄と髄膜および脊柱管内静脈叢がある。**脊柱管 Canalis vertebralis** は**大後頭孔 Foramen magnum**（大孔）を通って頭蓋腔につながっている。**脊髄硬膜 Dura mater spinalis, spinal dura mata** は**脳硬膜 Dura mater encephali, cranial dura mata** に続く。**硬膜上腔 Cavum epidurale** は脊柱管の中にあるが頭蓋腔内には存在しない。大後頭孔の少し上で後縦靱帯は**蓋膜**となって硬膜と癒合している。

　顔面と頸部には、鼻腔（鼻中隔）、口蓋、口腔（舌）、咽頭 Pharynx と食道、喉頭 Larynx と気管 Trachea、下顎骨と舌骨がある。咽頭は呼吸器と消化器の共通部分である。

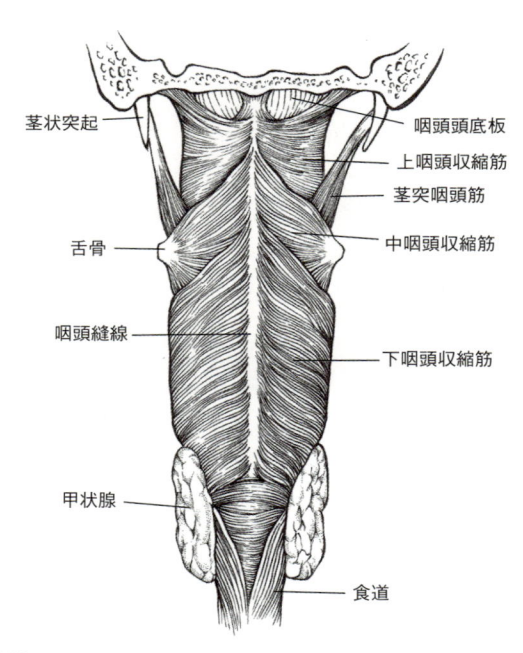

図 308A　咽頭収縮筋

B. 解剖後

解剖後は、正中断した頭部と頚部内臓と関連する血管と神経が確認できる。また、咽頭と喉頭・気管および鼻腔と口腔、舌の断面の構造が理解できる。

頭頚部の正中断面の観察：

1）顔面（鼻と口）の**内腔**（鼻腔と口腔）、舌の断面がわかる。
2）喉頭と咽頭の**内腔**（喉頭腔と咽頭腔）と気管の造りがわかる
3）**脳**は大脳（終脳と間脳）、小脳および脳幹（中脳、橋、延髄）からなる。
4）**間脳**は視床、視床下部、視床上部、視床後部に分かれる。
5）**中脳**は橋の上方に続く部分で背側の中脳蓋、中央部の被蓋、腹側の大脳脚からなる。
6）**橋**は延髄の上方に続き、腹側に突出する部分である。
7）**延髄**は脊髄の上方に続く脳の下端部で脊髄に似ている。

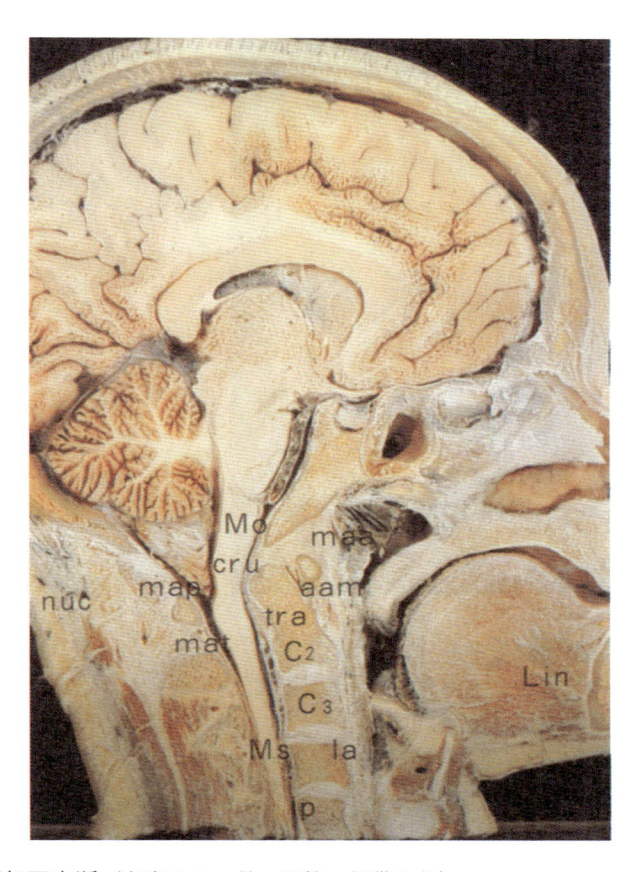

図308B　頭頚部正中断（右方から、骨・関節・靭帯より）

aam: 正中環軸関節、cru: 環椎十字靭帯、C: 頚椎（椎体）、la: 前縦靭帯、lde: 歯尖靭帯、lgc: 頚長筋、Lin: 舌、lp: 後縦靭帯、maa: 前環椎後頭膜、map: 後環椎後頭膜、mat: 後環軸膜、Mo: 延髄、Ms: 脊髄、nuc: 項靭帯、Ph: 咽頭（口部）、tra: 環椎横靭帯

94   第3章　頭と頸

C. 解 剖 手 順

　頭頸部を2段階（①体幹から切り離す、②正中で左右二つに切り離す）で作業する。ここでは、切り離した頭・頸部内臓を正中で左右対称的に切り離す。

　骨は鋸で切り、軟部組織はメスあるいはハサミで切る。

頭頸部の正中断（前面から）：
1. 舌骨と下顎骨の正中断はノコギリで切る。
2. 頭蓋（上顎骨、鼻骨、前頭骨、頭頂骨、後頭骨、口蓋骨）は正中で切る。
3. 喉頭、甲状軟骨、気管を正中で切り開く。

頭頸部の正中断（後面から）：
1. 後面から、食道と咽頭の後壁の正中をハサミで切り開く。咽頭腔を見る。
2. 後面から、喉頭の後壁、喉頭蓋、口蓋と口蓋垂を正中で切る。

頭蓋骨の正中断（上方から）：
1. 内頭蓋底を正中で切る（下垂体を取り出してから）。

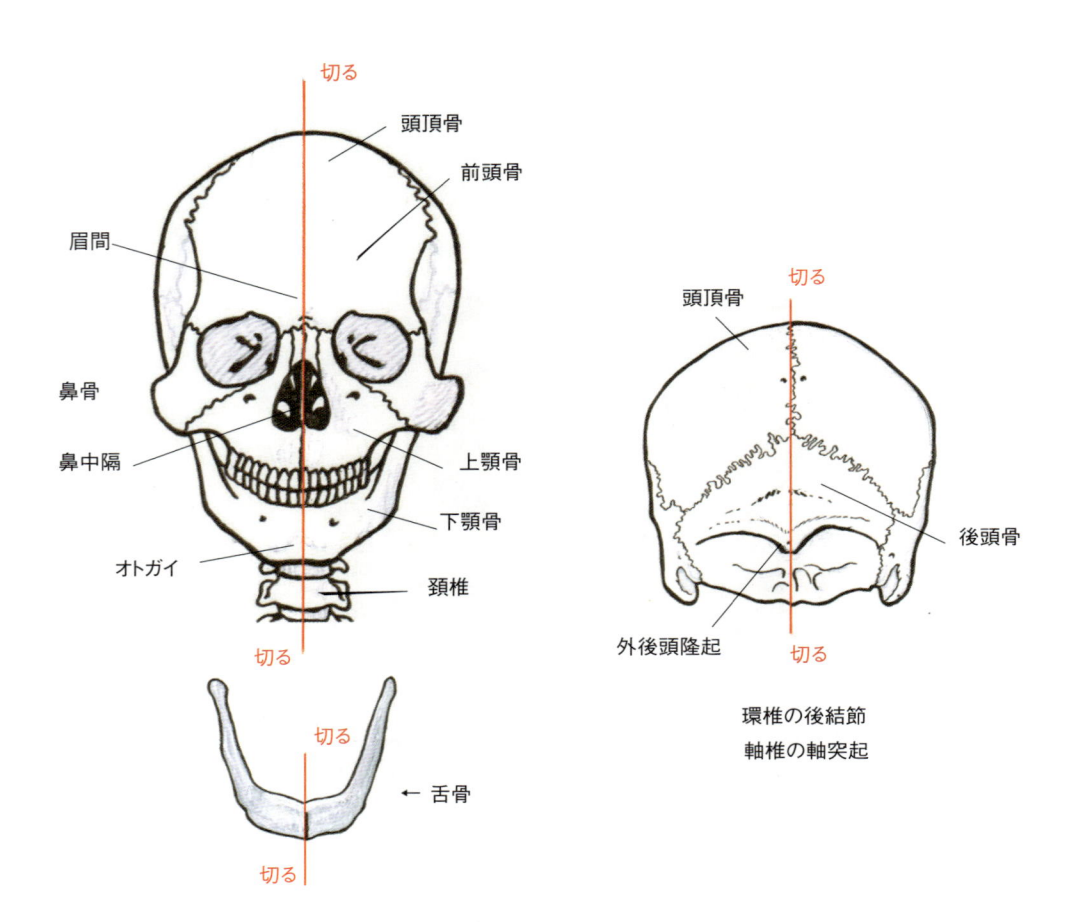

図308C　頭頸部の離断する位置を示す

D. チェックポイントと発展

正中断面の観察：

1. 鼻腔、口腔、喉頭腔の位置とこれらが**咽頭**でつながっていることを確認する。
2. 舌咽神経と迷走神経には、それぞれの**下神経節** Ganglion inferius がある。
3. 副神経は、迷走神経と同じ鞘の中に入っている。
4. **舌下神経**は内頚動脈と内頚静脈の間をくぐり迷走神経の後ろから内側に走行する。
5. 交感神経幹には**上頚神経節** Ganglion cervicale superius, superior cervical ganglion と**内頚動脈神経** N. caroticus internus, internal carotid nerve がある。

発 展：

1. 舌咽神経の咽頭枝 Rami pharyngei、迷走神経の咽頭枝 Ramus pharyngeus、咽頭神経叢 Plexus pharyngeus がある。
2. **上行咽頭動脈** A. pharyngea ascendens, ascending pharyngeal artery は外頚動脈の枝である。

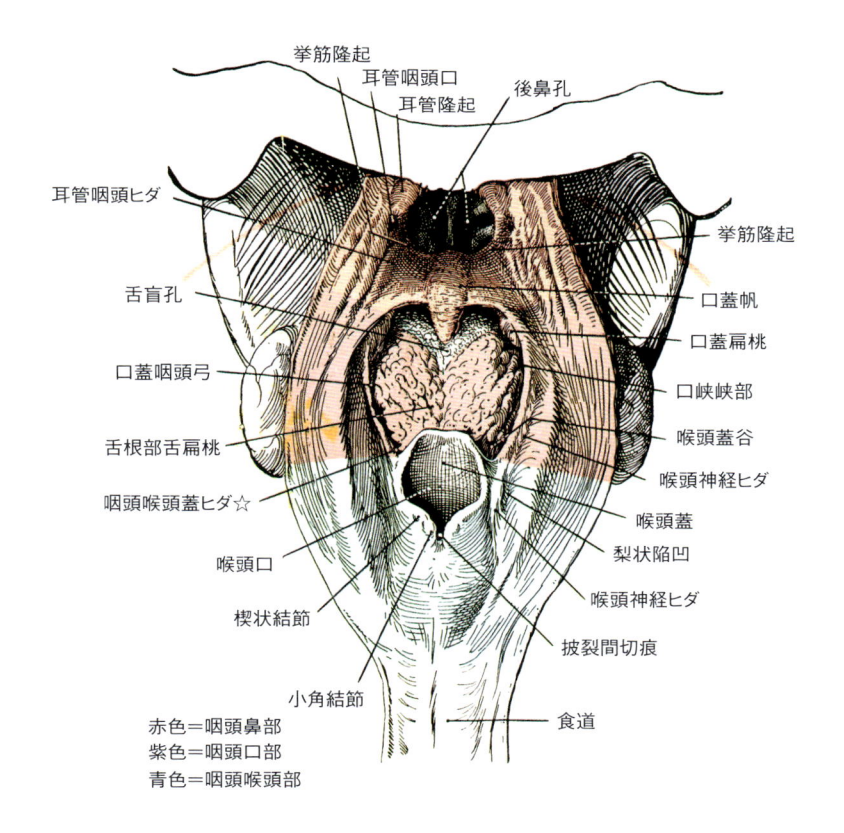

図 308D　咽頭腔、喉頭腔（咽頭後壁を正中線上で切り開く、後方から、Corning より）

頭と頚3： 頬と顎1

レッスン309　頬と下顎：　頬筋と咬筋と側頭筋

　頬は顔面筋の1つの頬筋でつくられ口腔前庭の壁を構成する。下顎には下顎骨とこれに付いている咀嚼筋がある。咬筋と側頭筋は浅層にある咀嚼筋で頬骨弓と側頭骨から起こり、下顎骨の下顎角と筋突起に着く。深層の咀嚼筋には外側翼突筋と内側翼突筋がある。咀嚼筋は片側が下顎骨に付着して下顎骨を動かす。咀嚼筋には顎動脈の枝が分布し、顎静脈に集まり内頚静脈に合流する。咀嚼筋は頭蓋底の卵円孔から出る下顎神経の枝による支配を受ける。このレッスンでは、頬筋、咬筋と側頭筋と分布する動脈と神経を剖出する。

A. 解剖前に

　頬 Bucca には、深部に**頬筋** M. buccinator, buccinator muscle と頬脂肪体 Corpus adiposum buccae がある。下顎には**下顎骨** Mandibulae とこれに付く咀嚼筋、歯がある。

　咀嚼筋 muscles of mastication（4種類）には、①**咬筋** M. masseter、②**側頭筋** M. temporalis、③**外側翼突筋** M. pterygoideus lateralis、④**内側翼突筋** M. pterygoideus medialis がある。咬筋と側頭筋は浅層にある。咬筋は**頬骨弓** Arcus zygomaticus から起こり下顎骨の外面を被い**下顎枝**につく。側頭筋は側頭骨から起こり頬骨弓の内方にある**下顎骨の筋突起**につき側頭窩を占める。外側翼突筋と内側翼突筋は**側頭下窩**にある。

　頬骨弓は側頭突起 Processus temporalis（頬骨 Os zygomaticum）と頬骨突起 Processus zygomaticus（側頭骨 Os temporale）でつくられる。頬骨弓の上は、側頭窩 Fossa temporalis という。咀嚼筋には**顎動脈** A. maxillaris の枝と**下顎神経** N. mandibularis の枝が分布する。

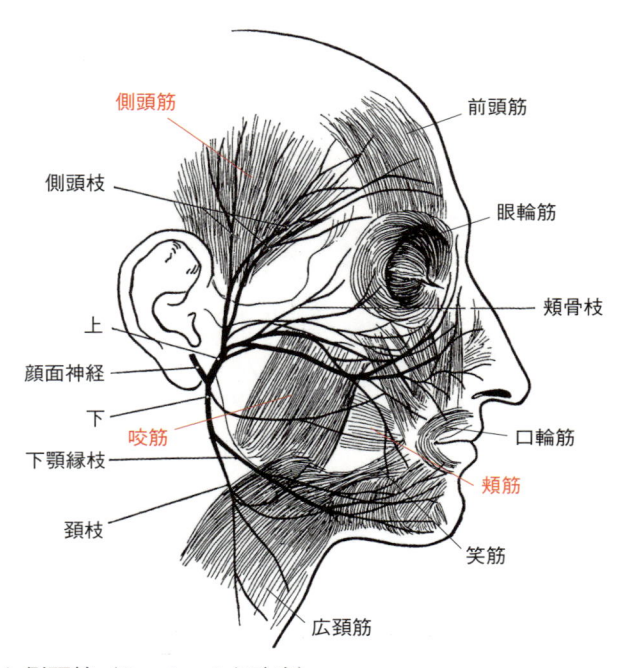

図309A　咬筋と側頭筋（Corning より改変）

レッスン309 頬と下顎： 頬筋と咬筋と側頭筋　97

> B. 解 剖 後

　解剖後は、頬筋と咀嚼筋の4つの筋、頬骨弓と下顎骨の筋突起、関節突起、下顎管、浅側頭動脈・耳介側頭神経、咬筋と側頭筋への動脈、咬筋神経、深側頭神経、頬神経が判る。

1） 外頚動脈 A. carotis externa, external carotid artery は、下顎頚の高さで、①浅側頭動脈 A. temporalis superficialis, superficial temporal artery、②顎動脈 A. maxillaris, maxillary artery との終枝に分かれる。

2） 顎動脈 A. maxillaris の通路（3部）は、①下顎部、②翼突部（側頭筋と外側翼突筋の間、外側翼突筋の両筋頭の間）、③翼口蓋部（翼口蓋窩）に区別される。

3） 顎動脈の下顎部の枝（4種類）には、①深耳介動脈 A. auricularis profunda、②前鼓室動脈 A. tympanica anterior、③中硬膜動脈 A. meningea media, middle meningeal artery、④下歯槽動脈 A. alveolaris inferior, inferior alveolar artery がある。

4） 顎動脈の翼突部の枝（4種類）には、①咬筋動脈 A. masseterica、②深側頭動脈 Arteriae temporales profundae、③翼突筋枝 Rami pterygoidei、④頬動脈 A. buccalis がある。

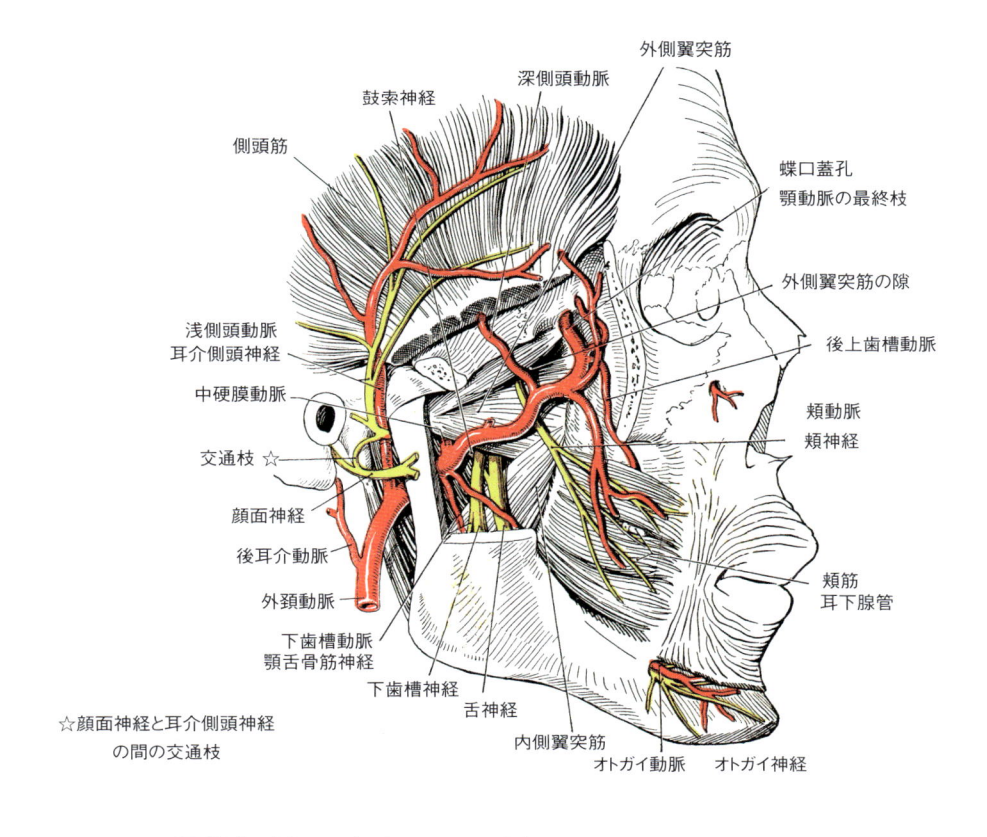

図 309B　顎動脈と側頭下窩（Corning より）
　下顎骨の一部が除去されている。外頚動脈は浅側頭動脈と顎動脈の2大終枝に分岐する。

C. 解剖手順

　骨の頬骨弓を切り取り、咬筋と側頭筋を翻して顎動脈の枝と咬筋と側頭筋の支配神経および頬筋と頬神経を剖出する。

頬骨弓を切り取る：

1. 頬骨弓にメスで割を入れて、頬骨弓の骨膜をノミで上下と内面で開く。
2. 露出した頬骨弓の骨（骨膜がついていない）をのこぎりで切り取る。
3. 咬筋の頬骨弓付着部（外面と内面）をハサミで切って咬筋を下顎枝の停止部まで翻す。

下顎骨の筋突起（側頭筋がつく）を切る：

1. 側頭筋の付着部である下顎骨の筋突起を切って、筋突起のついた側頭筋を上方へ翻す。
2. 側頭筋膜をハサミで開き、深側頭動脈・深側頭神経と咬筋動脈・咬筋神経を確認する。

下顎管を開放する：

1. 下歯槽動脈・静脈、下歯槽神経を剖出する。
2. 顎舌骨筋神経は下顎骨の内面に沿って走る。

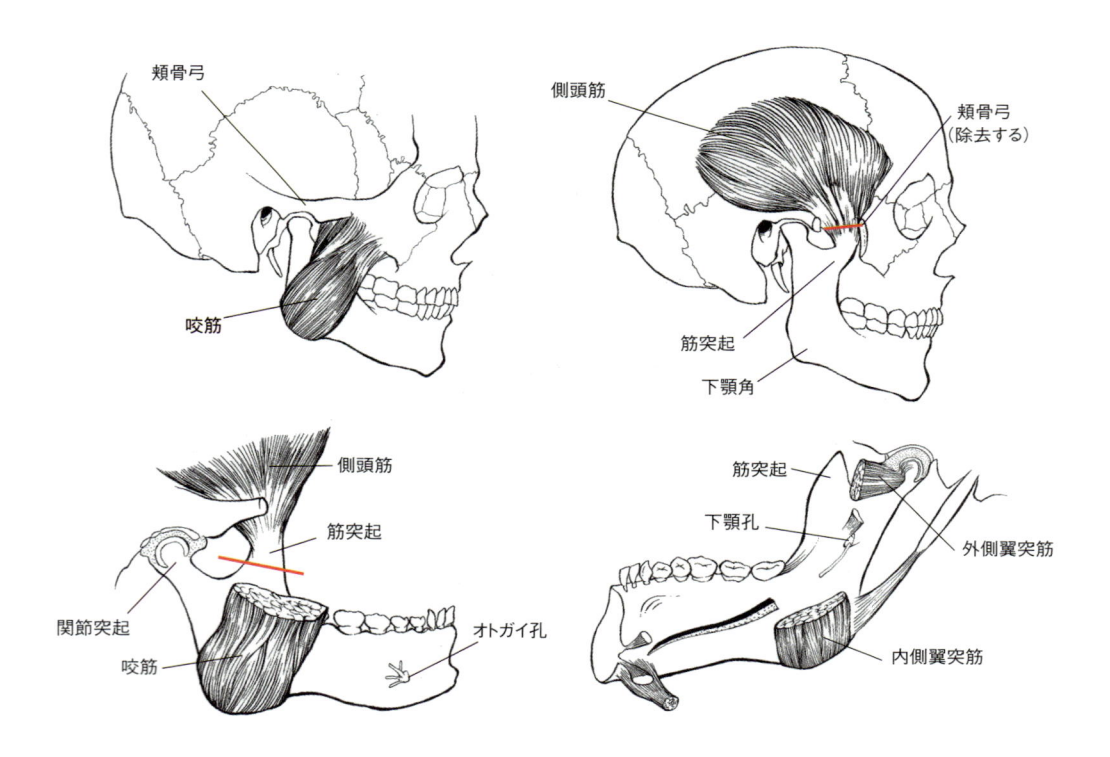

図309C　咬筋と側頭筋の解剖術式
　上左は頬骨弓を切り取り、咬筋の起始部を切り離す。**上右**は筋突起を切り取る。**下左**は筋突起を切って上方へ翻す。下顎骨をかじって下顎管を開く。**下左**は咬筋は切って側頭筋の筋突起を切って上方へ持ち上げる。**下右**は内面で下顎孔が見える。

D. チェックポイントと発展

1. 咬筋には、咬筋動脈 A. masseterica と咬筋神経 N. massetericus が分布する。
2. 側頭筋には、中側頭動脈 A. temporalis media（浅側頭動脈の枝）と深側頭動脈 A. temporalis profunda（顎動脈の枝）、深側頭神経 Nervi temporales profundi が分布。
3. 耳介側頭神経 N. auriculotemporalis は浅側頭動脈 A. temporalis superficialis と走る。
4. 下歯槽神経 N. alveolaris inferior と舌神経 N. lingualis は下顎神経の終枝である。
5. 下顎骨には、オトガイ隆起 Protuberantia mentalis とオトガイ結節 Tuberculum mentale と筋突起 Processus coronoideus と関節突起 Processus condylaris がある。
6. 下顎管 Canalis mandibulae は内面の下顎孔 Foramen mandibulae, mandibular foramen と外面のオトガイ孔 Foramen mentale, mental foramen の間の管である。

発 展：

1. **頬神経 N. buccalis, buccal nerve** は外側翼突筋を貫き頬筋の外側に現れて頬筋を貫いて頬粘膜に分布する。頬神経は**下顎神経**の枝で、ほかの枝と異なり知覚神経である。
2. 頬筋に分布する神経は顔面神経の耳下腺神経叢の1つの**頬筋枝 Rami buccales** である。

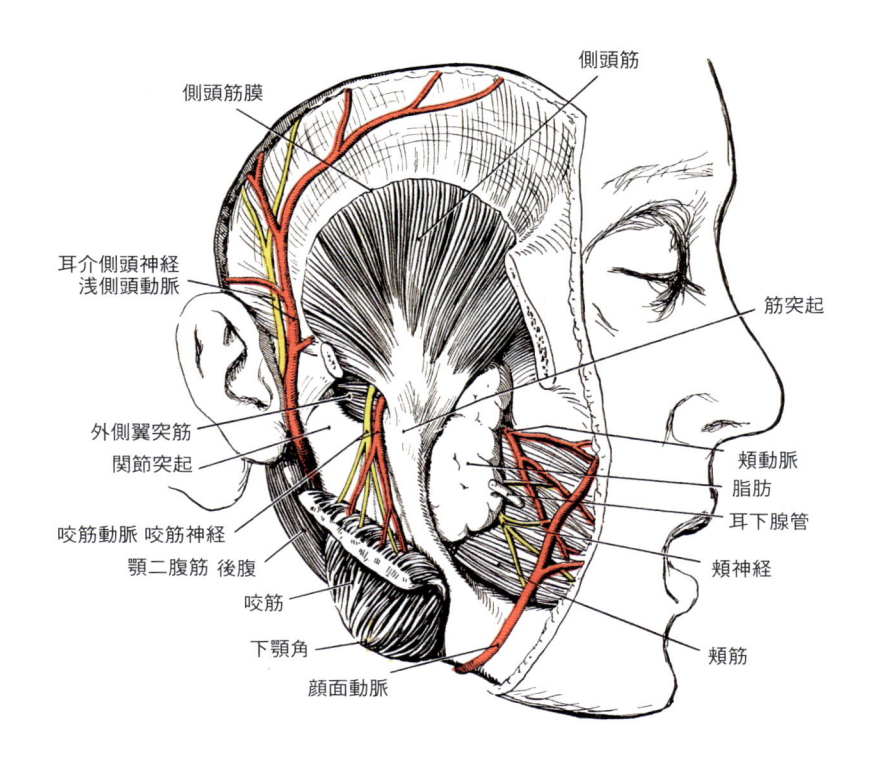

図 309D　顎動脈と側頭下窩（Corning より）
下顎骨の一部が除去されている。外頚動脈が浅側頭動脈と顎動脈に分岐する。浅側頭動脈と耳介側頭神経、顎動脈の枝の咬筋動脈と頬動脈がみえる。

頭と頸3： 頬と顎2

レッスン310　側頭下窩：　外側翼突筋と内側翼突筋

　側頭下窩は頬骨弓より下方で側頭窩の下方に続く下顎（枝）内面で被われる空間である。ここには深層の咀嚼筋の外側翼突筋と内側翼突筋がある。顎動脈の本幹が浅深2層の咀嚼筋の間を通り周辺に枝を出している。下顎神経の枝は外側翼突筋と内側翼突筋の間を抜けて現れる。側頭下窩は次の4つと交通する。①卵円孔（下顎神経の通路）、②棘孔（下顎神経硬膜枝と中硬膜動脈の通路）、③翼口蓋窩（翼口蓋神経節を入れる）、④眼窩。このレッスンでは、外側翼突筋と内側翼突筋、顎動脈の枝と下顎神経の枝を剖出する。

A．解剖前に

　側頭下窩 Fossa infratemporalis には、**外側翼突筋** M. pterygoideus lateralis と**内側翼突筋** M. pterygoideus medialis、**顎動脈** A. maxillaris, maxillary artery、**翼突筋静脈叢** Plexus pterygoideus、pterygoid plexus **下顎神経** N. mandibularis がある。下顎角には、内面に内側翼突筋がつき、外面に咬筋がつく。下顎骨の内面には、**蝶下顎靭帯** Ligamentum sphenomandibulare と**翼突下顎縫線** Raphe pterygomandibularis がある。

　外側翼突筋には**外側翼突筋神経** N. pterygoideus lateralis が分布して、**内側翼突筋**には**内側翼突筋神経** N. pterygoideus medialis が分布する。外側翼突筋と内側翼突筋の間からは、舌神経、下歯槽神経、顎舌骨筋神経が現れる。頬神経は外側翼突筋の間から現れる。**咀嚼筋** muscles of mastication には**顎動脈の枝**が分布し、咀嚼筋の静脈は内頚静脈に合流する。咀嚼筋は下顎底の**卵円孔** Foramen ovale から出る**下顎神経の枝**によって支配される。

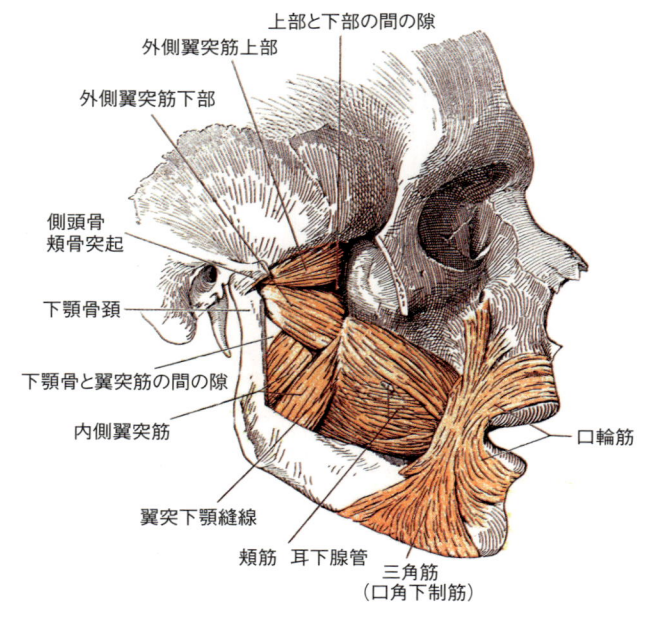

図310A　外側翼突筋と内側翼突筋と翼突下顎縫線（Corning より）
　頬骨弓と下顎骨の一部と咬筋と側頭筋は除去されている。

レッスン 310　側頭下窩：　外側翼突筋と内側翼突筋　　101

> B. 解剖後

解剖後は、外側翼突筋と内側翼突筋の起始と停止部、顎動脈の枝と下顎神経の枝、鼓索神経、顎下神経節がわかる。

1）外側翼突筋と内側翼突筋には、筋と同じ名の**外側翼突筋神経** N. pterygoideus lateralis, nerve to lateral pterygoid muscle と**内側翼突筋神経** N. pterygoideus medialis, nerve to medial pterygoid muscle が内面から分布する。

2）外側・内側翼突筋の間から現れる神経（6種類）には、①**頬神経** N. buccalis、②**舌神経** N. lingualis、③**下歯槽神経** N. alveolaris inferior、④**顎舌骨筋神経** N. mylohyoideus、⑤**オトガイ神経** N. mentalis、⑥**下歯神経叢** Plexus dentalis inferior がある。

3）**顎舌骨筋神経**は顎舌骨筋と顎二腹筋の前腹に筋枝を与える。

4）舌神経には**鼓索神経** Chorda tympani（錐体鼓室裂から現れる）が合する。

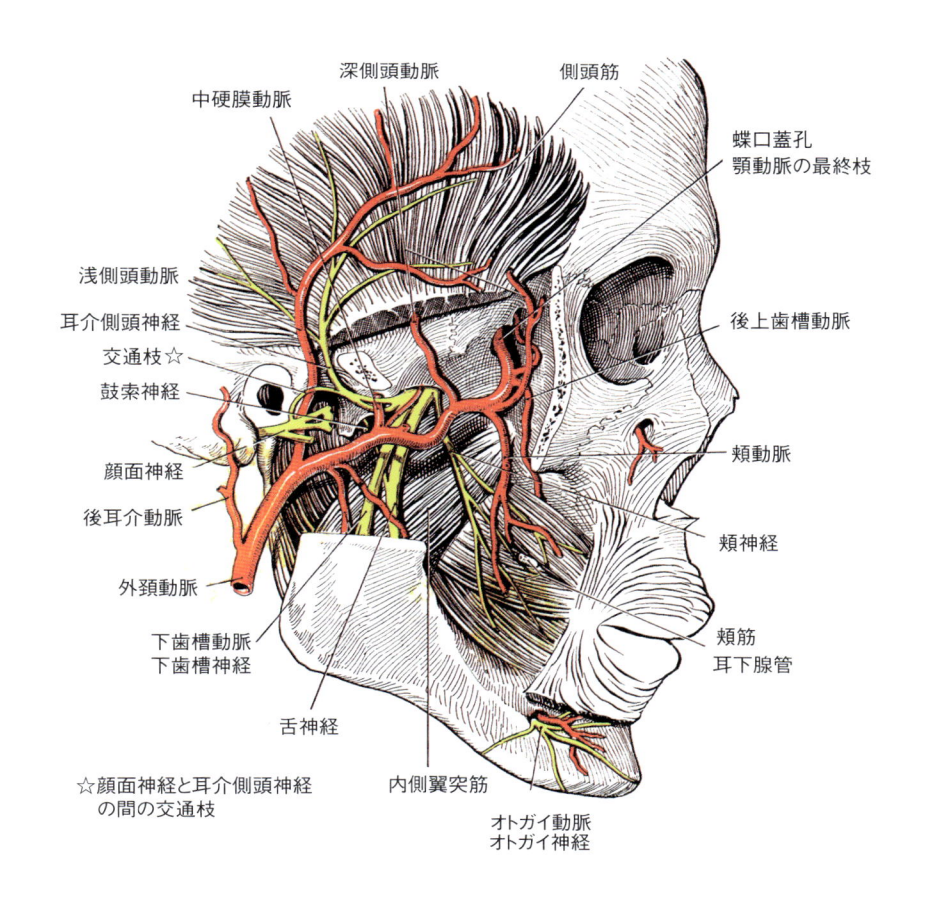

図 310B　顎動脈と下顎神経の枝（Corning より）
　舌神経と下歯槽神経は外側翼突筋と内側翼突筋の間から現れる。

C. 解 剖 手 順

　外側翼突筋と内側翼突筋の顎動脈の枝の翼突筋枝と外側翼突筋神経と内側翼突筋神経を剖出する。そして両翼突筋の筋束を徐々にピンセットで削除していく。

下顎骨の除去と外側翼突筋と内側翼突筋の筋束を除去：
1．顎関節の関節包を開き、関節内の関節円板を剖出する。下顎骨の関節突起を取り出す。
2．外側翼突筋と内側翼突筋を少しずつ、取り除いて、筋の深層の血管と神経を剖出する。
3．顎舌骨筋と顎舌骨筋神経を剖出する。
4．下歯槽動脈・静脈、下歯槽神経、オトガイ神経を剖出する。
5．舌神経の枝を顎舌骨筋と舌骨舌筋の間で剖出する。

下顎骨の関節突起を切る：
1．下顎骨の関節突起を切る。外側翼突筋の関節突起につく部分を切る。
2．顎関節の関節包を切り開き、関節突起をはずす。関節円板をみる。

下顎骨の下顎管を開放する：
1．下歯槽神経・動脈・静脈は、下顎骨をノミで壊して下顎管を開き、剖出する。
2．顎舌骨筋神経は、下顎孔に入る直前で、下顎骨内面に沿って走る神経を剖出する。
3．オトガイ動脈・静脈とオトガイ神経は、オトガイ孔から皮下に出るのを見つける。

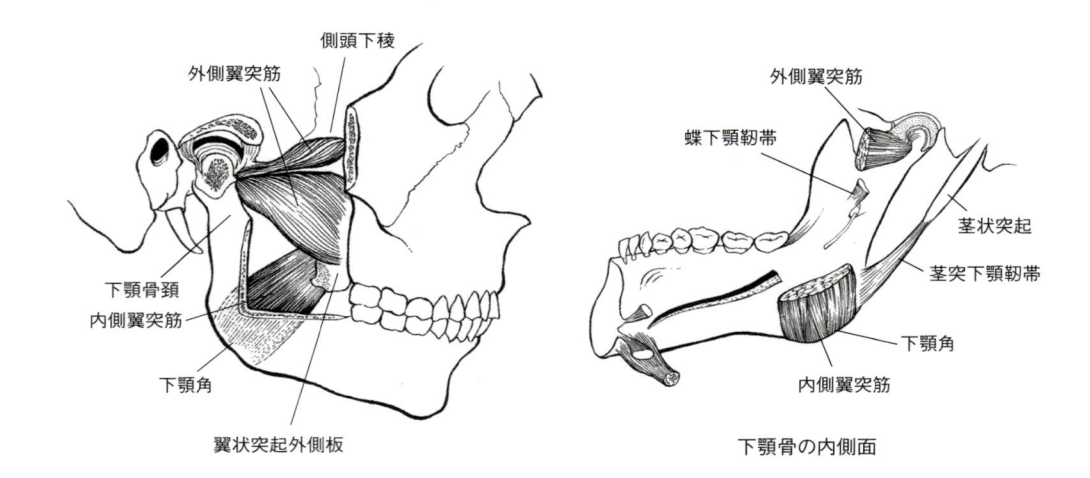

図310C　外側翼突筋と内側翼突筋
　下顎骨を取り除くと、外側翼突筋と内側翼突筋が現れる。

D. チェックポイントと発展

1. 下顎神経の枝は外側翼突筋の中あるいは内側翼突筋との間から現れる。
2. **外側翼突筋**は上部と下部に区別される。上部は**側頭下稜** Crista infratemporalis から、下部が**翼状突起外側板** Lamina lateralis processus pterygoidei から起こり、下顎骨の関節突起の内側面（下顎頚）にある**翼突筋窩** Fovea pterygoidea につく。
3. **内側翼突筋**は**翼状突起** Processus pterygoideus 後面の**翼突窩** Fossa pterygoidea, pterygoid fosa（外側板と内側板の間の空所）と外側板から起こり、**下顎角** Angulus mandibulae の**翼突筋粗面** Tuberositas pterygoidea につく。
4. **外側翼突筋**には下顎動脈の翼突筋枝と外側翼突筋神経が分布する。
5. **内側翼突筋**には下顎動脈の翼突筋枝と内側翼突筋神経が分布する。

発 展：

1. 舌下腺 Glandula sublingualis の導管の大舌下腺管 Ductus sublingualis major は、口腔底をつくる顎舌骨筋（別名、口腔隔膜）のそばに位置する（intra-oral）。
2. 蝶下顎靭帯は、黄色の薄い板状の靭帯で、メッケル軟骨の一部に由来する。
3. 顎動脈の翼突部の枝（4種類）には、①咬筋動脈 A. masseterica、②深側頭動脈 Arteriae temporales profundae、③翼突筋枝 Rami pterygoidei、④頬動脈 A. buccalis がある。

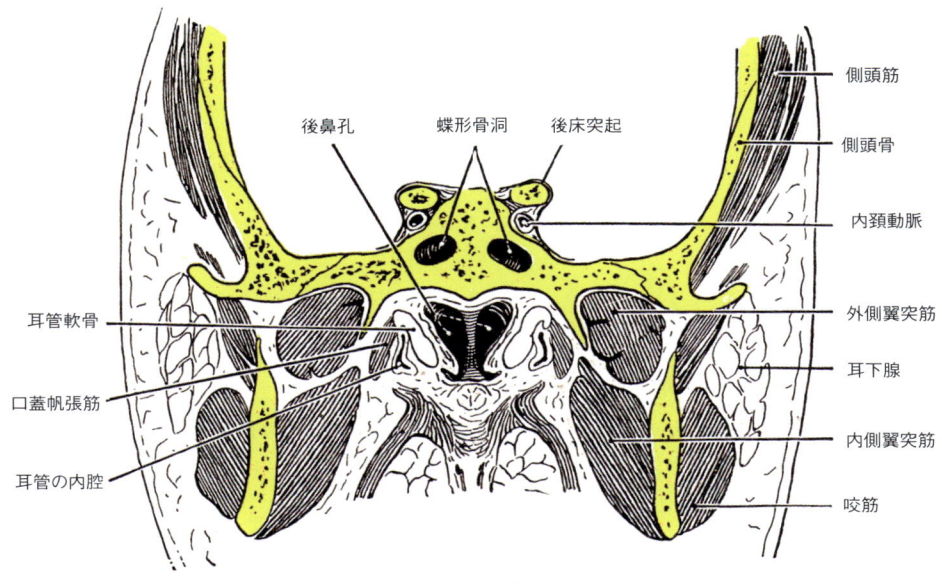

前頭断、前方からみる

図 310D　咀嚼筋の前額断（Corning より）

頭と頚4： 頬と顎3

レッスン311　顎動脈と下顎神経

　外頚動脈は総頚動脈から分かれて下顎頚の高さで、顎動脈と浅側頭動脈の2本の終枝に分かれる。顎動脈の通路は、下顎部、翼突部、翼口蓋部の3つに区別され、顎動脈の枝はその起始部によってこの3部に分けられる。下顎神経は、三叉神経の第3枝であって卵円孔を通って側頭下窩に出て、硬膜、咀嚼筋、頬粘膜、耳介、外耳道付近その他へ枝を与えてから、舌神経と下歯槽神経の2本の終枝に分かれる。このレッスンでは、顎動脈の下顎部と翼突部から分かれる動脈と下顎神経の枝、顎下神経節と耳神経節を剖出する。

A. 解剖前に

　顎動脈の枝（13種類）には、①深耳介動脈 A. auricularis profunda、②前鼓室動脈 A. tympanica anterior、③中硬膜動脈 A. meningea media、④下歯槽動脈 A. alveolaris inferior、⑤咬筋動脈 A. masseterica、⑥深側頭動脈 Arteriae temporales profundae、⑦翼突筋枝 Rami pterygoidei、⑧頬動脈 A. buccalis、⑨後上歯槽動脈 A. alveolaris superior posterior、⑩眼窩下動脈 A. infraorbitalis、⑪下行口蓋動脈 A. palatina descendens、⑫翼突管動脈 A. canalis pterygoidei (Vidii)、⑬蝶口蓋動脈 A. sphenopalatina がある。

　下顎神経 N. mandibularis の枝（10種類）には、①硬膜枝 Ramus meningeus、②咀嚼筋の神経、③頬神経 N. buccalis、④耳介側頭神経 N. auriculotemporalis、⑤舌神経 N. lingualis、⑥下歯槽神経 N. alveolaris inferior、⑦顎舌骨筋神経 N. mylohyoideus、⑧オトガイ神経 N. mentalis、⑨鼓索神経 Chorda tympani と⑩顎下神経節と耳神経節がある。

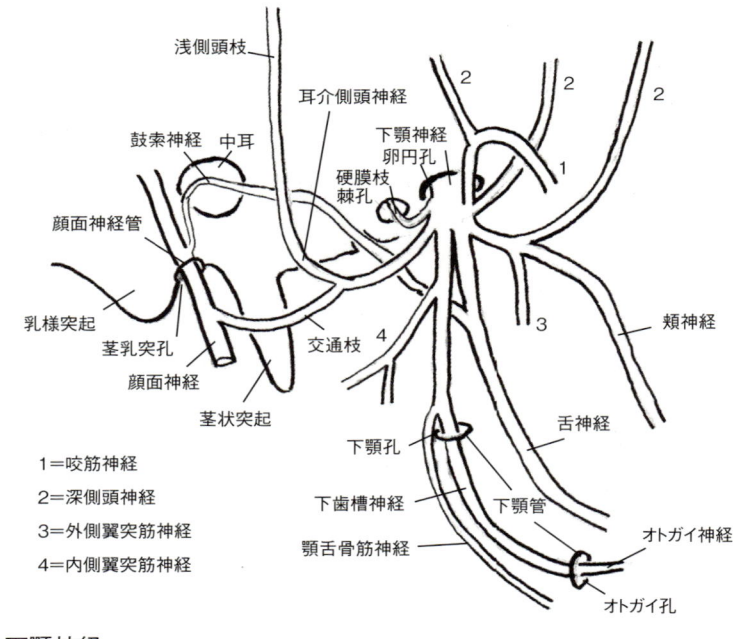

図311A　下顎神経

B. 解剖後

解剖後は、咀嚼筋と頰筋、顎動脈と浅側頭動脈、舌動脈、下歯槽動脈、頰動脈などの枝、下顎神経と耳介側頭神経、舌神経、下歯槽神経などの枝、耳神経節と顎下神経節がわかる。

1) **咀嚼筋**： 咀嚼筋には、咬筋、側頭筋、外側翼突筋、内側翼突筋の4種がある。
2) **顎動脈** A. maxillaris の通路（3部）は、①**下顎部**（下顎枝の内面）、②**翼突部**（側頭筋と外側翼突筋の間、外側翼突筋の両筋頭の間）、③**翼口蓋部**（翼口蓋窩）に区別される。
3) **顎下神経節** Ganglion submandibulare と**耳神経節** Ganglion oticum がある。
4) 顎下神経節から顎下腺へ入る神経枝や舌神経と連絡する2〜3本の細い枝がある。
5) **耳神経節**は下顎神経が通る卵円孔の直下で下顎神経の内側に付着するように位置する。
6) 鼓室神経の本幹は**小錐体神経** N. petrosus minor となり耳神経節に入る。
7) **下歯槽動脈**と**下歯槽神経**は下顎孔から下顎骨の中に入ってオトガイ孔から出る。

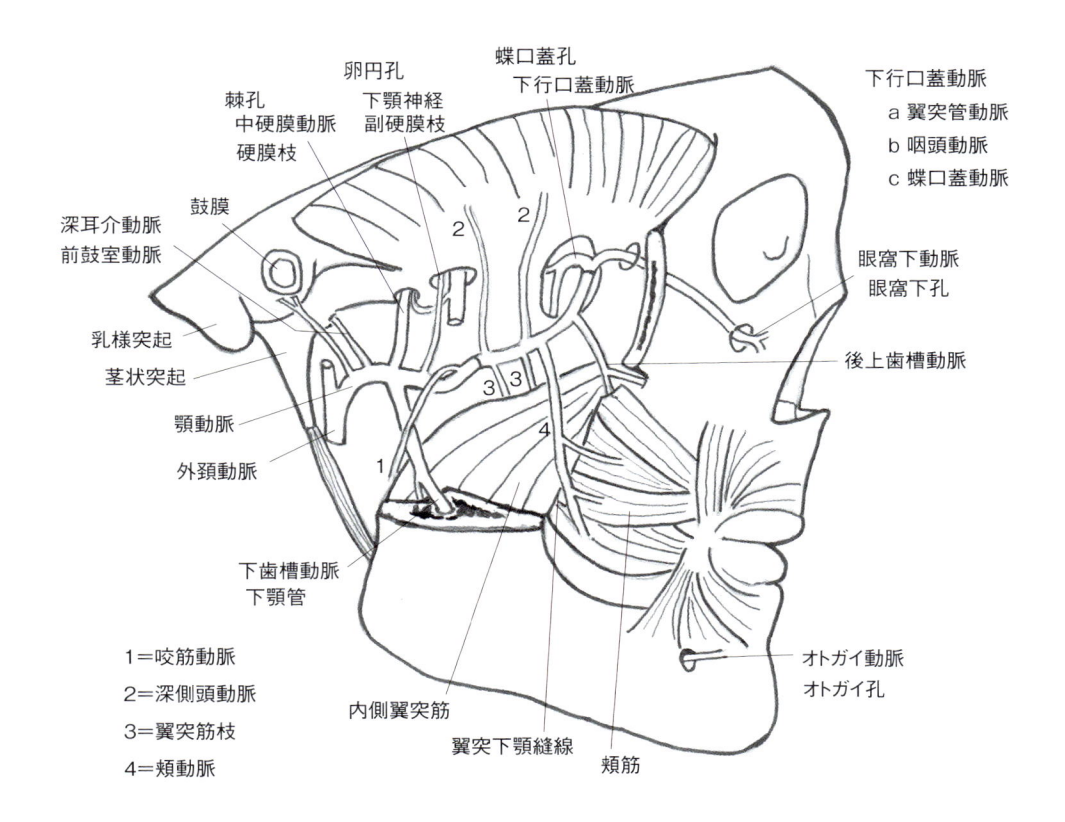

図311B　顎動脈の枝

106   第3章　頭と頸

C. 解 剖 手 順

　咀嚼筋4筋と頬筋、顎動脈のすべての枝と下顎神経の全神経、舌神経と一緒になる鼓索神経、耳神経節と顎下神経節を剖出する。

顎動脈の枝と下顎神経の枝：
1. 外側翼突筋と内側翼突筋の筋束を少しずつ取り除いて、血管と神経を剖出する。
2. 顎動脈の枝で頭蓋骨の内頭蓋底の孔を通って頭蓋腔に入る動脈を確認する。
3. 下顎神経は卵円孔から1本で現れるのを確認する。
4. **舌神経**の枝の**舌下部神経**には舌下腺と舌の粘膜へ分布する枝がある。
5. 舌神経につながる鼓索神経を剖出する。

顎下神経節：
1. 顎下神経節は顎下腺と舌神経のそばで剖出する。
2. 顎下神経節は米粒よりも小さくて舌神経と細い枝で連絡する。副交感性の神経節。

耳神経節：
1. 耳神経節は下顎神経が卵円孔を出たところの内側で見つける。
2. 耳神経節は交通枝を出し耳介側頭神経に結合し、その枝の**耳下腺枝**が耳下腺に達する。

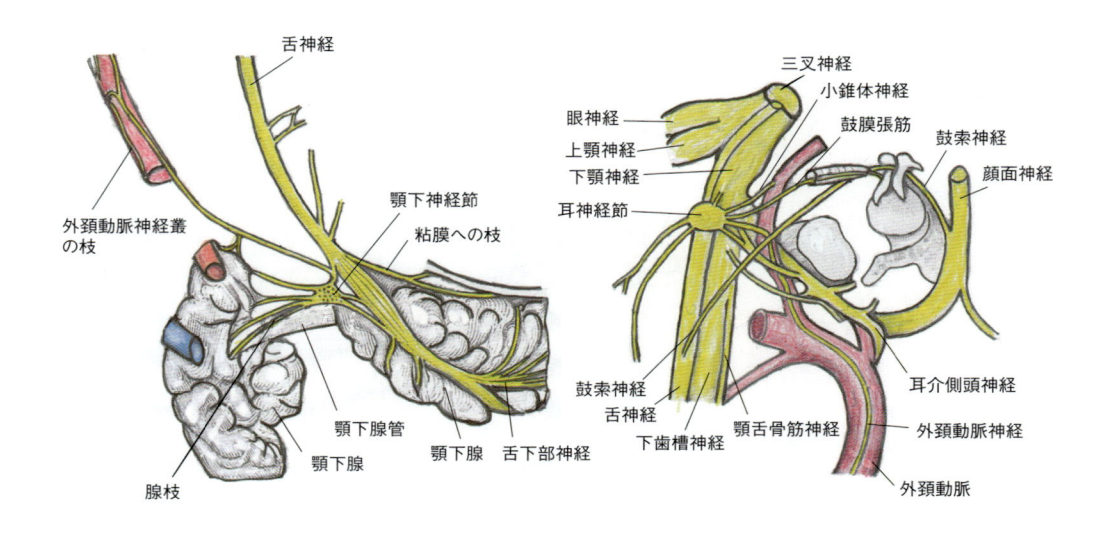

図311C　**顎下神経節と耳神経節**（左図は右を外側から、右図は右を内側から）

D. チェックポイントと発展

1. 咀嚼筋の神経（4種類）には、①咬筋神経 N. massetericus（咬筋に分布）、②深側頭神経 Nervi temporales profundi（側頭筋）、③外側翼突筋神経 N. pterygoideus lateralis（外側翼突筋）、④内側翼突筋神経 N. pterygoideus medialis（内側翼突筋）がある。
2. 下顎神経の**硬膜枝** Ramus meningeus, meningeal branch は中硬膜動脈と一緒に**棘孔** Foramen spinosum を通って頭蓋腔に入り、脳硬膜に分布する。
3. 顔面神経の枝である**鼓索神経** Chorda tympani は、**錐体鼓室裂** Fissura petrotympanica, petrotympanic fissure から現れて**舌神経** N. lingualis, lingual nerve と結合する。
4. 舌神経の枝の**舌下部神経** N. sublingualis は、舌下腺とその付近の粘膜に分布する。
5. **顎下神経節** Ganglion submandibulare と**耳神経節**は下顎神経に関わる神経節である。

発展：

1. **顎下神経節**は、顔面神経→鼓索神経→舌神経を経由してきた副交感性の節前線維がニューロンを変えて節後線維を顎下腺と舌下腺に送り唾液の分泌を支配する。
2. 顎下神経節には、知覚神経と交感性の線維が神経節を素通りしている。
3. **蝶下顎靭帯** Ligamentum sphenomandibulare は黄色の薄い板状の靭帯で蝶形骨棘から起こり下顎小舌につく。メッケル軟骨の一部に由来する。

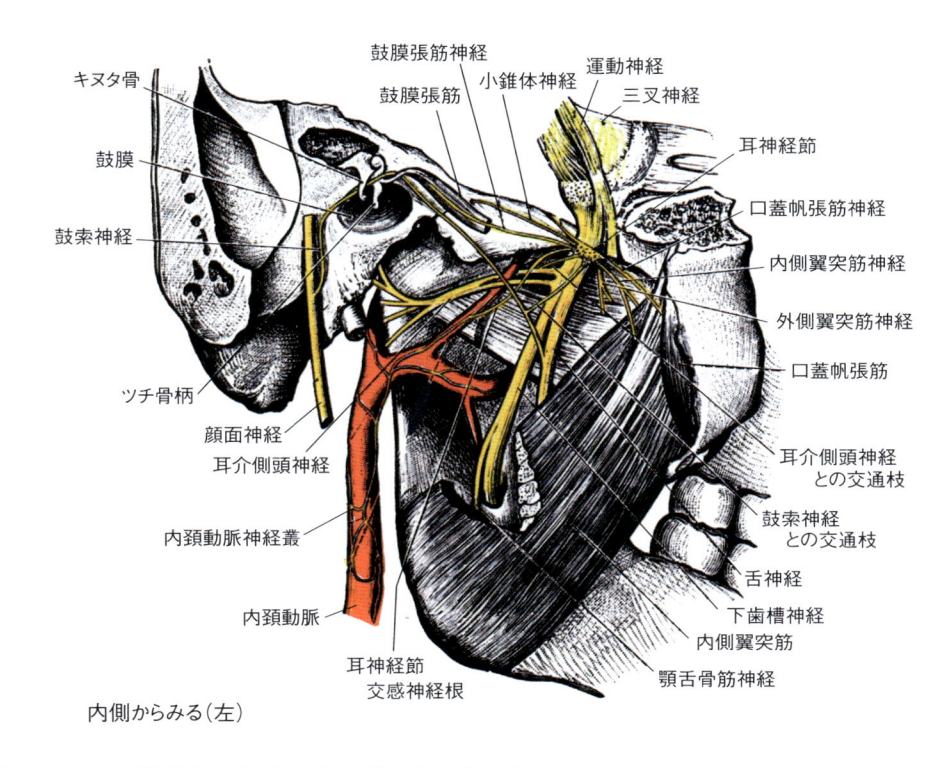

図311D　耳神経節、鼓索神経、舌神経（左を内側から、Toldt-Hochstetter より改変）

頭と頸 3： 頬と顎 4

レッスン 312　上顎と翼口蓋窩：　顎動脈の終枝と上顎神経

　上顎には上顎骨があり、翼口蓋窩は側頭下窩の内側（奥）で翼上顎裂（上顎骨と蝶形骨の翼状突起との間にできる隙間）の上部の窪みである。この翼口蓋窩には、顎動脈の終枝と上顎神経の終末部の分枝と翼口蓋神経節がある。顎動脈の終枝は眼窩下動脈と下行口蓋動脈である。上顎神経は、三叉神経の第 2 枝で正円孔を通って翼口蓋窩で頬骨神経と翼口蓋神経を分枝して眼窩下神経となり、下眼窩裂を通り眼窩に入る。このレッスンでは、翼口蓋窩周辺の顎動脈の終枝、上顎神経の終枝と翼口蓋神経節を剖出する。

A. 解剖前に

　三叉神経（3 本の神経）は、眼神経、上顎神経、下顎神経に分かれる。**下顎神経は卵円孔 Foramen ovale を通り側頭下窩へ入る。上顎神経は正円孔 Foramen rotundum を通って**頭蓋腔から出て、**翼口蓋窩**で頬骨神経と翼口蓋神経を出した後、眼窩下神経となって**下眼窩裂 Fissura orbitalis inferior** を経て眼窩に入り、眼窩下溝、眼窩下管、眼窩下孔を通り、顔面に達する。**下眼窩裂**には、眼窩下神経、頬骨神経、下眼静脈が通る。

　翼口蓋窩（翼口蓋部）では、このほかに、顎動脈の**下行口蓋動脈 A. palatina descendens** は翼突管動脈、咽頭動脈（咽頭枝）、蝶口蓋動脈を分枝する。また**翼口蓋神経節**がある。

　上顎神経 N. maxillaris の枝（5 種類）には、①硬膜枝 Ramus meningeus (medius)、②翼口蓋神経 Nervi pterygopalatini、③頬骨神経 N. zygomaticus、④眼窩下神経 N. infraorbitalis、⑤翼口蓋神経節 Ganglion pterygopalatinum がある。

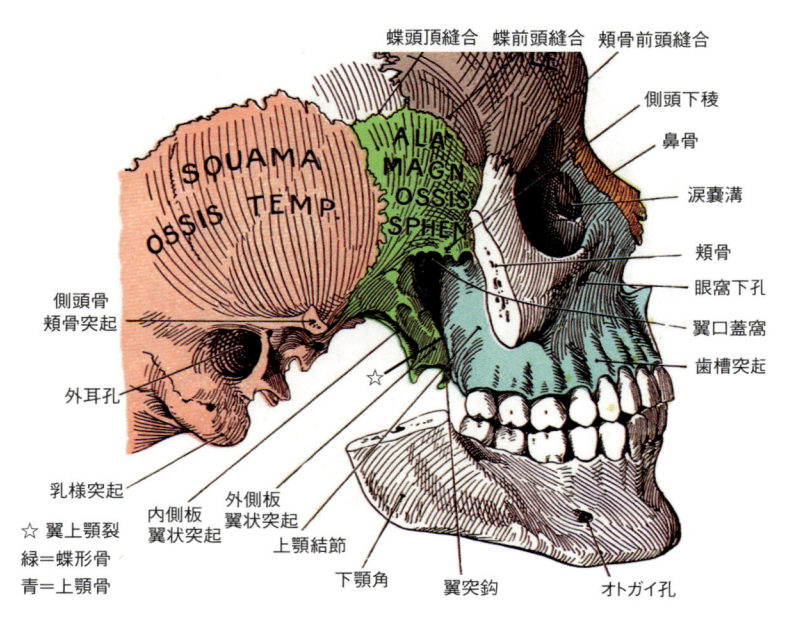

図 312A　上顎骨と翼口蓋窩と翼上顎裂（Corning より改変）

B. 解剖後

解剖後は、上顎神経と翼口蓋窩を通る血管と神経、翼口蓋神経節、翼上顎裂が判る。

翼口蓋窩 Fossa pterygopalatina, pterygopalatine fossa：

1) **翼口蓋窩の位置**は、側頭下窩の内側で**翼上顎裂** Fissura pterygomaxillaris, pterygomaxillary fissure（翼状突起と上顎体の隣接する隙間）の奥の裂け目である。

2) **翼口蓋窩の血管**（5種類）には、顎動脈の終枝の①**眼窩下動脈** A. infraorbitalis と②**下行口蓋動脈**、下行口蓋動脈の枝の③**翼突管動脈** A. canalis pterygoidei (Vidii)、④**蝶口蓋動脈** A. sphenopalatina、⑤**咽頭動脈**（咽頭枝）がある。

3) **翼口蓋窩の神経**（4種類）には、上顎神経の終枝（①翼口蓋神経、②頬骨神経、③眼窩下神経、④**後上歯槽枝** Rami alveolares superiors posteriores）がある。

翼口蓋神経節 Ganglion pterygopalatinum, pterygopalatine ganglion：

1) **上顎神経** N. maxillaris, maxillary nerve に付属する神経節で上顎神経の内側にある。

2) **翼突管神経** N. canalis pterygoidei (Radix facialis Vidii) は翼口蓋神経節に入る。

3) **大錐体神経** N. petrosus major と**深錐体神経** N. petrosus profundus が合して**翼突管神経** N. canalis pterygoidei, nerve of pterygoid canal となる。

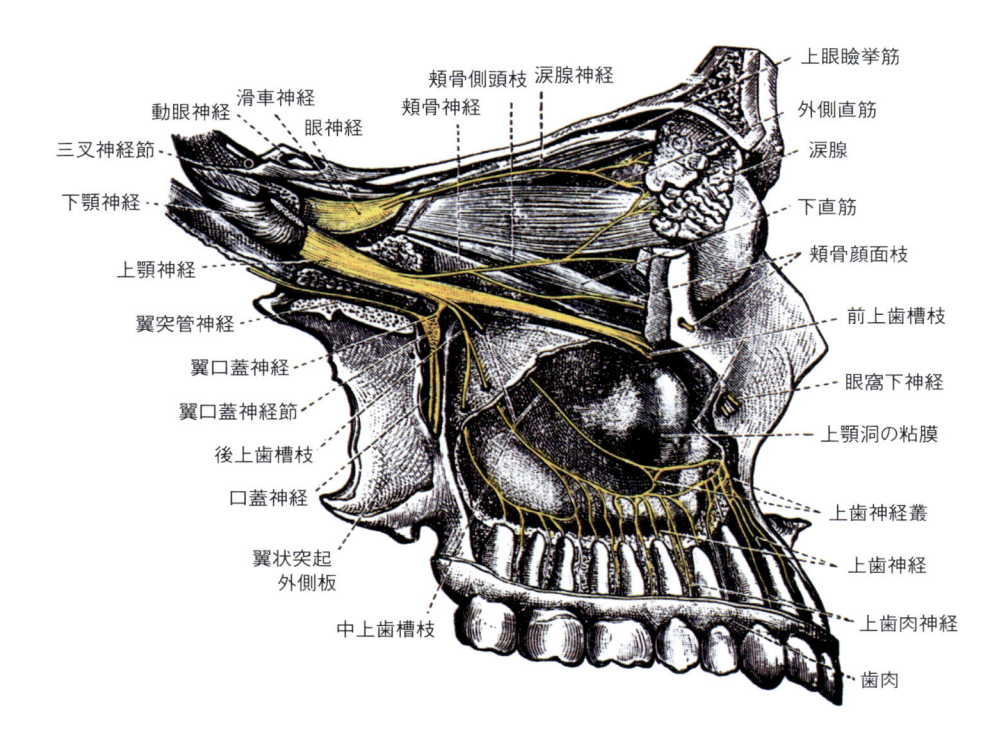

図312B　上顎神経と翼口蓋神経節（Toldt-Hochstetter より）
右の顔面を外側面からみる。眼窩の解剖（レッスン317）は後でする。

C. 解 剖 手 順

三叉神経の第2枝の上顎神経とその枝および翼口蓋神経節を剖出する。

上顎：
1．上顎骨 Maxilla は鼻腔の側壁と口蓋をつくる。
2．上顎骨は上方で前頭骨、涙骨、篩骨、頬骨に、後方で口蓋骨と蝶形骨に接する。
3．上顎骨には、前頭突起、頬骨突起、口蓋突起、歯槽突起がある。
4．上顎骨には、上顎洞 Sinus maxillaris という空洞（副鼻腔）がある。

翼口蓋窩：
1．翼口蓋神経節を剖出する。
2．翼口蓋神経を剖出する。
3．口蓋神経（大口蓋神経と小口蓋神経）を剖出する。
4．顎動脈の終枝の下行口蓋動脈と眼窩下動脈を剖出する。
5．下行口蓋動脈の枝の翼突管動脈は翼突管神経と一緒に剖出できる。
6．眼窩下神経は上顎神経の終枝の1つで、剖出する。

眼窩：
1．涙嚢孔と鼻涙管を剖出する。

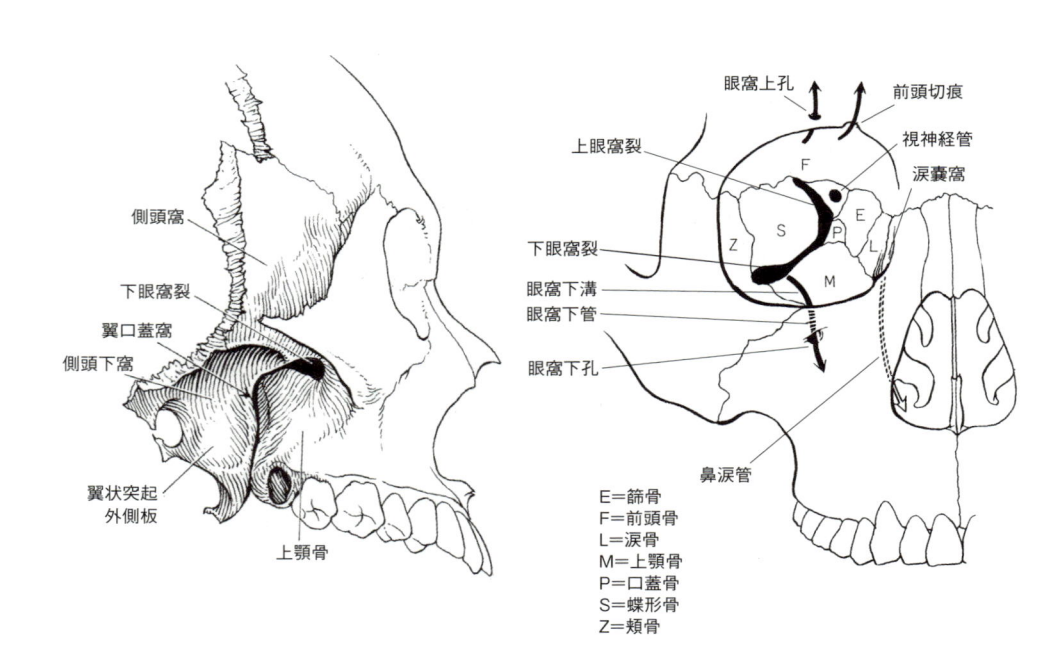

図312C　翼口蓋窩と下眼窩裂、眼窩への通路（吉川より）

D. チェックポイントと発展

1. 翼口蓋窩 Fossa pterygopalatina は、翼上顎裂と交通する。
2. 翼口蓋窩には翼口蓋神経節と顎動脈の終枝と上顎神経の終末部の分枝がある。

発展：

1. 顎動脈は、眼窩下動脈 A. infraorbitalis、下行口蓋動脈 A. palatina descendens、翼突管動脈 A. canalis pterygoidei を分枝する。
2. 翼口蓋神経節：　この運動根は顔面神経から出る**大錐体神経**で中間神経に入った副交感線維からなり、交感根は上頚神経節からでて**内頚動脈神経叢**を通ってくる交感線維からなる**深錐体神経** N. petrosus profundus である。
3. 翼口蓋窩とほかとの交通（6種類）には：
   1) 翼上顎裂 Fissura pterygomaxillaris は上顎骨と蝶形骨の翼状突起との間の裂孔。
   2) 蝶口蓋孔 Foramen sphenopalatinum：　鼻腔にあり、上後鼻神経が通り鼻腔にでる。
   3) 下眼窩裂 Fissura orbitalis inferior：　眼窩下神経、頬骨神経、下眼静脈が通る。
   4) 翼突管 Canalis pterygoideus, pterygoid canal：　翼突管神経が通る。
   5) 正円孔 Foramen rotundum：　上顎神経が正円孔から翼口蓋窩を通って眼窩に出る。
   6) 大口蓋管 Canalis palatines major：　大口蓋神経と下行口蓋動脈・静脈が通る。
   7) 卵円孔 Foramen ovale, foramen ovale：　下顎神経の通路。

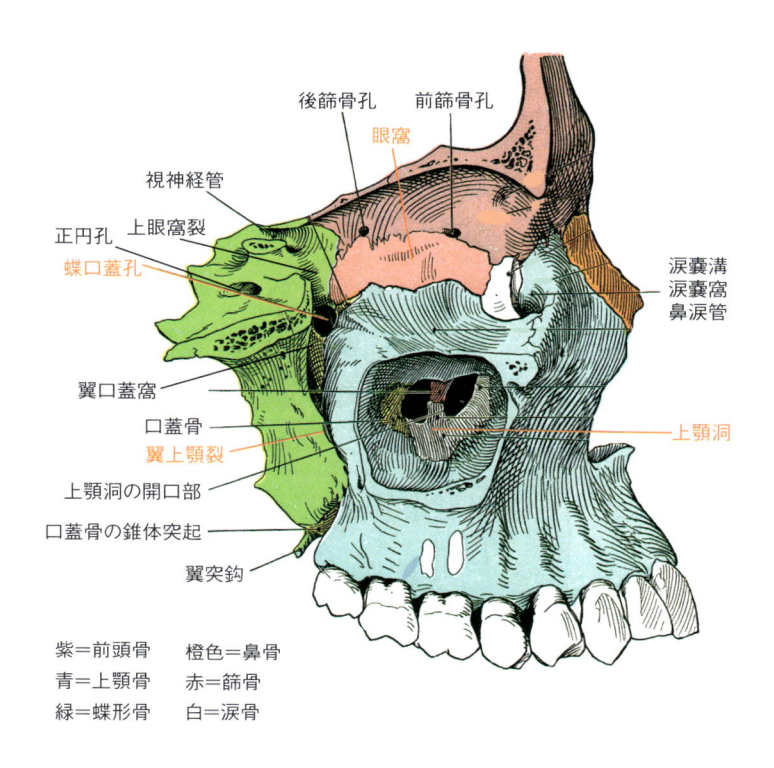

図 312D　上顎骨と翼口蓋窩と眼窩（Corning より改変）

頭と頚 4： 鼻と口と咽頭 1

レッスン 313　鼻腔と副鼻腔：　鼻中隔と外側壁

　鼻腔は、鼻前庭と固有鼻腔に区別され、後鼻孔により咽頭と交通する。固有の鼻腔は鼻中隔で左右に分かれる。鼻腔の上壁は篩骨の篩板で、下壁は上顎骨と口蓋骨で構成される。外側壁は上・中・下鼻甲介が張りだし、各甲介の下に上・中・下鼻道をつくる。鼻道は後鼻孔を通じて咽頭に続く。鼻腔を取り囲む骨は空洞をもち、この空洞は副鼻腔と呼ばれる。副鼻腔には前頭洞、上顎洞、蝶形骨洞と篩骨洞があり、鼻腔に開く。このレッスンでは、鼻中隔と鼻腔側壁に分布する血管と神経、副鼻腔を剖出する。

A. 解剖前に

　鼻腔 Cavum nasi, nasal cavity は外鼻孔 Naris から後鼻孔 Choana の間で、**鼻中隔** Septum nasi により左右に分かれる。**外側壁**には 3 個の**鼻甲介**（骨の突出したもの、**上鼻甲介** Concha nasalis superior、**中鼻甲介** Concha nasalis media、**下鼻甲介** Concha nasalis inferior）があり、その下の空所が**上鼻道** Meatus nasi superior、**中鼻道** Meatus nasi medius、**下鼻道** Meatus nasi inferior である。鼻甲介と中隔の間は**総鼻道** Meatus nasi communis という。全鼻道が咽頭腔に移行するところを**鼻咽道** Meatus nasopharyngeus, nasopharyngeal meatus という。下鼻道には**鼻涙管** Ductus nasolacrimalis が開く。

　副鼻腔 Sinus paranasales, paranasal sinuses（4 種類）には、①**前頭洞** Sinus frontalis, frontal sinus、②**上顎洞** sinus maxillaris, maxillary sinus、③**蝶形骨洞** Sinus sphenoidalis, sphenoidal sinus、④**篩骨洞** Sinus ethmoidalis, ethmoidal sinus がある。

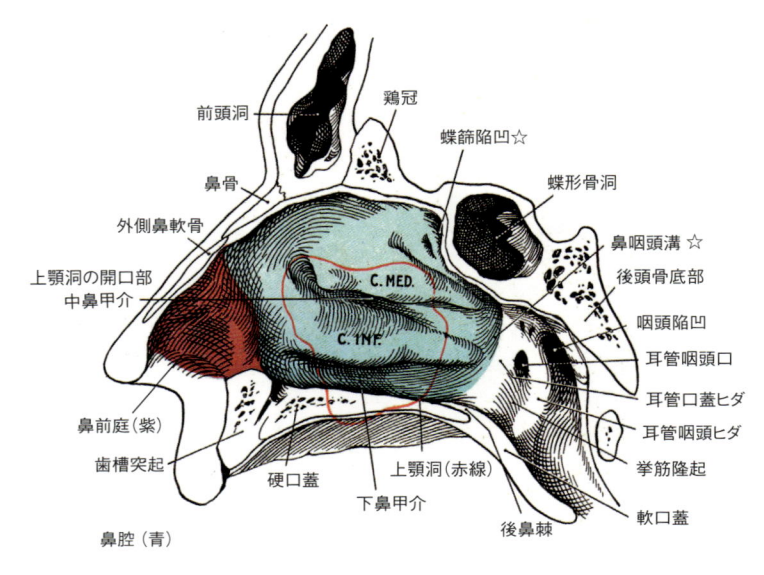

図 313A　鼻腔と外側壁（内側方から、Corning より）
　鼻腔の外側壁は 3 つの隆起（上・中・下鼻甲介）があり、鼻腔は 4 つの通路（上・中・下鼻道と 3 つが集まった総鼻道）に分けられる。

B. 解剖後

解剖後は、上、中、下鼻甲介、上、中、下鼻道、副鼻腔の開口部、前篩骨動脈と蝶口蓋動脈、前篩骨神経と鼻口蓋神経、嗅神経、がわかる。

鼻腔と副鼻腔：
1) **鼻腔**は外鼻孔から後鼻孔までで、途中が上、中、下鼻道と総鼻道に分かれる。
2) **副鼻腔**（4種類）には①前頭洞、②上顎洞、③蝶形骨洞、④篩骨洞がある。副鼻腔は前頭骨、上顎骨、蝶形骨、篩骨の骨の中の空洞で骨と同じ名称であり、鼻腔に繋がる。
3) 篩骨洞は別名、**篩骨蜂巣 Cellulae ethomoidales** といい、小さな空砲の集まりである。
4) **鼻涙管**は眼窩にある涙点・涙小管・涙嚢と下鼻道の開口部とをつなぐ。

鼻中隔と外側壁：
1) 嗅部 Regio olfactoria と呼吸部 Regio respiratoria がある
2) 鼻中隔の前下部の粘膜下には、**静脈叢**（キーセルバッハの鼻血の好発部位）がある。
3) 鼻腔の側壁の鼻甲介は**篩骨 Os ethomoidale, ethomoid bone** の膨らみで作られる。
4) 鼻涙管の外側壁は**上顎骨 Maxilla, maxilla** で作られ、内側壁は**涙骨 Os lacrimale, lacrimal bone** と**下鼻甲介 Concha nasalis inferior, inferior nasal concha** で作られる。

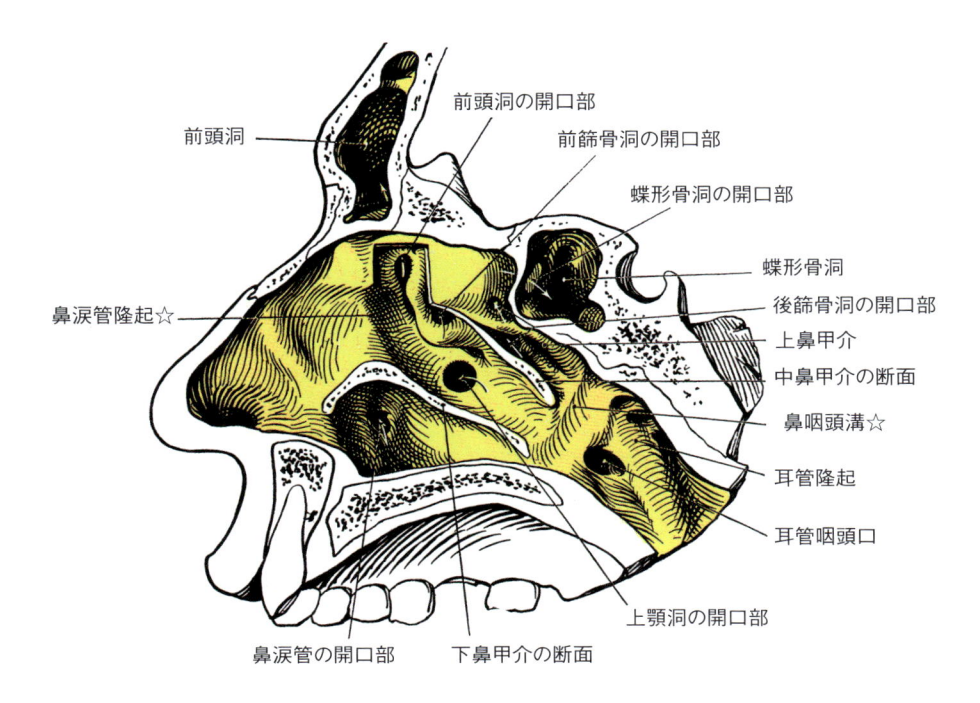

図 313B　副鼻腔の開口部（内側方から、Corning より）
　上鼻道に開くのは、蝶形骨洞（蝶篩陥凹）、篩骨洞（後部）、中鼻道に開くのは、前頭洞と上顎洞（半月裂孔 Hiatus semilunaris）、篩骨洞の前部と中部、下鼻道（鼻前庭）に開くのは鼻涙管、耳管咽頭口は咽頭鼻部に開く。

C. 解剖手順

鼻腔の鼻甲介、鼻道、副鼻腔の位置と開口部、鼻腔の粘膜に分布する血管と神経を剖出する。

鼻中隔の粘膜：
1. 鼻中隔は外鼻孔側から皮膚性（膜部）、軟骨性（軟骨部）、骨性（骨部）である。
2. 後方には中隔後鼻動脈と鼻口蓋神経が分布する。
3. 粘膜を開いて内部の骨を取り除く。

鼻腔の外側壁の粘膜：
1. 前方では、前篩骨動脈と前篩骨神経を剖出する。
2. 上方では、後篩骨動脈と嗅神経を剖出する。
3. 鼻甲介の粘膜には、翼口蓋神経の枝と蝶口蓋動脈の枝が分布する。

口蓋へ行く血管と神経：
1. 大口蓋動脈と大口蓋神経、小口蓋動脈と小口蓋神経を剖出する。

眼窩の上壁から：
1. 副鼻腔の前頭洞、篩骨洞、蝶形骨洞を剖出できる（図313B）。

そのほか：
1. 副鼻腔（上顎洞、前頭洞、蝶形骨洞）の開口部と耳管咽頭口を確認する。

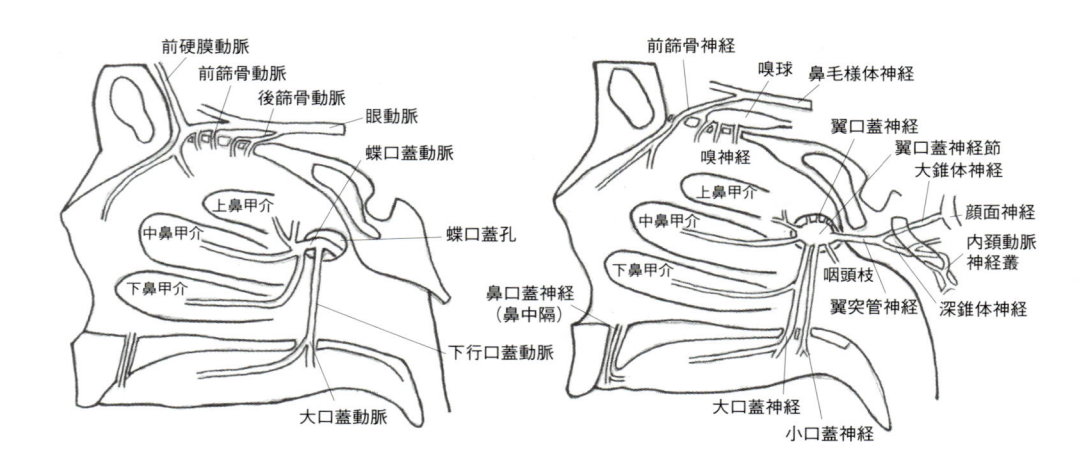

図313C　鼻腔外側壁の動脈（左）と神経（右、内側から）
　上鼻甲介、中鼻甲介、下鼻甲介、蝶口蓋孔の中には下行口蓋動脈と蝶口蓋動脈（左図）、翼口蓋神経節（右図）がみえる。

D. チェックポイントと発展

鼻腔（鼻中隔と外側壁）の動脈（2種類）：
1. **眼動脈の枝**： ①**前篩骨動脈** A. ethmoidalis anterior, ant. ethmoidal artery、②**後篩骨動脈** A. ethmoidalis posterior, post. ethmoidal artery がある。
2. **顎動脈・蝶口蓋動脈** A. sphenopalatina **の枝**： ①**外側後鼻動脈** A. nasalis posterior lateralis、②**中隔後鼻動脈** A. nasalis posterior septi, posterior nasal septal artery がある。

鼻腔の神経（3種類）：
1. 眼神経の枝の**鼻毛様体神経** N. nasociliaris の枝（2種類）： ①**前篩骨神経** N. ethmoidalis anterior、②**後篩骨神経** N. ethmoidalis posterior がある。
2. 上顎神経の枝（2種類）： ①**翼口蓋神経** Nervi pterygopalatini の枝で外側上、外側下、内側上後鼻枝、②**鼻口蓋神経** N. nasopalatinus, nasopalatine nerve （鼻中隔に分布）。
3. **嗅神経** Nervi olfactorii, olfactory nerves は篩骨の篩板を貫き鼻腔の天井に分布する。

発 展：
1. 鼻中隔と外側壁の前部には、**前篩骨動脈**と**前篩骨神経**が分布する。
2. 外側壁の後部には、**外側上後鼻枝**と**外側下後鼻枝**、天井と上部には**嗅神経**が分布する。
3. 後鼻枝は**蝶口蓋孔**を通り鼻中隔粘膜に、中隔の後部には**後鼻枝、中隔鼻枝**が分布する。
4. **後篩骨神経** N. ethmoidalis posterior は後篩骨孔を通り後篩骨洞と蝶形骨洞に分布する。

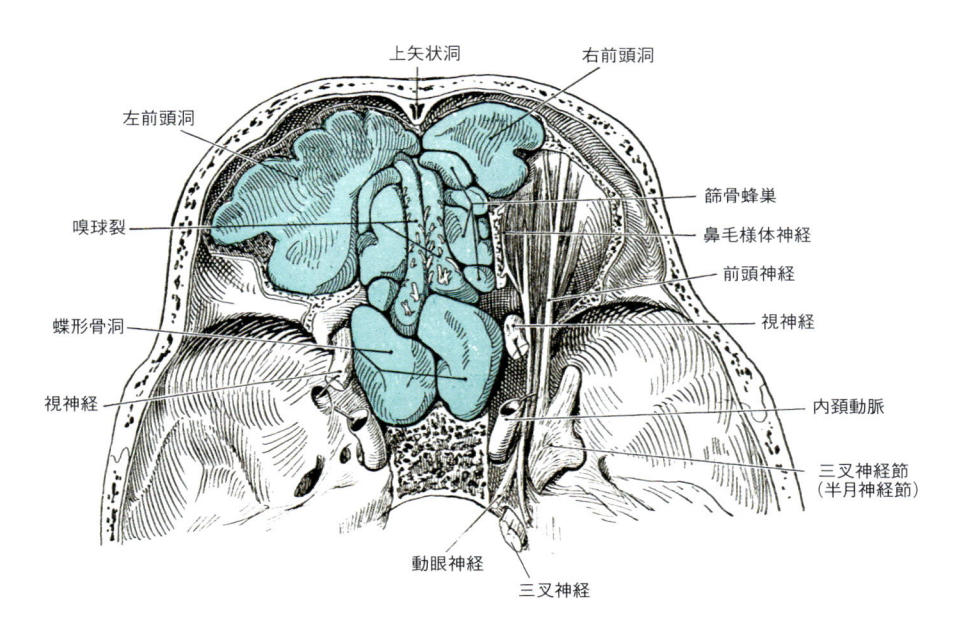

図 313D　副鼻腔（青色、上方から、Corning より）
　頭蓋骨は除去してある。副鼻腔の3種類（青色、前頭洞、篩骨洞、蝶形骨洞）、眼窩内の前頭神経などが見える。

116　第3章　頭と頚

頭と頚 4： 鼻と口と咽頭 2

レッスン 314　口　蓋：　口蓋筋、口蓋動脈と口蓋神経

　口蓋は鼻腔と口腔の境界の壁をつくる。口蓋は前方の硬口蓋と後方の軟口蓋に区別される。口腔は口腔前庭と固有口腔に区別され、固有口腔は咽頭口部につづく。固有口腔と咽頭口部との境は口峡である。口峡の上壁は軟口蓋の後部である口蓋帆からなる。口蓋帆の中央部は下方に突出して口蓋垂をつくり、側壁は口蓋帆から2つの弓状の口蓋舌弓と口蓋咽頭弓をつくる。口蓋舌弓は口蓋帆から舌の側縁に終わり、口蓋咽頭弓は口蓋帆から咽頭の側壁に達する。このレッスンでは、口蓋の筋と血管と神経を剖出する。

A．解剖前に

　口蓋 Palatum（2種類）は鼻腔と口腔の境界の壁を作る。**硬口蓋** Palatum durum, hard palate と**軟口蓋** Palatum molle, soft palate がある。軟口蓋の後部は**口蓋帆** Velum palatinum で長く突出した**口蓋垂** Uvula がある。側壁は**口蓋舌弓** Arcus palatoglossus と**口蓋咽頭弓** Arcus palatopharyngeus をつくる。両弓の間の陥凹を扁桃窩 Fossa tonsillaris といい、**口蓋扁桃** Tonsilla palatina（扁桃腺）がある。

　口蓋の筋（5種類）には、①口蓋帆張筋 M. tensor veli palatini、②口蓋帆挙筋 M. levator veli palatini、③口蓋垂筋 M. uvulae、④口蓋舌筋 M. palatoglossus（M. glossopalatinus）、⑤口蓋咽頭筋 M. palatopharyngeus（M. pharyngopalatinus）の5筋がある。口蓋帆挙筋の下部には耳管咽頭口の底に挙筋隆起 Torus levatorius という高まりがある。口蓋帆張筋は下顎神経、そのほかの筋は咽頭神経叢（舌咽神経と迷走神経の枝）の支配を受ける。

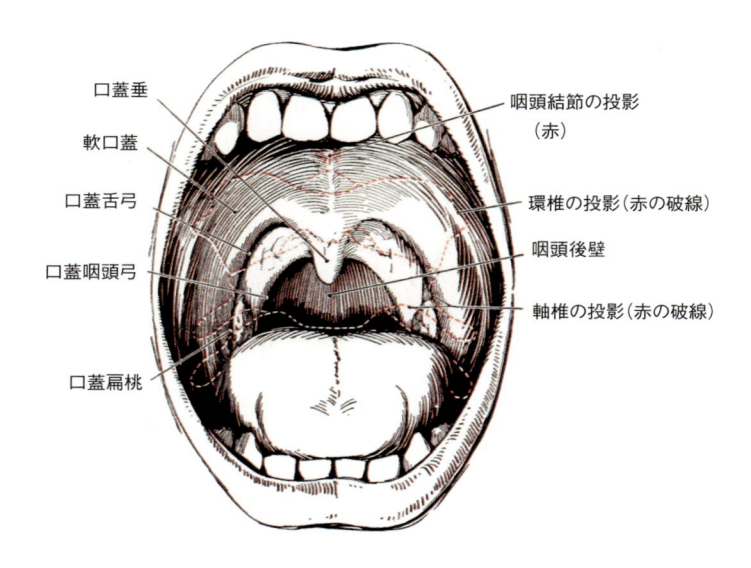

図 314A　口腔と口蓋（前方から、Corning より）
　口蓋垂、口蓋舌弓、口蓋咽頭弓、口蓋扁桃および舌がみえる。

レッスン 314　口　蓋：　口蓋筋、口蓋動脈と口蓋神経　　117

> B. 解剖後

　解剖後は、口蓋の筋（5種類、①口蓋帆張筋、②口蓋帆挙筋、③口蓋垂筋、④口蓋舌筋、⑤口蓋咽頭筋）と口蓋動脈と口蓋神経が分かる。

1）口蓋の動脈（顎動脈 A. maxillaris の枝5種）には、①下行口蓋動脈 A. palatina descendens, descending palatine artery（②大口蓋動脈 A. palatine major, greater palatine artery と③小口蓋動脈 Arteriae palatinae minores, lesser palatine arteries）、④蝶口蓋動脈 A. sphenopalatina、⑤鼻口蓋動脈 A. nasopalatina（中隔後鼻動脈の枝）。

2）口蓋の神経（上顎神経の枝5種類）には、①大口蓋神経 N. palatinus major, greater palatine nerve、②小口蓋神経 N. palatinus minor, lesser palatine nerve、③鼻口蓋神経 N. nasopalatinus、④翼口蓋神経節 Ganglion pterygopalatinum, pterygopalatine ganglion（中鼻甲介の後端の高さ）、⑤翼口蓋神経 Nervi pterygopalatini の枝がある。

3）翼口蓋神経節（上顎神経に付属する神経節）は翼口蓋窩 Fossa pterygopalatina にある。この神経節に入る神経は翼突管神経 N. canalis pterygoidei, nerve of pterygoid canal（Radix facialis Vidii、ヴィディウスまたはヴィディアン神経 Vidian nerve）である。

4）翼突管神経は大錐体神経 N. petrosus major と深錐体神経 N. petrosus profundus が結合した神経で翼突管 Canalis pterygoideus, Vidian canal の中を通る。

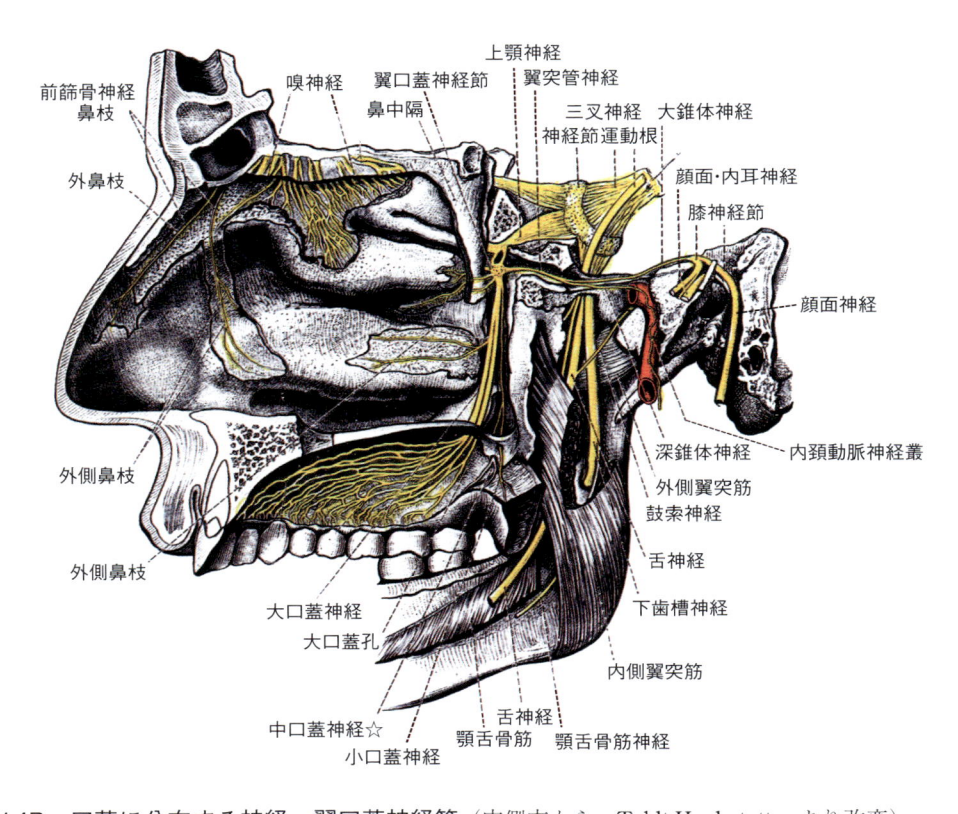

図 314B　口蓋に分布する神経、翼口蓋神経節（内側方から、Toldt-Hochstetter より改変）

118　第3章　頭と頸

C. 解剖手順

　口蓋の構造（口蓋垂、口蓋舌弓、口蓋咽頭弓）、口蓋舌筋、口蓋咽頭筋および口蓋の血管と神経を剖出する。

口蓋筋の剖出：

1. 口蓋舌筋は、口蓋舌弓の粘膜をピンセットで少しずつ取り除き、剖出する。
2. 口蓋咽頭筋は、口蓋咽頭弓の粘膜を除去して、剖出する。
3. 口蓋帆挙筋は、挙筋隆起の粘膜を除去して、口蓋帆挙筋を剖出する。
4. 口蓋帆張筋は、挙筋隆起と後鼻孔の間の粘膜を除去して、口蓋帆張筋を剖出する。
5. 上咽頭収縮筋は、咽頭内腔の粘膜を除去して、剖出する。

口蓋の血管と神経：

1. 大口蓋動脈と大口蓋神経は、大口蓋孔から出てくるので、剖出する。
2. 小口蓋動脈と小口蓋神経は、小口蓋孔を出るところで剖出する。
3. 切歯孔から出る鼻の枝を確認する。
4. 大口蓋管を通る大・小口蓋神経と下行口蓋動脈（大・小口蓋動脈の共通幹）を確認。
5. 翼口蓋神経節は、大口蓋管の上の翼口蓋窩で剖出する。
6. 翼突管動脈と翼突管神経は、翼口蓋神経節の後ろの翼突管の中から剖出する。
7. 鼻口蓋神経は、後鼻枝の1枝が切歯管を通るものを剖出する。

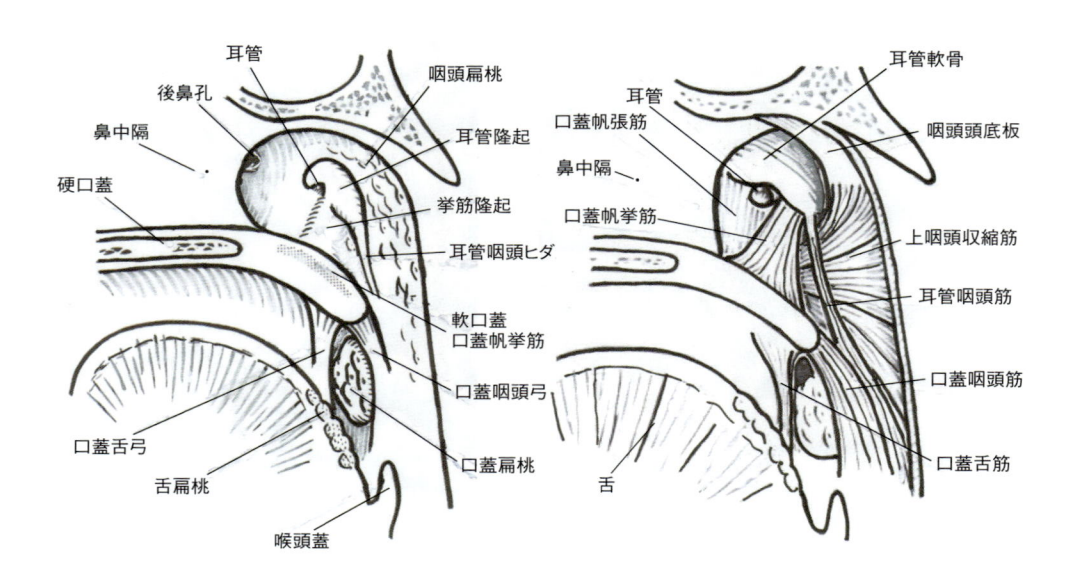

図314C　口蓋舌弓と口蓋咽頭弓（寺田・藤田より改変）

D. チェックポイントと発展

1. 口蓋帆、口蓋垂、口蓋舌弓、口蓋咽頭弓、扁桃窩および口蓋扁桃（扁桃腺）をみる。
2. 口蓋の筋（5種類）には、①口蓋帆張筋 M. tensor veli palatini、②口蓋帆挙筋 M. levator veli palatini、③口蓋垂筋 M. uvulae、④口蓋舌筋 M. palatoglossus（M. glossopalatinus）、⑤口蓋咽頭筋 M. palatopharyngeus（M. pharyngopalatinus）の5筋がある。
3. 口蓋の動脈（5種類）には、①下行口蓋動脈 A. palatina descendens, descending palatine artery（②大口蓋動脈 A. palatine major, greater palatine artery と③小口蓋動脈 Arteriae palatinae minores, lesser palatine arteries）、④蝶口蓋動脈 A. sphenopalatina、⑤鼻口蓋動脈 A. nasopalatina（中隔後鼻動脈の枝）がある。
4. 口蓋の神経（上顎神経の枝5種類）には、①大口蓋神経 N. palatinus major, greater palatine nerve、②小口蓋神経 N. palatinus minor, lesser palatine nerve、③鼻口蓋神経 N. nasopalatinus、④翼口蓋神経節 Ganglion pterygopalatinum, pterygopalatine ganglion（中鼻甲介の後端の高さ）、⑤翼口蓋神経 Nervi pterygopalatini がある。

発展：
1. 翼突管動脈 A. canalis pterygoidei は翼突管を通り咽頭上部、耳管、鼓室に分布する。
2. 上顎と下顎の歯列弓 Arcus dentalis superior et inferior には、切歯 Dentes incisivi, incisors、犬歯 Dens caninus, canine、小臼歯 Dentes premolars, premorars、大臼歯 Detes molars, molars がある。

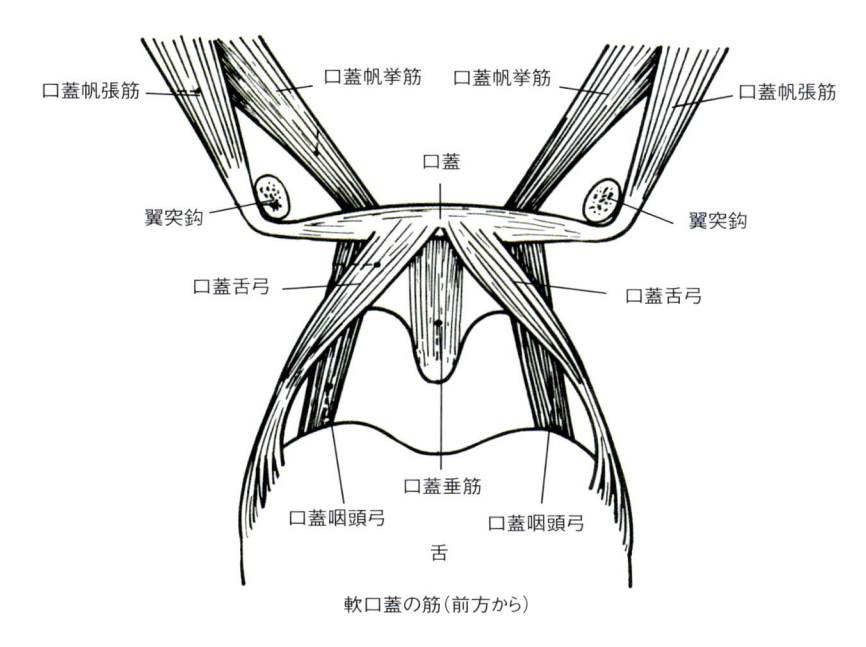

図314D　軟口蓋の筋（前方から、Toldt-Hochstetter より）
　翼突鈎 Hamulus pterygoideus, pterygoid hamulus はレッスン312、図312Dを参照。

頭と頸 4： 鼻と口と咽頭 3

レッスン 315　口腔と舌： 舌筋と舌の動脈と神経

　口腔は上顎骨と下顎骨の歯列により口腔前庭と固有口腔に区別される。口腔前庭の外側壁は頰筋によりつくられる。固有口腔の天井は口蓋で床の口腔底は顎舌骨筋（別名、口腔隔膜）でつくられる。舌は外面から粘膜、舌腱膜（舌粘膜の下にある固い結合組織の層で内舌筋の付着部になる）、外舌筋、内舌筋でできており、粘膜には舌神経（三叉神経の下顎神経の枝）、鼓索神経（顔面神経の枝）、舌咽神経が分布して知覚と味覚を司る。外舌筋と内舌筋は舌下神経の支配を受ける。このレッスンでは、舌筋と舌の動脈と神経を剖出する。

A. 解剖前に

　口腔 Cavum oris, oral cavity は**口腔前庭** Vestibulumoris（耳下腺管が耳下腺乳頭に開口）と**固有口腔** Cavun oris proprium（顎下腺管が舌下小丘 Caruncula sublingualis 開口する）に区別される。その境界には**4種類の歯**（切歯、犬歯、小臼歯、大臼歯）がある。固有口腔は口蓋咽頭弓を境にして咽頭口部につづく。**口腔底** Basis oris （別名、**口腔隔膜** Diaphragma oris）は、左右の**顎舌骨筋** M. mylohyoideus でつくられる。

　舌 Linguae, tongue は固有口腔にある。**舌筋**には外舌筋 4 種類（①**オトガイ舌筋** M. genioglossus、②**舌骨舌筋** M. hyoglossus、③**茎突舌筋** M. styloglossus、④**口蓋舌筋** M. palatoglossus）と内舌筋 4 種類（上・下縦舌筋、横舌筋、垂直舌筋）がある。舌の動脈には外頸動脈の枝の**舌動脈** A. lingualis がある。舌に分布する神経には脳神経 5 種類（舌下神経、三叉神経、顔面神経、舌咽神経、迷走神経）の枝がある。

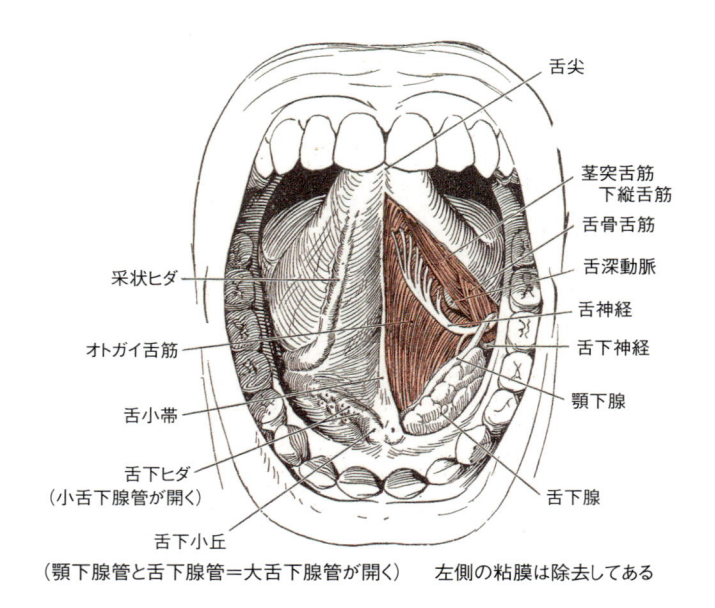

図 315A　顎下腺と舌下腺（舌を上げて前方から、Corning より）

B. 解剖後

解剖後は、口腔前庭、固有口腔、歯の種類と数、舌の区分、舌乳頭、舌盲孔、分解溝、外舌筋の起始、内舌筋、舌の血管、舌の支配神経がわかる。

1) **外舌筋**（4種類）には、①**オトガイ舌筋** M. genioglossus（下顎骨のオトガイと舌をつなぐ）、②**舌骨舌筋** M. hyoglossus（舌骨と舌をつなぐ）、③**茎突舌筋** M. styloglossus（茎状突起と舌をつなぐ）、④**口蓋舌筋** M. palatoglossus（迷走神経 N. vagus 支配）がある。舌筋（口蓋舌筋を除く）は**舌下神経** N. hypoglossus の支配を受ける。

2) **内舌筋**には上・下縦舌筋、横舌筋、垂直舌筋がある。

3) **外頚動脈** A. carotis externa の枝（7種類）には、①**上甲状腺動脈** A. thyreoidea superior、②**舌動脈** A. lingualis、③**顔面動脈** A. facialis、④**上行咽頭動脈** A. pharyngea ascendens、⑤**胸鎖乳突筋枝** Ramus sternocleidomastoideus、⑥**後耳介動脈** A. auricularis posterior、および⑦**後頭動脈** A. occipitalis がある。

4) **舌の神経**（脳神経5種類）には、①**舌神経** N. lingualis, lingual nerve（三叉神経第3枝の下顎神経の枝）、②**鼓索神経** Chorda tympani（顔面神経 N. facialis の枝で舌神経を介する）、③**舌咽神経** N. glossopharyngeus, glossopharyngeal nerve の舌枝 Rami linguales（茎突咽頭筋の後縁に沿う）、④**迷走神経** N. vagus（舌根部に分布する）、⑤**舌下神経** N. hypoglossus, hypoglossal nerve がある。

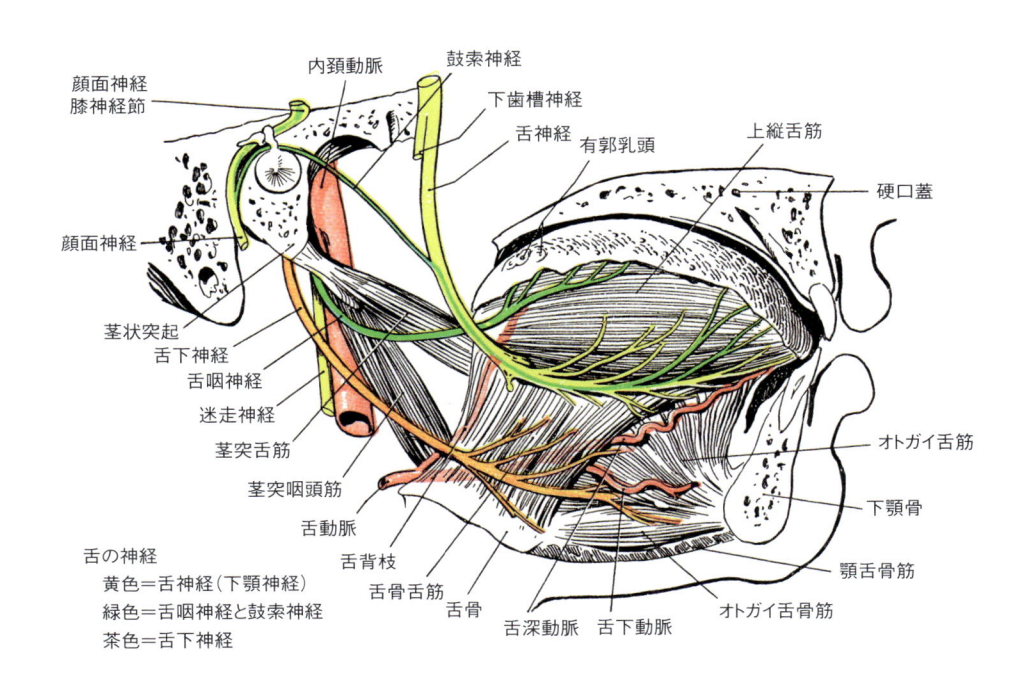

図 315B　舌の神経（Corning より）

C. 解剖手順

　口腔（口腔前庭と固有口腔）、唾液腺の開口部、歯の種類と数、舌の形態を確認して、舌筋と舌の血管と神経を剖出する。

1. 耳下腺乳頭（口腔前庭）、舌下小丘（固有口腔）をみつける。
2. 舌乳頭を観察する。舌盲孔、分解溝、舌正中溝、口蓋扁桃と舌扁桃をみつける。
3. **舌骨上筋**（顎二腹筋、茎突舌骨筋、顎舌骨筋、オトガイ舌骨筋の4種）を確認する。
4. **外舌筋**は舌骨上筋の内側（内面）にあり、①舌骨舌筋（舌骨から起こる）、②オトガイ舌筋（下顎骨のオトガイから起こる）、③茎突舌筋（茎状突起から起こる）をみつける。
5. 外側から、①**舌下神経**（顎二腹筋の内側を通る）と②**舌神経**（下歯槽神経と顎舌骨筋神経より深層にある）を確認する。
6. **舌咽神経**は茎突舌筋・茎突舌骨筋・茎状突起の後方深部から回って現れる。
7. 茎状突起（乳様突起の前で深部に細長い骨）をみつける。
8. **茎状突起につく筋**には、茎突舌骨筋、茎突舌筋、茎突咽頭筋の3種がある。
9. 舌は、表面の粘膜、粘膜の下に**舌腱膜** Aponeurosis linguae（固い結合組織の層、内舌筋の付着部になる）、外舌筋、内舌筋で構成される。

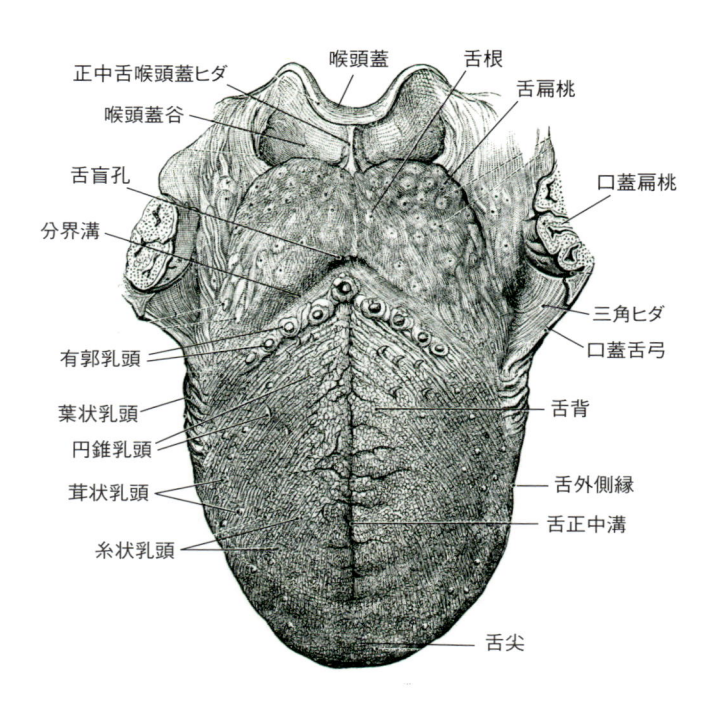

図 315C　舌（舌背）の表面（Toldt-Hochstetter より）

D. チェックポイントと発展

1. **歯の種類と数**： 切歯 Dentes incisivi 2本、犬歯 Dentes canini 2本、小臼歯 Dentes premolares 2本、大臼歯 Dentes molares 2～3本の左右上下に 28～32本が存在する。
2. 歯の表面はエナメル質とセメント質で、中心の歯髄腔を象牙質が取り囲んでいる。
3. **外舌筋**（4種類）には、オトガイ舌筋、舌骨舌筋、茎突舌筋、口蓋舌筋がある。
4. **舌の血管**には、舌動脈 A. lingualis、舌静脈 V. lingualis とその枝の舌下動脈 A. sublingualis, sublingual artery、舌下静脈 V. sublingualis がある。
5. **舌の神経**（レッスン 315B 参照）
6. **舌乳頭** Papillae linguales は舌体部の粘膜にある。**茸状乳頭** Papillae fungiformes と**糸状乳頭** Papillae filiformes は舌背、**葉状乳頭** Papillae foliatae が舌の外側縁にある。
7. **舌のヒダ**（2種類）には、**采状ひだ** Plica fimbriata（舌小帯の外側方）と**舌下ヒダ** Plica sublingualis（舌の下面）がある。
8. **舌** Linguae, tongue は**舌尖** Apex linguae、**舌体** Corpus linguae、**舌根** Radix linguae に区別される。舌の上面を**舌背** Dorsum linguae という。舌には縦に**舌正中溝** Sulcus medianus とその先に**舌盲孔** Foramen cecum、横に**分界溝** Sulcus terminalis がある。

発 展：
1. 舌盲孔は胎生期に甲状腺と連なっていた甲状舌管 Ductus thyreoglossus の遺物である。
2. 外舌筋は頭蓋骨と内舌筋につき、内舌筋は舌から舌に終わる。

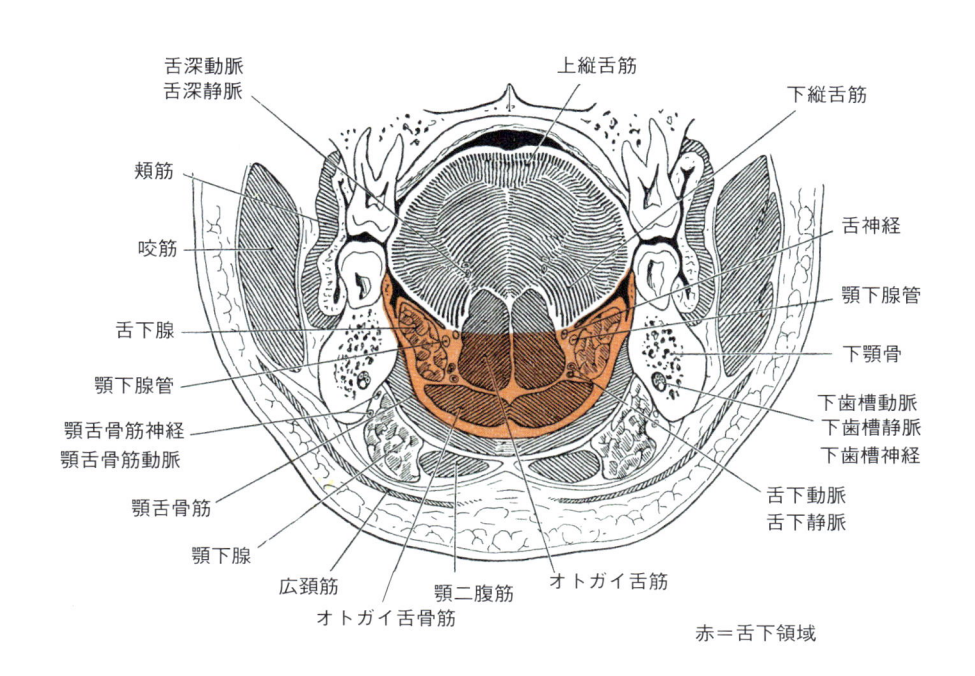

図 315D　口腔と舌と下顎の断面（前額断、Corning より）

頭と頸 4：　鼻と口と咽頭 4

レッスン 316　咽頭腔と喉頭腔：　咽頭筋と喉頭筋の血管と神経

　咽頭は、呼吸器と消化器の共通部分であり、鼻部、口部、喉頭部に区分される。咽頭の内腔は咽頭腔といい、咽頭扁桃などがリンパ咽頭輪（ワルダイエルの咽頭輪）をつくる。咽頭鼻部は咽頭の最上部で咽頭円蓋をなし、後鼻孔により鼻腔と交通する。ここに耳管咽頭口が開く。咽頭口部は口峡を経て口腔と交通する。咽頭喉頭部は咽頭の最下部で食道に続く。前方には喉頭があり、喉頭口により喉頭腔に連絡する。喉頭口の両側はくぼんで梨状陥凹という。このレッスンでは、咽頭と喉頭の筋と血管と神経を剖出する。

A. 解剖前に

　咽頭 Pharynx はその内腔を 咽頭腔 Cavum pharyngis といい、鼻部 Pars nasalis, nasopharynx or nasal pharynx、口部 Pars oralis, oral pharynx、喉頭部 Pars laryngea, laryngeal pharynx に区別される。鼻部には咽頭円蓋 Fornix pharyngis と咽頭扁桃 Tonsilla pharyngea、耳管咽頭口 Ostium pharyngeum tubae と耳管隆起 Torus tubarius、咽頭陥凹がある。喉頭部に梨状陥凹 Recessus piriformis と喉頭神経ヒダ Plica nervi laryngei がある。咽頭の壁には咽頭筋 Tunica muscularis pharyngis がある。

　喉頭 Larynx はその内腔を喉頭腔 Cavum laryngis といい、喉頭口 Aditus laryngis、声門 Glottis（声帯ヒダ Plica vocalis と声門裂 Rima glottidis）、喉頭蓋 Epiglottis、喉頭隆起 Prominentia laryngea、喉頭軟骨 Cartilagines laryngis、喉頭筋 Musculi larynges（複数）、喉頭蓋谷 Vallecula epiglottica がある。

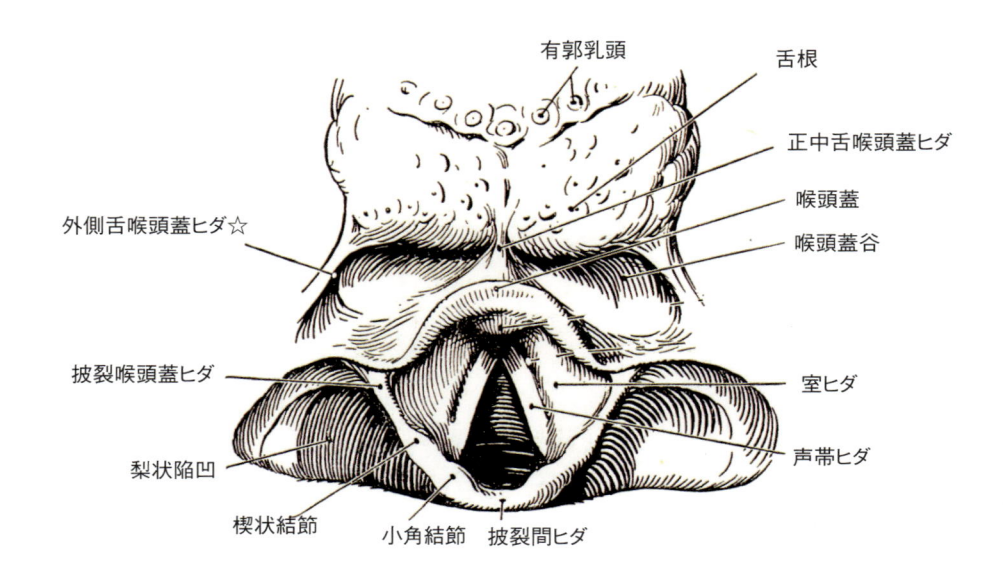

図 316A　咽頭腔周辺（後方から、Corning より）

B. 解剖後

解剖後は、咽頭（鼻部、口部、喉頭部）、喉頭（喉頭蓋と声帯）、梨状陥凹、耳管咽頭口、咽頭挙筋と咽頭収縮筋、喉頭筋、舌咽神経の枝がわかる。

1) 咽頭と喉頭に分布する血管（3種類）には、①上甲状腺動脈 A. thyreoidea superior の枝の上喉頭動脈 A. laryngea superior, superior laryngeal artery）、②上行咽頭動脈 A. pharyngea ascendens の枝の咽頭枝 Rami pharyngei、③下甲状腺動脈 A. thyreoidea inferior の枝の下喉頭動脈 A. laryngea inferior と咽頭枝 Rami pharyngei がある。
2) 喉頭と咽頭に分布する神経（3種類）には、①上喉頭神経 N. laryngeus superior, superior laryngeal nerve の**外枝** Ramus externus, external banch（迷走神経の枝で**輪状甲状筋**に分布する）、②**上喉頭神経の内枝** Ramus internus, internal branch（下咽頭収縮筋と中咽頭収縮筋の間で甲状舌骨膜を貫いて喉頭の粘膜に分布する）、③**反回神経** N. laryngeus recurrens, recurrent nerve の終枝の**下喉頭神経** N. laryngeus inferior, inferior laryngeal nerve（輪状甲状筋を除く**喉頭筋**に分布する）がある。
3) 上甲状腺動脈と上喉頭神経は伴行し、下甲状腺動脈と下喉頭神経は伴行する。
4) 咽頭神経叢 Plexus pharyngeus, pharyngeal plexus がある。

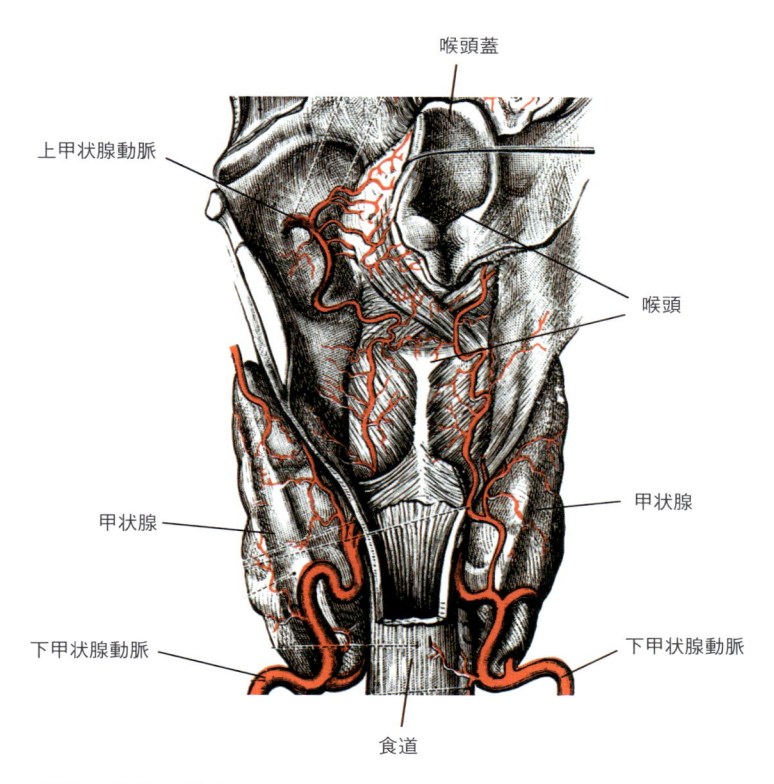

図 316B　喉頭の動脈　（後方から、Toldt-Hochstetter より）

C. 解剖手順

　咽頭（鼻部、口部、喉頭部）の区分、咽頭に開口する管、扁桃を確認して、咽頭の筋と血管と神経を剖出する。

咽頭と喉頭：
1．咽頭鼻部では、咽頭円蓋、咽頭扁桃、耳管咽頭口と耳管隆起、咽頭陥凹を確認する。
2．咽頭喉頭部では、**梨状陥凹**（喉頭口の両側にある窪み）を確認する。
3．喉頭神経ヒダ Plica nervi laryngei（上喉頭神経がヒダをつくる）を剖出する。
4．喉頭では、喉頭腔、喉頭口、喉頭蓋、喉頭隆起を確認する。
5．声門（声帯ヒダと声門裂）を剖出する。

喉頭に分布する神経ほか：
1．上甲状腺動脈と上喉頭神経の外枝は、ほぼ平行して走り輪状甲状筋に分布する。
2．上喉頭神経の内枝（知覚性）は、上喉頭動脈と伴行しながら甲状舌骨膜を貫く。
3．反回神経の終枝である下喉頭神経が下咽頭収縮筋の下で喉頭に入る。
4．茎突咽頭筋と舌咽神経の舌へ行く枝は、上咽頭収縮筋と中咽頭収縮筋の間を通る。
5．茎突咽頭筋は、内頚動脈と外頚動脈の間を通って側頭骨の茎状突起につく。
6．**茎突舌骨靱帯** Ligamentum stylohyoideum を確認する。
7．迷走神経の下神経節、舌咽神経の下神経節を剖出する。
8．交感神経幹の上頚神経節と内頚動脈神経、頚動脈小体と頚動脈洞を確認する。
9．甲状舌骨筋を切り、甲状舌骨膜を剖出する。

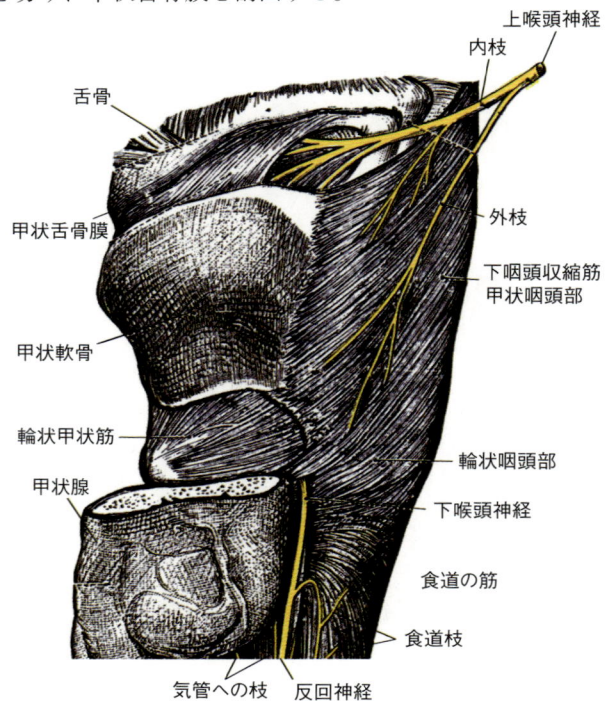

図 316C　喉頭の神経 1（外側面、Toldt-Hochstetter より）

D. チェックポイントと発展

咽頭頭底板 Fascia pharyngobasilaris という。咽頭筋は咽頭挙筋（縦走筋）と咽頭収縮筋（輪走筋）に区別される。

1. 咽頭挙筋（3種類）には、①茎突咽頭筋 M. stylopharyngeus、②耳管咽頭筋 M. salpinophalyngeus（M. pharyngotubularis）、③口蓋咽頭筋がある。
2. 咽頭収縮筋（3種類）には、①上咽頭収縮筋 M. constrictor pharyngis superior（M. cephalopharyngicus、頭蓋骨から起こる）、②中咽頭収縮筋 M. constrictor pharyngis medius（M. hypopharyngicus、舌骨から起こる）、③下咽頭収縮筋 M. constrictor pharyngis inferior（M. laryngopharyngicus、甲状軟骨と輪状軟骨から起こる）がある。
3. 咽頭収縮筋の停止は翼突下顎縫線 Raphe pterygomandibularis あるいは咽頭縫線 Raphe pharyngis（咽頭後壁の正中線）である。

発 展：
1. 喉頭筋 Musculi laryngis（5種類）には、①輪状甲状筋、②後輪状披裂筋（声帯を開く）、③外側輪状披裂筋、④披裂筋（声帯を閉じる）、⑤甲状披裂筋（声帯筋）がある。
2. 喉頭軟骨（7種類）には、①甲状軟骨、②輪状軟骨、③披裂軟骨、④小角軟骨、⑤喉頭蓋軟骨、⑥楔状軟骨、⑦種子軟骨がある。
3. 喉頭軟骨を連結するものには、①輪状甲状関節、②輪状披裂関節、③甲状舌骨膜（甲状舌骨筋の内面にある）、④甲状喉頭蓋靱帯、⑤輪状気管靱帯、⑥喉頭弾性膜がある。
4. 咽頭嚢 Bursa pharyngica は左右の咽頭陥凹の間で咽頭後壁にある（変異）。

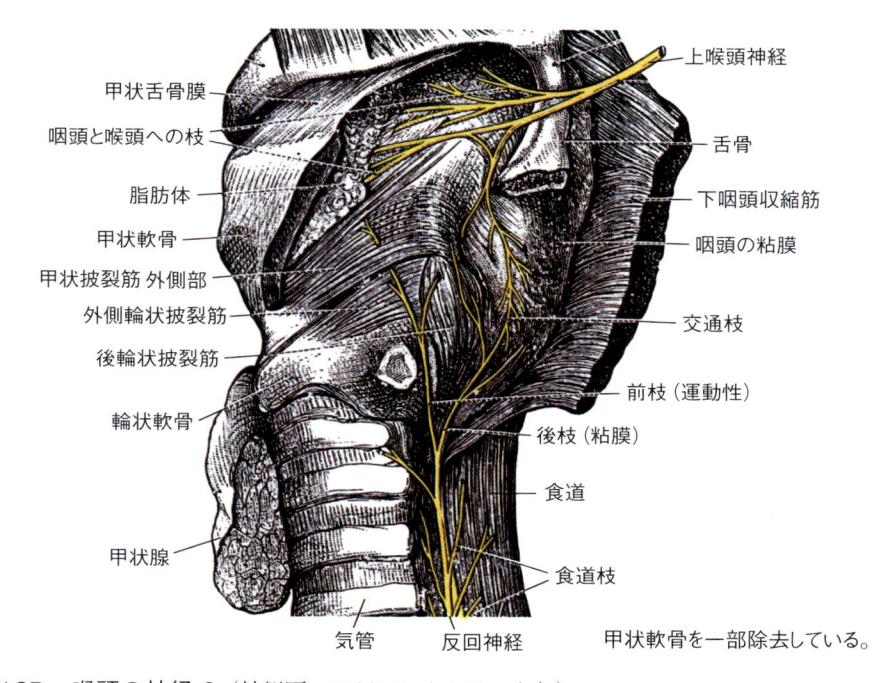

図 316D　喉頭の神経 2（外側面、Toldt-Hochstetter より）

頭と頚5： 眼と耳1

レッスン317　眼と眼窩

　眼（眼球と視神経）と眼球付属器（眼筋、眼瞼および結膜、涙器）は脂肪と眼窩隔膜に包まれて眼窩（骨のくぼみ）の中にある。眼は眼球と視神経とからなる。視神経は眼窩の奥の視神経管という管から頭蓋腔内の脳に連なる。眼窩内にある血管と神経（視神経、眼動脈、動車・滑車・外転神経など）は頭蓋腔内から出入する。涙器は涙腺、涙小管、鼻涙管からなり、涙は鼻涙管を通って鼻腔の下鼻道に開く。このレッスンでは、眼瞼と眼窩内の涙腺、眼筋、血管と神経、毛様体神経節を剖出する。

A. 解剖前に

　視覚器は**眼窩 Orbita** の中に納まっている。眼窩の内面は**眼窩骨膜 Periorbita, orbital periosteum** で被われており、眼球と視神経管は**眼球鞘 Vaginae bulbi**（Fasciae bulbi）、別名**テノンの鞘**（Tenon 鞘、Tenon capsule）で包まれている。眼窩骨膜と眼球鞘との間には、眼筋、血管、神経、涙腺や脂肪組織の**眼窩脂肪体 Corpus adiposum orbitae, orbital fat pad** がある。眼球と鞘との間の空所の**鞘間隙 Spatium intervaginale**（テノン Tenon 腔）は、リンパ液で充たされる。**前頭神経**とその枝（眼窩上神経と滑車上神経）が現れる。

　眼瞼 Palpebrae は眼球の前面を被う皮膚のひだで、**瞼板 Tarsus palpebrae** と**瞼板腺**（マイボーム腺）**Glandula tarsals, tarsal glands** がある。眼瞼に分布する動脈は眼動脈の枝と涙腺動脈の枝である。眼瞼の裏側と眼球前部の強膜は**結膜 Tunica conjunctiva**（眼瞼結膜と眼球結膜に区別）で被われる。**眼動脈**は**内頚動脈**の枝で**視神経管**を通る。

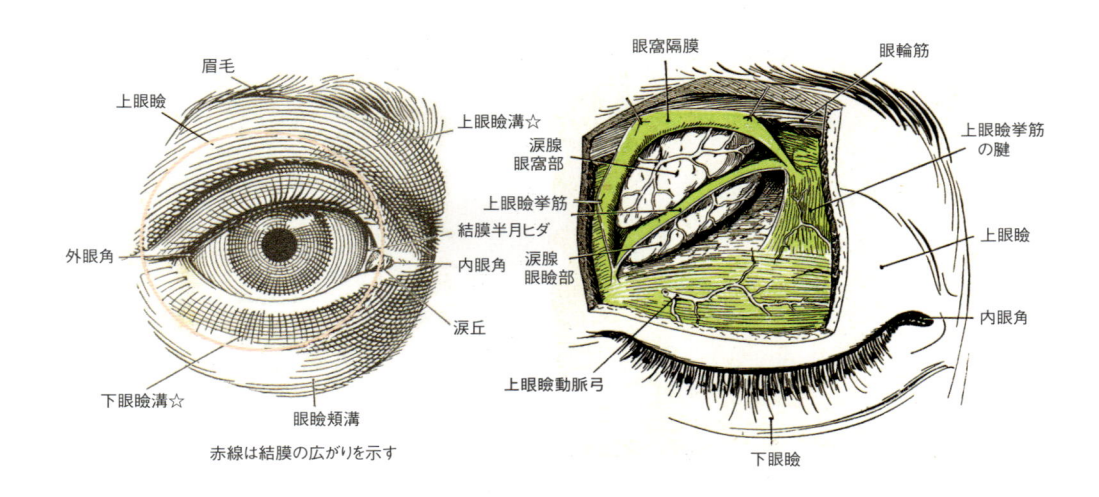

図317A　眼瞼と涙腺（右側、前方から、Corning より）

レッスン 317　眼と眼窩

B. 解剖後

解剖後は、眼瞼板、眼窩内の涙腺、外眼筋とその神経、眼動脈の枝、毛様体神経節、長・短毛様体神経がわかる。

1) 眼動脈 A. ophthalmica の枝（5種類）には、①網膜中心動脈 A. centralis retinae、②涙腺動脈 A. lacrimalis、③眼窩上動脈 A. supraorbitalis、④前篩骨動脈 A. ethomoidalis anterior、⑤後篩骨動脈 A. ethomoidalis posterior がある。

2) 眼動脈の終枝は滑車上動脈 A. supratrochlearis と鼻背動脈 A. dorsalis nasi である。

3) 眼窩内の神経（6種類）には、①視神経 N. opticus, optic nerve、②眼神経 N. ophthalmicus, ophthalmic nerve、③動眼神経 N. oculomotorius, oculomotor nerve、④滑車神経 N. trochlearis, trochlearis nerve、⑤外転神経 N. abducens, abducens nerve、⑥毛様体神経節 Ganglion ciliare, ciliary ganglion がある。

4) 眼神経の枝（5種類）には、①涙腺神経 N. lacrimalis, lacrimal nerve、②前頭神経 N. frontalis、③鼻毛様体神経 N. nasociliaris, nasociliary nerve、④毛様体神経節 Ganglion ciliare, ciliary ganglion、⑤テント枝 Ramus tentorii がある。

5) 眼筋（上下内外の4つの筋）は、**総腱輪 Anulus tendineus communis**（視神経管をとりまく輪状の腱）から起こる。上斜筋は**滑車 Trochlea** にかかる。

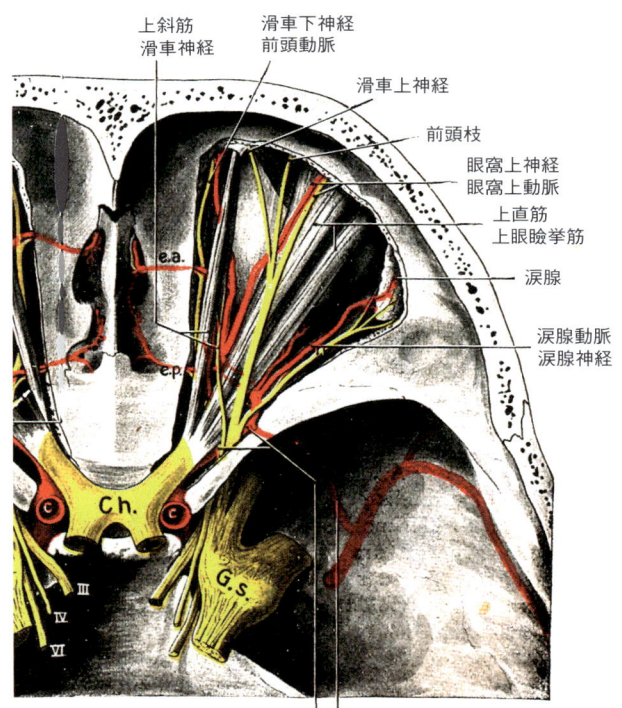

図 317B　眼窩の血管、神経、筋（右側、上方から、Corning より）

C. 解 剖 手 順

　眼瞼板、眼窩内の涙腺、外眼筋とその神経、眼動脈の枝、毛様体神経節、長・短毛様体神経を剖出する。

眼窩の前面から：

1．眼瞼板、涙腺の眼瞼部（眼窩部は上方から見つける）を剖出する。

眼窩の上壁から：

1．眼窩の上壁の骨をノミで壊して、眼窩骨膜を開いて、眼窩内の脂肪を取り除く。

2．副鼻腔の前頭洞と篩骨洞を剖出する（レッスン313、図313D）。

2．眼動脈と網膜中心動脈、そのほかの血管と眼筋を剖出する。

3．動眼神経、滑車神経、外転神経（海綿静脈洞の中を通る）、眼神経の枝を剖出する。

眼窩の側壁からも：

1．毛様体神経節、長毛様体神経、短毛様体神経を剖出する。

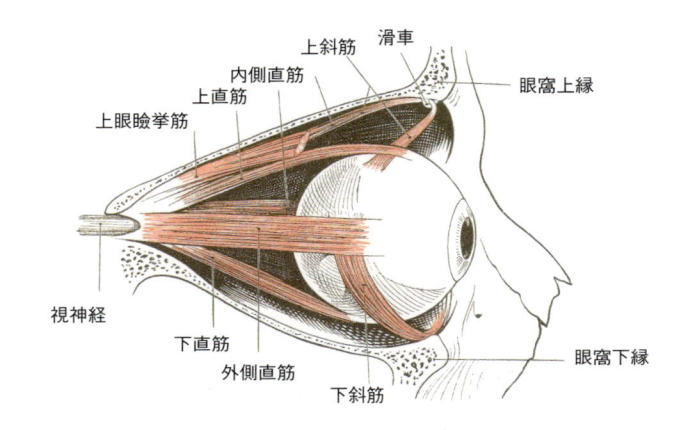

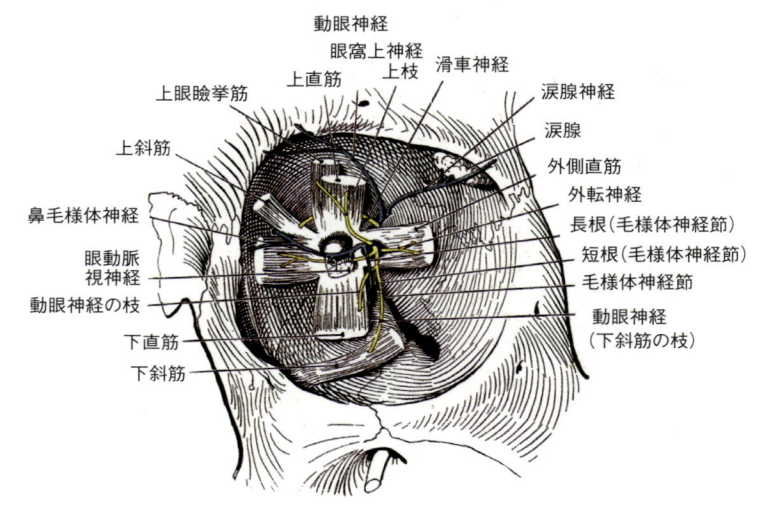

図317C　眼筋（右側、上は外側方から、下は前方から、Corningより）

> D．チェックポイントと発展

1. 上眼瞼と下眼瞼には**瞼板** tarsus, tarsal plate と**瞼板腺** Glandulae tarsals, tarsal gland（マイボーム腺 Meibom gland）がある。
2. 涙路は**涙点** Punctum lacrimale から始まり、**涙小管** Canaliculus lacrimalis、**涙嚢** Saccus lacrimalis, lacrimal sac、**鼻涙管** Ductus nasolacrimalis を通って**下鼻道**に達する。
3. **涙腺** Glandula lacrimalis, lacrimal gland は、**眼窩部** Pars orbitalis, orbital portion と**眼瞼部** Pars palpebralis, palpebral portion からなり、**排出管** Ductuli excretorii, excretory ducts をもつ。涙は涙腺でつくられ、眼球を潤して涙器を通って鼻腔に入る。
4. 外眼筋（7種類）には、①**上直筋** M. rectus superior、②**下直筋** M. rectus inferior、③**内側直筋** M. rectus medialis、④**外側直筋** M. rectus lateralis、⑤**上斜筋** M. obliquus superior、⑥**下斜筋** M. obliquus inferior、⑦**上眼瞼挙筋** M. levator palpebrae superioris。
5. 外眼筋の神経（3種類）は、①外側直筋が**外転神経** N. abducens、②上斜筋は**滑車神経** N. trochlearis、③そのほかの筋は**動眼神経** N. oculomotorius の支配を受ける。
6. 上眼瞼挙筋と**眼窩筋** M. orbitalis は平凡筋で下眼窩裂を閉じる。

発 展：

1. 涙腺には涙腺神経、顔面神経（翼口蓋神経節から頬骨神経を通る――副交感性）、交感神経が分布する。

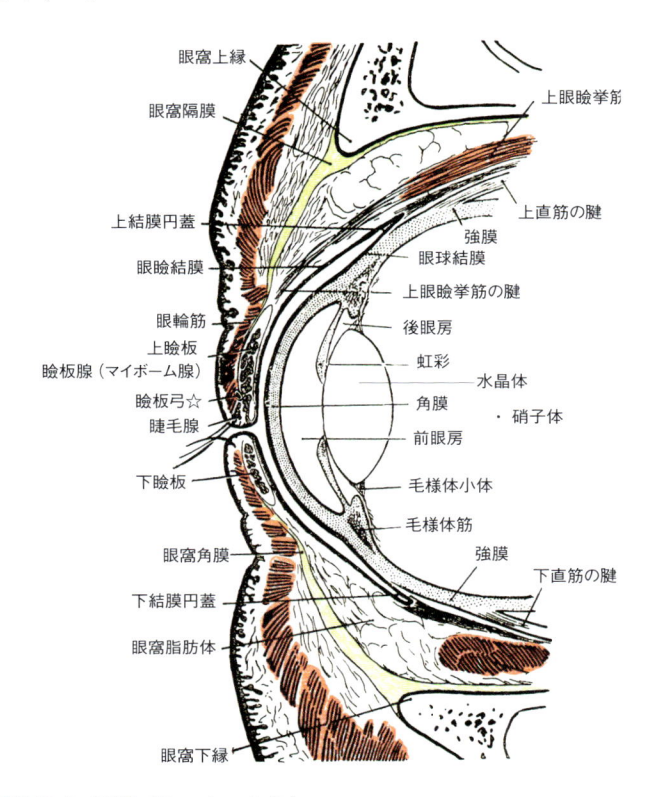

図 317D　眼窩の矢状断（Corning より）

頭と頸5： 眼と耳2

レッスン318　眼球の外壁と内部

　視覚器は眼（眼球、視神経＝視束）と眼球付属器（眼筋、眼瞼および結膜、涙器）から構成される。眼球は後方で視神経に連なる。眼球の外壁は線維膜（前部の角膜と後部の強膜）、血管膜（ぶどう膜ともいわれ、前方から虹彩、毛様体、脈絡膜に分かれる）、内膜（網膜）の3層からなる。内部には前方から虹彩、水晶体、および硝子体がある。虹彩は水晶体と角膜の間の腔隙を前眼房と後眼房に分ける。このレッスンでは、眼球を摘出して、眼球を切断して構造を調べる。

A．解剖前に

　眼球 Bulbus oculi, eyeball の外壁は、①線維膜（角膜 Cornea と強膜 Sclera）、②血管膜＝ブドウ膜 Uvea（前方から虹彩 Iris、毛様体 Corpus ciliare, ciliary body、脈絡膜 Chorioidea, chorioid or choroid）、瞳孔 Pupilla, pupil、③内膜＝網膜 Retina（網膜盲部 Pars caeca retinae と網膜視部 Pars optica retinae）の3層からなる。外壁は内部の虹彩、水晶体 Lens、硝子体 Corpus vitreum, vitreous body を被っている。血管膜は血管と色素細胞に富み、暗褐色にみえるのでブドウ膜ともいう。網膜盲部は虹彩と毛様体の内面を被い、網膜視部は鋸状縁 Ora serrata より後方で血管膜の内面を被う。

　網膜の内面は眼底といい、視神経円板 Discus nervi optici（別名、視神経乳頭 Papilla nervi optici）と中心窩 Fovea centralis がある。視神経乳頭は視神経 N. opticus が網膜全域から集まり眼球を出ていく部位である。中心窩の周囲は黄斑 Macula（lutea）と呼ばれる。

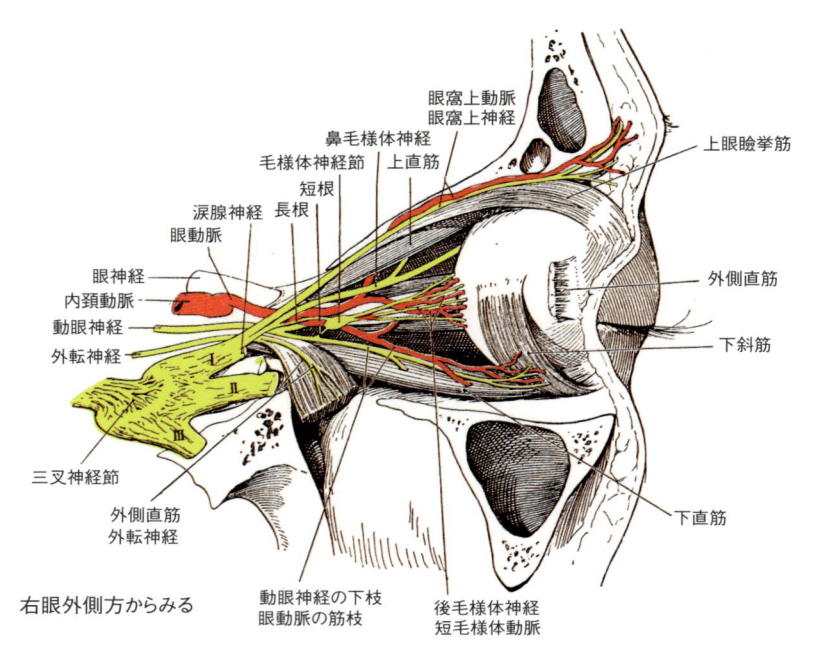

図318A　眼窩（右、外側方から、Corning より）

B. 解剖後

解剖後は、眼球の外壁の構成（線維膜、血管膜、内膜）と内部の構造（虹彩、水晶体、硝子体）および前眼房と後眼房（虹彩が水晶体と角膜の間の腔隙をを分ける）がわかる。

1）眼球に分布する動脈は**眼動脈**の枝で、網膜血管系と毛様体血管系の２種がある。
2）**網膜中心動脈** A. centralis retinae, central retinal artery は、**視神経** N. opticus（視束 Fasciculus opticus）の中に入り、視神経円板の中央からでて網膜に分布する。
3）毛様体血管系には、①**短後毛様体動脈** Arteriae ciliares posteriores breves（脈絡膜動脈 Arteriae choroideae）、②**長後毛様体動脈** Arteriae ciliares posteriores longae（虹彩動脈 Arteriae iridis）、③**前毛様体動脈** Arteriae ciliares anteriores（眼動脈の筋枝）がある。
4）眼球からでる静脈は、みな**上眼静脈** V. ophthalmica superior に入る。**ウズ（渦）静脈** Venae vorticosae, vorticose veins（大脈絡膜静脈）はこの静脈に合する。
5）眼球に分布する神経（２種類）には、①**長毛様体神経** Nervi ciliares longi（鼻毛様体神経の枝）と②**短毛様体神経** Nervi ciliares breves（毛様体神経節の枝）がある。
6）視神経は**視交叉** Chiasma opticum をへて**視索** Tractus opticus となる。

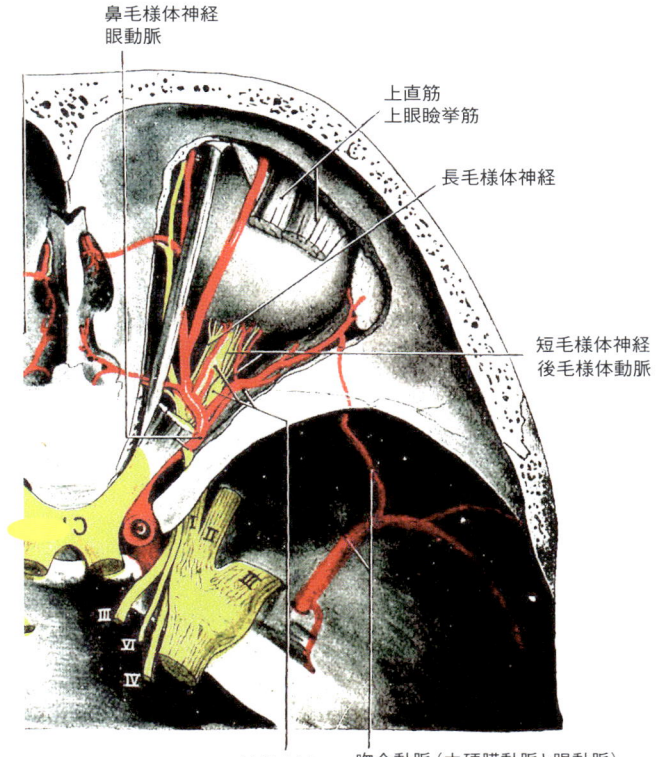

図 318B　眼窩（右側、内側方から、Corning より）

134　第3章　頭と頸

> **C. 解剖手順**

　眼球に付着する眼筋を切って、視神経と血管も切り、眼球を眼窩から摘出する。摘出して眼球で線維膜、血管膜、内膜と虹彩、水晶体、硝子体、角膜を剖出する。

Ⅰ．片側の眼窩内容物を一括とりだす、または眼球だけを取り出す。
1．眼窩骨膜ごと内容物を取り出す、または解剖してから、眼球だけを取り出す。

Ⅱ．眼窩の上壁と側壁を除去する（前レッスンの続き）：
1．眼窩の内側壁の骨は除去して、外側壁の骨も除去すると、眼窩内がよくわかる。
2．頚動脈管の骨を少しずつ除去して、内頚動脈と伴行する内頚動脈神経叢を剖出する。

Ⅲ．眼球の内部：
1．前方より、①虹彩 Iris、②水晶体 Lens、③硝子体 Corpus vitreum がある。
2．**虹彩**は水晶体と角膜との間の腔隙（眼房）を前眼房 Camera anterior bulbi と後眼房 Camera posterior bulbini に分ける。眼房には**眼房水** Humor aquosus がある。
3．眼房水は毛様体でつくられ、眼房内を循環して強膜静脈洞 Sinus venosus sclerae から眼静脈 V. ophthalmica に吸収される。緑内障は眼内圧が亢進して起こる。
4．**水晶体**は透明な円板で**毛様体小体** Zonula ciliaris がつく（白内障では白濁する）。
5．**硝子体**は、大部分が水でゼリー状の物質である。

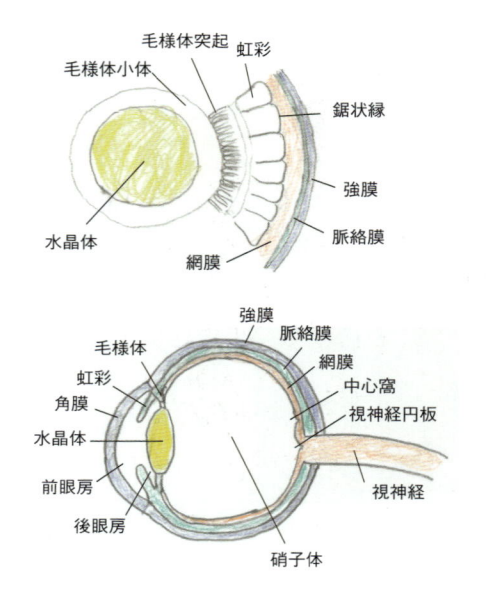

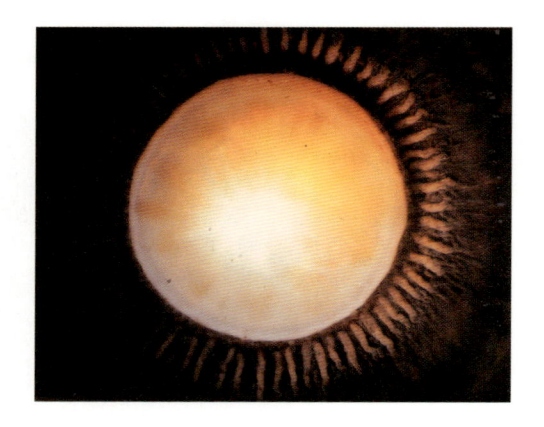

図318C　眼球（右の写真は後方から）

D. チェックポイントと発展

眼神経 N. ophthalmicus の枝（5種類）:
1. **涙腺神経 N. lacrimalis** には、涙腺枝、上眼瞼への枝、頬骨神経との交通枝がある。
2. **前頭神経 N. frontalis, frontal nerve** は眼窩上神経を出す。
3. **鼻毛様体神経 N. nasociliaris, nasociliary nerve** は眼窩内で長毛様体神経、毛様体神経節との交通枝、後篩骨神経、前篩骨神経、滑車下神経を分枝する。純知覚神経である。
4. **毛様体神経節 Ganglion ciliare, ciliary ganglion** は、眼窩内で外側に位置する。
5. **テント枝 Ramus tentorii** は小脳テントに分布する知覚神経である。

発 展:
1. **毛様体神経節（3つの根）** には、①短根（動眼神経からの副交感神経性の根 Radix oculomotoria）、②長根（鼻毛様体神経からくる知覚性で鼻毛様体神経との交通枝 Ramus communicans cum nervo nasociliare）、③交感神経根（内頚動脈神経叢からくる交感神経で毛様体神経節への交感神経枝 Ramus sympathicus ad ganglion ciliare）がある。
2. **短毛様体神経 Nervi ciliares breves, short ciliary nerves**（毛様体神経節から出る神経）と**長毛様体神経 Nervi ciliares longi, long ciliary nerves**（鼻毛様体神経から出る神経）は、眼球に入り、毛様体、虹彩および瞳孔括約筋に分布する。

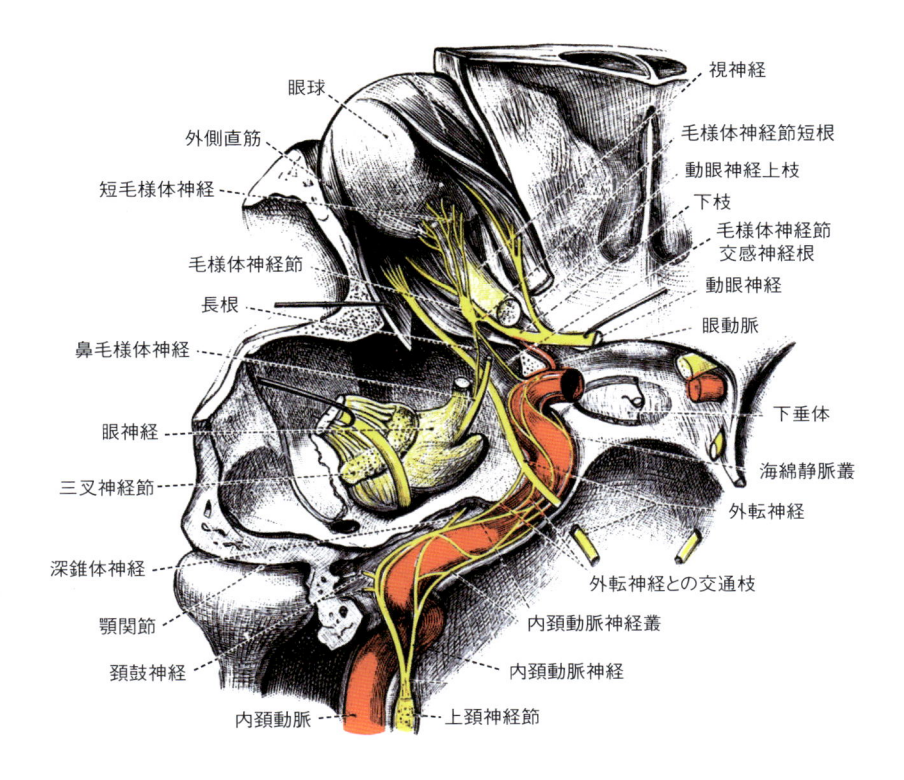

図 318D　眼窩と内頭蓋底（上方から、Toldt-Hochstetter より改変）
　鼻毛様体神経とその枝の長毛様体神経は除去されている。

頭と頸 5： 眼と耳 3

レッスン 319　外耳と中耳

　耳は外耳（耳介と外耳道）、中耳（鼓膜、鼓室、耳小骨と耳管）、内耳（半規管、蝸牛、前庭）に区別される。鼓室には耳管鼓室口、前庭窓と蝸牛窓がある。鼓室は耳管鼓室口・耳管・耳管咽頭口で咽頭に開く。鼓索神経は鼓室を通り舌神経に繋がる。聴覚の伝導路は外部からの空気振動が耳介で集められ、外耳道を通って鼓膜を振動させる。鼓膜の振動は骨伝導に変わって耳小骨を伝わり、鼓室内にある前庭窓を振動させ、蝸牛の中のリンパ液に伝わって蝸牛窓で吸収される。このレッスンでは、鼓膜、耳小骨と鼓索神経を剖出する。

A. 解剖前に

　外耳 Auris externa には耳介 Auricula, auricle、外耳孔 Porus acusticus externus、外耳道 Meatus acusticus externus、耳介筋 Musculi auriculae（上・前・後耳介筋）がある。鼓膜 Membrana tympani, tympanic membrane は外耳と中耳の境である。

　中耳 Auris media は鼓室 Cavum tympani、耳小骨（ツチ骨 Malleus、キヌタ骨 Incus、アブミ骨 Stapes）、耳管 Tuba auditiva からなる。鼓室には耳小骨、耳管鼓室口 Ostium tympanicum tubae auditivae、前庭窓 Fenestra vestibuli、蝸牛窓 Fenestra cochleae がある。耳小骨筋には、鼓膜張筋 M. tensor tympani とアブミ骨筋 M. stapedius がある。鼓膜張筋は鼓膜張筋半管から起こりツチ骨につき、鼓膜張筋神経により支配される。アブミ骨筋は錐体腔内から起こり、アブミ骨頭につき、顔面神経の枝のアブミ骨筋神経により支配される。鼓索神経 Chorda tympani が鼓膜の内側上縁に沿って通る。

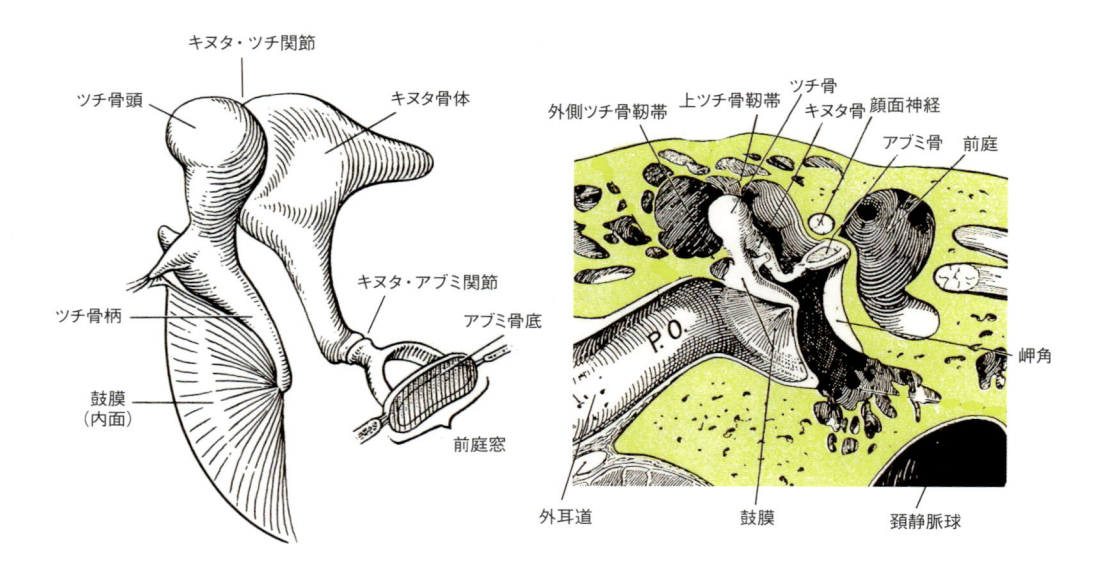

図 319A　鼓膜、耳小骨、鼓室（左は吉川、右は Corning より）

B. 解剖後

解剖後は、鼓膜、鼓室、耳小骨、鼓索神経、耳管鼓室口、前庭窓、蝸牛窓、および鼓索神経が顔面神経管内で顔面神経から分かれて舌神経に繋がることがわかる。

乳様突起 Processus mastoideus, mastoid process：

1）乳突蜂巣 Cellulae mastoideae, mastoid air cells と乳突洞 Antrum mastoideum は鼓室につながる。

中耳 Auris media, middle ear：

1）鼓室 Cavum tympani, tympanic cavityniha には、ツチ骨 Malleus, malleus、キヌタ骨 Incus, incus、アブミ骨 Stapes, stapes がある。
2）ツチ骨には鼓膜張筋 M. tensor tympani, tensor tympani muscle が付き、鼓膜張筋神経 N. tensoris tympani, nerve to tensor tympani（下顎神経の枝）により支配される。
3）アブミ骨にはアブミ骨筋 M. stapedius, stapedius muscle が付き、アブミ骨筋神経 N. stapedius, nerve to stapedius（顔面神経の枝）により支配される。
4）鼓室は耳管鼓室口 Ostium tympanicum tubae auditivae, tympanic opening から耳管 Tuba auditiva, auditory tube に入り、耳管咽頭口 Ostium pharyngeum tubae auditivae, pharyngeal opening で咽頭（鼻部）に開く。
5）顔面神経 N. facialis, facial nerve と膝神経節 Ganglion geniculi, geniculate ganglion を剖出する。

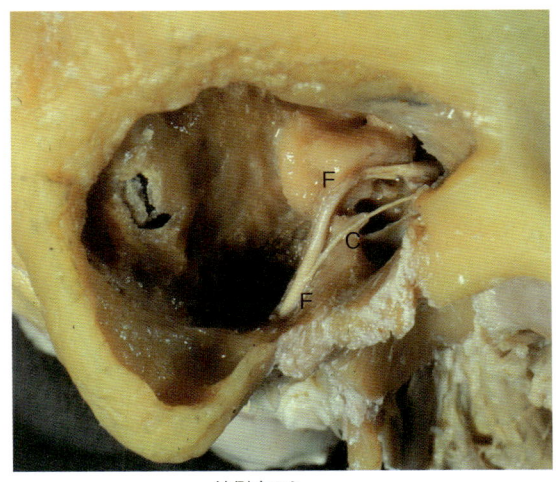

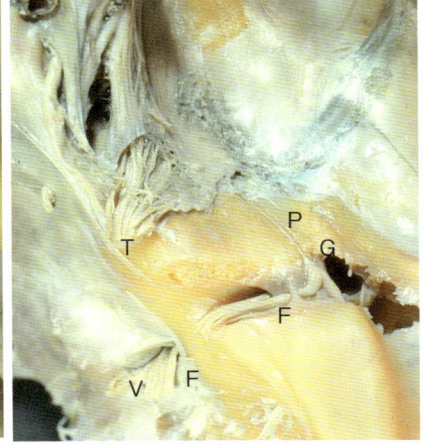

外側方から　　　　　　　　　　　　　　上方から

C=鼓索神経　F=顔面神経　G=膝神経節　P=大錐体神経　T=三叉神経　V=内耳神経

図 319B　中耳（右、外側から）と錐体部（右、上方から）
　左は鼓索神経と顔面神経、鼓室と鼓膜が見える。右は顔面神経と大錐体神経、膝神経節、内耳神経が見える。

C. 解剖手順

　耳介をはずして鼓膜を見つける。茎乳突孔から顔面神経を剖出していき、鼓索神経の分岐を見つける。鼓索神経が鼓室内を通って舌神経に繋がるところまで剖出する。

鼓膜の剖出：
1．耳介を頭蓋骨の付着部ではずし、外耳道を良く見えるようにする。
2．外耳孔の周辺の骨を削る。鼓膜が見つかるまで。鼓膜をはずして鼓室を見る。

鼓索神経の剖出：
1．乳様突起と茎状突起が見えるまで軟部組織を取り、乳様突起をノミで削る。
2．顔面神経管を茎乳突孔から約1cm位、骨を削るように取り除いていき、顔面神経から分かれる鼓索神経を見つける。

鼓室の解剖：
1．耳小骨と鼓索神経、前庭窓と蝸牛窓、耳管鼓室口を見つける。
2．鼓索神経を錐体鼓室裂まで剖出し、さらに舌神経につながるのを確認する。

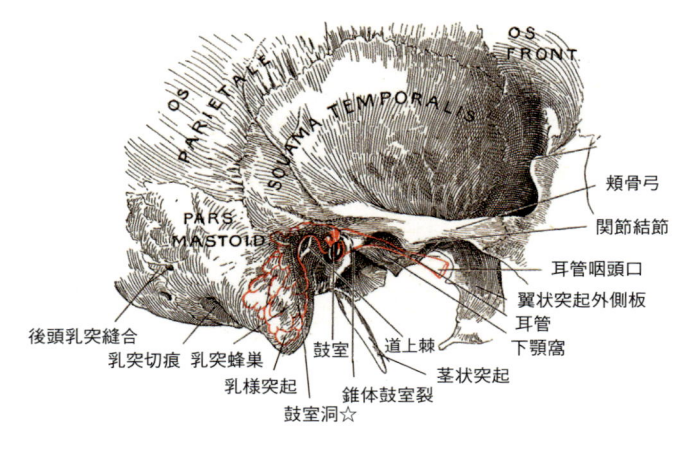

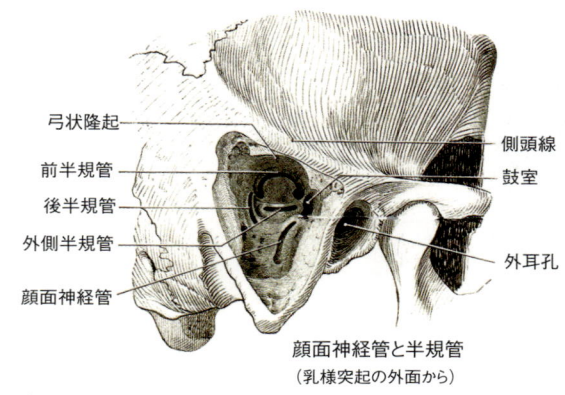

図319C　外耳、中耳、鼓膜の剖出（外側から、Corning より）
　上は、乳突蜂巣と鼓室・耳管（赤色）の位置を示す。下は乳頭突起を除去した奥に半規管が見える。解剖では上方から半規管の剖出をする。

D. チェックポイントと発展

1. 耳小骨にはツチ骨、キヌタ骨、アブミ骨、耳小骨筋にはアブミ骨筋と鼓膜張筋がある。

発展:

1. **鼓索神経** Chorda tympani は、顔面神経管で顔面神経から分かれて**鼓索神経小管** Canaliculus chordae tympani を通って鼓室に入り、ツチ骨とキヌタ骨の間を通り、さらに**錐体鼓室裂** Fissura petrotympanica を通って頭蓋底外面に出て舌神経につながる。

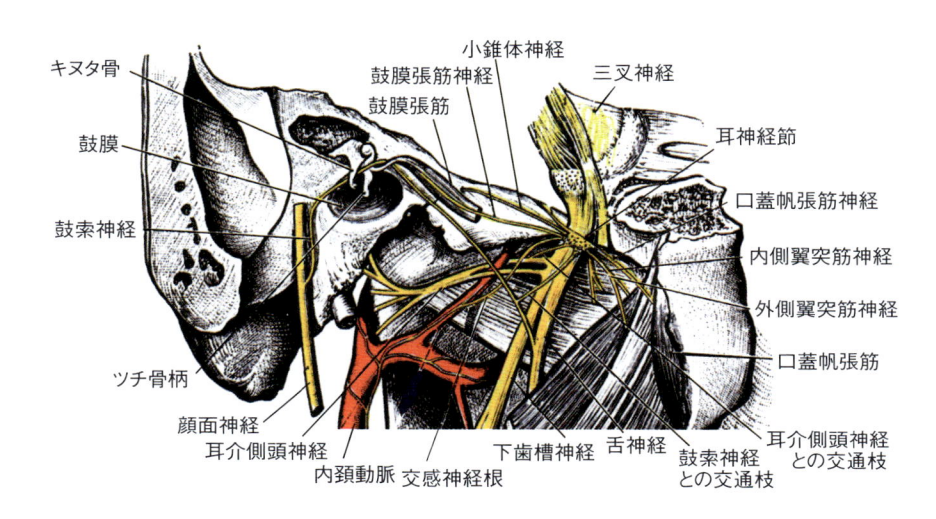

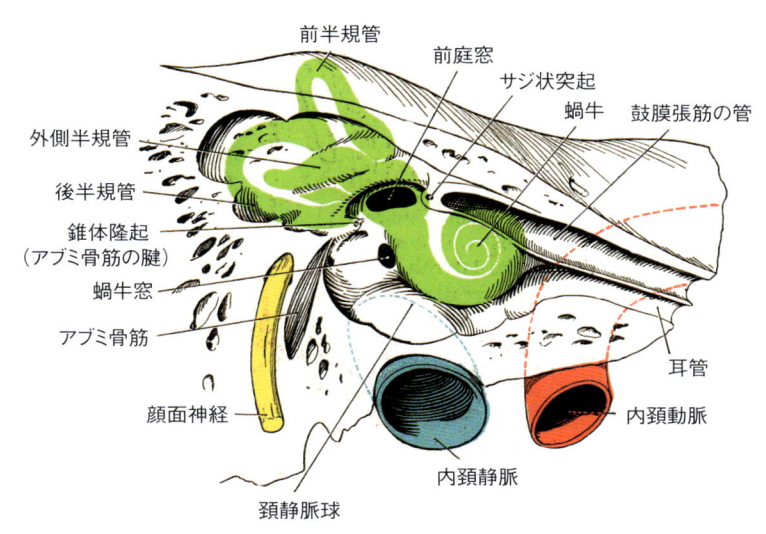

図 319D　耳神経節と鼓索神経
（上は内側から、Toldt-Hochstetter より改変、下は外側から、Corning より）
上は中耳と耳神経節、下は鼓室の内側壁に内耳（緑色）が見える。

140　第3章　頭と頚

頭と頚5：　眼と耳4

レッスン320　内耳と側頭骨

　耳は外耳、中耳、内耳から区別される。内耳は半規管、蝸牛、前庭から構成され、これらは側頭骨の錐体部と呼ぶ骨の中に造られている。聴覚の伝導路は外部から外耳、中耳を通って内耳の蝸牛から蝸牛神経に伝わる。平衡覚の伝導路は、互いに90度をなしている3つの半規管内のリンパ液の動きがからだの動きによって変わるので、半規管にある感覚細胞から前庭神経に伝わる。蝸牛神経と前庭神経は合わせて第8脳神経の内耳神経という。内耳神経は内耳道を通って脳に伝わる。このレッスンでは、蝸牛と三半規管を剖出する。

A. 解剖前に

　内耳 Auris interna は蝸牛 Cochlea、前庭 Vestibulum、半規管からなる。これらは側頭骨の骨の中に、膜（膜迷路 Labyrinthus membranaceus）と骨（骨迷路 Labyrinthus osseus）の二重の筒でつくられている。骨迷路と膜迷路の間は外リンパ隙といい外リンパ Perilympha で満たされ、膜迷路の内部は内リンパ Endolympha で満たされる。

　蝸牛には前庭窓、**蝸牛窓、蝸牛管** Ductus cochlearis がある。前庭窓にはアブミ骨がつき、蝸牛窓は鼓室に接する。前庭には**卵形嚢** Utriculus と**球形嚢** Sacculus がある。半規管（骨半規管 Canalis semicircularis 膜半規管 Ductus semicirculares）には前、後および**外側半規管と膨大部** Ampullae membranaceae がある。**内耳神経** N. vestibulocochlearis または N. octavus は**内耳孔** Porus acusticus internus から**内耳道** Meatus acusticus internus を通って**前庭神経** N. vestibuli と**蝸牛神経** N. cochleae に分かれて分布する。

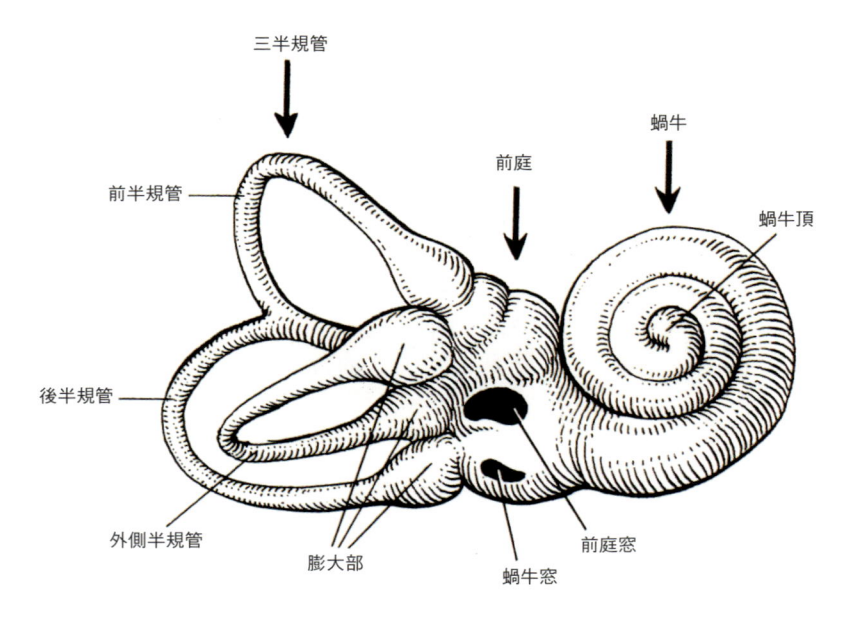

図320A　内耳、蝸牛と三半規管と前庭（右、側方から、吉川より）

B. 解剖後

解剖後は、三半規管、蝸牛、前庭、蝸牛神経と前庭神経、内耳神経がわかる。

錐体部：

1) 内耳は側頭骨の中で骨迷路と膜迷路の二重の筒で構成されている。
2) 内耳は**半規管**、**蝸牛** Cochlea, cochlea、**前庭** Vestibulum, vestibule から構成される。
3) **半規管** Ductus semicirculares, semicircular ducts（複数）には**前半規管** Ductus semicircularis anterior, anterior semicircular duct、**後半規管** Ductus semicircularis posterior, posterior semicircular duct、**外側半規管** Ductus semicircularis lateralis, lateral semicircular duct の3つがあり、互いに垂直に接する。
4) **蝸牛**は2回転半のラセン状の造りの**蝸牛管** Ductus cochlearis, cochlear duct で、前庭窓から蝸牛頂まで2回転半を往復して蝸牛窓に達する。蝸牛窓は鼓室に接する。
5) **前庭**には**前庭窓** Fenestra vestibule, oval window がある。前庭窓にはアブミ骨がつく。
6) **内耳神経** N. vestibulocochlearis, vestibulocochlear nerve（別名、N. octavus）は内耳に分布する知覚神経で、顔面神経 N. facialis と一緒に内耳道に入り、上根の**前庭神経** N. vestibularis, vestibular nerve と下根の**蝸牛神経** N. cochlearis, cochlear nerve に分かれる。
7) 前庭神経 N. vestibularis には**前庭神経節** Ganglion vestibulare, vestibular ganglion がある。蝸牛神経 N. cochlearis には**蝸牛神経節** Ganglion cochleare または**ラセン神経節** Ganglion spirale cochleae がある。

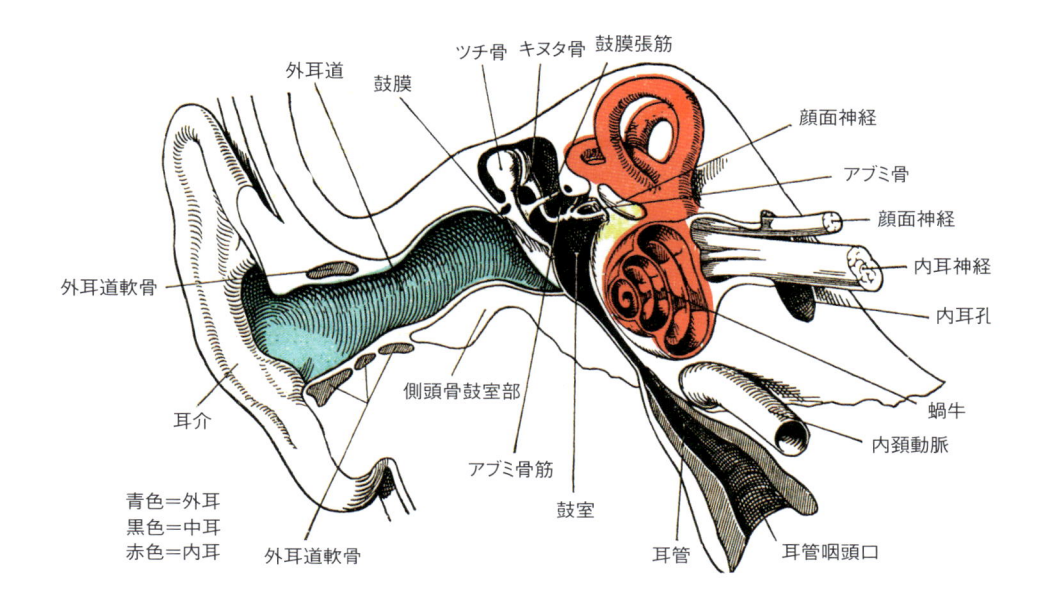

図 320B　内耳、三半規管と蝸牛（右側、前方から、Corning より）

142　第3章　頭と頚

C. 解 剖 手 順

　内耳神経の通路（全長）と骨迷路と膜迷路を、骨を削って、剖出する。
蝸牛と半規管の剖出：
1．蝸牛と三半規管の位置を予測して、錐体の骨を少しずつ削り、骨・膜迷路らしい空所が見つかれば、それが何かを検討する。**骨を削っていくと、迷路は消えていく。**

内耳神経の剖出：
1．内耳孔から、内耳神経と顔面神経を目印にして、内耳道の骨を少しずつ除去していく。
2．顔面神経は、膝神経節を見つけて、大錐体神経と顔面神経の本幹を剖出する。
3．内耳神経は、伴行する顔面神経から離れて、前庭神経と蝸牛神経に分かれる。

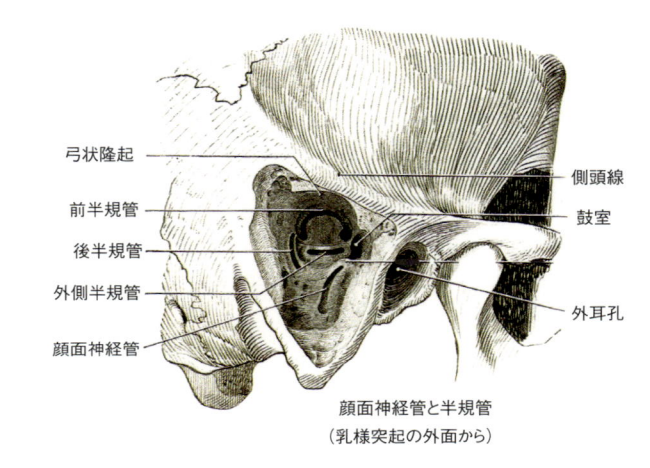

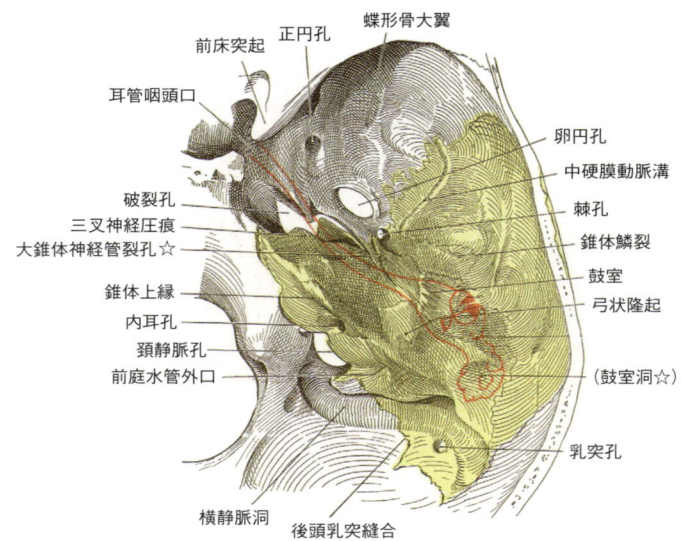

図 320C　内耳の位置（右側、Corning、Denker-Kahler より）
　上は外側方から、迷路が見える。下は上方から、内耳孔と鼓室（赤色）内耳がある。

D. チェックポイントと発展

1. 内耳孔 Porus acusticus internus と内耳道 Meatus acusticus internus, internal acoustic meatus から顔面神経 N. facialis と内耳神経 N. vestibulocochlearis が通る。
2. 顔面神経には、膝神経節 Ganglion geniculi, geniculate ganglion がある。
3. 蝸牛 Cochlea は2回転半しており、その中に蝸牛ラセン管 Canalis spiralis cochleae, spiral canal が走っている。
4. 前庭 Vestibulum, vestibule には前庭窓 Fenestra vestibule, oval window がある。

発展：

1. 錐体 Pyramis, pyramid の解剖： 大錐体神経 N. petrosus major, greater petrosal nerve（大錐体神経溝 Sulcus n.petrosi majoris を通る）と小錐体神経 N. petrosus minor, lesser petrosal nerve を剖出しておく。
2. 内耳道を開いていくと、顔面神経と卵形嚢膨大部神経 N. utriculoampullaris（前庭神経の枝）が上段に入り、蝸牛神経 Pars cochlearis n. octavi, cochlear nerve と球形嚢神経 N. saccularis, saccular nerve と後膨大部神経 N. ampullaris posterior, post. ampullar nerve（後二者は前庭神経の枝）が下段に位置している。

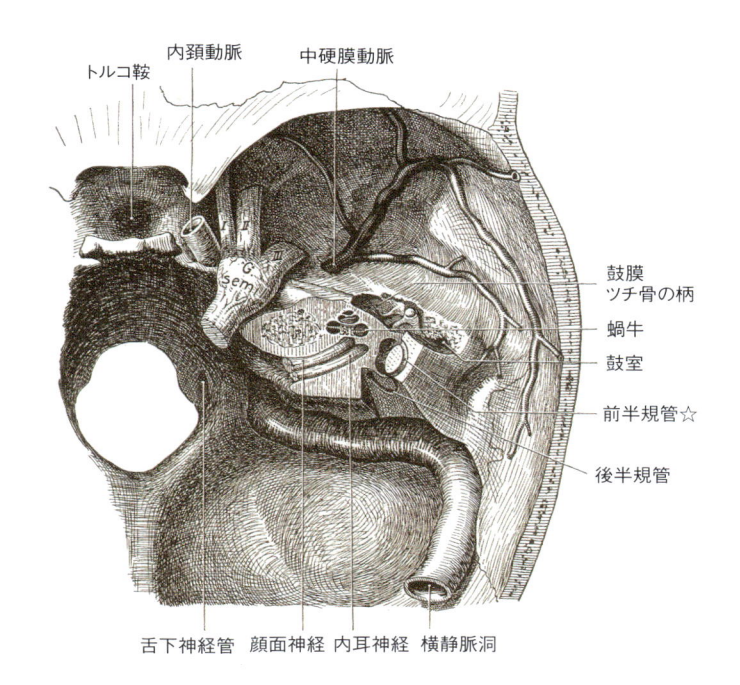

図 320D　内耳（右、上方から、Corning より）

図の出典（第3章）

1) Corning H. (1923) *Lehrbuch der Topographischen Anatomie, für Studierende und Ärzte*, Vierzehnte und fünfzehnte Auflage, J.F.Bergmann, München.
2) Toldt C., Hochstetter F. (1979) *Toldt & Hochstetter, Anatomischer Atlas, Band 1 Skelettsystem, Kopf-und Halseingeweide*, 27. Auflage, Urban & Schwarzenberg, München.
3) Kopsch F.R. (1922) Lehrbuch und Atlas der Anatomie des Menschen, Abteilung 3, Muskeln, Gefässe, Georg Thieme, Leipzig.
4) 吉川文雄（1984）人体系統解剖学、南山堂、東京。
5) 西成甫（1976）小解剖学図譜、第16版, 金原出版、東京。
6) 寺田春水、藤田恒夫 (2004) 解剖実習の手びき、改訂11版, 南山堂、東京。
7) 宮木孝昌、伊藤博信（1991）入門講座／手術のための解剖3、頚椎周辺の解剖・骨・関節・靱帯4：269-277。

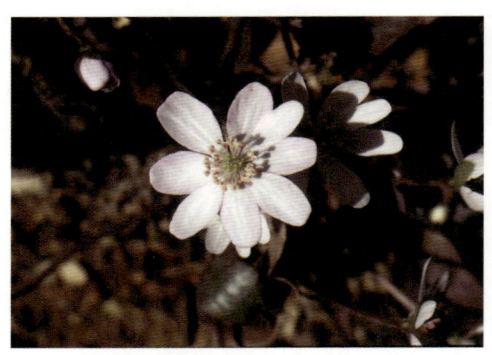

雪割草（Liver Leaf、別名ミスミソウまたはスハマソウ）
キンポウゲ科、学名 Hepatica nobilis。氷河期からの生き残りといわれる。

第4章

胸 と 腹

○この章の構成
胸と腹 1： 胸腹壁と胸腹腔
　　レッスン401　浅胸筋（胸部の上肢筋）と腋窩
　　レッスン402　胸腹壁（深胸筋と腹筋）、開胸と開腹の方法
　　レッスン403　縦隔、胸膜と胸膜腔、心膜と心膜腔
　　レッスン404　臍と腹膜と腹膜腔
胸と腹 2： 胸部内臓
　　レッスン405　肺と心臓の血管と神経、肺と心臓の摘出方法
　　レッスン406　食道と気管、後胸壁の血管と神経
　　レッスン407　肺
　　レッスン408　心　臓　　E. 心臓の内景
胸と腹 3： 腹部内臓（1）　間膜と血管
　　レッスン409　上腹部内臓の間膜と血管と神経
　　　　　　　　　E. 腹部内臓の摘出方法　F. 腹部内臓の血管の変異
　　レッスン410　下腹部内臓の間膜と血管と神経
　　レッスン411　腎臓と副腎、腹膜後器官
　　レッスン412　横隔膜、腹大動脈と下大静脈、腸腰筋と腰神経叢
胸と腹 4： 腹部内臓（2）　各　部
　　レッスン413　肝臓と胆嚢
　　レッスン414　胃と十二指腸
　　レッスン415　膵臓と脾臓
　　レッスン416　小腸と大腸、腸の壁を開く
胸と腹 5： 骨盤部
　　レッスン417　会陰・外陰部、下半身の離断
　　レッスン418　生殖器と膀胱と直腸、骨盤部の正中断
　　レッスン419　骨盤部の血管
　　レッスン420　骨盤部の筋と神経
○術　式
　　1）胸と腹2と3はどちらを先に解剖してもよい。

胸と腹 1 ：　胸腹壁と胸腹腔 1

レッスン 401　浅胸筋（胸部の上肢筋）と腋窩

　胸部の筋は浅胸筋、深胸筋および横隔膜に区別される。浅胸筋は大胸筋、小胸筋、鎖骨下筋と前鋸筋の4つの筋からなる。浅胸筋は体幹と上肢とを繋ぐ胸部の上肢筋で上肢の運動に関わる。腋窩は前壁を大胸筋、後壁を肩甲下筋と広背筋、内側壁を前鋸筋と肋間筋で囲まれた空所（窩）である。この中には、鎖骨下から続く上肢への血管と神経の通路である。腋窩を通るものには、鎖骨下動脈・腋窩動脈、鎖骨下静脈・腋窩静脈および腕神経叢の神経がある。このレッスンでは、浅胸筋と鎖骨下・腋窩を通る血管と神経を剖出する。

A. 解剖前に

　浅胸筋（4種類）には、①**大胸筋** M. pectoralis major（鎖骨から起こる**鎖骨部** Pars clavicularis、胸骨と第1〜第7肋骨から起こる**胸肋部** Pars sternocostalis、腹直筋鞘の腱膜から起こる**腹部** Pars abdominalis の3部がすべて上腕骨の大結節稜につく）、②**小胸筋** M. pectoralis minor（第2〜第5肋骨から起こり肩甲骨の烏口突起につく）、③**前鋸筋** M. serratus anterior（第1〜第10肋骨から起こり肩甲骨の内側縁につく）、④**鎖骨下筋** M. subclavius（胸骨と鎖骨につく）がある。浅胸筋は浅胸筋膜に被われる。

　腋窩 Axilla の血管と神経は、腋窩筋膜 Fascia axillaris に被われている。大胸筋と小胸筋には、**胸肩峰動脈・静脈の枝**と**外側胸筋神経**と**内側胸筋神経**（交通して胸筋神経ワナを作る）が鎖骨胸筋筋膜と大胸筋との間を通って分布する。前鋸筋には、**外側胸動脈** A. thoracica lateralis と**長胸神経**が分布する。鎖骨下筋は鎖骨下筋神経が分布する。

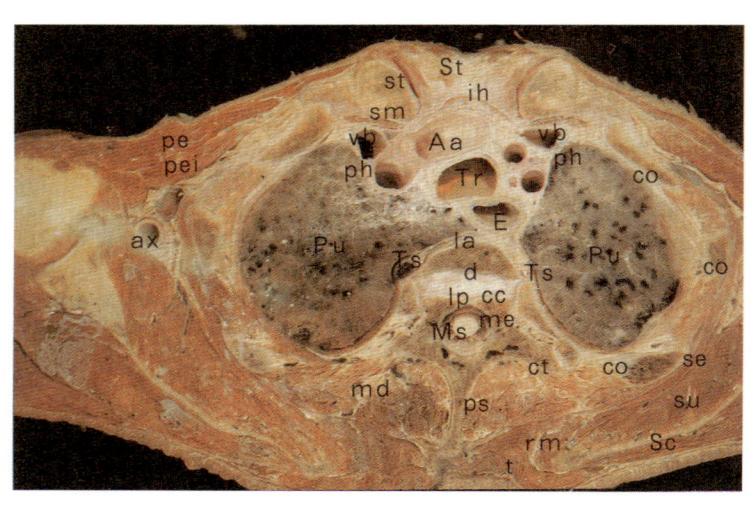

図401A　胸部横断（下方から、骨・関節・靭帯より）

　Aa: 大動脈弓、ax: 腋窩動脈、cc: 肋骨頭関節、ct: 肋横突関節、co: 肋骨、d: 椎間円板、E: 食道、ih: 舌骨下筋、la: 前縦靭帯、lp: 後縦靭帯、md: 固有背筋、me: 髄膜、Ms: 脊髄、pe: 大胸筋、pei: 小胸筋、ph: 横隔膜、ps: 棘突起、Pu: 肺、rm: 大菱形筋、Sc: 肩甲骨、se: 前鋸筋、sm: 胸鎖乳頭筋、St: 胸骨、st: 胸鎖関節、su: 肩甲下筋、t: 僧帽筋、Tr: 気管、Ts: 交感神経幹、vb: 腕頭静脈

レッスン 401　浅胸筋（胸部の上肢筋）と腋窩

B. 解剖後

解剖後は、浅胸筋（胸部の上肢筋）と深胸筋（本来の胸壁の筋）との間が腋窩になる。上肢の血管と神経は、鎖骨下から腋窩に入ることがわかる。

1) 腋窩の動脈は鎖骨下動脈 A. subclavia, subclavian artery の続きの腋窩動脈である。

2) 腋窩動脈 A. axillaris, axillary artery の枝（8種類）には、①最上胸動脈 A. thoracica suprema、②胸肩峰動脈 A. thoracoacromialis、③外側胸動脈 A. thoracica lateralis、④肩甲下動脈 A. subscapularis とその枝の⑤胸背動脈 A. thoracodorsalis、⑥肩甲回旋動脈 A. circumflexa scapulae)、⑦前上腕回旋動脈 A. circumflexa humeri anterior、⑧後上腕回旋動脈 A. circumflexa humeri posterior がある。

3) 腋窩の神経（8種類）には、外側神経束と内側神経束から起こる①筋皮神経 M. musculocutaneus, musculocutaneous nerve、②正中神経 N. medianus, median nerve、③尺骨神経 N. ulnaris, ulnar nerve、④内側前腕皮神経 N. cutaneous antebrachii medialis、⑤外側胸筋神経 N. pectoralis lateralis、⑥内側胸筋神経 N. pectoralis medialis と後神経束から分かれる⑦腋窩神経 N. axillaris, axillary nerve と⑧橈骨神経 N. radialis, radial nerve がある。

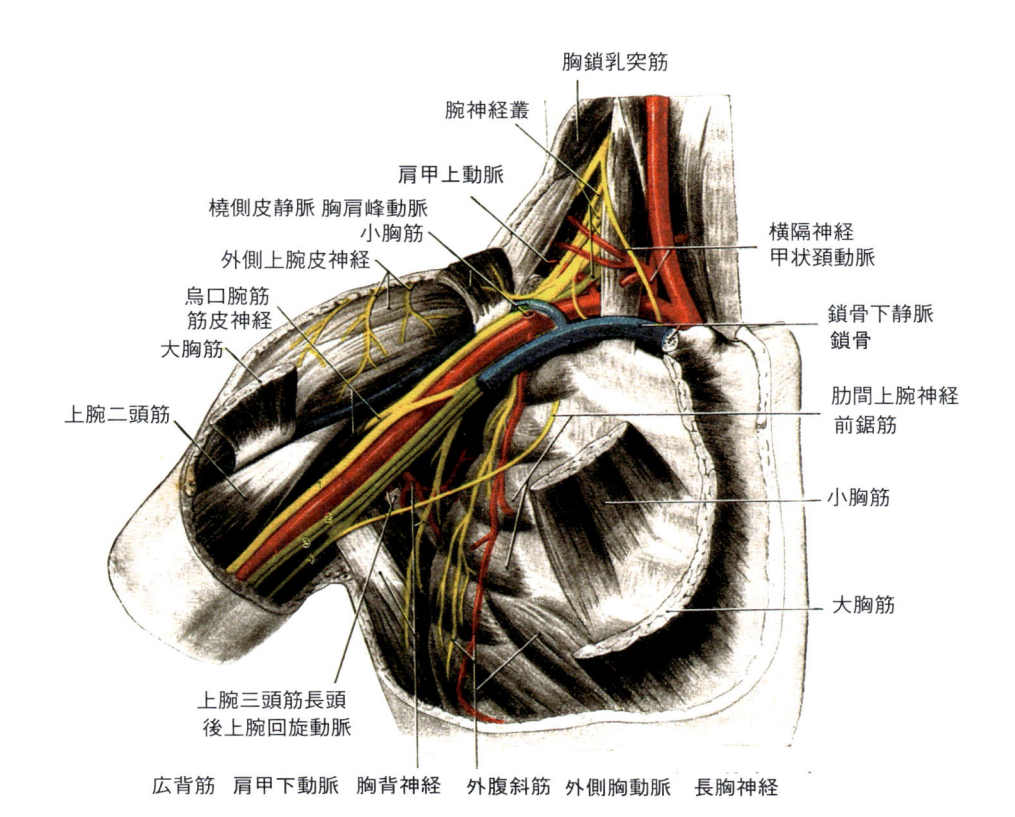

図 401B　右の腋窩の血管と神経　（Corning より）
大胸筋と小胸筋、鎖骨と鎖骨下筋は除去され、鎖骨下から腋窩の血管と神経がみえる。

148 第4章 胸と腹

C. 解剖手順

大胸筋と小胸筋の起始部を切って翻して、浅胸筋の血管と神経、腋窩の剖出をする。

浅胸筋の解剖：

1. **三角胸筋溝**と**鎖骨下窩**（胸鎖三角）には、橈側皮静脈が通る。
2. **胸骨筋**（M. sternalis 変異）は大胸筋の前面に左右または片側に現れることがある。腹直筋鞘から起こり胸鎖乳突筋の腱につながる。支配神経は胸筋神経ワナの枝である。
3. **大胸筋の起始部**（鎖骨部、腹部、胸肋部）を順にハサミで切る。小胸筋が現れる。
4. 小胸筋の上縁と下縁で、胸筋動脈・静脈と・外側胸筋神経、内側胸筋神経を剖出する。
5. 小胸筋の起始部をハサミで切る。胸筋神経ワナを剖出する。
6. **広背筋の腋窩弓**（変異、約15％の出現）： 広背筋の一部が大胸筋の停止部につながる筋性腋窩弓（ランゲル筋 Ranger's muscle）や線維性腋窩弓が現れることがある。

腋窩の血管と神経を剖出する：

1. **腋窩筋膜**と**腋窩リンパ節**を取り除き、鎖骨下動脈・静脈と腋窩動脈・静脈を剖出する。
2. **腕神経叢**（C5〜T1の前枝）の上・中・下神経幹と外側・内側・後神経束を剖出。
3. **前鋸筋**は肋骨の起始部を切る。外腹斜筋の肋骨起始部は切らない。
   （**鎖骨下筋**は胸骨の起始部を切ってある。第3章「頭と頸」のレッスン302Eを参照）

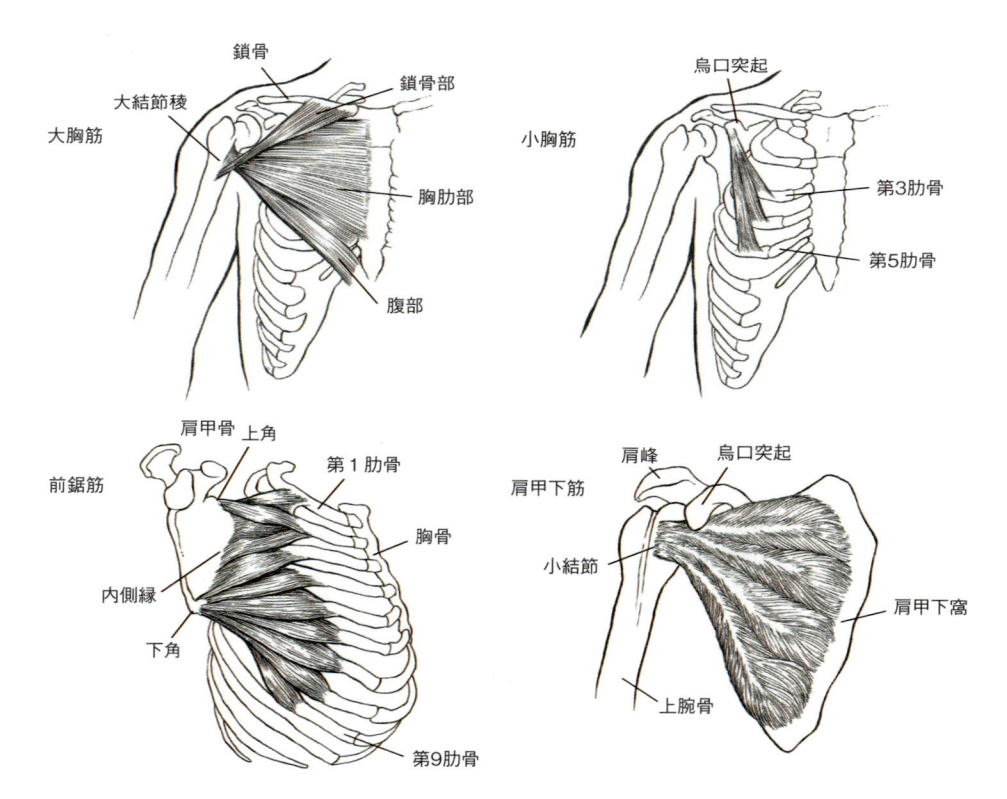

図401C　浅胸筋
　　上左は大胸筋、上右は小胸筋、下左は前鋸筋、下右は肩甲下筋を示す。

D. チェックポイントと発展

1. 大胸筋の血管は**胸肩峰動脈・静脈**で、神経支配は**内側・外側胸筋神経**である。
2. 後上腕回旋動脈は腋窩神経と一緒に走る。
3. 腕神経叢の上・中・下神経幹と外側・内側・後神経束を剖出する。
4. **筋皮神経**は外側神経束から、**尺骨神経**と**内側前腕皮神経**は内側神経束から分かれる。
5. **正中神経**は外側神経束と内側神経束から起こる。
6. **橈骨神経**と**腋窩神経**（後上腕回旋動脈と伴行する）は後神経束から分かれる。
7. 肋間上腕神経は第1～第3肋間神経の外側皮枝が上腕の皮神経と交通して上腕に分布。

発展：

1. **腕神経叢の鎖骨上部から出る神経：**
   ①肩甲背神経 N. dorsalis scapulae（肩甲挙筋、大・小菱形筋に分布する）、
   ②長胸神経 N. thoracicus longus, long thoracic nerve（前鋸筋）、
   ③胸背神経 N. thoracodorsalis, thoracodorsal nerve（広背筋）、
   ④肩甲上神経 N. suprascapularis, suprascapular nerve（棘上筋・棘下筋）、
   ⑤肩甲下神経 Nervi subscapulares（肩甲下筋、大円筋）、
   ⑥鎖骨下筋神経 N. subclavius, subclavian nerve（鎖骨下筋）、
   ⑦外側胸筋神経 N. pectoralis lateralis と内側胸筋神経 N. pectoralis medialis
   ⑧筋枝（斜角筋、頸長筋）がある。

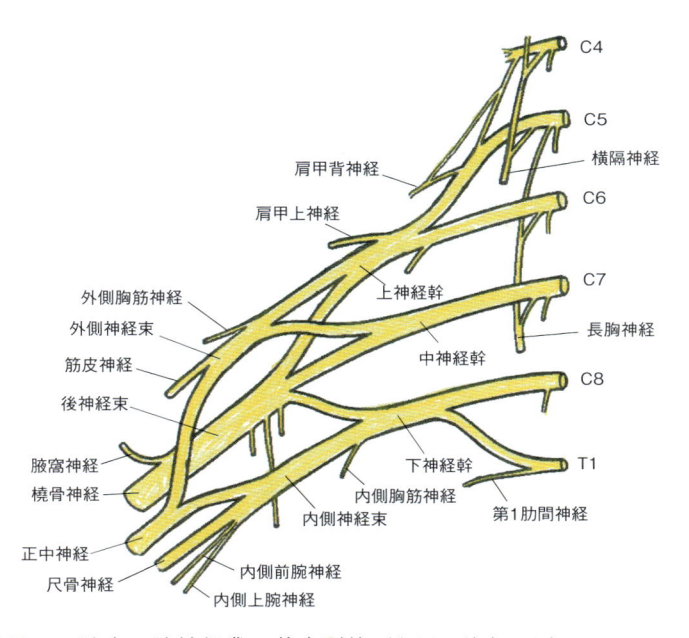

図 401D　鎖骨下・腋窩の腕神経叢の基本形態（右側、前方から）

　腕神経叢は上神経幹 Truncus superior、中神経幹 Truncus medius、下神経幹 Truncus inferior と外側神経束 Fasciculus lateralis、内側神経束 Fasciculus medialis、後神経束 Fasciculus posterior を形成する。C4～T1 は第4頸神経～第1胸神経の前枝を示す。

胸 と 腹 1： 胸腹壁と胸腹腔2

レッスン402　胸腹壁（深胸筋と腹筋）、開胸と開腹の方法

　胸腹壁の筋は同系の筋で構成されている。胸部の筋は浅胸筋、深胸筋および横隔膜に区別する。深胸筋と腹部の筋は胸腹腔を取り囲む体壁（胸腹壁）の筋である。胸腹壁の筋には肋間筋（外・内・最内）と側腹筋（外・内腹斜筋・腹横筋）と腹直筋があり、肋間動脈・肋間静脈・肋間神経が分布する。胸郭は12個の胸椎、12対の肋骨と1個の胸骨の連結より構成される籠状の骨格である。胸郭には深胸筋と腹部の筋、横隔膜が付着する。このレッスンでは、深胸筋・側腹筋・腹直筋と肋間動脈・静脈・神経を剖出して、胸腹壁を開く。

A. 解剖前に

　胸腹壁（深胸筋と側腹筋）は同じ3層の筋から構成される。深胸筋は、①**外肋間筋** M. intercostalis externus、②**内肋間筋** M. intercostalis internus、③**最内肋間筋** M. intercostalis intimus、側腹筋は、①**外腹斜筋** M. obliquus externus abdominis、②**内腹斜筋** M. obliquus internus abdominis、③**腹横筋** M. transverses abdominis からなる。腹部には、腹直筋鞘で包まれた**腹直筋**がある。**胸郭** Thorax には胸郭上口と胸郭下口がある。

　開胸と開腹は、胸腹壁の前部を切り取って、**胸腔** Cavum thoracis と **腹腔** Cavum abdominis と **横隔膜** Diaphragma を剖出することである。胸腔には、**心膜** Pericardium（壁側心膜）、左右の**胸膜** Pleura（壁側胸膜）、**縦隔** Mediastinum の器官（脂肪化した**胸腺** Thymus、**腕頭静脈**など）が現れる。腹腔には、**腹膜** Peritoneum, peritoneum と腹膜の前に腹膜前管索（尿膜管索など）と **臍** Umbilicus, navel が現れる。

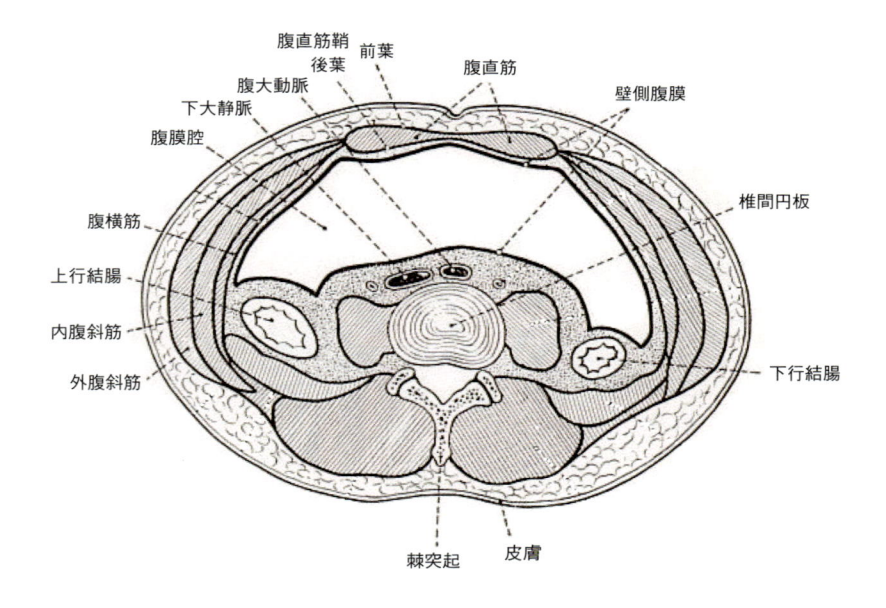

図402A　腹部の横断（下方から、Corning より）

B. 解剖後

解剖後は、固有胸筋と腹筋は胸壁と腹壁を同じ三層の筋から構成し、胸腔と腹腔は胸壁と腹壁で囲まれた空所であることがわかる。

1）**胸壁と腹壁の３層の筋**： 深胸筋は、肋骨から起こり肋骨につき、側腹筋は、第５〜12肋骨の外面から起こり、①**外腹斜筋**（腹直筋鞘の前葉と**鼡径靱帯** Ligamentum inguinale, inguinal ligament、別名プパールの靱帯 Poupart's ligament につく）、②**内腹斜筋**（胸腰筋膜と鼡径靱帯から起こり、腹直筋鞘の前葉と後葉につく）、③**腹横筋**（7〜12肋軟骨、腸骨稜などから起こり、腹直筋鞘の後葉につく）がある。

2）**腹壁前面の筋**： 腹直筋 M. rectus abdominis（恥骨から起こり、第５〜7肋軟骨と剣状突起につき、3〜4個の**腱画** Intersectiones tendineae, tendinous intersections がある）と**錐体筋** M. pyramidalis（腹直筋鞘の前葉の中で恥骨と白線につく、**変異**）がある。**腹直筋鞘** Vagina musculi recti abdominis, rectus sheath は**前葉** Lamina anterior, anterior layer と**後葉** Lamina posterior, posterior layer でできた袋状の丈夫な筋膜で腹直筋を包んでいる。後葉の下端は**弓状線** Linea arcuata, arcuate line という。内側縁は**白線** Linea alba と**臍輪** Anulus umbilicalis, umbilical ring、外側縁が側腹筋の腱になる。

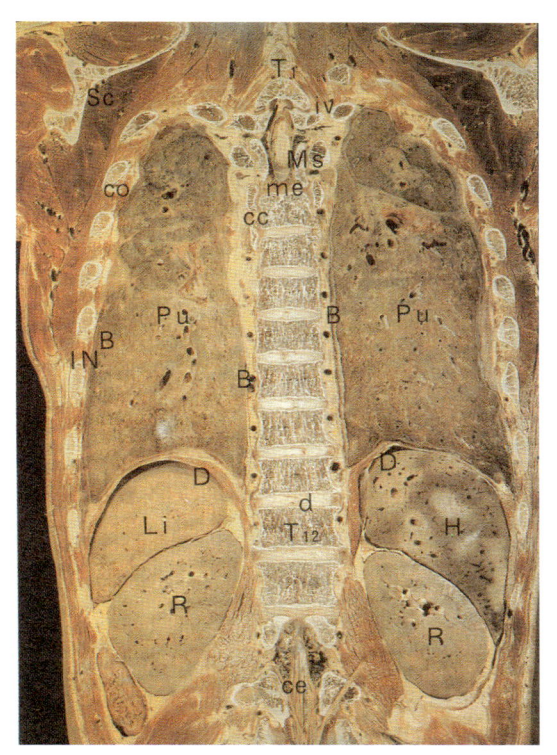

図402B　胸部前額断（後方から、骨・関節・靱帯より）

B: 分節血管（肋間、肋下、腰動・静脈）、cc: 肋骨頭関節、ce: 脊髄神経馬尾、co: 肋骨、D: 横隔膜、d: 椎間円板、H: 肝臓、IN: 肋間・肋下神経、iv: 椎間関節、Li: 脾臓、me: 髄膜、Ms: 脊髄、Pu: 肺、R: 腎臓、Sc: 肩甲骨、T: 胸椎（椎体）

152　第4章　胸と腹

C. 解 剖 手 順

　胸腹壁を外側で切って横隔膜の付着部も切り、胸腹壁の前半部を取り外す。

開胸・開腹をする前に、胸壁と腹壁の解剖をする。
1．胸壁では3層の筋（外肋間筋、内肋間筋、最内肋間筋）を剖出する。
2．腹壁では外腹斜筋、内腹斜筋、腹横筋を剖出する。
3．胸腹壁では肋間動脈・静脈と肋間神経は第2層と第3層の間を通る。
4．腹直筋鞘前葉を開いて腹直筋を剖出し、腹直筋は臍の下で横に切る。腱画は切る。
5．腹直筋鞘後葉下端の弓状線を確認する。弓状腺の下は腹膜である。
6．錐体筋は腹直筋鞘の下端部で前葉の中で剖出する。

開胸と開腹をする（胸腹壁前部を切り離す）：
1．第1肋骨は前斜角筋の付着部より内側（胸骨側）で切る。前斜角筋の付着部を残す。
2．第2～10肋骨は胸壁の外側の中間あたりの線上で肋間筋と血管・神経も一緒に切る。
3．胸壁内面との繋がりの横隔膜の付着部と胸骨心膜靱帯を切る。
4．胸壁を起こす。胸内筋膜と胸膜・心膜との間（胸骨心膜靱帯）を離す。
5．側腹筋は筋の中央（筋腹）で切ってもよい。腹直筋は臍の高さで横に切る。
6．下腹部の腹壁を構成する腹横筋と腹膜の間には、

胸腹壁を取り出す。

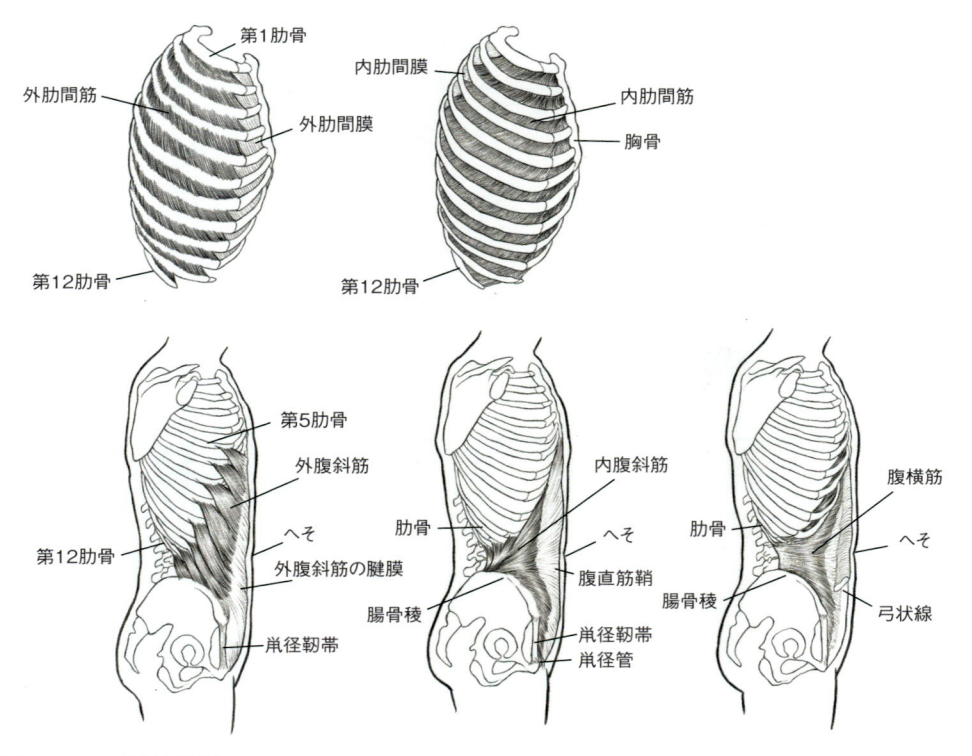

図 402C　解剖手順
　上左から外肋間筋、内肋間筋、下左から外腹斜筋、内腹斜筋、腹横筋を示す。

レッスン402　胸腹壁（深胸筋と腹筋）、開胸と開腹の方法　　153

D. チェックポイントと発展

前胸腹壁（取り出した胸腹壁）の内面：
1. 胸横筋 M. transversus thoracis（胸骨体と剣状突起から起こり第2〜第6肋骨につく）、胸骨心膜靱帯 Ligamentum sternopericardiaca（心膜を胸骨内面の骨膜に固定）、胸内筋膜 Fascia endothoracica（胸壁内面の筋膜）がある。
2. 内胸動脈・静脈 A. et V. thoracica interna、腹壁動脈・静脈 A. et V. epigastrica superior（内胸動脈の終枝）、下腹壁動脈 A. epigastrica inferior（外腸骨動脈の枝）がある。
3. 肋間動脈 Arteriae intercostales posteriors（肋下動脈 A. subcostalis）、肋間神経 Nervi intercostales（肋下神経）がある。

鼡径部：
1. 浅鼡径輪 Anulus inguinalis superficialis, superficial inguinal ring からは精索 Funiculus spermaticus と子宮円索 Ligamentum teres uteri が現れる。
2. 浅鼡径輪の内側には、鼡径鎌 Falx inguinalis（結合腱）と反転靱帯 Ligamentum reflexum, reflected ligament（コレス靱帯 Colles ligament）がある。

発展：
1. 臍 Umbilicus は胎生期の臍帯 Funiculus umbilicalis, umbilical cord（臍動脈と臍静脈 A. et V. umbilicalis を含む）の名残りである。
2. 停留精巣（停留睾丸）と鼡径ヘルニア inguinal hernia が現れることがある。
3. **横筋筋膜** Fascia transversalis, transversalis fascia と呼ぶ結合組織と脂肪がある。

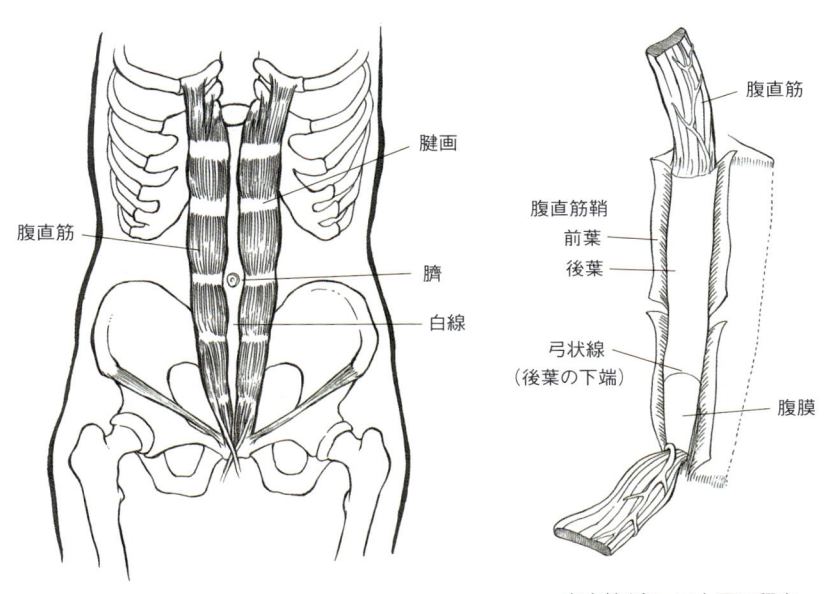

図402D　腹直筋

胸と腹1： 胸腹壁と胸腹腔3

レッスン403 縦隔、胸膜と胸膜腔、心膜と心膜腔

　胸膜と心膜と縦隔は、胸腔内にある。縦隔は胸腔の中央で心臓、気管と食道、大血管などがある。縦隔の両側には、左右の肺がある。肺は胸膜（壁側胸膜）に包まれ、心臓は心膜（壁側心膜）に包まれている。胸腔の上部には、左腕頭静脈と大動脈弓が通り、左右には左右の腕頭静脈があり、右腕頭動脈、左総頚動脈と左鎖骨下動脈が大動脈弓から起こる。
　脂肪変性した胸腺は、中央を通る腕頭静脈の下で左右の胸膜と心膜に囲まれて位置する。このレッスンでは、縦隔上部の解剖と胸膜と心膜を切り開き胸膜腔と心膜腔を剖出する。

A. 解剖前に

　縦隔 Mediastinum は胸腔を2つに分ける構造物である。縦隔には、**食道 Esophagus**、**気管 Trachea**、**上行大動脈 Aorta ascendens**、**大動脈弓 Arcus aortae**、**下行大動脈 Aorta descendens**、**上大静脈 V. cava superior** と左右の**腕頭静脈 V. brachiocephalica**、**下大静脈 V. cava inferior**、**肺動脈 A. pulmonalis** と**肺静脈 V. pulmonalis** などが通る。
　胸膜 Pleura は、肺を包む①**肺胸膜 Pleura pulmonalis, pulmonary pleura**（別名、**臓側胸膜 Pleura visceralis**）と胸壁の内面を被う②**壁側胸膜 Pleura parietalis, parietal pleura** とに区別され、胸膜の中の空所を**胸膜腔 Cavum pleurae, pleural cavity** という。
　心膜 Pericardium は、心臓を包む①**心外膜 Epicardium**（別名、臓側心膜、臓側板 **Lamina visceralis**）と**心臓 Cor, heart** と心膜腔を被う②**心膜**（臓側心膜＝心嚢）とに区別され、その中の空所を**心膜腔 Cavum pericardii, pericardial cavity** という。

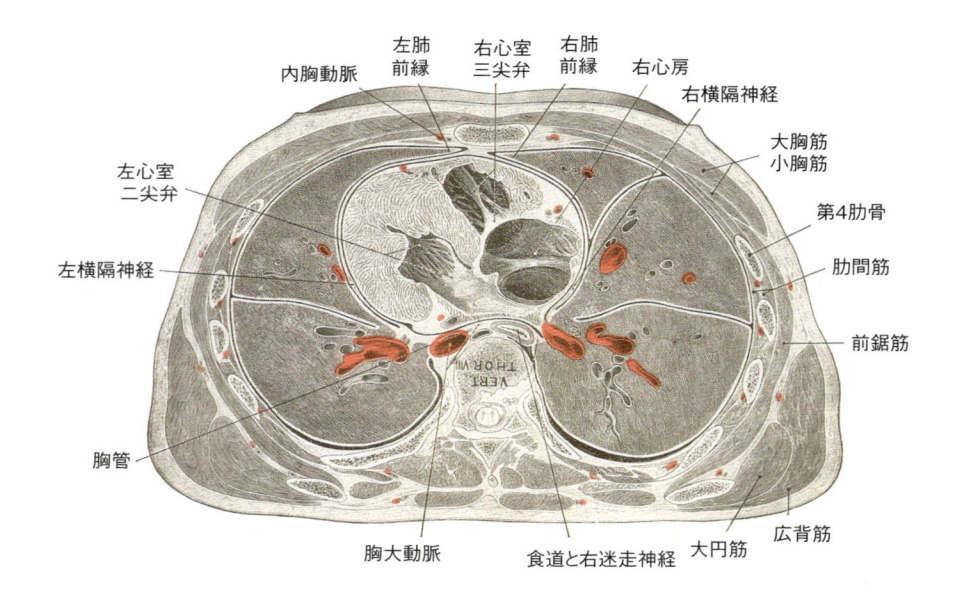

図403A　胸部横断面の模式図、縦隔、胸膜と心膜（上方から、Corningより）

> B. 解剖後

解剖後は、縦隔上部には、大動脈弓と肺動脈幹と動脈管索、左右の腕頭静脈と上大静脈、胸腺、迷走神経と反回神経、横隔神経があることがわかる。

1) **縦隔の分類（4つ）**： ①**縦隔上部** Mediastinum superius（心臓より上）、②**縦隔前部** Mediastinum anterius（心臓の前）、③**縦隔後部** Mediastinum posterius（心臓の後方）、④**縦隔中部** Mediastinum medium, middle mediastinum（心臓のある部分）。

2) **壁側胸膜**は、肋骨胸膜（胸壁内面を被う）、横隔胸膜（横隔膜上面を被う）、縦隔胸膜（縦隔外側面を被う）の3部に分類される。**壁側胸膜**は、**肺門** Hilus pulmonis, hilus of lung で**臓側胸膜**に移行する。肺門部の下では、胸膜の移行部が長くなり**肺間膜** Ligamentum pulmonale, pulmonary ligament をつくる。胸膜腔の一部に、**胸膜洞** Recessus pleuralis, pleural recess（左右の肋骨横隔洞 Recessus costodiaphragmaticus と肋骨縦隔洞 Recessus costomediastinalis）がある。

3) 心膜腔の一部に、**心膜横洞** Sinus transversus pericardii, transverse pericardial sinus と**心膜斜洞** Sinus obliquus pericardii, oblique pericardial sinus がある。

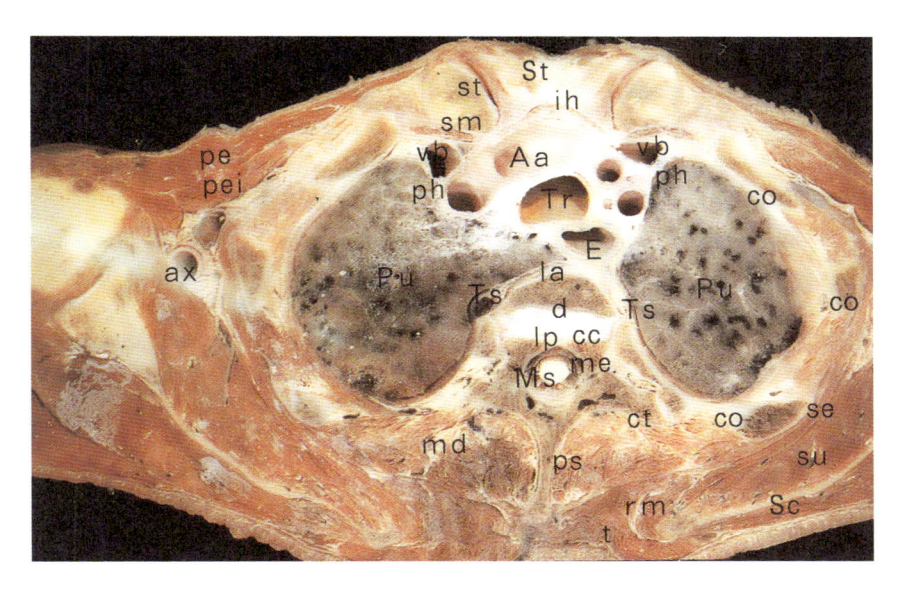

図 403B　胸部横断図（下方から、骨・靱帯・関節より）

Aa: 大動脈弓、ax: 腋窩動脈、cc: 肋骨頭関節、ct: 肋横突関節、co: 肋骨、d: 椎間円板、E: 食道、ih: 舌骨下筋、la: 前縦靱帯、lp: 後縦靱帯、md: 固有背筋、me: 髄膜、Ms: 脊髄、pe: 大胸筋、pei: 小胸筋、ph: 横隔膜、ps: 棘突起、Pu: 肺、rm: 大菱形筋、Sc: 肩甲骨、se: 前鋸筋、sm: 胸鎖乳頭筋、St: 胸骨、st: 胸鎖関節、su: 肩甲下筋、t: 僧帽筋、Tr: 気管、Ts: 交感神経幹、vb: 腕頭静脈

156　第4章　胸と腹

C．解 剖 手 順

　左右の胸膜を広げて心膜と縦隔の血管と胸腺組織を剖出してから胸膜と心膜を開く。

縦隔の解剖：
1．胸腺（脂肪変性している）を左右の胸膜を翻してピンセットで取り除いて剖出する。
2．横隔神経と心膜横隔動脈（横隔神経に伴行する）を剖出する。
3．迷走神経とその枝の反回神経を剖出する。
4．腕頭静脈を剖出する。正面にあるのは左腕頭静脈で、両側に左右の腕頭静脈がある。
5．大動脈弓と3本の動脈（腕頭動脈、左総頚動脈、左鎖骨下動脈）を剖出する。
6．肺動脈幹と動脈管索を剖出する。
7．下大静脈、横隔膜の上面を剖出する。
8．心膜（壁側心膜）と胸膜（壁側胸膜）を確認する。

胸膜を十字に切り開き、胸膜腔を開ける：
1．胸膜腔に手を入れて、肺尖部（肺の先端部）と肺根部（気管支などが通る）を確認する。
2．胸膜腔（肋骨横隔洞と肋骨縦隔洞）を確認する。

心膜を十字に切り開き、心膜腔を開ける：
1．心膜腔に手を入れて、動脈門、静脈門、その間の心膜横洞を確認する。
2．心膜斜洞は左右の肺静脈の背面での反転部で確認する。

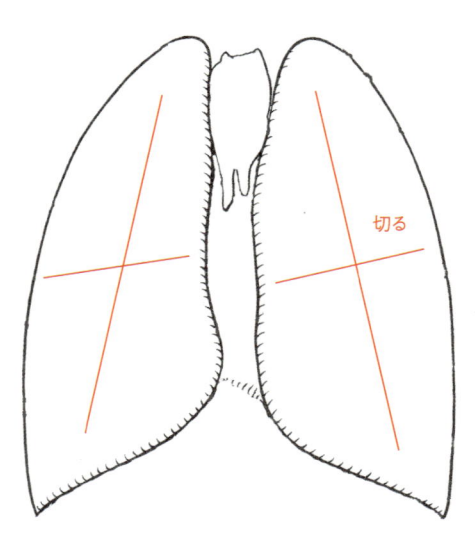

左右の肺の胸膜を十字に切る　　　　　　心膜を十字に切り、心膜腔を開ける

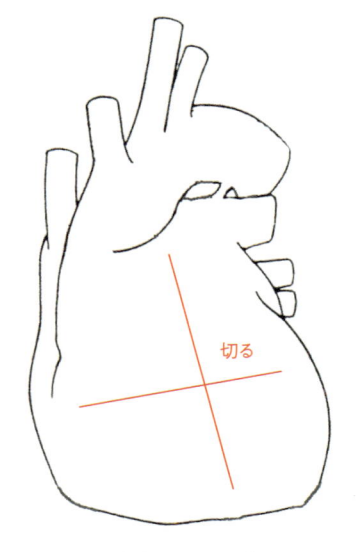

図403C　解剖手順
　左は壁側胸膜、右は心膜、胸膜と心膜は十字に切り開いて腔内の肺と心臓を剖出する。

D. チェックポイントと発展

1. 胸腺 Thymus（脂肪化）は縦隔上部から前部にあり、**胸腺静脈**は左腕頭静脈に合流して、**胸腺動脈**は内胸動脈または鎖骨下動脈から起こる。
2. 心膜横隔動脈 A. pericardiacophrenica は、内胸動脈から起こり横隔神経に伴行する。
3. 大動脈弓 Arcus aortae, aortic arch から腕頭動脈 Truncus brachiocephalicus、左総頸動脈 A. carotis communis sinistra と左鎖骨下動脈 A. subclavia sinistra が分岐する。
4. 動脈管索 Ligamentum arteriosum は大動脈弓と肺動脈幹との間をつなぐ。
5. 肺門は肺への出入り口である。**肺根** Radix pulmonis, root of lung には①気管支と気管支動脈、②肺動脈 A. pulmonalis, pulmonary artery と肺静脈、③自律神経がある。
6. 縦隔後部にあるもの（4種類）：　①気管、食道と迷走神経、②上大静脈 V. cava superior と奇静脈、下大静脈 V. cava inferior、大動脈 Aorta, aorta、③胸管 Ductus thoracicus, thoracic duct、④横隔神経 N. phrenicus, phrenic nerve と心膜横隔動脈がある。

発展：
1. 心臓には心門（動脈門と静脈門）がある。心門は心膜の反転部で動脈側の反転部の動脈門には大動脈と肺動脈幹が通り、静脈門には上大静脈と下大静脈、左右の肺静脈が通る。
2. 心嚢（壁側心膜）は外面の線維性心膜 Pericardium fibrosum, fibrous pericardium と内面の漿膜性心膜 Pericardium serosum（壁側板）とが合わさっている。心外膜 Epicardium は漿膜性心膜の臓側板である。血管の外膜は線維性心膜に移行する。

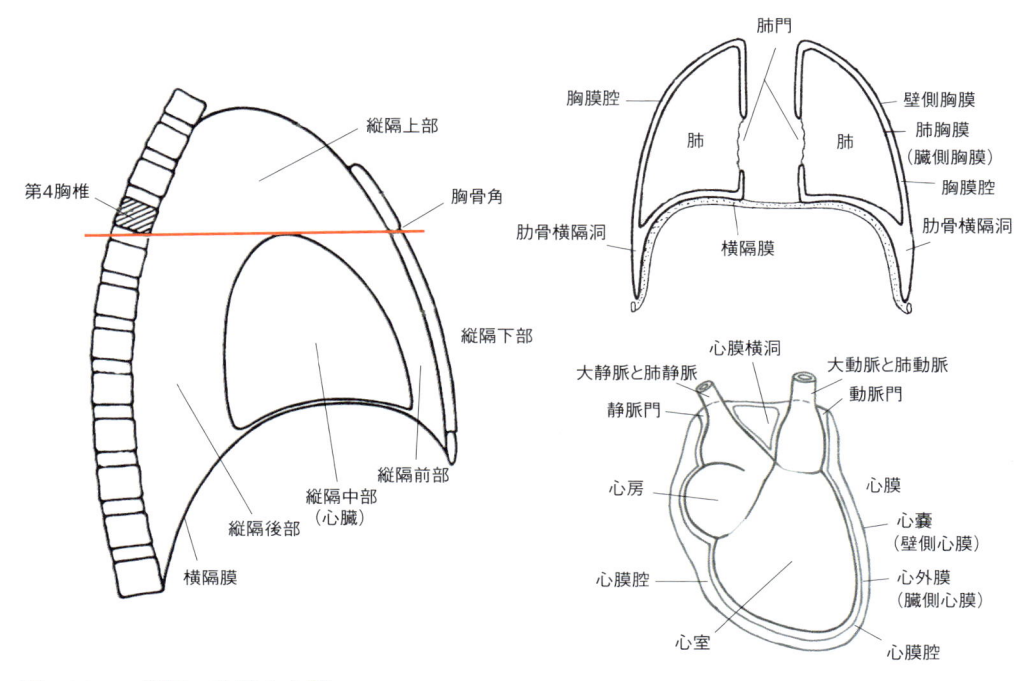

図403D　縦隔、胸膜と心膜

胸と腹 1： 胸腹壁と胸腹腔 4

レッスン 404　臍と腹膜と腹膜腔

　腹膜は腹壁内面を被う壁側腹膜と内臓を被う臓側腹膜と両者を繋ぐ間膜に区別される。腹膜に包まれた空所を腹膜腔という。臍と臍に繋がる腹膜前管索は、腹膜（壁側腹膜）の前面（壁側腹膜と腹壁の間）にある。腹部内臓は臓側腹膜に包まれた内臓と腹壁内面を包む壁側腹膜の後ろにある内臓（腹膜後器官）とがある。前者は肝臓と胃腸であり、後者は腎臓と副腎、大動脈と下大静脈などである。このレッスンでは、腹膜の前面にある管索を剖出して、腹膜を切り開き腹膜腔と腹膜腔の中にある腹膜に包まれた内臓を剖出する。

A. 解剖前に

　臍 Umbilicus は、臍帯の断端部である。臍帯の断端部には、胎生期の臍動脈・臍静脈、尿膜管 Urachus が閉じて結合組織化した①**臍動脈索 Ligamentum umbilicale mediale**（左右）、②**臍静脈索 Chorda venae umbilicalis ＝ 肝円索 Ligamentum teres hepatis, round ligament of liver** と ③**尿膜管索**（別名、**正中臍索 Ligamentum umbilicale medianum, median umbilical ligament**）がある。臍動脈索、臍静脈索および尿膜管索は、腹膜 Peritoneum（壁側腹膜）と体壁の間を通るので、これらは**腹膜前管索**（仮称）である。

　腹膜 Peritoneum（3つに区分）には、①**臓側腹膜 Peritoneum viscerale, visceral peritoneum**、②**壁側腹膜 Peritoneum parietale, parietal peritoneum**、③**間膜 Meso** がある。臓側腹膜は胃腸と肝臓を包み、壁側腹膜は腹壁の内面を被い、間膜は両腹膜の移行部である。腹膜に包まれた空所は、**腹膜腔 Cavum peritonei, peritoneal cavity** という。

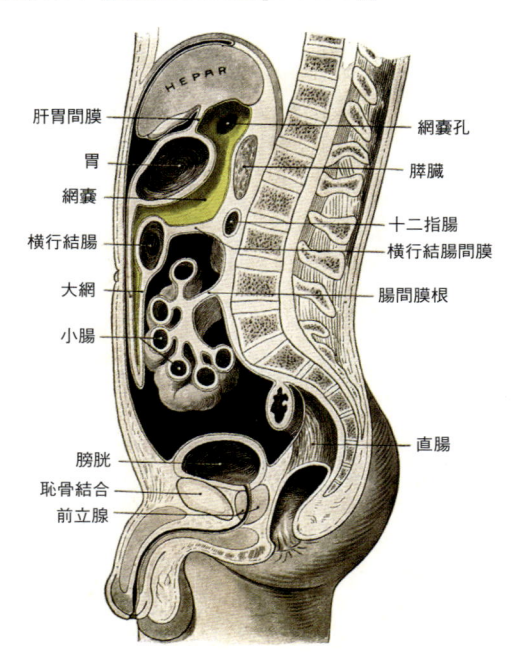

図 404A　腹部の矢状断面、腹膜腔と腹膜（網嚢は緑色、Corning より）

B. 解剖後

　解剖後は、臍と胎生期の閉鎖した腹膜前管索、腹膜腔（網嚢と網嚢孔）、間膜（大網と小網、腸間膜、横行結腸間膜、虫垂間膜）、十二指腸空腸曲、右・左結腸曲がわかる。

1) **腹膜の内面のヒダ（3つ）**：　①1つの**正中臍ひだ** Plica umbilicalis mediana（正中臍索＝尿膜管索）、②左右の**内側臍ひだ** Plica umbilicalis medialis（臍動脈索）、③左右の**外側臍ひだ** Plica umbilicalis lateralis（下腹壁動脈・静脈）がある。
2) **腹膜内面の間膜（1つ）**：　①肝鎌状間膜（肝円索）がある。
3) **臍（臍帯の断端部）と繋がる管索（3種）**：　①正中臍索（別名、尿膜管索は尿膜管の遺残で臍から膀胱に繋がる線維）、②臍動脈索（臍から臍動脈に繋がる線維）、③肝円索（別名、臍静脈索は臍から肝鎌状間膜を通り肝臓に繋がる索）がある。
4) **肝臓の間膜（4種類）**には、①肝鎌状間膜、②小網、③**肝冠状間膜** Ligamentum coronarium hepatis, coronary ligament of liver、④左右の**三角間膜** Ligamentum triangulare sinistrum, left triangular ligament がある。
5) **網嚢** Bursa omentalis（腹膜腔の一部）と**網嚢孔** Foramen epiploicum の位置：　網嚢孔は肝十二指腸間膜（肝臓と十二指腸上部の間につく間膜）の後ろで下大静脈の前、十二指腸の上で肝臓の下、そして小指が入るくらいの大きさである。

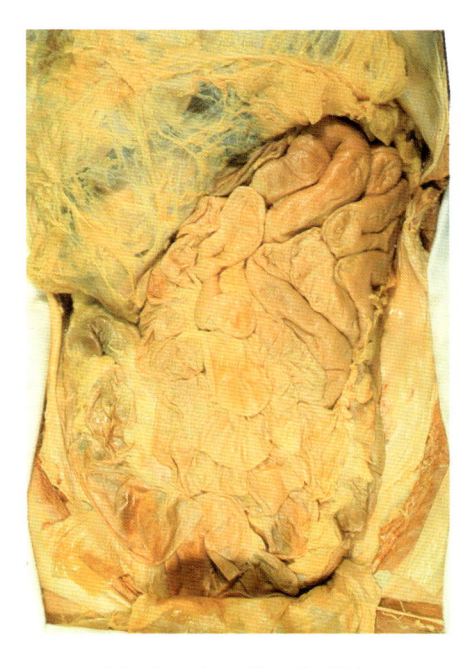

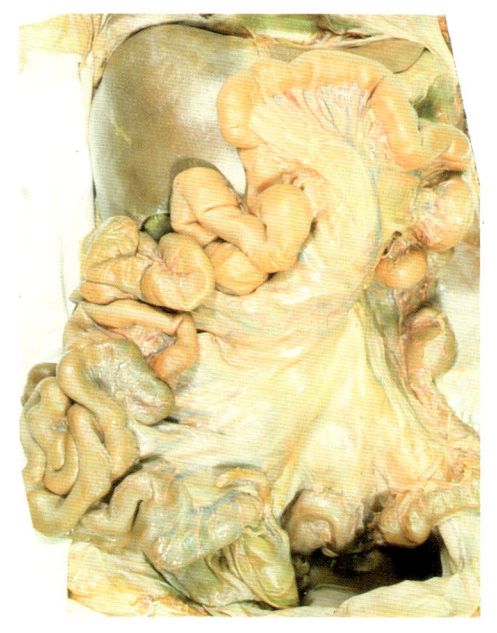

図 404B　腹膜と腹部内臓と腹膜腔
　左は大網を上方にもちあげて腸の自然の位置を見る。右は小腸と腸間膜を右方へ引き出して腸間膜根、横行結腸と横行結腸間膜、下行結腸、S状結腸をみる。

C. 解剖手順

腹膜前管索を確認して腹膜を開き、腹部内臓の位置と間膜と腹膜腔を確認する。

1. 臍と繋がる3種の管索（尿膜管索、臍動脈索、臍静脈索）を確認する。
2. 腹膜を切り開く（下左図、点線は腹膜を切る線を示す）。
3. 腹膜の内面で3種の臍ひだ（正中、内側、外側）と肝鎌状間膜を確認する。
4. 腹部内臓の自然の位置を観察する（図404C）：
   1) 大網の正常でない癒着を切る（正常では横行結腸に付着している）。
   2) 大網の下端をもちあて、横行結腸に付着する大網を確認する。
   3) 腸間膜を右にもちあげて横行結腸間膜、左結腸曲、下行結腸とS状結腸間膜をみる。この状態で上方に十二指腸のヒダと陥凹を確認する。
   4) 腸間膜を左にもちあげて上方の右結腸曲、上行結腸、下方の盲腸・虫垂間膜をみる。この状態で右下に回盲部のヒダと陥凹を確認する。
5. 肝臓の肝鎌状間膜と肝冠状間膜を切り、横隔膜を正中線上で少し切ってもよい。
6. 大網（胃の大弯から伸びた腹膜）の下端を上にあげて、大網と横行結腸の付着部を切って、大網のついた胃を横行結腸から離すと、**網嚢**という腹膜腔が現れる。この後壁には膵臓と十二指腸と脾臓が位置している。

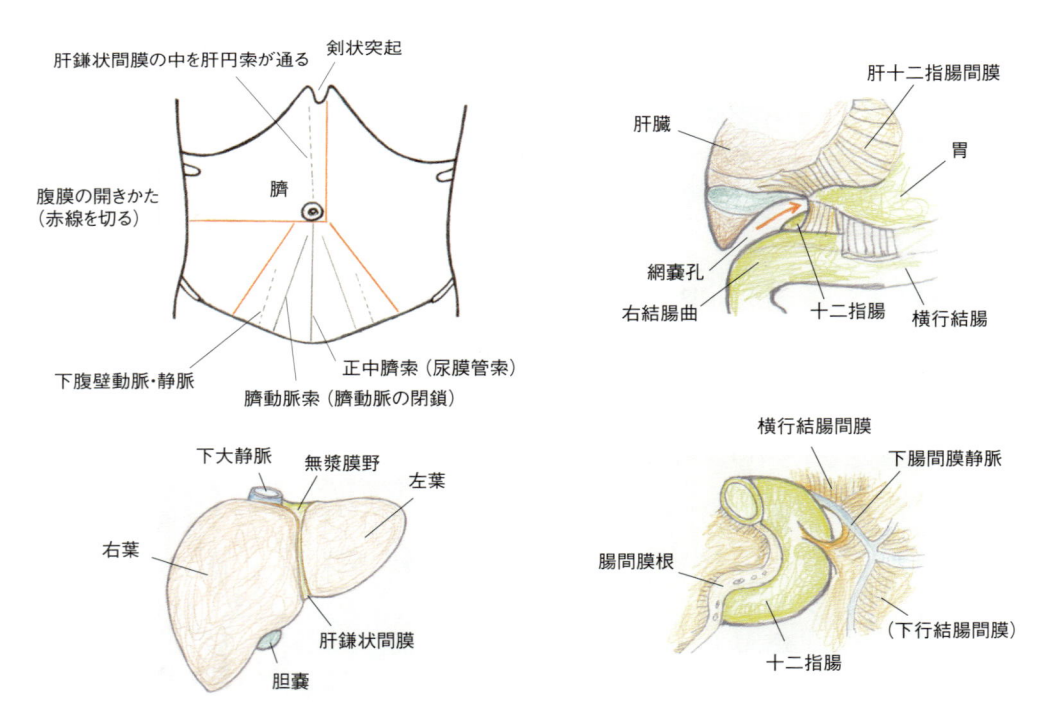

図404C 解剖手順
　左上は腹膜の切り方、**左下**は肝臓の間膜、**右上**は網嚢孔の位置、**右下**は1歳の小児、十二指腸空腸陥凹（上・下十二指腸陥凹）と上・下十二指腸ヒダを示す。

D. チェックポイントと発展

1. 肝臓の間膜（4種類）には①肝鎌状間膜、②小網、③左右の三角間膜、④肝状間膜。
2. 胃の間膜（3種類）には①小網 Omentum minus, lesser omentum（肝十二指腸間膜 Ligamentum hepatoduodenale, hepatoduodenal ligament と 肝胃間膜 Ligamentum hepatogastricum）、②大網 Omentum majus, greater omentum、③胃脾間膜 Ligamentum gastrolienale, gastrosplenic ligament がある。
3. 腸の間膜（4種類）には、①小腸間膜（別名、腸間膜 Mesenterium, mesentery）、②虫垂間膜 Meso appendix、③横行結腸間膜 Mesocolon transversum, transverse mesocolon、④Ｓ状結腸間膜 Mesocolon sigmoideum, sigmoid mesocolon がある。
4. 十二指腸空腸曲： 後腹壁を固定する上・下十二指腸ヒダ Plica duodenalis superior et inferior, superior and inferior duodenal folds とヒダによってできる十二指腸空腸陥凹 Recessus duodenojejunalis, duodenojejunal recess （上・下十二指腸陥凹 Recessus duodenalis superior et inferior）がある。上十二指腸ヒダの中に筋束があれば、トライツ靱帯 Treiz ligament （十二指腸提筋 suspensory muscle of duodenum）である。
5. 回盲部のヒダと陥凹： ①盲腸血管ヒダ Plica cecalis vascularis, vascular cecal fold と 回盲ヒダ Plica ileocecalis（Treves），ileocecalis fold、②上・下回盲陥凹 Recessus ileocecalis superior et inferior, superior and inferior ileocecalis recesses がある。

発展：

1. 臍傍静脈 Venae paraumbilicales, paraumbilical veins はあるか。

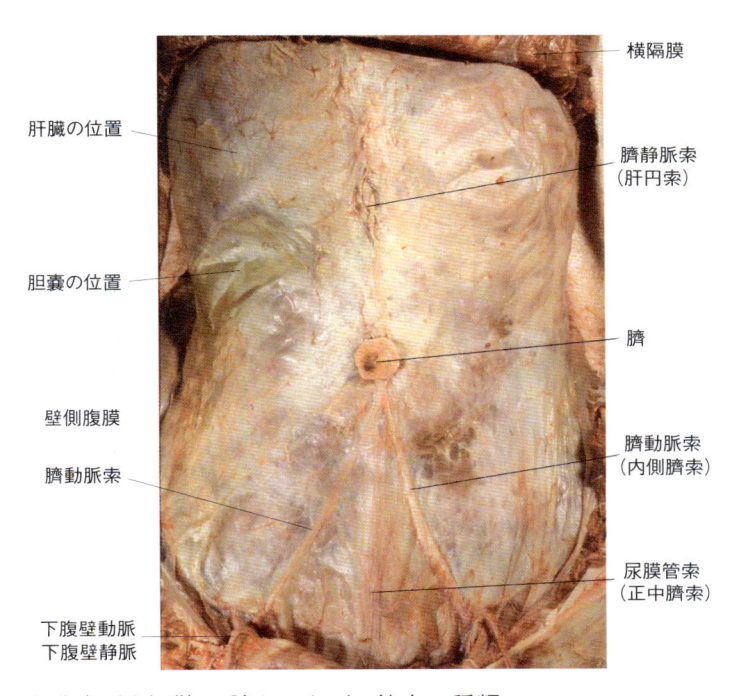

図 404D　腹膜（壁側腹膜）と臍とつながる管索3種類

162　第4章　胸と腹

胸と腹2：　胸部内臓1

レッスン405　肺と心臓の血管と神経、肺と心臓の摘出方法

　胸部内臓には肺と心臓、気管と食道がある。心臓は気管と食道の前に位置し、肺は気管と食道の両側に位置する。肺と心臓は肺動脈幹と肺静脈で連絡し、自律神経（迷走神経と交感神経の枝）の肺神経叢と心臓神経叢により支配される。このほかに、肺には大動脈から分岐した気管支動脈が入り、心臓には大動脈と上大静脈と下大静脈が出入りする。肺と密接する心臓とを一括して取り出す方法と肺と心臓を個々に取り出す方法がある。このレッスンでは、胸部内臓（肺と心臓）の血管と神経を剖出して、肺と心臓を摘出する。

A．解剖前に

　肺と心臓の血管には、肺動脈幹と左右の肺静脈がある。**肺動脈幹** Truncus pulmonalis, pulmonary trunk は心臓の右心室の動脈円錐から起こり、左右の**肺動脈** A. pulmonalis sinistra et dextra, right and left pulmonary arteries に分岐して左右の肺に進入する。左右の肺からは左右の**肺静脈** V. pulmonalis dextra et sinistra, right and left pulmonary veisn に集まって、心臓の左心房に進入する。このほかに、**心臓の血管**には大動脈と上・下大静脈がある。**大動脈** Aorta は心臓の左心室から起こり、肺を除く全身の器官に分布する。**上大静脈** V. cava superior, superior vena cava と**下大静脈** V. cava inferior, inferior vena cava は全身の器官から心臓の右心房に入る。肺と心臓の神経は肺神経叢と心臓神経叢である。

　肺と心臓の摘出は、一括して取り出す方法と肺と心臓を順次取り出す方法とがある。前者は肺の血管と心臓との連絡をみるには良い方法である。

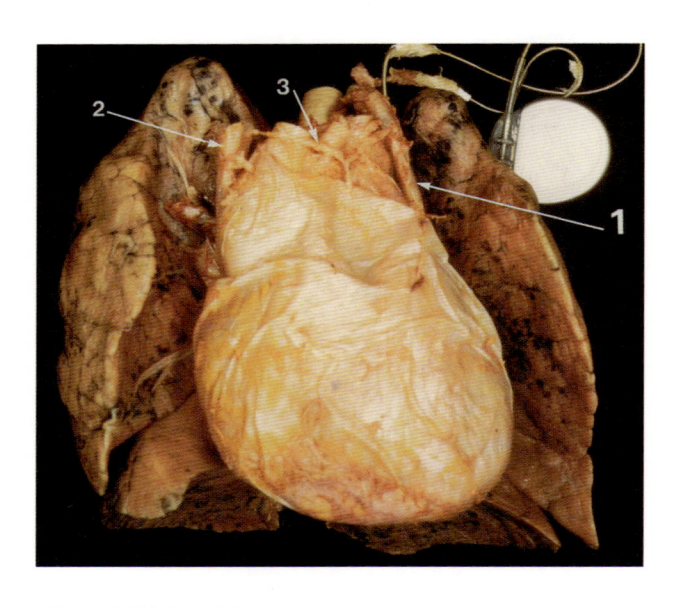

図405A　肺と心臓の一括摘出（前方から、ペースメイカー装着、臨床解剖研究会記録より）
　1：左上大静脈（重複）、2：右上大静脈（正常）、3：横静脈（左右の吻合、普通は左腕頭静脈になる）

B. 解 剖 後

解剖後は、肺循環系（肺・気管支・肺動脈・肺静脈）の肺と心臓との連絡がわかる。

1）**肺循環の心臓**： 肺動脈幹が右心室から出て左右の肺動脈に分かれて肺門から肺に入る。右肺静脈と左肺静脈は肺門から出て左心房に流入する。肺静脈は左右2本存在する。

2）**体循環の心臓**： **大動脈** Aorta は心臓の左心室から起こり、**上行大動脈** Aorta ascendens, ascending aorta、**大動脈弓** Arcus aortae, aortic arch、**下行大動脈** Aorta descendens に区別される。腕頭動脈、左総頸動脈、左鎖骨下動脈は大動脈弓から起こる。下行大動脈には動脈管索の付着部がある。**上大静脈**は心臓の上方から右心房の上部に入り、**下大静脈**は横隔膜の直上で心臓の下方から右心房の下部に合する。

3）**心臓と肺の栄養血管と神経**： 冠状動脈は上行大動脈の起始部から起こる。**気管支動脈**は胸大動脈から起こる。また肋間動脈から起こることも多い。迷走神経と交感神経の枝からなる**心臓神経叢** Plexus cardiacus, cardiac plexus と肺神経叢をつくる。

4）**心臓神経叢**： 迷走神経の枝に頸部からの上・下頸心臓枝と胸部で分かれる**胸心臓枝** Rami cardiaci とが心臓神経叢に加わる。

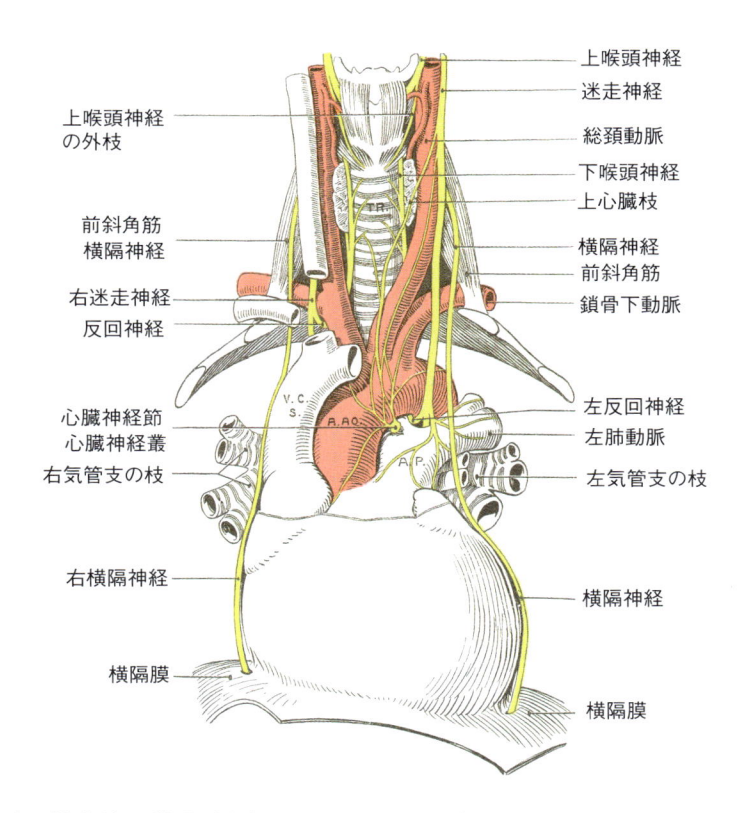

図 405B　肺を摘出後の縦隔（前方から、Corning より）
　腕頭静脈は除去されている。心臓と上行大動脈・大動脈弓、気管と気管支、上大静脈、横隔神経、迷走神経とその枝（反回神経と心臓枝）、心臓神経叢が見える。

C. 解剖手順

　肺と心臓の血管と神経を切って、①肺と心臓を一緒に摘出、または②肺を取り出し、心臓を取り出す。

I．肺と心臓を個別に摘出する方法
1．肺：　胸膜腔の中に手を入れて肺根部をつまんで、ここをハサミで切る。
2．心臓：　①心膜横洞に手を入れて、上行大動脈と肺動脈（幹）をハサミで切る。②心膜腔の中から、上大静脈、下大静脈、左右の肺静脈をハサミで切る。

II．肺と心臓を一括摘出する方法
1．肺根部の前を通る横隔神経は、切らないで肺と肺根部をくぐらせて残す。
2．2つの方法のどちらか：
　　1）上行大動脈の根部と動脈管索を切って心臓と肺を取り出す。あるいは、
　　2）動脈管索を切らないで大動脈弓と動脈管索一緒に取り出す。①動脈管索の付着部の少し遠位で大動脈弓を切り、②腕頭動脈、左総頸動脈、左鎖骨下動脈を切る。
3．気管を分岐部より少し上で切る。
4．気管支動脈は、胸大動脈あるいは右肋間動脈から分岐するので、見つけてから切る。
5．上大静脈は、心膜の中で切るか、あるいは奇静脈の合流部の下で切る。
6．下大静脈は心膜の中で切るか、あるいは横隔膜と心膜の間で切る。
7．心臓と肺に入る神経（迷走神経の枝と交感神経の心臓枝）を色糸でマークして切る。

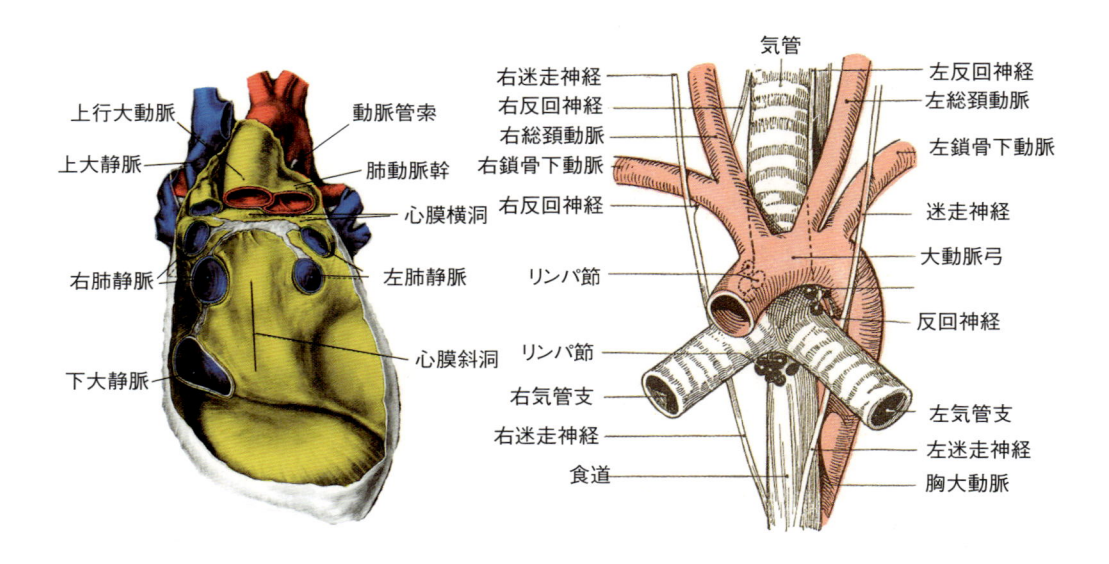

図 405C　肺と心臓の個別の摘出（左は平沢・岡本、右は Corning より）
　左は心膜腔内で心臓の大血管を切って心臓を取り出したあと、右は食道、気管、大動脈の位置関係を示す。一括摘出の写真は図 405A を参考にする。

D. チェックポイントと発展

1. 大動脈は1本で心臓の左心室から起こる。上行大動脈 Aorta ascendens, ascending aorta、大動脈弓 Arcus aortae, aortic arch、下行大動脈に区別される。
2. 上行大動脈は起始部で左右の冠状動脈 A. coronaria dextra et sinistra を分岐する。
3. 下行大動脈は胸大動脈 Aorta thoracica, thoracic aorta と腹大動脈に区別される。
4. 大動脈弓から腕頭動脈、左総頚動脈と左鎖骨下動脈が分岐する。
5. 腕頭動脈 Truncus brachiocephalicus は右総頚動脈と右鎖骨下動脈に分岐する。
6. 大静脈は上大静脈と下大静脈 V. cava inferior, inferior vena cava がある。
7. 上大静脈 V. cava superior, superior vena cava は心臓の上方から右心房の上部に入る。
8. 下大静脈が横隔膜の直上で心臓の下方から右心房の下部に合する。

発展：

1. 大血管の変異（①重複上大静脈、②重複下大静脈、③右側大動脈弓など）がある。

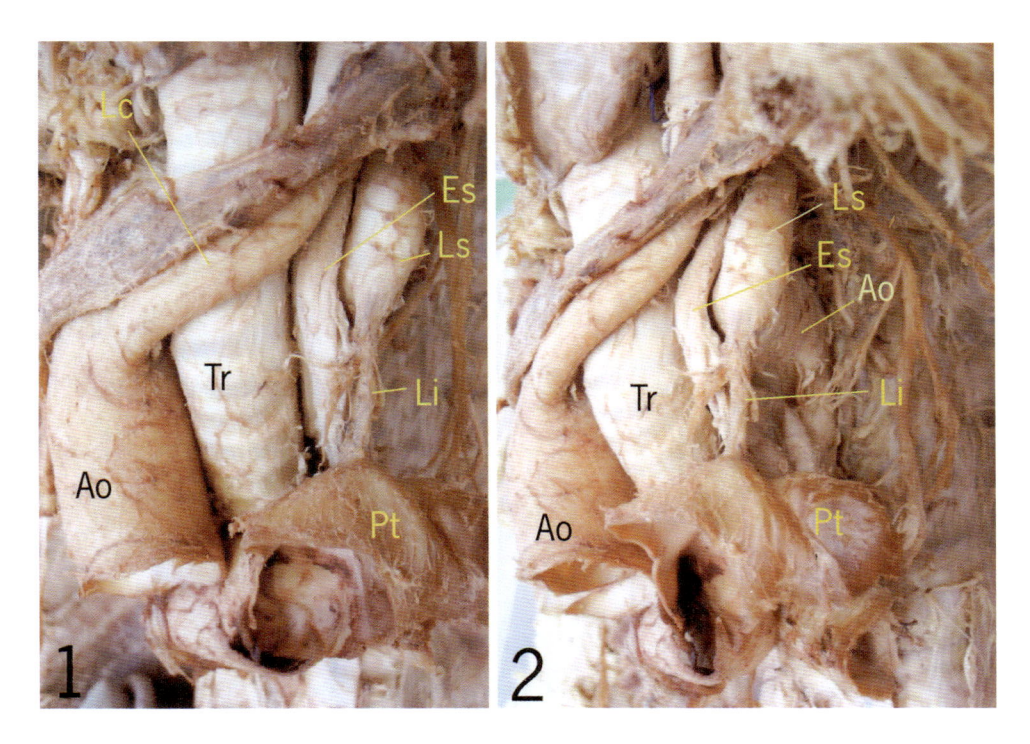

図405D　右大動脈弓（変異、左は前方から、右は右側方から、臨床解剖研究会記録より）
　Ao: 大動脈、Es: 食道、Lc: 左総頚動脈、Li: 動脈管索、Ls: 左鎖骨下動脈、Pt: 肺動脈幹、Tr: 気管

胸と腹 2： 胸部内臓 2

レッスン 406　食道と気管、後胸壁の血管と神経

　食道は脊柱の前面を下行し、気管は食道の前を並走する。食道の血管は胸大動脈の枝の食道動脈と奇静脈系に合流する食道静脈がある。食道の神経は食道に伴行する迷走神経の枝がある。後胸壁には、肋間動脈、肋間静脈、肋間神経が肋間を並走する。肋間動脈は胸大動脈の枝で、肋間静脈は奇静脈に合流し、肋間神経は胸神経の前枝である。交感神経幹が脊柱の両側を下行する。胸管は胸大動脈の右側を上行して上方で左側へ進む。このレッスンでは、食道の血管と神経および後胸壁内面の筋と血管と神経を剖出する。

A. 解剖前に

　食道 Esophagus は頚部 Pars cervicalis、胸部 Pars thoracica、腹部 Pars abdominalis に区別される。食道には3つの狭窄部（起始部、気管分岐部、横隔膜貫通部）がある。

　気管 Trachea は第6頚椎の高さで始まり、第4～6胸椎の高さで**気管分岐部** Bifurcatio tracheae になり、左右の**気管支** Bronchus principalis に分かれる。

　後胸壁には、気管と食道のほか、**大動脈** Aorta、**上大静脈** V. cava superior, superior vena cava と **奇静脈** V. azygos、**胸管** Ductus thoracicus, thoracic duct、**交感神経幹** Truncus sympathicus と**迷走神経** N. vagus が胸椎椎体周辺に位置している。胸壁には、**肋間動脈** A. intercostalis posterior、**肋間静脈** V. intercostalis posterior、**肋間神経** N. intercostalis が肋間を走行している。胸腔上部には、**腕頭静脈** V. brachiocephalica、腕頭動脈、左総頚動脈と左鎖骨下動脈が、胸腔下部には、下大静脈、胸大動脈、食道が横隔膜を通り抜けている。

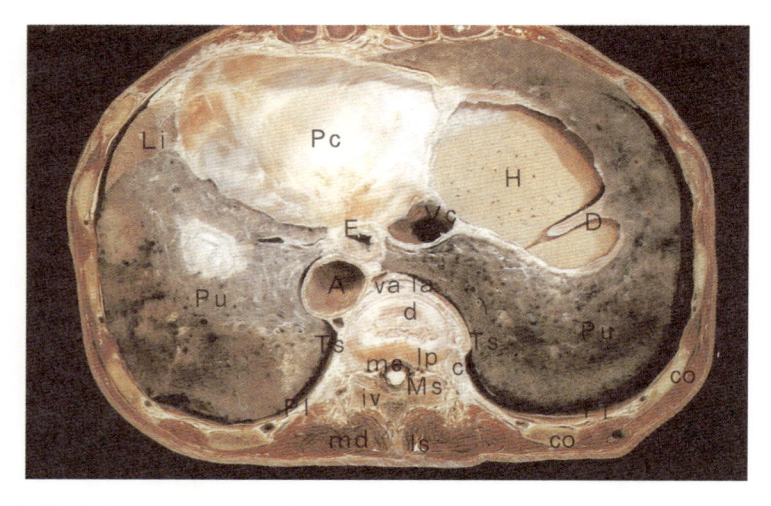

図 406A 胸部横断（上方から、骨・靱帯・関節より）
　A: 胸大動脈、cc: 肋骨頭関節、co: 肋骨、D: 横隔膜、d: 椎間円板、E: 食道、H: 肝臓、iv: 椎間関節、l: 前縦靱帯、Li: 脾臓、lp: 後縦靱帯、ls: 棘上靱帯、md: 固有背筋、me: 髄膜、Ms: 脊髄、Pc: 心膜、Pl: 壁側胸膜、Pu: 肺、Ts: 交感神経幹、Va: 奇静脈、Vc: 下大静脈

レッスン 406　食道と気管、後胸壁の血管と神経　167

B. 解剖後

解剖後は、食道と気管の血管と神経、後腹壁にある胸大動脈と肋間動脈、肋間静脈と奇静脈、胸管、交感神経幹の走行と位置がわかる。

1) **後胸壁**には、交感神経幹と脊髄神経の交通枝（白、灰白）、大内臓神経と小内臓神経、**肋下筋** M. subcostalis（最内肋間筋と同じ筋束が2〜3肋間を越えてつく）がある。気管は第4胸椎の高さで左右の気管支に分かれる。

2) **胸大動脈の壁側枝と内臓枝**：　壁側枝には、肋間動脈、肋下動脈 A. subcostalis、内臓枝には、気管支動脈 Rami bronchiales, bronchial branches、食道動脈 Rami esophagei、心膜枝 Ramus pericardiacus とそのほかに、上横隔動脈 A. phrenica superior がある。

3) **奇静脈系** azygos system：　奇静脈は右側の肋間静脈と**半奇静脈** V. hemiazygos と**副半奇静脈** V. hemiazygos accessoria および**上行腰静脈** V. lumbalis ascendens を集める。半奇静脈と副半奇静脈は左側の肋間静脈を集める。上行腰静脈は**腰静脈** V. lumbalis を上下に連絡する。左側の上肋間静脈と最上肋間静脈は左腕頭静脈に直接合する。

4) **胸管の静脈への開口部**：　胸管は腹腔内の**乳ビ槽** Cisterna chili から起こり、胸大動脈の右側に沿って上行し大動脈弓の背側を左側に移動して頚の**左静脈角**に合する。

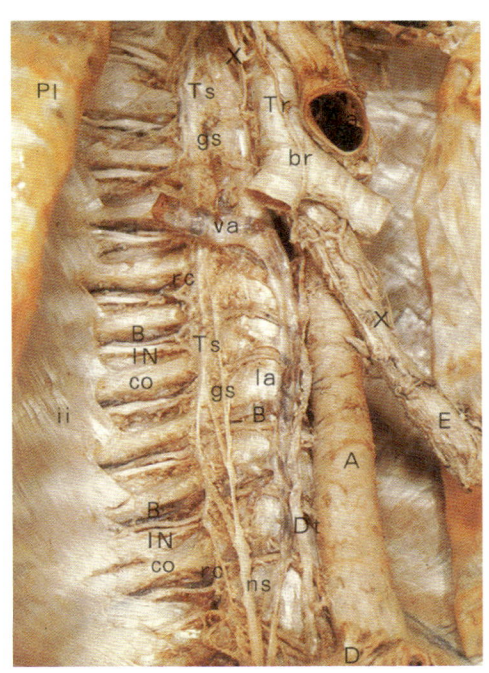

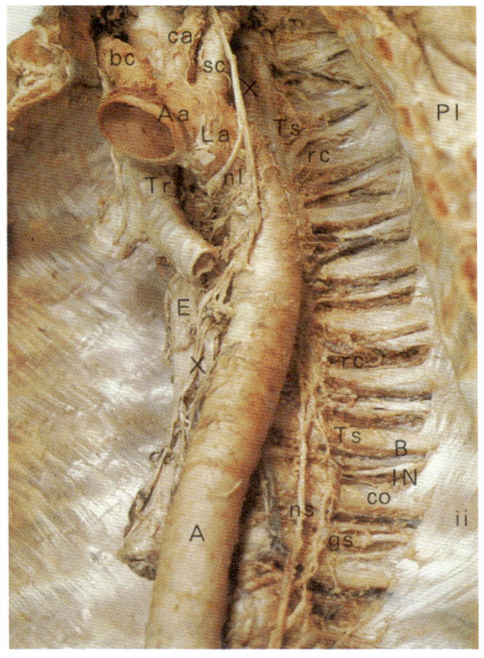

図 406B　**胸部後壁**（壁側胸膜を剥している、骨・靭帯・関節より）
　左図は食道を左に寄せて胸大動脈、奇静脈と胸管、右図は迷走神経と交感神経が見える。

A: 胸大動脈、Aa: 大動脈弓、B: 分節血管（肋間動・静脈）、bc: 腕頭動脈、br: 気管支動脈、ca: 総頚動脈、co: 肋骨、D: 横隔膜、Dt: 胸管、E: 食道、gs: 交感神経節（胸神経節）、ii: 内肋間筋、IN: 肋間・肋下神経、La: 動脈管索、la: 前縦靱帯、nl: 反回神経、ns: 大内臓神経、Pl: 壁側胸膜、rc: 交感神経の交通枝、sc: 鎖骨下動脈、Tr: 気管、Ts: 交感神経幹、va: 奇静脈、X: 迷走神経

168　第4章　胸と腹

> **C. 解剖手順**

　気管支動脈と食道動脈を探して大動脈の分枝と奇静脈系の静脈、胸管、交感神経幹を剖出する。

1．大動脈 Aorta は上行大動脈、大動脈弓、下行大動脈に区分され正中仙骨動脈に続く。
2．下行大動脈は胸大動脈と腹大動脈に区別される。
3．**気管支動脈 Rami bronchiales** と**食道動脈**は胸大動脈あるいは肋間動脈から起こる。
4．奇静脈は右側の肋間静脈を集め、半奇静脈と副半奇静脈は左側の肋間静脈を集める。
5．奇静脈は上大静脈に合する。半奇静脈と副半奇静脈は奇静脈に流入する。
6．左側の上肋間静脈と最上肋間静脈は左腕頭静脈に合する。
7．胸管は乳ビ槽（レッスン412で剖出）から起こり、左静脈角に合する。

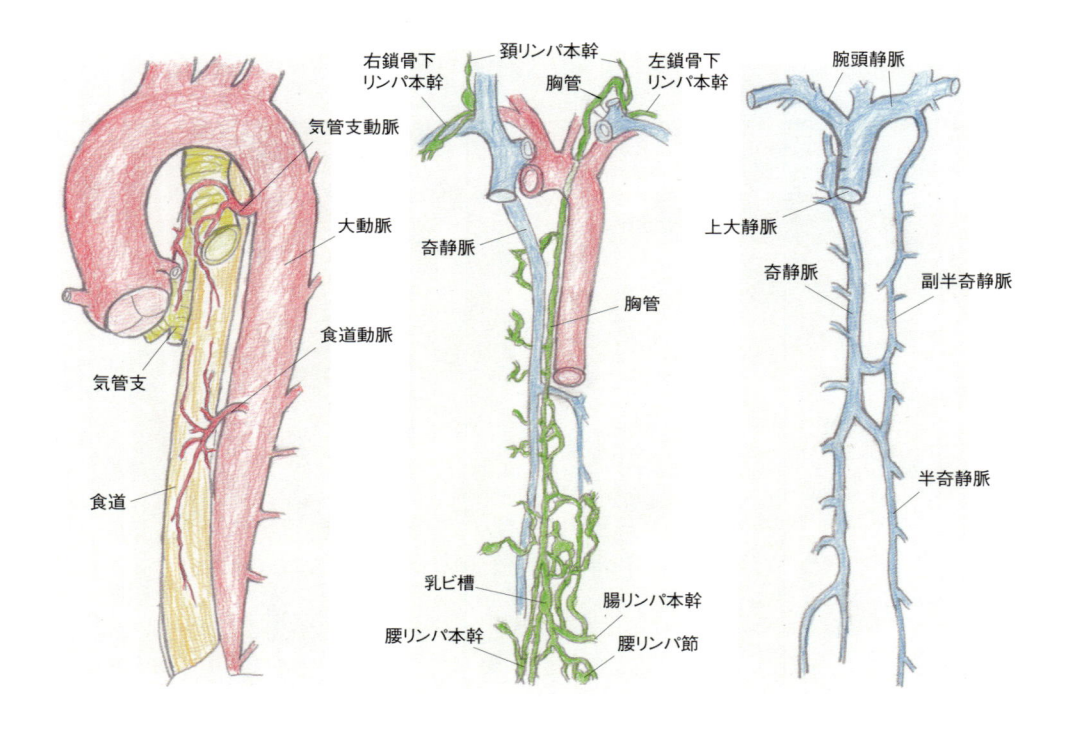

図406C　気管支動脈と食道動脈、胸管、奇静脈
　左図は大動脈から分かれる左右の冠状動脈、腕頭動脈、左総頸動脈、左鎖骨下動脈、および気管支動脈と食道動脈を示す。**中図**は胸管が乳ビ槽から始まり、下行大動脈の右側を伴行して、大動脈弓の後ろを通って左の静脈角に合する。乳ビ槽には腰リンパ本幹と腸リンパ本幹が合流する。**右図**は奇静脈系（奇静脈、半奇静脈、副半奇静脈、肋間静脈）の枝と上大静脈と左右の腕頭静脈がみえる。

> D. チェックポイントと発展

1. 横隔膜 Diaphragma, diaphragm の孔（3種類）には①大静脈孔 Foramen venae cavae, opening for inferior vena cava、②食道裂孔 Hiatus esophageus, opening for esophagus、③大動脈裂孔 Hiatus aorticus, opening for aorta がある。

2. 交感神経幹 Truncus sympathicus, sympathetic trunk には①脊髄神経との交通枝、②胸神経節 Ganglia thoracica、③頚胸神経節（星状神経節）Ganglion cervicothoracicum (Ganglion stellatum)、④鎖骨下わな Ansa subclavia、⑤椎骨動脈神経 N. vertebralis または椎骨動脈神経叢 Plexus vertebralis、⑥大内臓神経 N. splanchnicus major、⑦小内臓神経 N. splanchnicus minor、⑧上・中・下頚心臓神経 N. cardiacus cervicalis superior, medius, inferior がある。

3. 迷走神経 N. vagus の枝には①上頚心臓枝 Rami cardiaci cervicales superiors、②反回神経 N. laryngeus recurrens（気管枝、食道枝、下喉頭神経 N. laryngeus inferior、下頚心臓枝 Rami cardiaci cervicales inferiores）、③肺神経叢 Plexus pulmonalis、④食道神経叢 Plexus esophageus がある。

発　展：

1. 大循環と肺循環の血管と血流方向

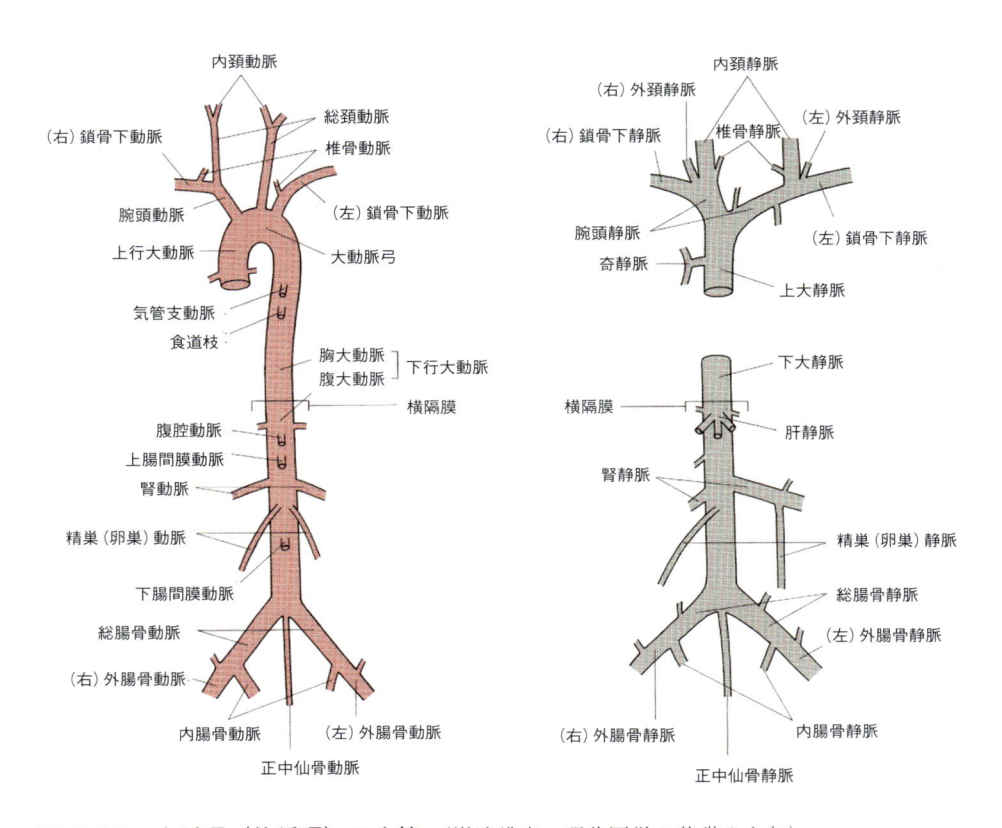

図 406D　大循環（体循環）の血管　（岩波講座、現代医学の基礎3より）

胸と腹2： 胸部内臓3
レッスン 407　肺

　肺は右肺と左肺があり、外呼吸（空気と血液との間で行われるガス交換）をする。右肺は上葉、中葉、下葉の3葉、左肺は上葉と下葉の2葉に区別される。気管は右気管支と左気管支に分岐して、それぞれ右肺と左肺に入る。肺動脈幹は右心室から出て右肺動脈と左肺動脈に分かれて肺に入り、肺から右肺静脈と左肺静脈が出て左心房に繋がる。気管支動脈と気管支静脈が肺に出入りする。肺の気管支、血管、神経などは、肺門から肺に出入りする。このレッスンでは、肺葉と区域に分布する気管支枝、肺動脈、肺静脈を剖出する。

A. 解剖前に

　肺 Pulmo, lung の上端部は、肺尖 Apex pulmonis, apex of lung（第1肋骨の上にある）、下端部が肺底 Basis pulmonis, base of lung（横隔膜の上に位置する）という。肺の内側面には、肺門 Hilus pulmonis, hilus of lung（気管支や血管などでつくられる肺根 Radix pulmonis, root of lung が通る）がある。肺門の下には肺間膜 Ligamentum pulmonale, pulmonary ligament がある。左肺には、心切痕 Incisura cardiac, cardiac notch と小舌 Lingula pulmonis sinistri がある。肺門から肺に入るものには、気管 Trachea から分かれた左右の気管支 Bronchus、肺動脈幹 Truncus pulmonalis から分岐した右肺動脈 A. pulmonalis dextra, right pulmonary artery と左肺動脈 A. pulmonalis sinistra, left pulmonary artery、右肺静脈 V. pulmonalis dextra, right pulmonary vein と左肺静脈 V. pulmonalis sinistra, left pulmonary vein（各2本存在）、気管支動脈と肺神経叢がある。

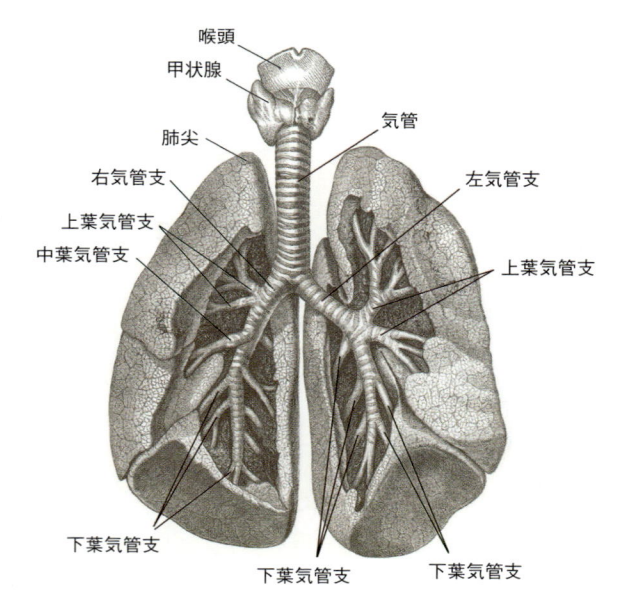

図407A　肺と気管支枝（Toldt & Hochstetter より）
　右肺（右葉、中葉、左葉）と左肺（上葉と下葉）の葉気管支と区域気管支が見える。

B. 解剖後

解剖後は、肺区域 Segmenta bronchopulmonalia, bronchopulmonary segments と気管支区域、肺門と肺根、肺動脈と肺静脈、気管支動脈、肺神経叢がわかる。

1）**肺と肺葉**：　右肺と左肺があり、**右肺**は3葉（上葉、中葉、下葉 Lobus superior, medius, inferior, superior, middle and inferior lobes）で**左肺**は2葉（上葉、下葉 Lobus superior et inferior）である。右肺は600g、1200mlで、左肺は500g、1000ml位である。

2）**気管支**には、右上葉気管支 Bronchus lobaris superior dexter、右中葉気管支 Bronchus lobaris medius dexter、右下葉気管支、左上葉気管支および左下葉気管支がある。

3）**肺の機能血管**：　**右肺動脈** A. pulmonalis dextra と**左肺動脈** A. pulmonalis sinistra、**右肺静脈** Venae pulmonales dextrae と**左肺静脈** Venae pulmonales sinistrae がある。

4）**肺静脈**（4本）には、左右各2本の肺静脈があり、4本の肺静脈が左心房に開く。①**右上肺静脈** V. pulmonalis superior dextra, right superior pulmonary vein、②**右下肺静脈** V. pulmonalis inferior dextra, right inferior pulmonary vein、③**左上肺静脈** V. pulmonalis superior sinistra, left superior pulmonary vein、④**左下肺静脈** V. pulmonalis inferior sinistra, left inferior pulmonary vein がある。

5）**肺の栄養血管**：　気管支動脈 Rami bronchiales, bronchial branches と気管支静脈 Venae bronchiales, bronchial veins がある。

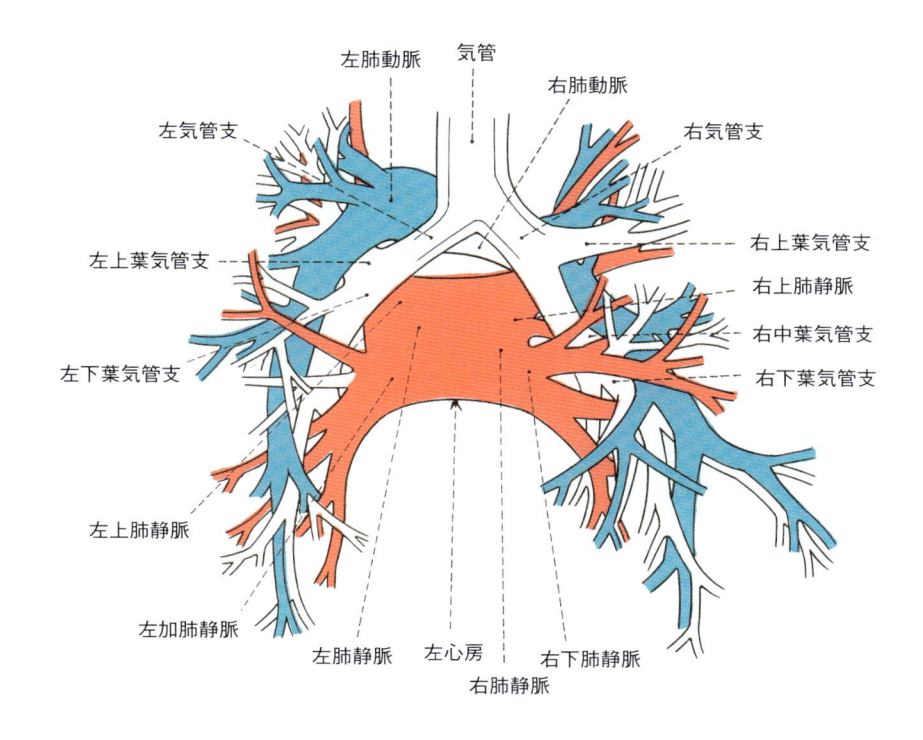

図407B　肺の気管支と肺動脈と肺静脈（後方から、平沢・岡本、原図長石ほかより改変）

172　第4章　胸と腹

> **C. 解 剖 手 順**

　右肺と左肺の葉の数、切痕、肺門から出入りする気管支、肺動脈と肺静脈、気管支動脈、肺神経叢をみて、肺門部から気管支の枝と血管の枝を肺葉、肺区域の領域までを剖出する。
右肺を上葉、中葉、下葉に分けて葉気管支と区域気管支を剖出する：
1．右肺は上葉と中葉の間の水平裂を肺門まで分けていく。上葉の葉気管支と血管をみる。
2．右肺の斜裂を肺門まで分けていく。中葉と下葉の葉気管支と血管を指でつまんでみる。
3．右肺上葉の葉気管支の3分岐する区域気管支（B1, B2, B3）を剖出する。
4．右肺中葉の葉気管支の2分岐する区域気管支（B4, B5）を剖出する。
5．右肺下葉の葉気管支の5区域の気管支（B6, B7, B8, B9, B10）を剖出する。

左肺を上葉と下葉に分けて葉気管支と区域気管支を剖出する：
1．左肺は上葉と下葉の斜裂を肺門まで分けていく。上葉と下葉の葉気管支と血管を摘む。
2．左肺上葉の葉気管支は2分岐して、その上方の気管支が3分岐（B1+2, B3）して、下方が2分岐（B4, B5）する。
3．左肺の下葉は5区域気管支を分岐する。上葉気管支の近くで1つの区域気管支（B6）が分かれる。

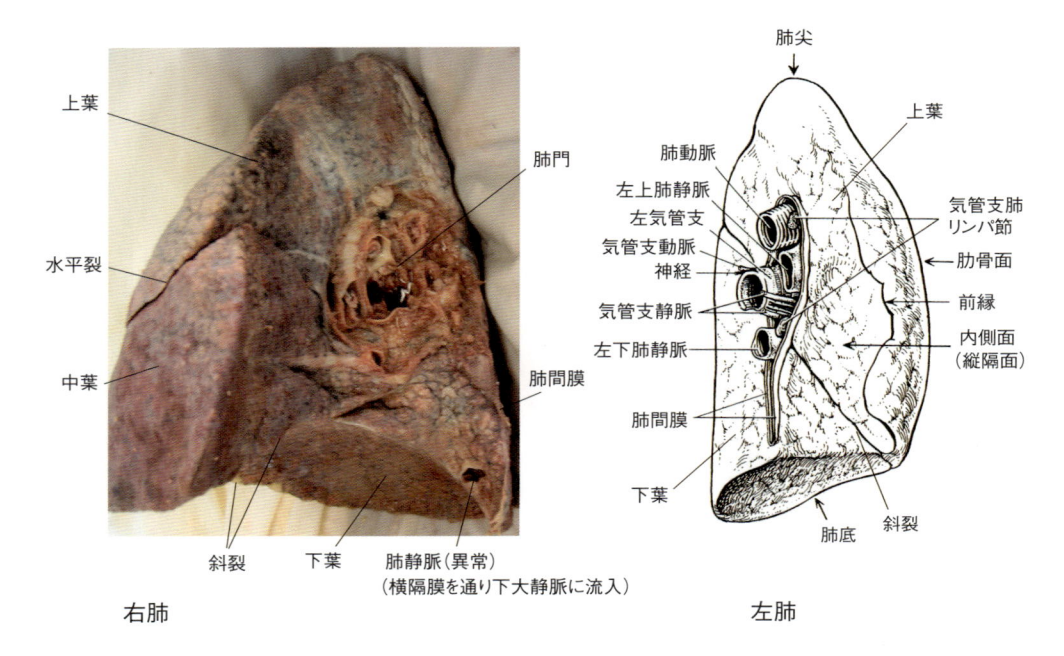

図407C　左右の肺の肺門部（内側方から、右は吉川より）
　左図は右肺、水平裂と斜裂で上葉、中葉、下葉の3葉に分かれる。肺静脈の異常流出がある。
　右図は左肺、斜裂により上葉と下葉の2葉に区別される。気管支、肺動脈、肺静脈、気管支動脈など肺への血管と神経は肺門から進入する。肺間膜がある。

> D. チェックポイントと発展

1. 肺区域と気管支区域は、区域切除 segmentectomy に使われる。
2. **気管** Trachea は左右の**気管支** Bronchus principalis, main bronchus（右気管支 Bronchus principalis dexter と左気管支 Bronchus principalis sinister）に分かれる。
3. 気管支は肺葉の**葉気管支** Bronchi lobares, lobar bronchi（5つ）に分岐する。
4. 葉気管支はさらに**区域気管支** Bronchi segmentales, segmental bronchi に分岐する。
5. 肺門には**リンパ節** Lymphonodi bronchopulmonales, bronchopulmonary lymph nodes。

発展：

1. 肺の血管の異常例（例えば、図 407C など）がある。
2. 肺葉や区域気管支の変異もある。
3. 右の気管支は右肺動脈の上にあり、左の気管支は左肺動脈の下にある。

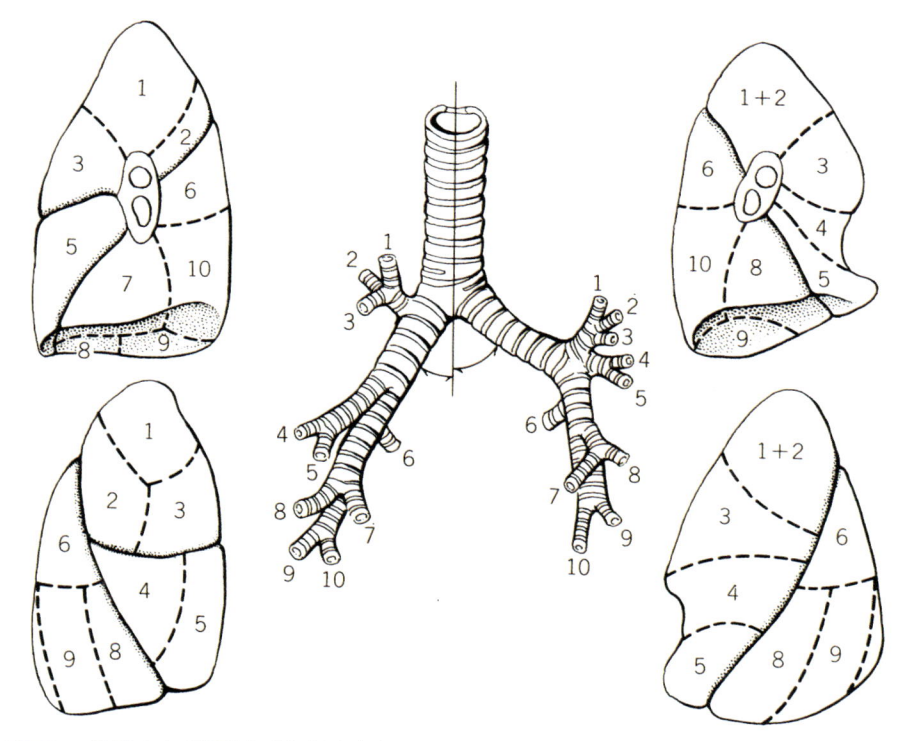

図 407D　気管支と肺区域（吉川より）
　図中央は気管と気管支を前方から見る。左上は右肺の内側面、左下は右肺の肋骨面、右上は左肺の内側面、右下は左肺の肋骨側。

　右肺の上葉（1：肺尖枝と肺尖区、2：後上葉枝と後上葉区、3：前上葉枝と前上葉区）
　右肺の中葉（4：外側中葉枝と外側中葉区、5：内側中葉枝と内側中葉区）
　左肺の上葉（1＋2：肺尖後枝と肺尖後区、3：前上葉枝と前上葉区、4：上舌枝と上舌区、
　　　5：下舌枝と下舌区）
　右肺と左肺の下葉（同じ名称、6：上‐下葉枝と上‐下葉区、7：内側肺底枝と内側肺底区、
　　　8：前肺底枝と前肺底枝、9：外側肺底枝と外側肺底区、10：後肺底枝と後肺底枝）

胸と腹2： 胸部内臓4

レッスン408　心　臓　　E. 心臓の内景

心臓は肺循環用の右心（右心房と右心室）と大循環用の左心（左心房と左心室）から構成される。右心と左心は中隔（心房中隔と心室中隔）により分けられる。心房には上大静脈と下大静脈、左右各2本の肺静脈が入り、心室から上行大動脈と肺動脈（幹）が出る。心房と心室の間には冠状溝、心室の前と後には前室間溝と後室間溝がある。内部には房室弁（左右の心房と心室の間）と動脈弁（大動脈と肺動脈の起始部）がある。心室には特殊な心筋線維の刺激伝導系がある。このレッスンでは、心臓の血管や弁構造などを剖出する。

A. 解剖前に

心臓 Cor は、**右心房** Atrium dextrum、**左心房** Atrium sinistrum、**右心室** Ventriculus dexter、**左心室** Ventriculus sinister からなる。右心房と左心房の尖端部は、**右心耳** Auricula dextra と**左心耳** Auricula sinistra という。左心室の尖端部は**心尖** Apex cordis という。右心室と左心室の境には**前・後室間溝**が連なり**心尖切痕** Incisura apicis cordis をつくる。心室壁の筋は心尖ではらせん状をなして集まり**心渦** Vortex cordis をつくる。心臓上端の**心底** Basis cordis, base of heart では、大血管を出す。右心房では上・下大静脈を受け入れる**大静脈洞** Sinus venarum cavarum と固有の右心房との境が**分解溝** Sulcus terminalis をつくる。心房と心室との間の溝は、**冠状溝** Sulcus coronarius という。右心室と左心室の境は、**前室間溝** Sulcus interventricularis anterior と**後室間溝** Sulcus interventricularis posterior である。

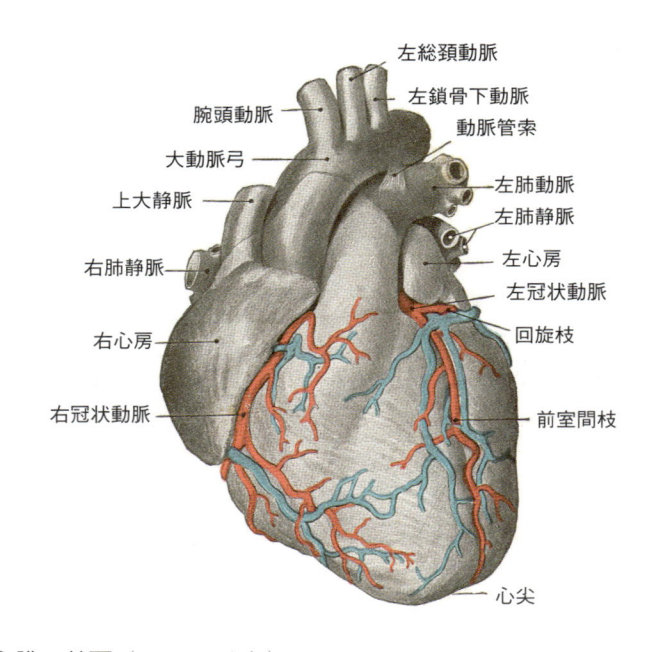

図408A　心臓の前面（Corning より）

B. 解剖後

解剖後は、心臓の外形、冠状血管、内部の弁構造、刺激伝導系の位置がわかる。

1) 栄養血管： 左右の冠状動脈と**冠状静脈洞** Sinus coronarius, coronary sinus がある。
2) 右の冠状溝を通る血管は、**右冠状動脈** A. coronaria dextra, right coronary artery とその枝の**後室間枝** Ramus interventricularis posterior、**前心臓静脈** Venae cordis anteriores, anterior cardiac veins がある。前心臓静脈と細小心臓静脈は直接に心臓の内腔に注ぐ。
3) 左の冠状溝を通る血管は、**左冠状動脈** A. coronaria sinistra, left coronary artery とその枝の**前室間枝** Ramus interventricularis anterior と**回旋枝** Ramus circumflexus, circumflex branch、**大心臓静脈** V. cordis magna である。
4) 前室間溝には、左冠状動脈の**前室間枝**と**大心臓静脈** V. cordis magna, great cardiac vein が通る。後室間溝には、右冠状動脈の**後室間枝**と**中心臓静脈** V. cordis media, middle cardiac vein、別名、後室間静脈 posterior interventricular vein が通る。
5) 心房には心房動脈 A. atrialis と**左心房斜静脈** V. oblique atria sinistri, oblique vein of left atrium（別名、マーシャルの静脈 Marshall's vein）、細小心臓静脈 Venae cordis minimae, minimal cardiac veins or Thebesian vein が分布する。
6) 右心室の後面には後室間枝と**小心臓静脈** V. cordis parva, small cardiac vein が分布し、左心室の後面には、回旋枝と**左心室後静脈** V. posterior ventriculi sinistri が分布する。
7) **心臓神経叢** Plexus cardiacus, cardiac plexus は、迷走神経と交感神経の枝が上行大動脈と肺動脈幹に絡まってつくる。

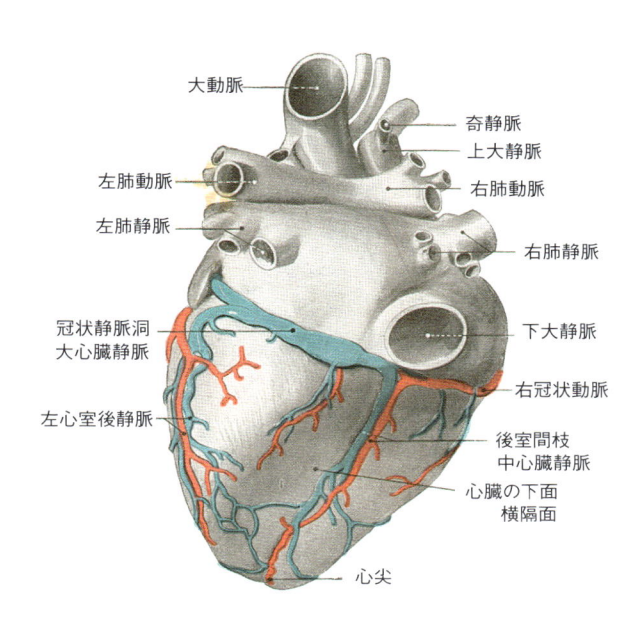

図 408B　心臓の後面（Corning より）

176   第4章　胸と腹

> **C. 解 剖 手 順**

　心臓の外形と大血管を確認して、心臓壁に分布する栄養血管（冠状動脈、心静脈）を剖出する。そして心臓の壁を開けて内部の弁、心筋、卵円孔、卵円窩などを剖出する。

心臓の外形の解剖：
1．冠状溝を走る左右の冠状動脈と伴行静脈を剖出する。
2．前室間溝と後室間溝を通る動脈と静脈を剖出する。
3．その他の心室に分布する血管と心房の動脈（複数存在する）を剖出する。
4．心房動脈の1つは上大静脈の右心房への合流部（近くに洞房結節がある）に終わる。
5．心房静脈の1つの左心房斜静脈は、冠状溝を走る大心静脈・冠状静脈洞に合流する。

心臓の解剖方法（1）　心臓壁を血流の順路に沿って開ける：
1．右心房、右心室、左心房、左心室、の壁を切り開き、血流の順路を確認する。

心臓の解剖方法（2）　心房・静脈と心室・動脈とに分離する：
1．心房と心室の間を切り心臓を2つに分ける。左右の房室弁は心室側につける。
2．心房には上・下大静脈、左右の肺静脈、左心房斜静脈、心房動脈がついている。
3．心室には大動脈、左右の肺動脈、冠状動脈がついている。

解剖は2つの方法のどちらか1つをするか2つをしてもよい。

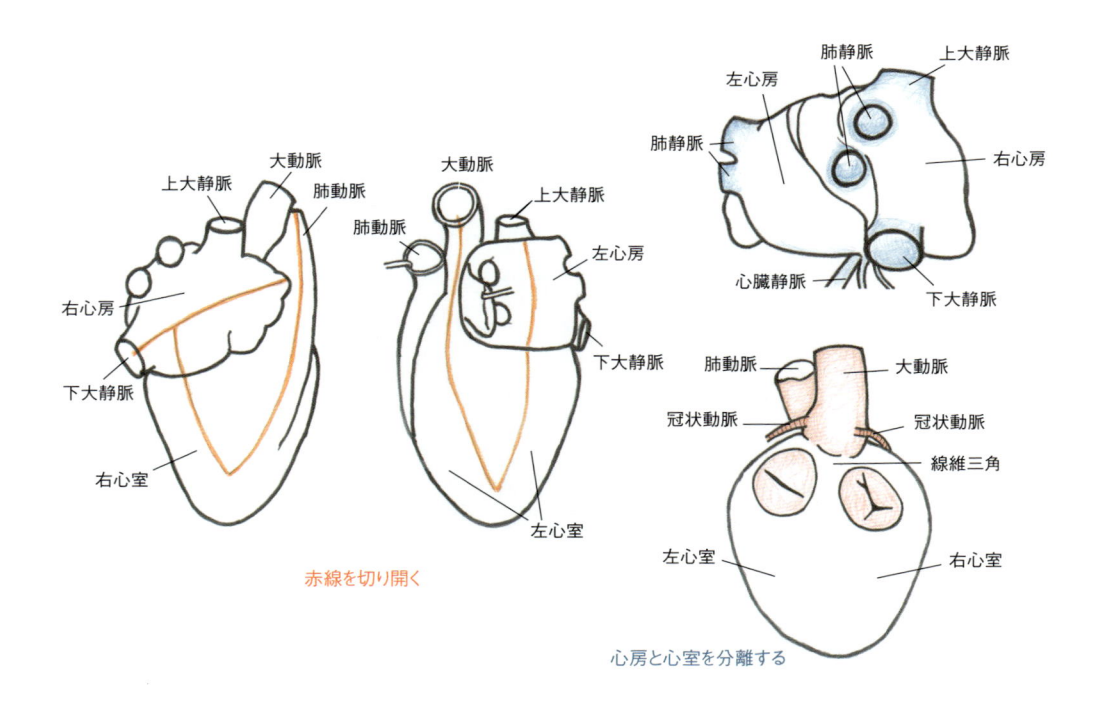

図408C　心臓の解剖方法（左は心臓壁の開け方、右は房室分離の方法）

D. チェックポイントと発展

1. 心臓は**右心**（右心房と右心室）と**左心**（左心房と左心室）から構成される。
2. **心房**には上・下大静脈、左右の肺静脈が入り、心室から上行大動脈と肺動脈幹が出る。
3. 心臓の壁の血管（栄養血管）には、冠状動脈と心静脈がある。
4. **心臓の弁**には房室弁と動脈弁がある。
5. **房室弁**は**腱索** Chordae tendineae が**乳頭筋** Musculi papillares から起こり、房室の境にある**線維輪** Anuli fibrosi に付着して**房室口** Ostia atrioventricularia をつくる。房室弁には**左房室弁** Valva atrioventricularis sinistra（別名、**僧帽弁** Valva mitralis または二尖弁）と**右房室弁** Valva atrioventricularis dextra（三尖弁 Valva tricuspidalis）がある。左房室弁は左心房と左心室、右房室弁が右心房と右心室の間にある。
6. **動脈弁**は**半月弁** Valva semilunares であり、**動脈口** Ostia arteriosa をつくる。動脈弁には**大動脈弁** Valva aortae と**肺動脈弁** Valva trunci pulmonalis がある。大動脈弁は大動脈と左心室、肺動脈弁が肺動脈幹と右心室との間にある。
7. 肺動脈（幹）は肺動脈球 Bulbus trunci pulmonalis と肺動脈洞 Sinus trunci pulmonalis をつくる。
8. 心臓には特殊な心筋線維の**刺激伝導系**（大静脈洞から心房、心室へ）がある。

発展：

1. 左大静脈ひだ Plica v. cavae sinistrae は胎生期の左上大静脈の遺物である。
2. 右心と左心の隔壁は心房中隔 Septum interatriale と心室中隔 Septum interventriculare（筋性部 Pars muscularis と膜性部 Pars menbranacea）がある。

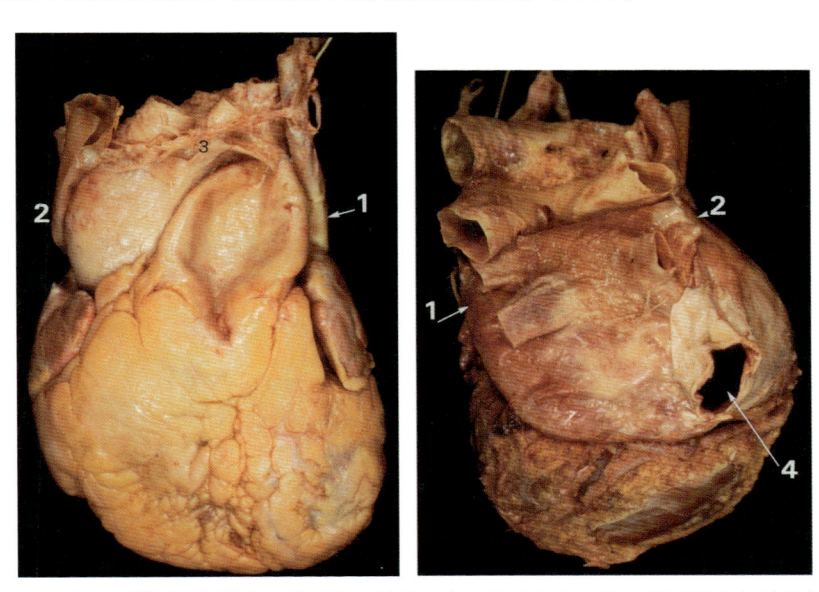

図 408D　心臓、重複上大静脈の例（左は前方、右は後方から、臨床解剖研究会記録より）

1：左上大静脈（変異）、2：（右）上大静脈（正常）、3：細い横吻合静脈（正常例では左腕頭静脈になる）、4：下大静脈の右心房への開口部

E. 心臓の内景

心臓の4つの弁（動脈弁と房室弁）と刺激伝導系を剖出する。

心臓の内部：

1. 右心房には、①右心耳、②卵円窩、③上大静脈口、④下大静脈口、⑤櫛状筋 Musculi pectinati、⑥分界溝、⑦大静脈洞、⑧下大静脈弁、⑥冠状静脈弁がある。
2. 右心室には、①右房室口、②右房室弁（前尖、後尖、中隔尖）、③動脈円錐、④肺動脈口、⑤肺動脈弁（前、右、左半月弁）、⑥前、後および中隔乳頭筋がある。
3. 左心房には、①左心耳、②卵円孔弁、③肺静脈口がある。
4. 左心室には、①左房室口、②左房室弁（前尖と後尖）、③大動脈口、④大動脈弁（後、右、左半月弁）、⑤前乳頭筋 Musculi papillares と後乳頭筋がある。

心臓の壁（3層）：

1. 心外膜 Epicardium（臓側心膜）、心内膜 Endocardium（血管の内膜のつづき）、心筋層 Myocardium（心筋線維）で作られている。

心臓の弁（半月弁 Valva semilunares と尖弁、動脈弁と房室弁の2種類）：

1. 大動脈弁（後半月弁、右半月弁、左半月弁）と肺動脈弁（前、左右の半月弁）がある。
2. 右房室弁 Valva atrioventricularis dextra は三尖弁（中隔尖、前尖、後尖）である。
3. 左房室弁 Valva atrioventricularis sinistra は二尖弁 Valva bicuspidalis である。
4. 僧帽弁 Valva mitralis は左房室弁（前尖と後尖）の別名で左房室口に位置する。
5. 房室弁 Valvae atrioventriculares は線維輪 Anuli fibrosi（房室の境にある）につく。
6. 房室弁は乳頭筋の腱索 Chordae tendineae につく。

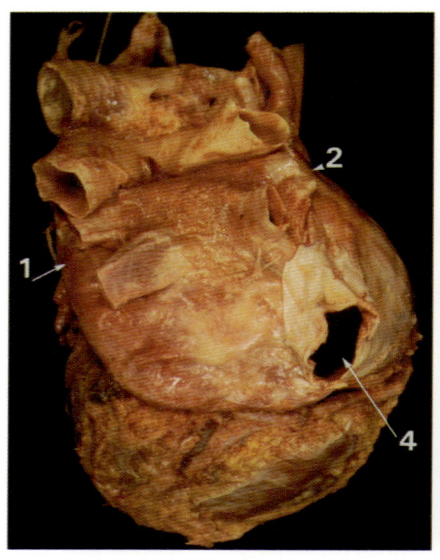

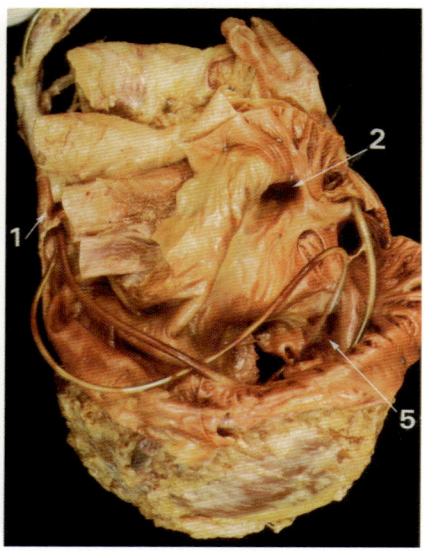

図408E　心臓、重複上大静脈の例（後方から、臨床解剖研究会記録より）
　左は外形、右は内景、1:左上大静脈（変異）、2:（右）上大静脈（正常）、4:下大静脈の右心房への開口部、5:右心房の壁

刺激伝導系 conductive system：
1. 刺激伝導系には、①洞房結節 Nodus sinuatrialis（キース・フラック結節 Keith-Flack node）、②房室結節 Nodus atrioventricularis（田原結節 Tawara node）、③房室束 Fasciculus atrioventricularis（ヒス束 His bundle）、④右脚 Crus dextrum と左脚 Crus sinistrum、⑤プルキンエ線維 Purkinje fibres がある。
2. 特殊心筋線維が大静脈洞から心房へ（**洞房系 sino-atrial system**、別名、洞耳系 sinoauricular system）、心房から心室へ（**房室系 atrio-ventricular system**）と走る。

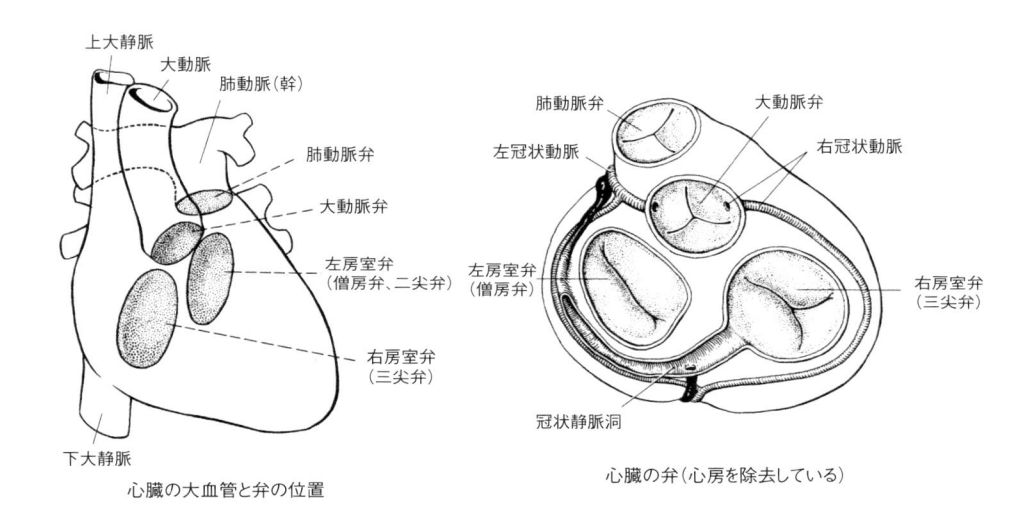

図408E　心臓の内景（吉川より）
　上左は房室弁と動脈弁の位置、上右は房室弁と動脈弁、下左は乳頭筋と腱索、下右は**刺激伝導系**を示す。

180　第4章　胸と腹

胸と腹 3：　腹部内臓（1）　間膜と血管 1

レッスン409　上腹部内臓の間膜と血管と神経
E. 腹部内臓の摘出方法　F. 腹部内臓の血管の変異

　上腹部内臓は、横行結腸より上方とすると、胃と十二指腸、肝臓、膵臓、脾臓がある。肝臓の間膜は肝鎌状間膜で腹壁と横隔膜の壁側腹膜に繋がり、小網で胃と繋がる。胃の間膜は小網で肝臓と繋がり、大網で後腹壁の壁側腹膜に繋がる。脾臓は胃脾間膜で後腹壁と胃に繋がる。十二指腸と膵臓には間膜はない（後腹壁に癒着している）。胃の大網は横行結腸に付着してその下では自由縁をなす。上腹部内臓の血管と神経はこれらの間膜を通る。このレッスンでは、内臓の摘出方法を参考にして、腹部内臓の血管と神経を剖出する。

A. 解剖前に

　上腹部内臓の間膜（6種類）：　①小網 Omentum minus, lesser omentum（肝十二指腸間膜 Ligamentum hepatoduodenale, hepatoduodenal ligament と肝胃間膜 Ligamentum hepatogastricum、肝臓と胃）、②大網 Omentum majus, greater omentum（胃）、③肝鎌状間膜 Ligamentum falciforme hepatis, falciform ligament of liver（肝臓）、④肝冠状間膜 Ligamentum coronarium hepatis（肝臓）、⑤肝三角間膜 Ligamentum triangulare hepatis（右三角間膜と左三角間膜、肝臓）、⑥胃脾間膜 Ligamentum gastrolienale, gastrosplenic ligament（脾臓）がある。

　間膜の中を通る血管（4種類）：　①小網（肝十二指腸間膜と肝胃間膜）の中を胃動脈、肝動脈、門脈、総胆管、②大網の中を左右の胃大網動脈・静脈、③肝鎌状間膜の中を肝円索 Ligamentum teres hepatis、④肝冠状間膜の中（無漿膜野）を下大静脈が通る。

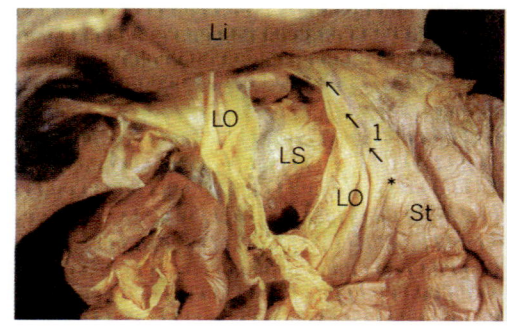

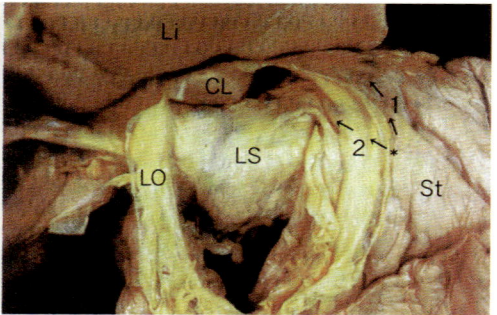

図409A　胃の噴門部からの2つの通路（IVR、学会雑誌より）
　小網が少し開いてあり、網嚢と後腹壁、膵臓が見える。

　1: 肝胃間膜を通って肝臓へ進む、2: 腹膜後へ進む、*: 噴門部、CL: 尾状葉、Li: 肝臓、LO: 肝胃間膜、LS: 網嚢、St: 胃

B. 解剖後

解剖後は、肝臓の間膜、胃の間膜および間膜を通る血管、総胆管、神経および腹大動脈から起こる腹腔動脈がわかる。

1) **肝臓の血管と胆管**（4種類）には、①**門脈**、②**肝動脈**、③**総胆管**、④**肝静脈**がある。門脈、肝動脈、総胆管は、肝神経叢とともに**肝十二指腸間膜**を通って肝臓に入る。副左肝動脈と副左胃動脈は**肝胃間膜**を通って肝臓に入る。**肝鎌状間膜**の中には、胎生期の臍静脈の閉塞した肝円索、別名、臍静脈索がある。**肝冠状間膜**で囲まれた無漿膜野 Area nuda, bare area を通る下大静脈に肝静脈が合流する。

2) **胃の動脈**（3種類）には、①**左・右胃動脈**、②**左・右胃大網動脈**、③**短胃動脈**がある。左右の胃動脈は**小網**の中を通り、左右の胃大網動脈は**大網**の中を通る。短胃動脈は**胃脾間膜**の中を通る。静脈は伴行する動脈と同名である。

3) **網嚢** Bursa omentalis, omental bursa or lesser peritoneal sac は、腹膜腔の一部で発生のときに胃の回旋により右側の腹膜腔が左に押し込まれてできた腔所である。その入り口が狭い**網嚢孔** Foramen epiploicum（ウインスロー孔 Winslow's foramen）として残る。

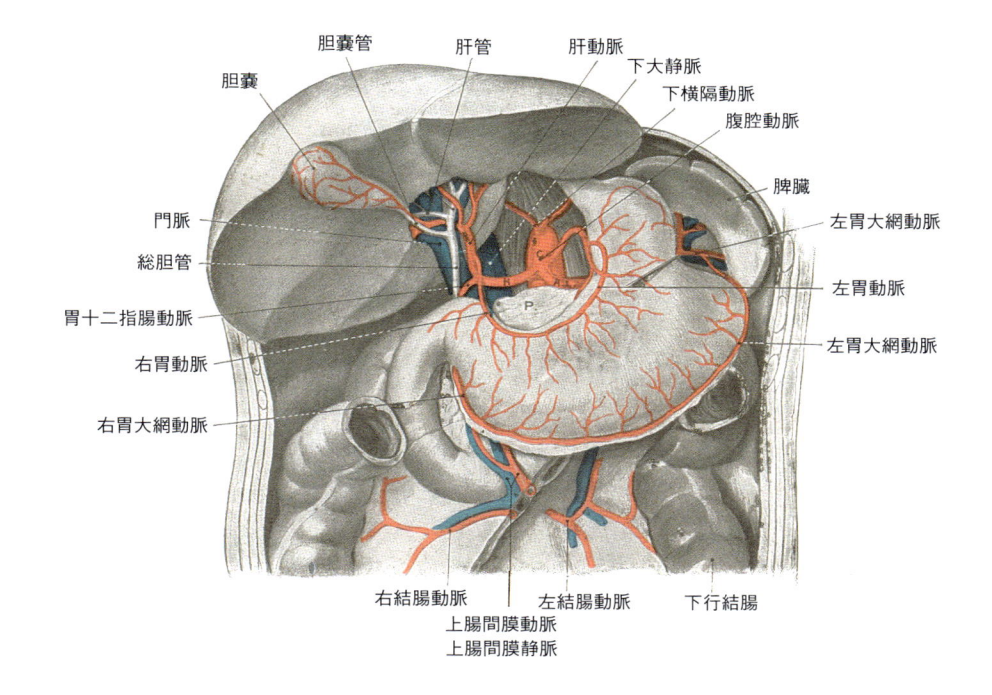

図 409B　腹腔動脈（Corning より）
　横行結腸と大網は除去され、小網の中の血管と網嚢の後ろの腹腔動脈を剖出してある。

C. 解 剖 手 順

上腹部内臓の間膜と間膜の中を通る血管と神経を剖出する。

肝臓の間膜を切り横隔膜からはなす：
1．肝鎌状間膜は前腹壁の付着部（臍から肝臓まで）を切る。肝円索（臍静脈索）がある。
2．左三角間膜と右三角間膜を切る。三角間膜には何も通っていない。
3．肝冠状間膜（肝臓を包む腹膜の横隔膜下面への移行部）を切り、無漿膜野を剖出する。

下大静脈を肝臓の上下2か所で切る（肝臓に埋もれた部分を肝臓につけて）：
1．肝臓と横隔膜の間（横隔膜の直下）と肝臓の直下（網嚢孔の後ろ）で下大静脈を切る。

食道の腹部を切る： 食道を横隔膜の直下で迷走神経と一緒にヒモで結紮して切る。

小網の解剖：
1．肝十二指腸間膜の中で肝神経叢を分けながら、肝動脈、総胆管、門脈を剖出する。
2．肝胃間膜の左端で迷走神経の肝枝を剖出する。ここを動脈や静脈が通ることがある。
3．小網の小弯側で左胃動脈と右胃動脈および伴行静脈を剖出する。

大網の解剖（大網は胃の大弯につけたまま）：
1．大網の大弯側で左胃大網動脈、右胃大網動脈、短胃動脈および伴行静脈を剖出する。

網嚢の後ろの器官（十二指腸、膵臓、脾臓）と血管を剖出する：
1．十二指腸と膵臓の膵頭部を後腹壁から起こす。
2．胃脾間膜を確認して、脾臓と膵臓（体尾部）を後腹壁から手を入れて起こしていく。
3．脾動脈と脾静脈を剖出する。膵臓の後ろにはまり込んでいる。

腹腔動脈と上腸間膜動脈と腹腔神経節：
1．腹腔動脈とその枝の脾動脈、総肝動脈、左胃動脈を網嚢の後ろで剖出する。
2．上腸間膜動脈を腹腔動脈のすぐ下で剖出する。
3．腹腔神経節は腹腔動脈の起始部で腹大動脈の壁に張り付いている。左右を剖出する。
4．腹腔神経節とつながる腹腔神経叢が腹腔動脈と上腸間膜動脈に絡まっている。

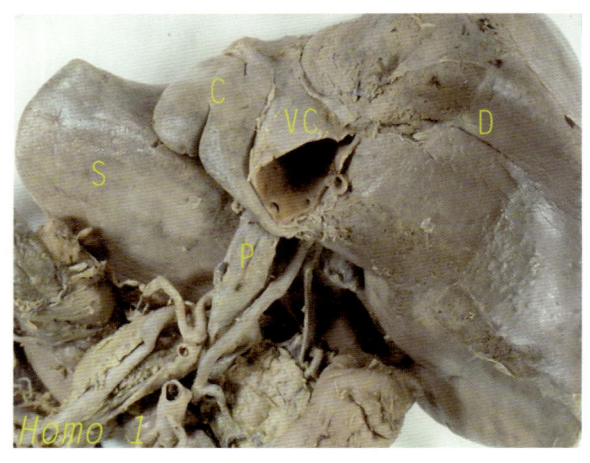

C: 尾状葉、D: 右葉、S: 左葉、VC: 下大静脈、P : 門脈、TC: 腹腔動脈、MS: 上腸間膜動脈

図 409C　肝臓（後下方から、臨床解剖研究会記録より）

D. チェックポイントと発展

1. 腹腔動脈 Truncus celiacus（3枝）には、①左胃動脈、②総肝動脈、③脾動脈がある。
2. 左胃動脈 A. gastrica sinistra の枝（2種類）には、①副肝動脈 A. hepatica accessoria、②副左胃動脈 A. gastrica sinistra accessoria がある（変異）。
3. 総肝動脈 A. hepatica communis の枝（6種類）には、①右胃動脈 A. gastrica dextra、②固有肝動脈、③胆嚢動脈、④胃十二指腸動脈 A. gastroduodenalis、⑤前・後上膵十二指腸動脈 A. pancreaticoduodenalis superior anterior et posterior、⑥右胃大網動脈 A. gastroepiploica dextra がある。
4. 脾動脈 A. lienalis の枝（3種類）には、①膵臓の動脈（膵枝、後膵動脈、大膵動脈）、②短胃動脈 Arteriae gastricae breves、③左胃大網動脈 A. gastroepiploica sinistra がある。

発　展：

1. 胃の間膜は小弯側に前胃間膜 Mesogastrium ventrale, ventral mesogastrium と大弯側に後胃間膜 Mesogastrium dorsale, dorsal mesogastrium がある。
2. 前胃間膜は前肝間膜 Mesohepaticum ventrale（肝鎌状間膜）と後肝間膜 Mesohepaticum dorsale（小網）と外側肝間膜 Mesohepaticum laterale に区別される。
3. 網嚢孔のそばには**網嚢前庭** Vestibulum bursae omentalis と**上陥凹** Recessus superior omentalis があり、肝臓の尾状葉の後方へつながる。
4. 腹腔神経節には迷走神経の腹腔枝、交感神経の大内臓神経がつながる。
5. 小網を通る血管の変異がある。

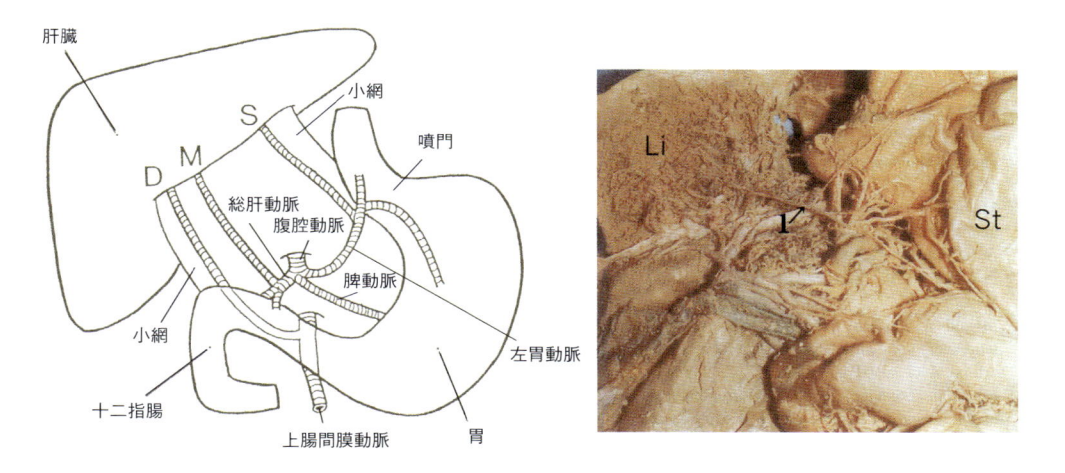

図409D　肝動脈の分類と左胃静脈の流出異常（日本人のからだ、Acta Anatomica Basel より）

M: 総肝動脈から分かれる中肝動脈、S: 左胃動脈から起こる左肝動脈、D: 上腸間膜動脈から起こる右肝動脈、1（→）: 左胃静脈が噴門から小網の左端を通って肝臓に入っている。Li: 肝臓の左葉、St: 胃の小弯側

184   第4章　胸と腹

> E. 腹部内臓の摘出方法

　腹部内臓の解剖と摘出方法は、次の2通り（IとII）がある。肝臓の間膜と下大静脈は、このレッスンの409Cで終えている。

I．腹部内臓（胃〜結腸、肝臓、膵臓、脾臓）を一括して摘出する方法：
1．食道の腹部（横隔膜の直下で）を迷走神経と一緒にヒモで結紮して切る。
2．S状結腸と血管を一緒にヒモで結紮して（2か所）ハサミでその間を切る。
3．腹腔動脈と上腸間膜動脈を根部で切る（両動脈の分岐の変異は図409Fを参照）：
　　1）腹腔動脈は、長さ1〜2cmで、肝臓をもち上げた下で剖出する。
　　2）上腸間膜動脈は、自律神経叢で包まれており、腹腔動脈の下で剖出する。
　　3）腹腔神経節は、腹腔動脈の起始部で、まず左をつぎに右を剖出する。
　　4）腹腔動脈と上腸間膜動脈の分岐に**変異**があれば、確認して対応する。
4．下腸間膜動脈と下腸間膜静脈：
　　1）下腸間膜動脈は腹大動脈の上から3分の2位の高さで起始部を剖出して切る。
　　2）下腸間膜静脈は同名動脈に伴行しない。脾静脈または上腸間膜静脈に合流する。

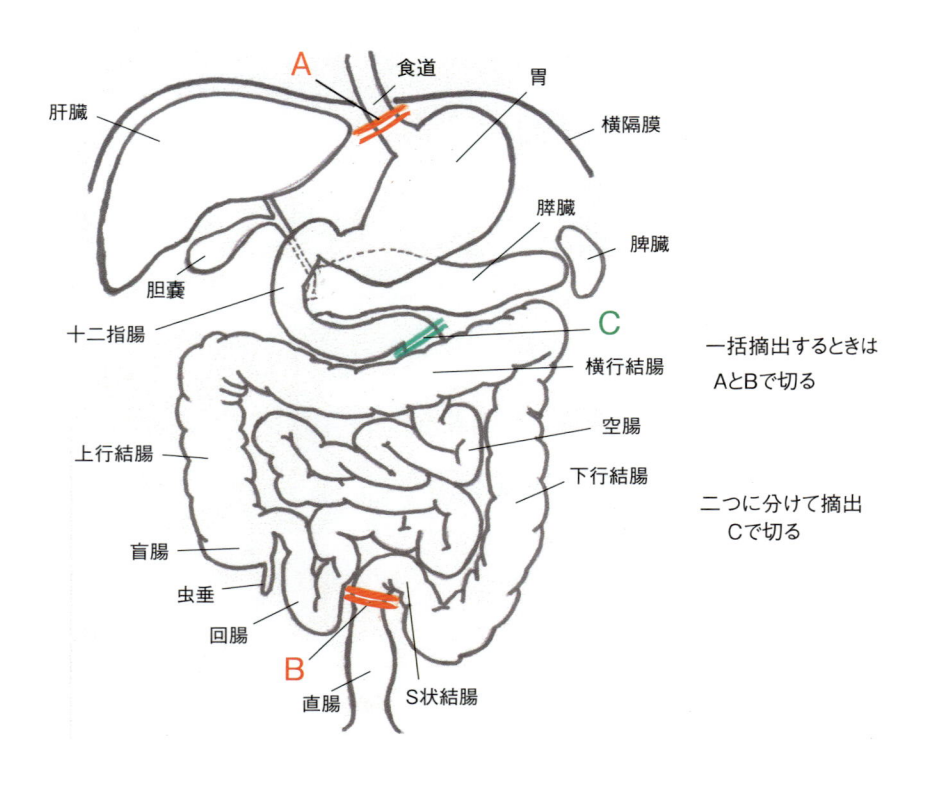

図409E1　腹部内臓の摘出方法
　A－B：胃〜S状結腸、肝臓、膵臓、脾臓を一括摘出する。A－CとB－C：上腹部と下腹部に分けて摘出する。

II．上腹部内臓と下腹部内臓を別々に摘出する方法
a．上腹部内臓（肝臓、胃と十二指腸、膵臓、脾臓）を摘出する方法：
1．食道の腹部（横隔膜の直下で）を迷走神経と一緒にヒモで結紮して切る（前述）。
2．十二指腸空腸曲近くで空腸の起始部をひもで結紮して（2か所）ハサミで切る。
3．**腹腔動脈と上腸間膜動脈を根部で切る**（両動脈の分岐の変異は図409Fを参照）。
4．上腸間膜動脈と上腸間膜静脈は膵切痕付近（腸間膜根部）で切る。
5．下腸間膜静脈が脾静脈に合流するときには、脾静脈に合流する前で切る。

b．下腹部内臓（空腸〜S状結腸）を摘出する方法：
1．上行結腸と下行結腸の外側縁の後腹壁との付着部をハサミで切る。
2．上行結腸と下行結腸を、もとあった間膜とその中を通る血管を一緒に起こす。
（後腹壁に癒着した胎生期の間膜と後腹壁との間に手を入れて）。
3．S状結腸と血管を一緒にヒモで結紮して（2か所）ハサミでその間を切る（Ⅰを参照）。

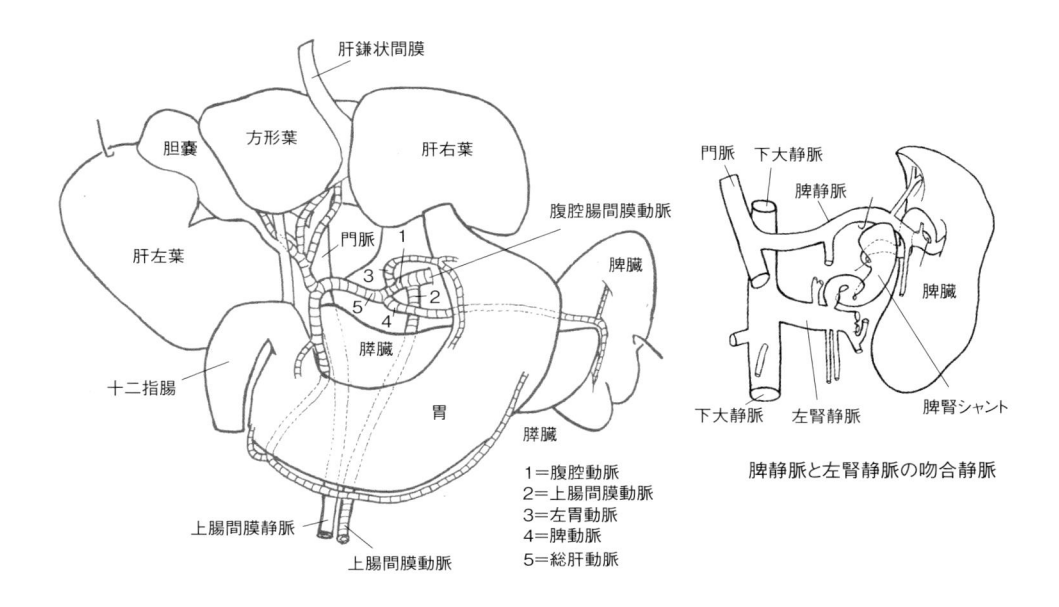

図409E2　腹腔腸間膜動脈と脾腎シャント（左は日本人のからだ、右は林ほか、より）

F．腹部内臓の血管の変異

1．腹大動脈から起こる内臓枝（腹腔動脈を構成する動脈）の変異

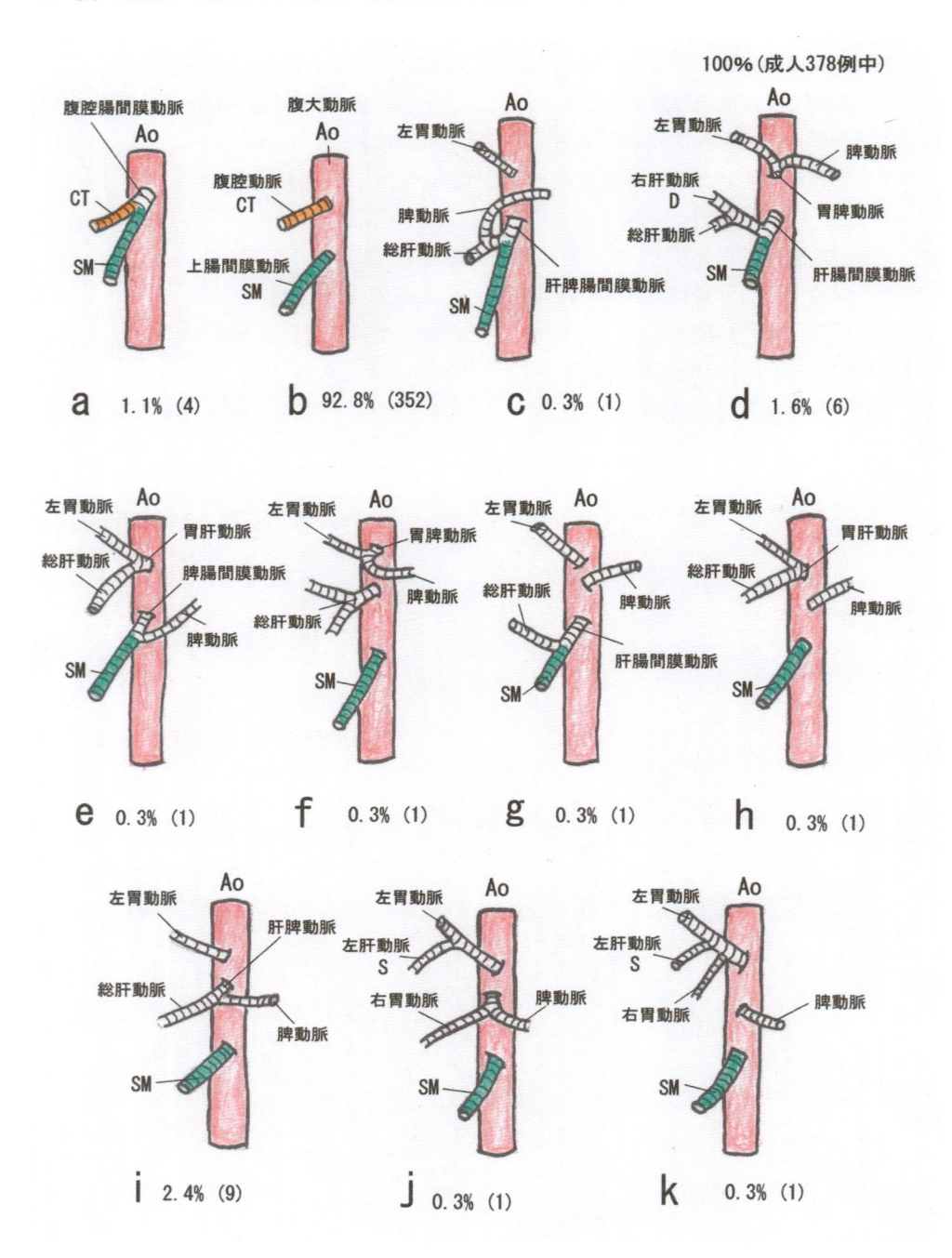

図 409F1　腹腔動脈と上腸間膜動脈を構成する動脈の変異（日本人のからだより）

2. 肝胃間膜の左端を通る血管と神経の変異

a 一般型 69.5%

b 左副肝動脈の存在する例 20.6%

c 副左胃動脈の存在する例 9.9%

d 左胃静脈の走行異常例 0.8%

e 大変珍しい例（2例存在）

肝胃間膜の左端を通る血管と神経

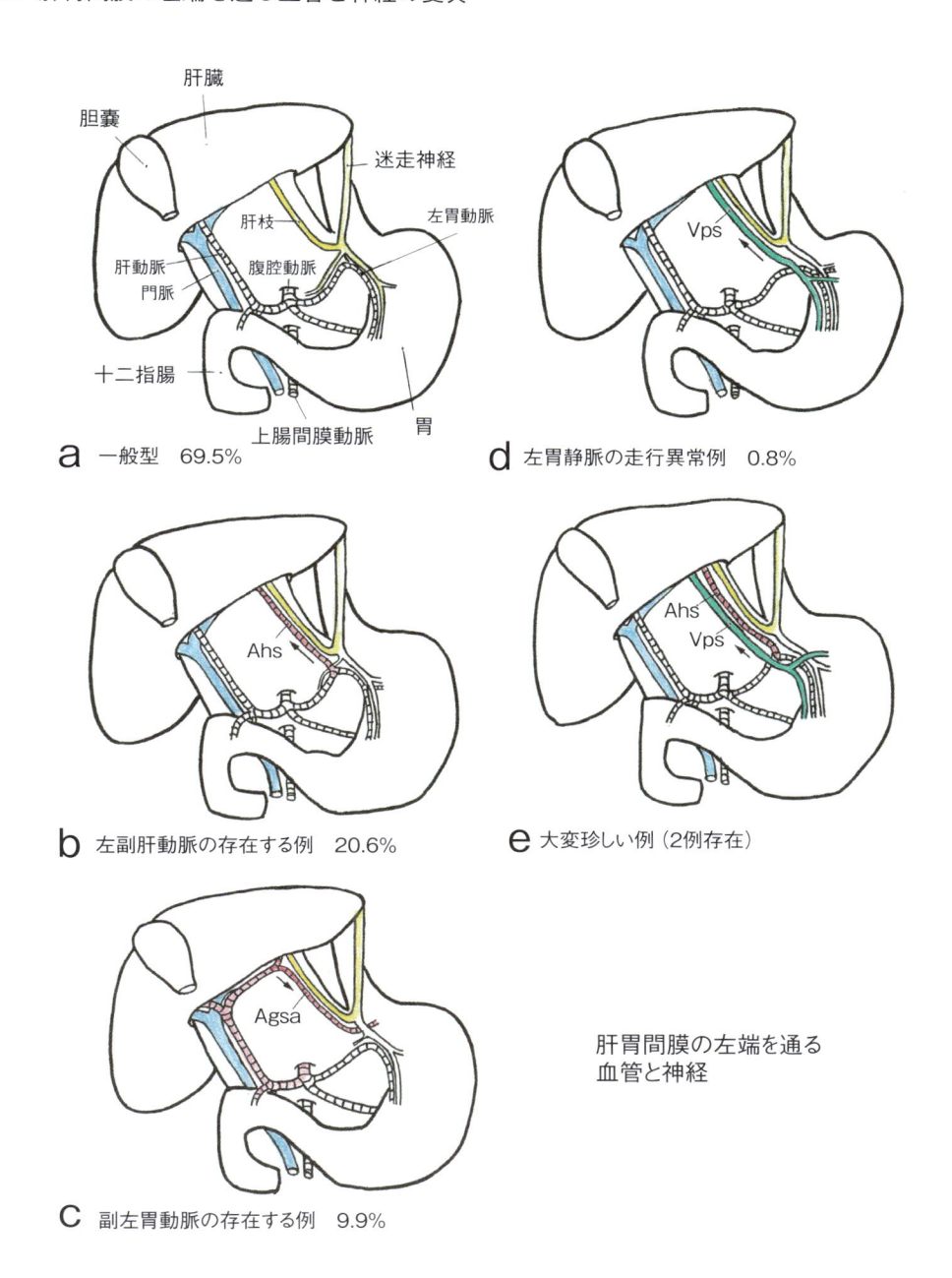

図 409F2 小網の左端を通る血管の変異（日本人のからだより）

aは一般型、bは左肝動脈（副左肝動脈）、cは副左胃動脈、dは左門脈（左胃静脈の異常流入）、eは左肝動脈と左門脈（左胃静脈の異常流入）と迷走神経の肝枝が通る。

胸 と 腹 3： 腹部内臓 (1) 間膜と血管 2

レッスン 410　下腹部内臓の間膜と血管と神経

　下腹部内臓は、横行結腸から下方とすると、小腸（空腸と回腸）、盲腸と虫垂、上行結腸・横行結腸・下行結腸・S状結腸となる。これらの間膜は小腸間膜（腸間膜）、虫垂間膜、横行結腸間膜、S状結腸間膜である。上行結腸と下行結腸には間膜はない（後腹壁に癒着している）。下腹部内臓の動脈は上腸間膜動脈と下腸間膜動脈であり、同名静脈は門脈に集まって肝臓に入る。神経は動脈に伴走する。下腹部内臓の血管と神経はこれらの間膜を通る。このレッスンでは、内臓の摘出方法を参考にして、腹部内臓の血管と神経を剖出する。

A. 解剖前に

　下腹部内臓の間膜（4種類）：　①小腸間膜、別名、腸間膜 Mesenterium, mesentery（空腸 Jejunum と回腸 Ileum）、②虫垂間膜 Meso appendix（虫垂 Appendix vermiformis）、③横行結腸間膜 Mesocolon transversum, transverse mesocolon（横行結腸 Colon transversum）、④S状結腸間膜 Mesocolon sigmoideum, sigmoid mesocolon（S状結腸 Colon sigmoideum, sigmoid colon）がある。十二指腸 Duodenum、盲腸 Caecum、上行結腸 Colon ascendens、下行結腸 Colon descendens の間膜は胎生期に存在する。

　間膜の中を通る血管（4種類）：　①腸間膜の中を**上腸間膜動脈・静脈**、②虫垂間膜の中を**虫垂動脈・静脈**、③横行結腸間膜の中を**中結腸動脈・静脈**、④S状結腸間膜の中をS状**結腸動脈・静脈**と**上直腸動脈・静脈**が通る。間膜をもたない上行結腸には、**回結腸動脈**と**右結腸動脈**と伴行静脈、下行結腸には**左結腸動脈・静脈**が分布する。

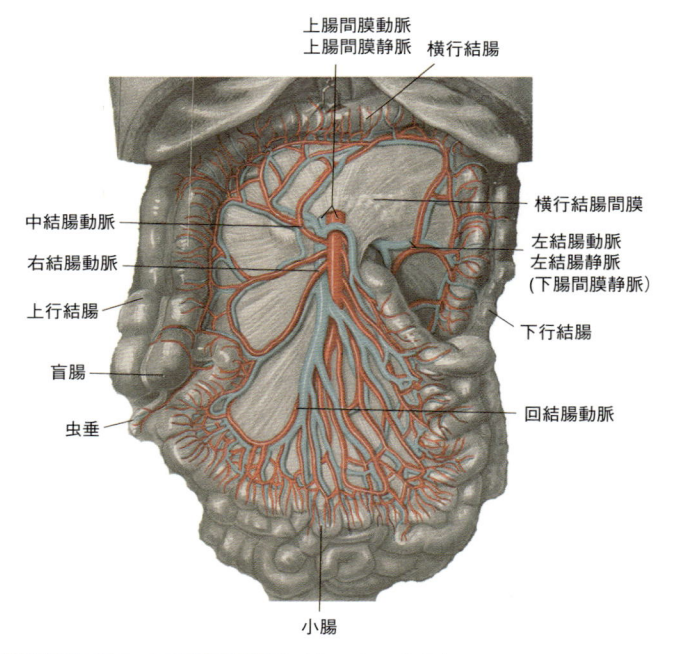

図 410A　上腸間膜動脈と上腸間膜静脈（Corning より）

レッスン 410　下腹部内臓の間膜と血管と神経　189

> B. 解 剖 後

解剖後は、空腸・回腸、虫垂、横行結腸、S状結腸の間膜と間膜の中の血管と神経がわかる。

1） 空腸と回腸の動脈：　上腸間膜動脈 A. mesenterica superior, superior mesenteric artery は、腸間膜の中を通る。その根部を腸間膜根 Radix mesnterii, root of mesentery と呼ぶ。①空腸動脈 A. jejunalis, jejunal artery、②回腸動脈 A. ilei, ileal artery がある。

2） 盲腸と上行結腸の血管：　③回結腸動脈 A. ileocolica, ileocolic artery、④右結腸動脈 A. colica dextra, right colic artery、⑤虫垂動脈 A. appendicularis, appendicular artery（虫垂間膜の中を通り虫垂に分布する）がある。

3） 横行結腸の血管：　⑥中結腸動脈 A. colica media, middle colic artery と中結腸静脈 V. colica media, middle colic vein（横行結腸間膜の中を通る）がある。

4） 下行結腸、S状結腸、直腸の血管：　下腸間膜動脈 A. mesenterica inferior が次の枝を出す。①左結腸動脈 A. colica sinistra, left colic artery（下行結腸に分布する）、②S状結腸動脈 A. sigmoidea, sigmoid artery（S状結腸）、③上直腸動脈 A. rectalis superior, superior rectal artery（直腸の上部に分布する）がある。同名静脈が動脈に伴行する。

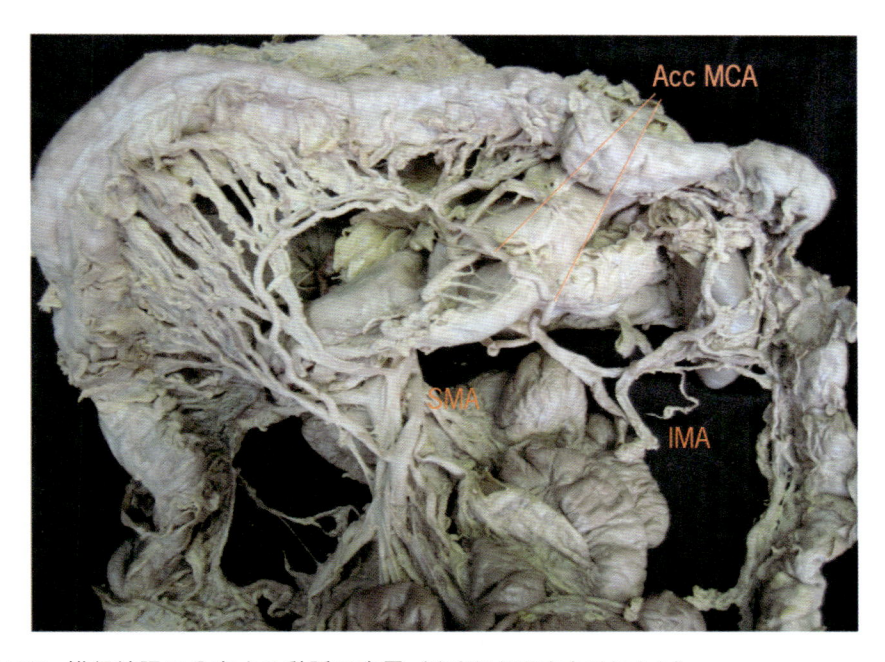

図410B　横行結腸に分布する動脈の変異（臨床解剖研究会記録より）
　腹腔動脈から起こる副中結腸動脈（AccMCA）が横行結腸に分布する。下腸間膜動脈（IMA）は下行結腸から直腸まで。
　AccMCA: 副横行結腸動脈（副中結腸動脈）、SMA: 上腸間膜動脈

C. 解 剖 手 順

　下腹部内臓の間膜と間膜の中を通る血管と神経を剖出する。
後腹壁に癒着している腸管：
1．盲腸（回盲部），上行結腸，下行結腸は，発生のある時期まで間膜があったが，腸の回転が終わり後腹壁に付着して位置が固定される。
2．この解剖では，その付着部を切り離して発生中の間膜の名残を復元する。
3．腸の血管を剖出する。

間膜をもつ腸管：
1．虫垂間膜：　虫垂動脈・静脈が腸間膜から虫垂間膜に入る。
2．横行結腸：　上・下腸間膜動脈・静脈から起こる血管が横行結腸間膜に入る。
3．S状結腸：　下腸間膜動脈・静脈からの血管がS状結腸間膜に入る。

つぎのものを剖出する：
1．空腸と回腸の腸間膜は片面の膜を取り除きながら，左上から右下に血管を剖出する。
2．盲腸と虫垂は，虫垂間膜の中の回結腸動脈・静脈の枝の虫垂動脈・静脈を剖出する。
3．上行結腸の血管と横行結腸間膜の中の上腸間膜動脈・静脈の枝を剖出する。
4．下行結腸の血管とS状結腸間膜の中の下腸間膜動脈・静脈の枝を剖出する。

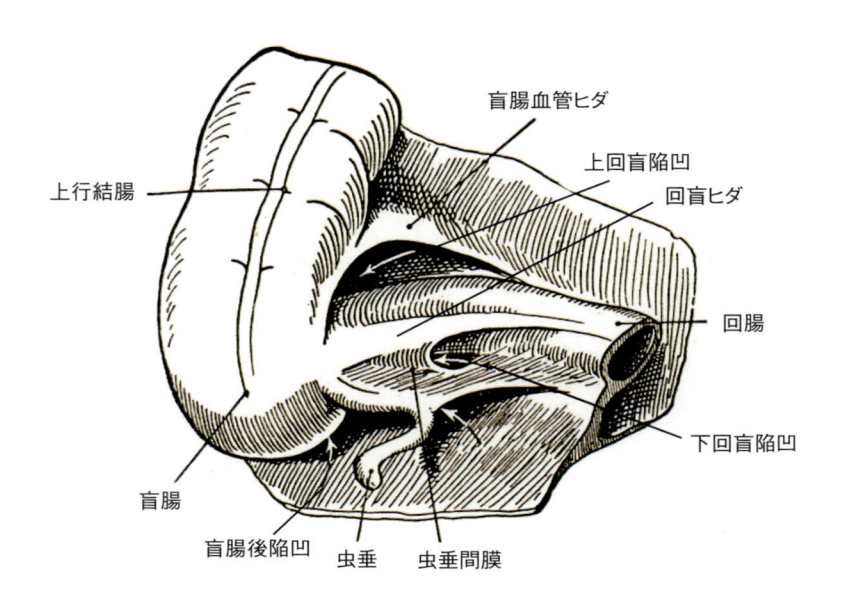

図410C　回盲部の腹膜のヒダ（Corningより）

D. チェックポイントと発展

　上腸間膜動脈と下腸間膜動脈の領域：　この血管の分布範囲は、膵臓・十二指腸から横行結腸、横行結腸から直腸（上部）までである。

1. 上腸間膜動脈の枝（7種類）には、①下膵十二指腸動脈、②空腸動脈 A. jejunalis, jejunal artery、③回腸動脈 A. ilei, ileal artery、④回結腸動脈 A. ileocolica, ileocolic artery、⑤虫垂動脈 A. appendicularis, appendicular artery、⑥右結腸動脈 A. colica dextra, right colic artery、⑦中結腸動脈 A. colica media, middle colic artery がある。

2. 下腸間膜動脈の枝（3種類）には、①左結腸動脈 A. colica sinistra, left colic artery、②S状結腸動脈 A. sigmoidea, sigmoid artery、③上直腸動脈 A. rectalis superior, superior rectal artery がある。

3. 門脈に集まる静脈（5種類）には、①脾静脈 V. lienalis, splenic vein と②上腸間膜静脈 V. mesenterica superior, superior mesenteric vein が合流して門脈（幹）V. portae, portal vein となる。③下腸間膜静脈 V. mesenterica inferior, inferior mesenteric vein は脾静脈または上腸間膜静脈に合する。④左胃静脈 V. gastrica sinistra, left gastric vein は脾静脈または門脈（幹）に合流する。⑤右胃静脈 V. gastrica dextra, right gastric vein は門脈に合流する。静脈は伴行動脈と同名である。

発展：
1. 門脈は肝臓に入り、肝臓から肝静脈が出て下大静脈に合する。
2. 血管の変異は比較的多く現れる。また希に内臓の逆位や腸の回転の変異が起こる。

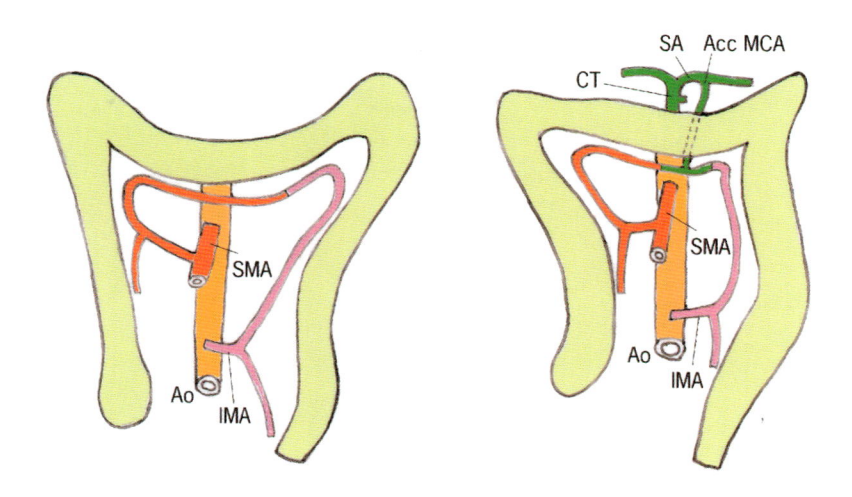

図410D　横行結腸の動脈分布の2つの型（臨床解剖研究会記録より）
　左は一般型で上腸間膜動脈（SMA）と下腸間膜動脈（IMA）の枝が分布する、右は腹腔動脈（CT）の脾動脈（SA）から分かれた副中結腸動脈（AccMCA）が加わっている。Ao: 腹大動脈。

胸と腹3： 腹部内臓（1） 間膜と血管3

レッスン411　腎臓と副腎、腹膜後器官

　腎臓と副腎は左右1対存在し、腹膜（後腹壁の内面を被う壁側腹膜）と後腹壁の筋膜との間にある。腎臓と副腎は腎筋膜（ジェロタ筋膜 Gerota's fascia）に包まれた脂肪被膜と呼ばれる脂肪組織の中に埋もれている。腹大動脈は脊柱の前面を下行し、下大静脈が腹大動脈の右側を並走する。腎臓と副腎は腹大動脈と下大静脈の両側に位置する。腎動脈は腹大動脈から起こり、腎静脈は下大静脈に合する。副腎の動脈・静脈は腎動脈・静脈の分岐付近で起こる。このレッスンでは、腎臓と副腎の血管と腹大動脈と下大静脈とを剖出する。

A. 解剖前に

　腎臓 Ren, kidney と**副腎** Glandula suprarenalis, adrenal gland は、脊椎の両側に存在し、**腹膜後器官** retroperitoneal organs である。左腎は第12胸椎から第2～3腰椎の高さの位置、右腎は左腎臓より少し低い位置にある。副腎は腎臓の内側で上部に位置する。

　腎臓は、壁側腹膜 Peritoneum parietale と後腹壁との間にあって**腎筋膜** Fascia renalis, renal fascia（ジェロタ筋膜 Gerota's fascia）に包まれる。腎筋膜は**脂肪被膜** Capsula adipose, adipose capsule と呼ぶ脂肪組織を包む。

　腎動脈 A. renalis, renal artery は**腹大動脈** Aorta abdominalis, abdominal aorta から分れ、**腎静脈** V. renalis, renal vein は**下大静脈** V. cava inferior, inferior vena cava に合する。**尿管** Ureter, ureter は腎静脈の後ろから**腎門** Hilus renalis, renal hilus を出て下行し、総腸骨動脈・静脈の前を通って、骨盤腔に入る。

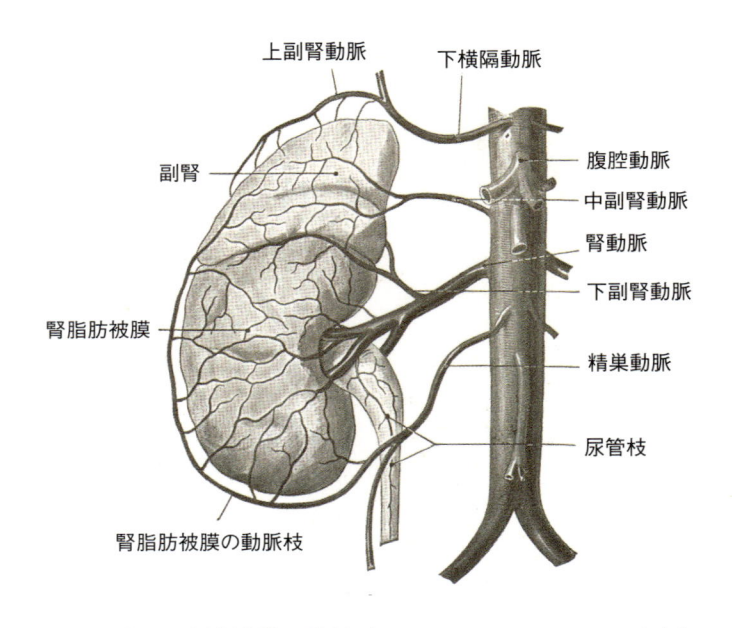

図411A　腎臓と副腎と脂肪被膜の動脈（Corning, Schmerber, 1895 より）

B. 解剖後

解剖後は、腎臓と副腎の血管、腎門から出入りする腎動脈・腎静脈・尿管と腎内構造がわかる。

1) **腎臓の血管**：　腎動脈 A. renalis, renal artery、腎静脈 V. renalis, renal vein、尿管 Ureter, ureter は腎門から腎臓に出入する。腎門は腎臓の内側面にある。左右の腎動脈は上腸間膜動脈の分岐の高さ付近で腹大動脈から分かれる。腎静脈は腎動脈の前を通って下大静脈に合流する。**左腎静脈**は腹大動脈の前を通り下大静脈に合する。

2) 尿管の生理的狭窄部（3つ）は、①腎盤から尿管に**移行する部** upper isthmus、②尿管が総腸骨動脈と**交差する部** lower isthmus、③膀胱壁の中を**通過する部** intramural constriction である。

3) 副腎は皮質 Cortex, cortex と髄質 Medulla, medulla とからなる。発生の起源は異なる。

4) 副腎の動脈（3種類）には、①**上副腎動脈** A. suprarenalis superior（下横隔動脈 A. phrenica inferior から分岐する）、②**中副腎動脈** A. suprarenalis media（腹大動脈から直接分岐する）、③**下副腎動脈** A. suprarenalis inferior（腎動脈から分岐する）がある。

5) **右副腎静脈** V. suprarenalis は直接下大静脈に流入し**左副腎静脈**は左の腎静脈に注ぐ。

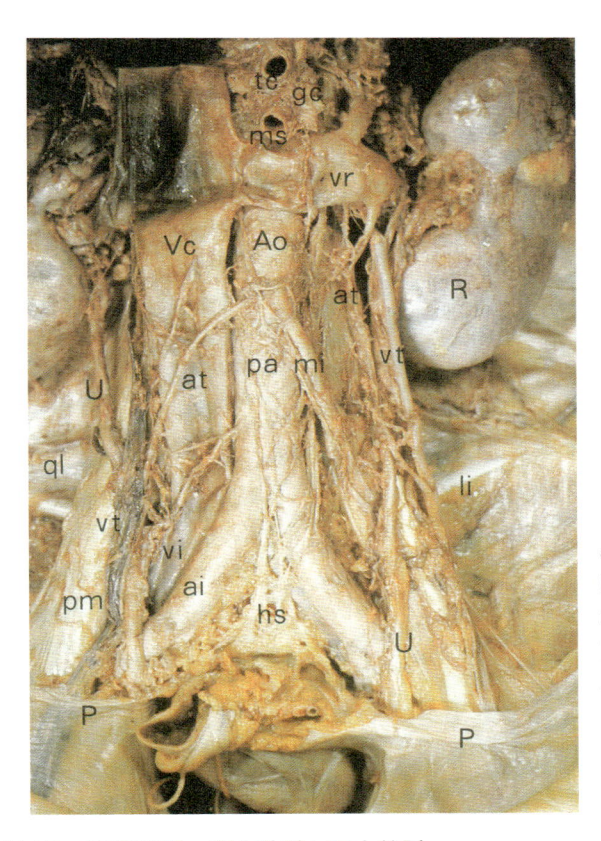

ai: 総腸骨動脈、Ao: 腹大動脈、at: 精巣動脈、gc: 腹腔神経節、hs: 上下腹神経叢、li: 腸腰靭帯、mi: 下腸間膜動脈、ms: 上腸間膜動脈、P: 壁側腹膜、pa: 腹大動脈神経叢、pm: 大腰筋、ql: 腰方形筋、R: 腎臓、tc: 腹腔動脈、Vc: 下大静脈、vi: 総腸骨静脈、vr: 腎静脈、vt: 精巣静脈、U: 尿管

図411B　腹部後壁、腹大動脈と下大静脈
（前方から、十二指腸、膵臓、脾臓、肝臓、および壁側腹膜は取り除いてある、骨・関節・靭帯より）

194　第4章　胸と腹

> **C．解 剖 手 順**

　腎臓と副腎の血管を脂肪被膜（脂肪組織である）の中から剖出する。片側の腎臓を縦断（前額断）して、腎内構造を確認する。

血管の剖出：
1．腎筋膜（ジェロタ筋膜）は、脂肪被膜と呼ぶ脂肪組織と腎臓を包む。
2．腎動脈は**腹大動脈**から分かれ、腎静脈は**下大静脈**に合する。
3．下横隔動脈は腹腔動脈または腹大動脈から起こる。
4．精巣動脈（または卵巣動脈）は腹大動脈から起こる。
5．精巣静脈（または卵巣静脈）は、右は下大静脈に合して、左は左腎静脈に合する。
6．上副腎動脈は下横隔動脈から、中副腎動脈は腎動脈から、下副腎動脈は腹大動脈から起こる。
7．左下横隔静脈に流入する左副腎静脈と下大静脈に流入する右副腎静脈を確認する。

片側の腎臓の血管と尿管を腎門で切って腎臓を取り出す：
1．腎臓を縦断（前額断）して、腎葉（皮質と髄質と腎乳頭、腎杯）、腎盤を確認する。
2．腎洞の脂肪を取り、腎動脈の分枝と腎静脈の分枝を剖出する。
3．腎動脈は葉間動脈 A. interlobaris, interlobar artery、弓状動脈 A. arcuata, arcuate artery、小葉間動脈 A. interlobaris, interlobar artery に分岐していく。静脈も同名称である。

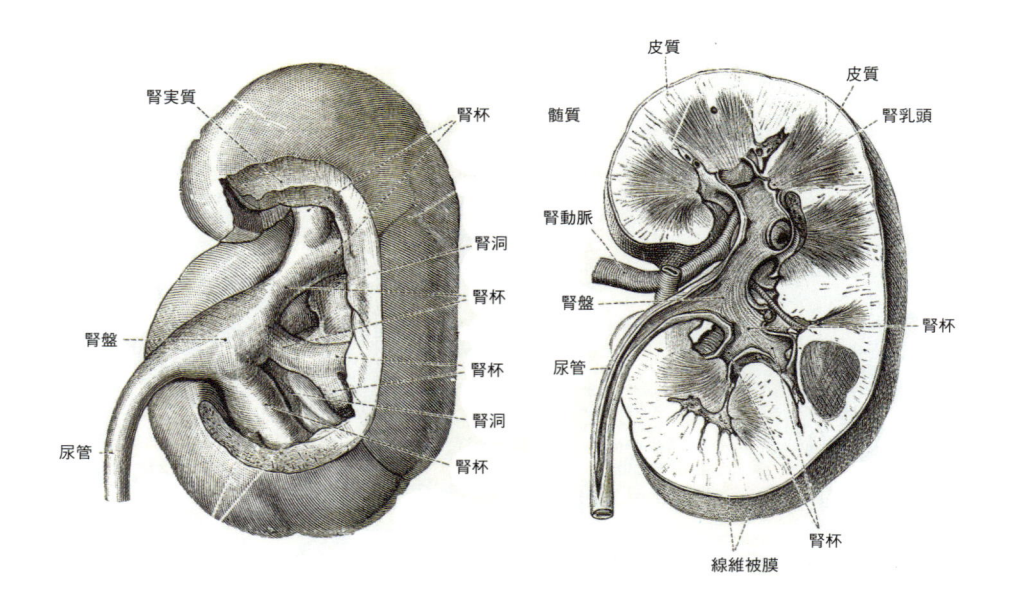

図411C　腎臓内の解剖（Toldt - Hochstetter より）
　左は腎臓の実質の一部を除去して腎洞をみる。**右**は実質と腎盤、腎杯、腎錐体を示す。

D. チェックポイントと発展

腎臓の内部構造：

1. 腎臓は**腎葉** Lobus renalis とその間の**腎柱** Columna renalis, renal column と脂肪で埋まった**腎洞** Sinus renalis からなる。
2. **腎葉** Lobus renalis は**皮質** Cortex と**髄質** Medulla と先端部の**腎乳頭** Papilla renalis に区別される。腎乳頭は腎杯に頭を突っ込んでいる。**腎杯** Calices renales, renal calices は**腎盤** Pelvis renalis, renal pelvi（別名、腎盂）に集まり、尿管につながる。
3. **皮質**は糸球体 Glomeruli と曲尿細管 Tubuli renales contorti からなり、**髄質**は腎錐体 Pyramis renalis, renal pyramid と呼ばれ、直尿細管 Tubuli renales recti、ヘンレのワナ Henle loop と集合管 collecting duct から構成される。

発 展：

1. 遊走腎では、脂肪被膜の中の脂肪が減って腎臓が正常の位置を離れて移動する。
2. 馬蹄腎 horseshoe kidney（腎臓の発生経過による異常の1つ）、腎嚢胞 renal cyst、尿管結石 ureteral calculus、気腎法、ナットクラッカー現象（くるみ割り現象）がある。

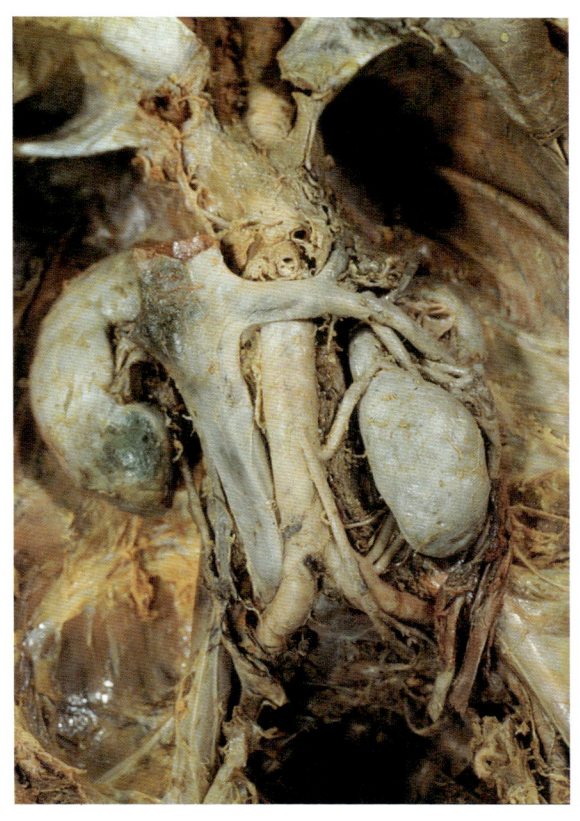

図 411D　左の腎臓の異常（森嶋ほか、解剖学雑誌より）
　起始と進入部位の異なる腎動脈と腎門部が広くて前面を向いている。

胸と腹 3： 腹部内臓 (1) 　間膜と血管 4

レッスン 412　横隔膜、腹大動脈と下大静脈、腸腰筋と腰神経叢

　横隔膜は呼気時に働く呼吸筋である。横隔膜は、胸骨部、肋骨部および腰椎部から起こり、腱中心に停止する。横隔膜には、大動脈裂孔、食道裂孔および大静脈孔がある。腸腰筋は腸骨筋、大腰筋、小腰筋の総称である。腸腰筋は大腿の屈曲を行うもっとも主な筋である。腰神経叢は大腰筋の中を通り、大腿前面に出て、外側大腿皮神経、大腿神経、閉鎖神経などを大腿伸筋、大腿内転筋および大腿前面の皮膚に分布する。交感神経幹は腰椎椎体の外側面からの前面を走る。このレッスンでは、後腹壁と横隔膜の解剖をする。

A. 解剖前に

　横隔膜 Diaphragma, diaphragm の起始部（3つ）は、①胸骨部 Pars sternalis、②肋骨部 Pars costalis および③腰椎部 Pars lumbalis であり、停止部は中央部の腱膜の**腱中心** Centrum tendineum, center tendon, Speculum Helmont である。

　大腰筋 M. psoas major は浅深の2頭を持つ。浅頭は第12胸椎～第4腰椎の椎体と椎間円板から起こり、深頭は全腰椎の肋骨突起 Processus costarius から起こる。2頭の間に腰神経叢 Plexus lumbalis が通る。大腿骨の小転子につく。**小腰筋** M. psoas minor は第12胸椎と第1腰椎から起こり腸恥隆起につく。**腸骨筋** M. iliacus は、腸骨内面から起こり、大腿骨の小転子につく。**腰神経叢** Plexus lumbalis, lumbar plexus は、筋内にある神経叢であり、第12胸神経と第1～第4腰神経の前枝により構成される。**腰方形筋** M. quadratus lumborum, quadratus lumborum muscle は腸骨稜から起こり第12肋骨につく。

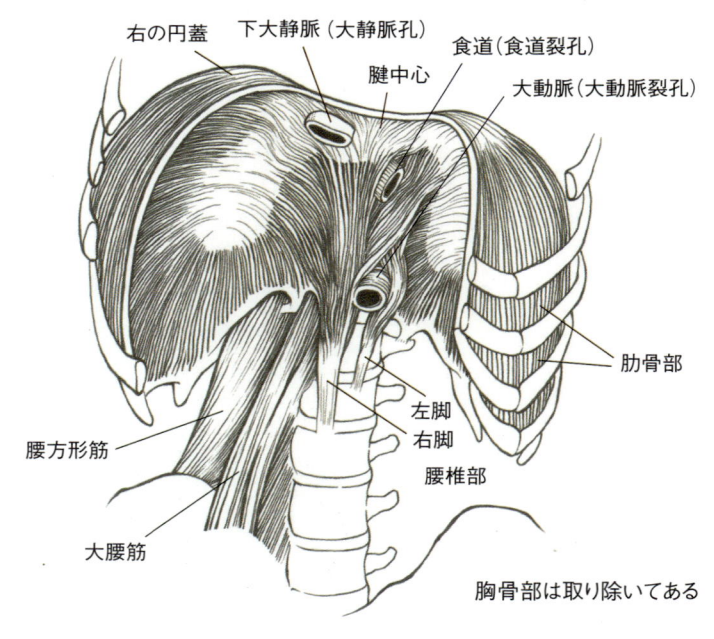

図 412A　横隔膜と腰方形筋（横隔膜の一部が除去されている。前方から）

B. 解剖後

　解剖後は、腸腰筋と腰方形筋の起始と停止、横隔膜の起始と停止、裂孔と孔、および腰神経叢とこれから分かれる外側大腿皮神経、大腿神経、閉鎖神経、腰仙骨神経幹がわかる。

1) 横隔膜の腰椎部は**外側脚** Crus laterale と**内側脚** Crus mediale からなる。
2) **内側脚**は腰椎の椎体から起こり、**右脚** Crus dextrum と**左脚** Crus sinistrum がある。右脚と左脚は腱弓を作り**大動脈裂孔** Hiatus aorticus, aortic hiatus を囲む。左右の筋束は大動脈裂孔の上で交叉して**食道裂孔** Hiatus esophageus, esophageal hiatus を作る。
3) **外側脚**は2つの腱弓（**外側弓状靱帯** Ligamentum arcuatum laterale と**内側弓状靱帯** Ligamentum arcuatum mediale が腱弓を作る）から起こる。外側弓状靱帯には腰方形筋が通り、内側弓状靱帯には大腰筋と小腰筋が通る。
4) **大動脈裂孔**には、**下行大動脈** Aorta descendens と**胸管** Ductus thoracicus が通る。
5) **大静脈孔** Foramen venae cavae（腱中心にある）には、**下大静脈**が通る。
6) **食道裂孔**には、**食道** Esophagus と前後の**迷走神経幹** Truncus vagalis anterior, posterior が通る。このほかに、**交感神経幹** Truncus sympathicus と**大・小内臓神経** N. splanchnicus major et. minor は横隔膜を通りぬける。

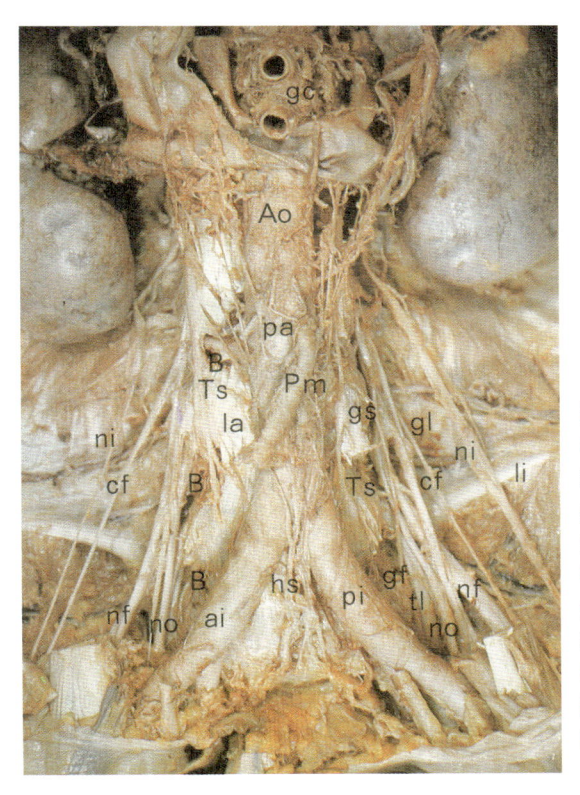

Ao: 腹大動脈、ai: 総腸骨動脈、B: 分節血管（腰動・静脈）、Cf: 外側大腿皮神経、gc: 腹腔神経節、gf: 陰部大腿神経、gs: 交感神経節（腰神経節）、hs: 上下腹神経叢、la: 前縦靱帯、li: 腸腰靱帯、nf: 大腿神経、ni: 腸骨鼠径神経、no: 閉鎖神経、Pm: 下腸間膜動脈神経叢、Pa: 腹大動脈神経叢、pi: 腸骨動脈神経叢、ql: 腰方形筋、tl: 腰仙骨神経幹、Ts: 交感幹

図412B　腹部後壁、腰神経叢と自律神経叢（前方から、骨・関節・靱帯より）
　総腸骨静脈、尿管、精巣動・静脈、腰静脈を切り、下大静脈と一緒に上に翻し、さらに大腰筋を取って腰神経叢を剖出。

198　第4章　胸と腹

> **C. 解 剖 手 順**

　横隔膜（2つの脚と3つの孔、血管と神経）と腰神経叢の構成、交感神経幹、腸腰筋と腰方形筋を剖出する。

横隔膜の3つの起始部を剖出する：
1．起始の胸骨部（剣状突起、腹直筋鞘）、肋骨部（肋骨）、腰椎部（腰椎）を剖出する。
2．停止と大静脈孔：横隔膜中央部の腱中心と大静脈孔（下大静脈が通る）を確認する。
3．大動脈裂孔（下行大動脈、胸管、交感神経幹が通る）は右脚と左脚に囲まれている。
4．食道裂孔（食道、左右の迷走神経が通る）は大動脈裂孔の上で筋束の交叉による。
5．腰方形筋を囲む外側弓状靱帯と大腰筋を囲む内側弓状靱帯を剖出する。
6．横隔膜の下面に分布する下横隔動脈は、腹大動脈あるいは腹腔動脈から起こる。
7．右下横隔静脈は下大静脈に合し、左下横隔静脈は左腎静脈に合する。
8．上横隔動脈（胸大動脈から分岐）や筋横隔動脈（内胸動脈の枝）があるか確認する。
9．腹腔神経節から下横隔動脈に絡まる神経と横隔神経の交通を剖出する。

腰神経叢を剖出する（大腰筋と小腰筋を削除して）：
1．大腰筋の筋束をピンセットでほぐしながら取り除き、腰神経叢を剖出する。
2．小腰筋（変異）があるか確認する。

自律神経と神経節の剖出：
1．腹大動脈神経叢 Plexus aorticus abdominalis、腹腔神経叢 Plexus celiacus、腎神経叢 Plexus renalis、副腎神経叢 Plexus suprarenalis、下横隔神経叢がある。
2．下横隔動脈には腹腔神経節から下横隔神経叢が絡まっている。
3．腹腔神経節 Ganglion celiacum, celiac ganglion、横隔神経節、腎神経節がある。

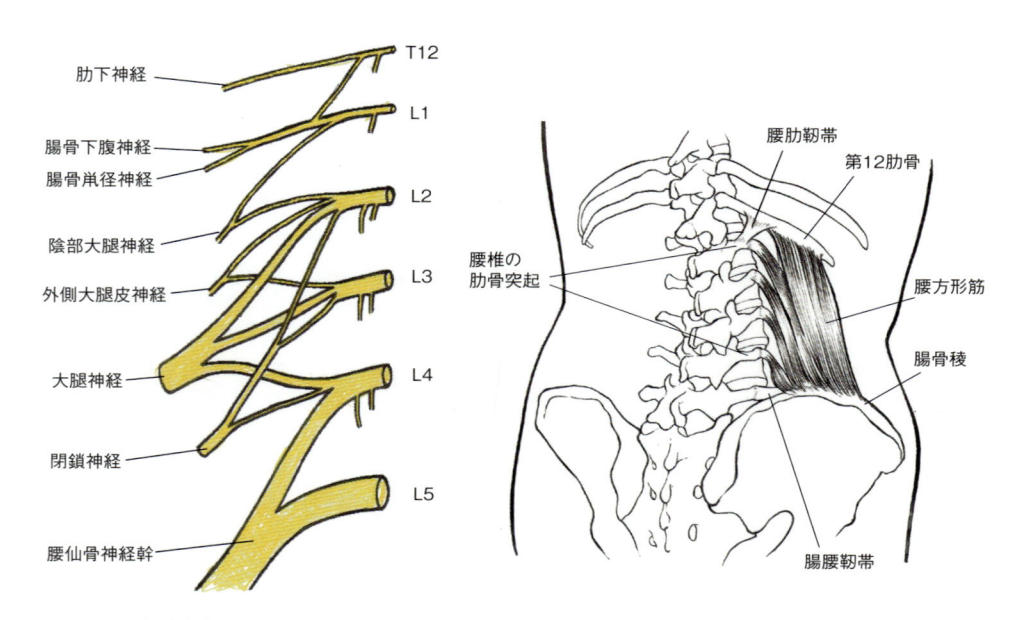

図412C　解剖手順（後方から、左は腰神経叢、右は腰方形筋）

D. チェックポイントと発展

1. 横隔膜の筋束を欠く部（3つ）には、①腰椎肋骨三角 lumbocostal trigone、②胸骨肋骨三角 sternocostal trigone、③腱中心 Centrum tendineum, central tendon がある。
2. 横隔膜には**下横隔動脈・静脈** A. et V. phrenica inferior と**横隔神経**が分布する。
3. 腰神経叢の枝（7種類）とその同定：

   ①腸骨下腹神経 N. iliohypogastricus, iliohypogastic nerve は腹横筋を貫く。
   ②腸骨鼠径神経 N. ilioinguinalis, ilioinguinal nerve は鼠径管を通り浅鼠径輪から出る。
   ③陰部大腿神経 N. geniofemoralis, geniofemoral nerve は、大腰筋の筋膜の中で筋の表面を走る。鼠径管に入る枝は陰部枝で、大腿の皮下に現れる枝が大腿枝である。
   ④外側大腿皮神経 N. cutaneus femoris lateralis, lateral femoral cutaneous nerve は、上前腸骨棘の近くで大腿外側の皮下に現れる。
   ⑤**大腿神経** N. femoralis, femoral nerve は鼠径靱帯の後ろから大腿三角に現れる。
   ⑥**閉鎖神経** N. obturatorius, obturator nerve は最も深い位置にある閉鎖孔を通る。
   ⑦**腰仙骨神経幹** Truncus lumbosacralis, lumbosacral trunk は仙骨神経叢に加わる。

発 展：

1. **上行腰静脈** V. lumbalis ascendens、ascending lumbar vein は奇静脈系と総腸骨静脈 V. iliaca communis をつなぐ。**腰静脈** V. lumbalis は上行腰静脈に吻合する。
2. 重複下大静脈（変異）が現れることがある。
3. 横隔膜ヘルニア diaphragmatic hernia。

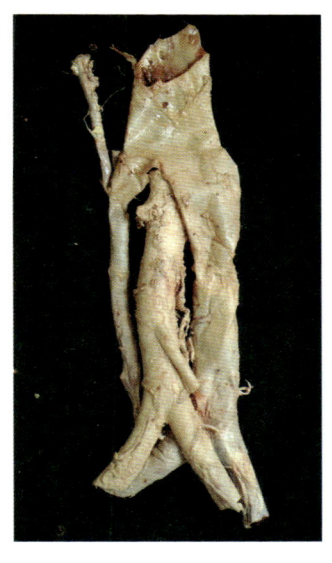

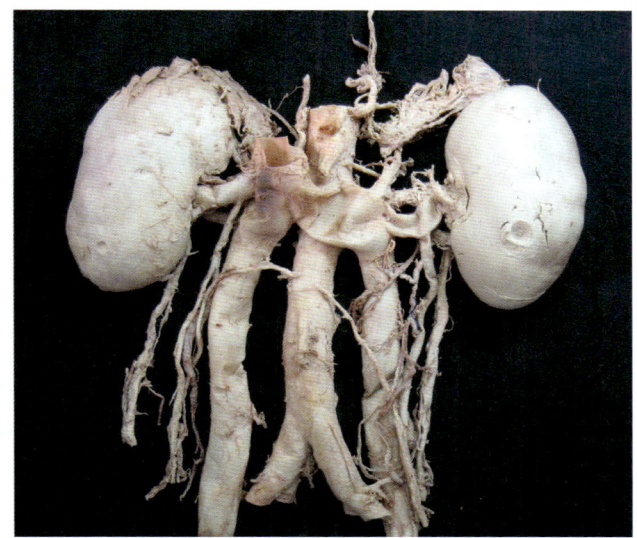

図 412D　重複下大静脈（臨床解剖研究会記録より）
左は左下大静脈が太い、右はほぼ同じ太さの重複下大静脈である。

胸と腹 4: 腹部内臓（2） 各 部 1

レッスン 413　肝臓と胆嚢

　肝臓は胃腸に付属する最大の消化腺である。肝臓には門脈、肝動脈、肝静脈と総胆管が出入りしている。門脈は胃腸の静脈を集めて肝臓に入り、肝動脈は腹大動脈の枝として肝臓に入る。肝静脈は大静脈溝を通る下大静脈に合流する。胆管系は肝管と胆嚢管が合流して総胆管となり十二指腸に開く。肝臓は4つの肝葉に区別される。門脈は肝門で右枝と左枝に分かれ、右枝が右葉に分布する。肝動脈には変異がある。肝静脈は3本が下大静脈の上端部に合流する。このレッスンでは、肝臓の血管、胆管と胆嚢の解剖をする。

A. 解剖前に

　肝臓の主面（臓側面）には**肝門** Porta hepatis, portal fissure がある。肝門から**門脈** V. portae, portal vein、**肝動脈** A. hepatica、**総胆管** Ductus choledochus が一緒に出入りする。**肝静脈** Venae hepaticae, hepatic veins は肝臓の後部の**大静脈溝** Sulcus venae cavae を通る**下大静脈** V. cava inferior, inferior vena cava の上端に合流する。**胆嚢** Vesica fellea, gallbladder は胆嚢窩に収まり**胆嚢管** Ductus cysticus, cystic duct が出て**総肝管** Ductus hepaticus communis に合して総胆管となる。門脈は肝門で右枝と左枝に分かれ、左枝は横部と臍静脈部に区別される。**静脈管索** Ligamentum venosum（胎児の静脈管）は**静脈管索裂** Fissura ligamenti venosi の中を通り、横部と臍静脈部の境界部と左肝静脈の下大静脈の合流部との間をつなぐ。**肝円索** Ligamentum teres hepatis, round ligament of liver（胎児の臍静脈）は**肝円索裂** Fissura ligamenti teretis から臍静脈部の下端に移行する。

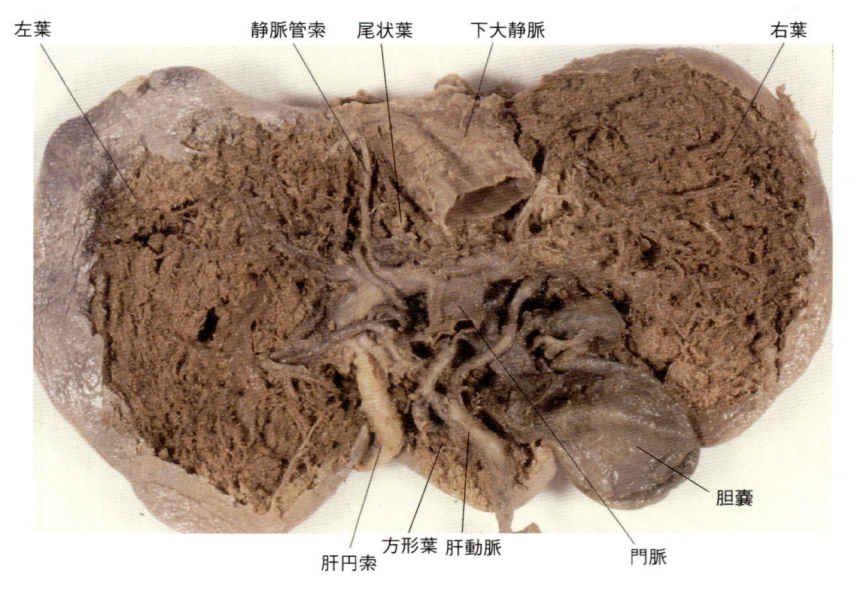

図 413A　肝臓

B. 解 剖 後

解剖後は、肝臓の葉の構成、肝門、肝内門脈分枝、肝静脈、胆囊管、総肝管、総胆管、胆管、肝区域がわかる。

1) 肝臓 Hepar, liver（4つの葉）は、①**右葉** Lobus hepatis dexter, right hepatic lobe、②**左葉** Lobus hepatis sinister, left hepatic lobe、③**方形葉** Lobus quadrates, quadrate lobe および④**尾状葉** Lobus caudatus, caudate lobe からなる。

2) 胆路 bile passages： 肝臓の胆管を集める**右肝管** Ductus hepaticus dexter と**左肝管** Ductus hepaticus sinister は合流して**総肝管** Ductus hepaticus communis, common hepatic duct になる。総肝管は**胆囊** Vesica fellea, gall-bladder からの**胆囊管** Ductus cysticus, cystic duct と合して**総胆管** Ductus choledochus, common bile duct になる。

3) 門脈と肝静脈： 門脈は右枝と左枝に分かれる。右枝は分岐して右葉に分布する。**左枝は横部と臍静脈部に区別される。横部の枝は尾状葉に分布する。臍静脈部の枝は方形葉と左葉に分布する。肝静脈は右、左、中肝静脈が下大静脈の上端部に合流する。このほかに、副肝静脈が下大静脈の下端部または中間部に合することがある。**

4) **肝動脈**は総肝動脈の枝（複数）で固有肝動脈（通常）と呼ばれている。このほかに、左胃動脈から起こる肝動脈と上腸間膜動脈から起こる肝動脈とがある（副肝動脈）。

5) 小葉間結合組織（別名、**グリソン鞘** Glisson's sheath、**血管周囲線維鞘** Capsula fibrosa perivascularis）は肝門脈三分岐（門脈三つ組 portal triad： 胆管、門脈、肝動脈）の各枝を含む。肝小葉 Lobuli hepatis, hepatic lobules の間にある。

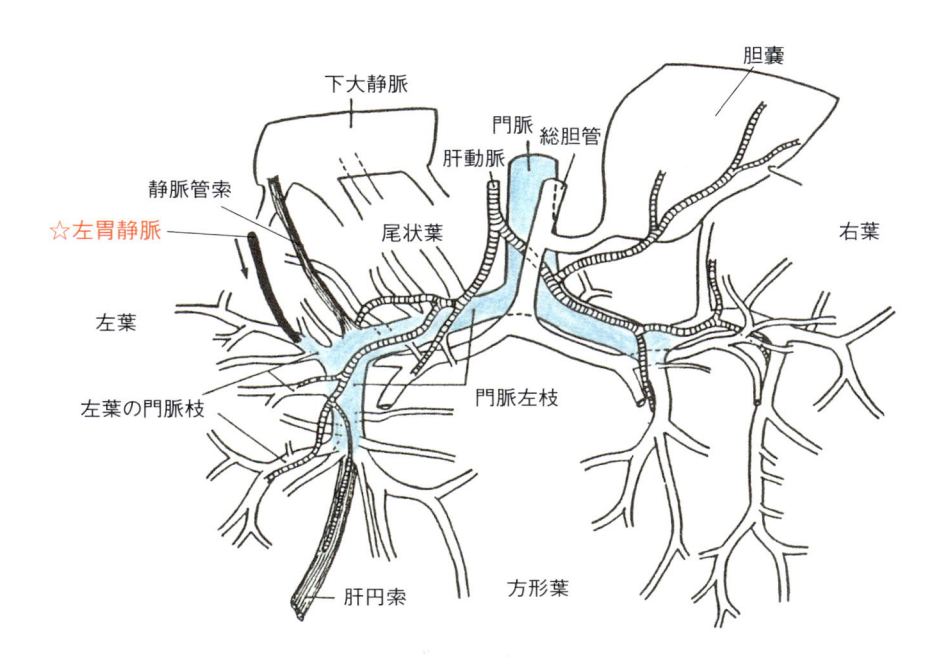

図 413B　肝臓の門脈分枝と動脈の分布図（Acta Anatomica Basel より）
この例では、左門脈 LGV（左胃静脈の流入変異）が存在する。

C. 解 剖 手 順

　肝臓の外形、肝門から出入りする門脈、肝動脈、総胆管、肝神経叢、リンパ管があり、肝内門脈の枝、肝動脈の枝、肝管と胆管、胆嚢管と胆嚢、胆嚢動脈、肝静脈を剖出する。

肝臓の後面と横隔面から：
1．下大静脈と肝静脈を剖出する。副肝静脈は、大きさにかかわらず、存在する。

肝臓の下面（主面、臓側面）
1．門脈、固有肝動脈、総胆管はグリソン鞘に包まれている。
2．小網の中を通る（変異、左門脈、左副肝動脈、副左胃動脈）がある。
3．肝円索を肝円索裂の中で剖出する。静脈管索を静脈管索裂の中で剖出する。
4．門脈の左枝の横部と臍静脈部を剖出する。横部から尾状葉の枝が出る。
5．臍静脈部から左葉の枝と方形葉の枝が出る。
6．右枝は肝門部で分岐して右葉に分布する。
7．肝静脈は下大静脈の上端部で剖出する。
8．カントリー線 Rex-Cantlie line は、右葉とそれ以外の部分を分ける。

門脈の枝を基準にした肝区域 hepatic segmentation（1例として、堀口より）
1．左葉の区域（2つ）は、1＝左前区域、2＝左後区域である。
2．右葉の区域（5つ）は、4＝中後区域、6＝右中前区域、7＝右中後区域、8＝右側前区域、9＝右側後区域である。
3．方形葉（1つ）は、3＝中前区域である。
4．尾状葉（1つ）は、5＝尾状葉区域である。

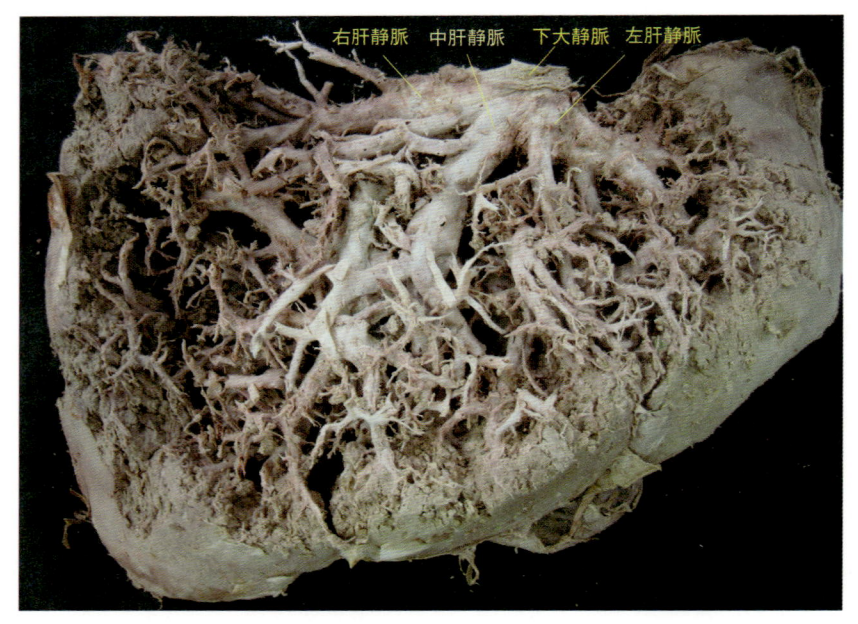

図 413C　肝静脈と下大静脈（横隔面から）

D. チェックポイントと発展

1. 肝動脈3種の存在と肝内動脈分布、**胆嚢動脈は肝動脈または右副肝動脈から起こる。**
2. 副肝静脈の変異があるか。

発展：

1. 胃静脈の流入変異

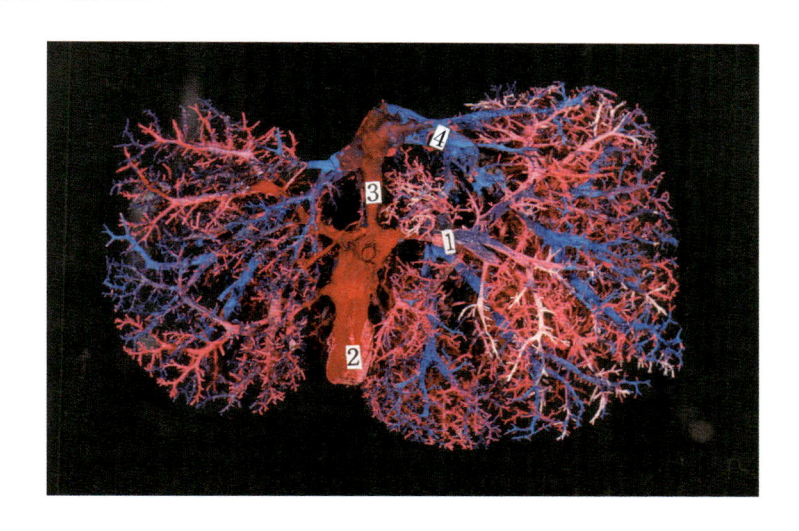

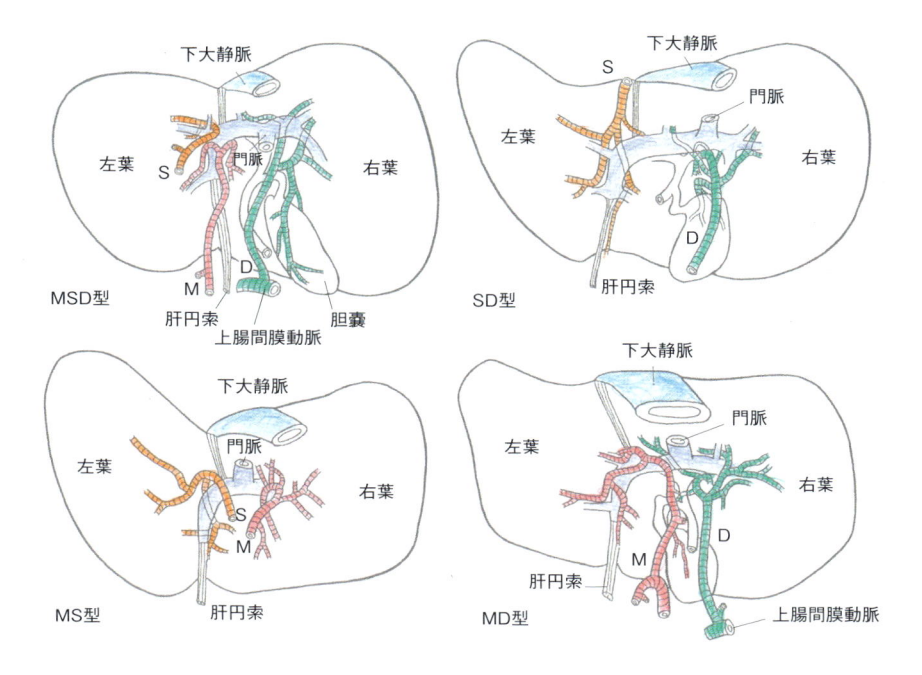

図 413D　胎児の肝臓の復元標本（上）、肝動脈と副肝動脈（Acta Anatomica Basel より）
　1: 門脈、2: 臍静脈、3: 静脈管、4: 下大静脈、M: 中肝動脈（通常の肝動脈）、D: 上腸間膜動脈から起こる右肝動脈、S: 左胃動脈から起こる左肝動脈

胸と腹 4： 腹部内臓（2） 各部 2

レッスン414　胃と十二指腸

　胃と十二指腸は食道と空腸の間の部分である。胃は食道と噴門で境され、十二指腸と幽門で境される。十二指腸は幽門から十二指腸空腸曲までの部分である。胃は胃底、胃体、幽門部に大別される。十二指腸は上部、下行部、水平部、上行部の4部に区別される。胃は横隔膜の食道裂孔と幽門部で固定されている。胃底と胃体は小網と大網で動くことができる。十二指腸は全体が後腹壁に固定されている。十二指腸は膵臓の一部（膵頭）を囲んで位置している。このレッスンでは、胃と十二指腸の解剖をする。

A. 解剖前に

　胃 Ventriculus, stomach は、**噴門 Cardia** から**幽門 Pylorus** までの部分で、**胃底 Fundus ventriculi**、**胃体 Corpus ventriculi**、**幽門部 Pars pylorica** に区別される。胃は背腹に弯曲して、これを**大弯 Curvature major, greater curvature** と**小弯 Curvatura minor, lesser curvature** といい、ここに**大網 Omentum majus, greater omentum** と**小網 Omentum minus** がつく。**噴門切痕**と**角切痕 Incisura angularis, angular notch** がある。

　十二指腸 Duodenum は、**幽門 Pylorus** から**十二指腸空腸曲 Flexura duodenojejunalis, duodenojejunal fleure** までの部分で、**上部 Pars superior**、**下行部 Pars descendens**、**水平部 Pars horizontalis**、**上行部 Pars ascendens** の4つの部分に区別される。十二指腸下行部には、**上十二指腸曲 Flexura duodeni superior** と**下十二指腸曲 Flexura duodeni inferior** がある。長さは約25cm前後で後腹壁に固定される。

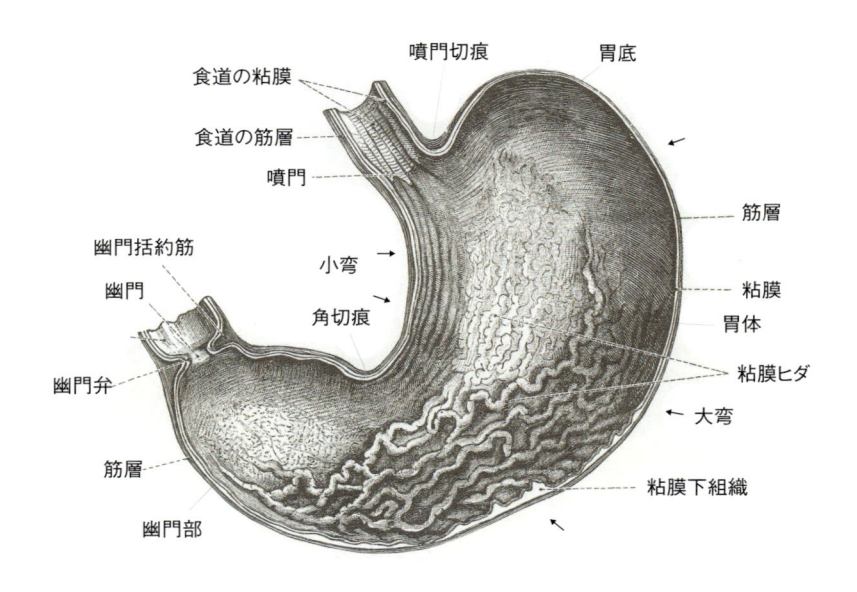

図414A　胃の内腔（前方から、Toldt-Hochstetter より）

B. 解剖後

解剖後は、胃（胃底、胃体、幽門部、噴門と幽門、噴門切痕と角切痕、大弯と小弯）、十二指腸（上部、下行部、水平部、上行部）、十二指腸空腸曲、内部の大十二指腸乳頭、胃の血管と十二指腸の血管がわかる。

1) **胃の内景**： 胃粘膜、筋層、漿膜の3層。胃粘膜には**胃粘膜ヒダ** Plicae gastricae があり、胃道 gastric pathway をつくる。胃潰瘍 gastric ulcer や胃癌 gastric cancer の好発部位である。胃底の粘膜には**胃底腺** fundic glands がある。幽門には**幽門括約筋** M. sphincter pyloric, pyloric sphincter がある。筋層は外から縦層 Stratum longitudinale、輪層 Stratum circulare、斜線維 Fibrae obliquae で構成される。**胃小区、胃小窩、胃腺、胃液** gastric juice、幽門反射がある。

2) **十二指腸の内面**： 粘膜面に**腸絨毛** Villi intestinales, intestinal villi があり、粘膜下に**十二指腸腺** Glandulae duodenales（ブルンネル腺 Brunner's gland）の腺体がある。下行部には**十二指腸縦ヒダ** Plica longitudinalis duodeni, longitudinal duodenal fold があり、**大十二指腸乳頭** Papilla duodeni major, major duodenal papilla（ファーター乳頭 Vater papilla）と小十二指腸乳頭 Papilla duodeni minor, minor duodenal papilla をつくる。大十二指腸乳頭は**総胆管**と**膵管**の開口部である。小十二指腸乳頭は**副膵管**の開口部である。水平部と上行部には**輪状ヒダ** Plicae circulars, circular folds がある。

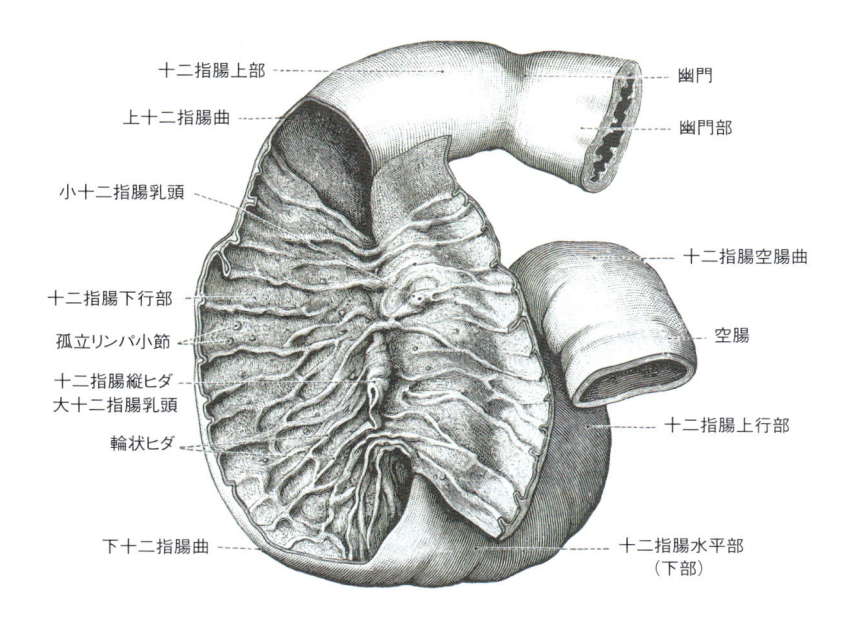

図 414B　十二指腸の内景（前方からみる、Toldt-Hochstetter より）

C. 解剖手順

　胃の外面の名称、胃壁の筋、胃の内壁、十二指腸の外形、内形（大・小十二指腸乳頭）とひだを剖出する。

1. 十二指腸と膵臓の表面の被膜をピンセットで取り除く。
2. 十二指の各部と上・下十二指腸曲、十二指腸空腸曲をみる。
3. 膵臓の形、膵頭、膵体、膵尾と鉤状突起を確認する。
4. 十二指腸と膵臓の血管を前面と後面とから剖出する。
5. 総胆管と膵管を膵臓の後面から、膵臓の実質をピンセットで取り除きながら剖出する。
6. 十二指腸下行部に接する膵臓の実質を取り除きながら、十二指腸に開口する胆膵管膨大部（総胆管と膵管との合流部）をみつける。その管は膵臓の長軸に沿って走る膵管と上方の十二指腸の後ろを通って胆嚢管につながる総胆管とである。
7. もう1本の膵臓の管、**副膵管**は十二指腸の下行部に直接開口するので、これを剖出する。

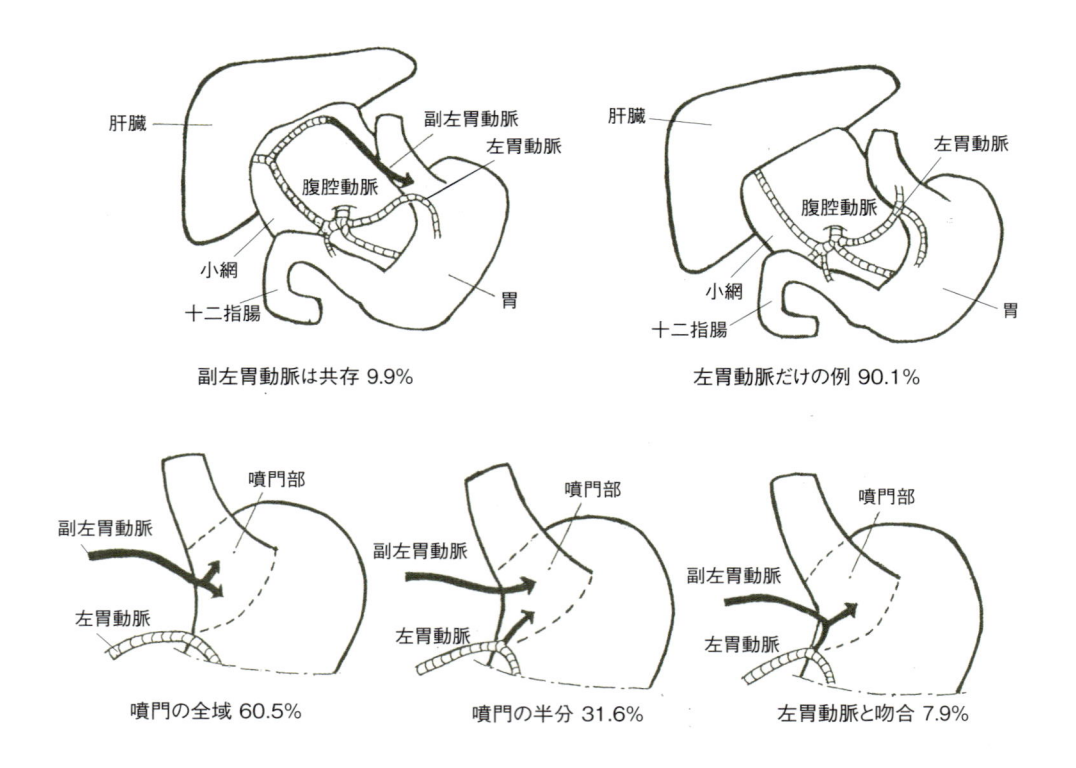

図414C　副左胃動脈の分布範囲と左胃動脈（日本人のからだより）
　上図は、副左胃動脈と左胃動脈（成人383例中）の①共存例9.9%と②左胃動脈だけの例90.1%を示す。下図は、副左胃動脈の分布範囲、①噴門の全域60.5%、②噴門の半分31.6%、③左胃動脈と吻合7.9%を示す。

D. チェックポイントと発展

1. 胃間膜は前胃間膜 Mesogastrium ventrale と後胃間膜 Mesogastrium dorsale がある。
2. 胃の動脈（5つ）には、①左胃大網動脈 A. gastroepiploica sinistra、left gastroepiploic artery、②右胃大網動脈 A. gastroepiploica dextra, right gastroepiploic artery、③左胃動脈 A. gastrica sinistra, left gastric artery、④右胃動脈 A. gastrica dextra、right gastric artery、⑤短胃動脈 A. gastrica brevis, short gastric artery がある。
3. 胃の静脈（5つ）には、①左胃大網静脈 V. gastroepiploica sinistra、left gastroepiploic vein、②右胃大網静脈 V. gastroepiploica sinistra、left gastroepiploic vein、③左胃静脈 V. gastrica sinistra, left gastric vein、④右胃静脈 V. gastrica sinistra, left gastric vein、⑤短胃静脈 V. gastrica sinistra, left gastric vein がある。動脈と同名である。

発展：
1. 十二指腸の動脈（2種類）は、①胃十二指腸動脈の枝の前・後の上膵十二指腸動脈 A. pancreaticoduodenalis superior anterior et posterior、②上腸間膜動脈の枝の前・後の下膵十二指腸動脈 A. pancreaticoduodenalis inferior anterior et posterior がある。
2. 胃と十二指腸の静脈は、動脈と同名である。
3. 小網の左端の横隔胃部 Pars phrenicogastrica は胃と横隔膜とをつないでいる。
4. 解剖学では、横指 finger breadth or digit という単位が使われるが、1横指は1本の指の幅（約2cm）である。十二指腸の名は十二横指の長さから由来するといわれている。

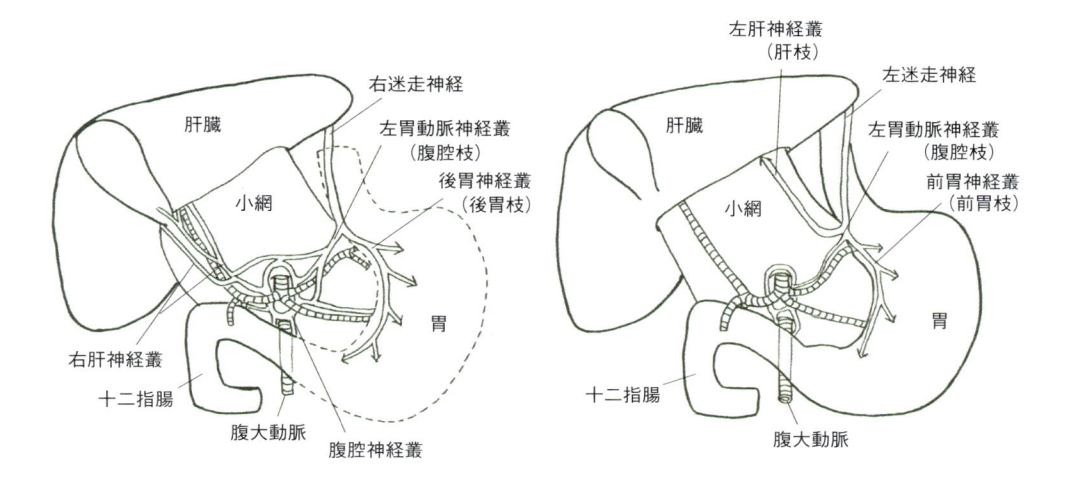

図414D　胃と肝臓の迷走神経（日本人のからだより）
　右迷走神経は胃の後面に分布する。左迷走神経は胃の前面に分布する。

胸と腹 4： 腹部内臓 (2)　各部 3

レッスン 415　膵臓と脾臓

　膵臓は膵頭、膵体、膵尾に区別される。膵頭部は十二指腸に囲まれて、膵体尾部は左方に伸びている。膵臓は消化管に付属する消化腺の 1 つであり、その導管の膵管は膵頭部内で肝臓の導管の総胆管と合流して胆膵管膨大部となり、十二指腸下行部の大十二指腸乳頭に開く。脾臓は体の左側で膵尾部に隣接して位置する。脾臓は発生学的に消化器系と密接な関係をもっている。このレッスンでは、摘出した腹部内臓（一括摘出または上腹部内臓）のままで膵臓と脾臓の血管と膵管を剖出する。

A. 解剖前に

　膵臓 Pancreas は、胃の後ろで十二指腸とともに後腹壁に位置する。膵臓は膵頭 Caput pancreatis, head of pancreas、膵体 Corpus pancreatis, body of pancreas、膵尾 Cauda pancreatis tail of pancreas の 3 部に区別される。膵頭は十二指腸に接して、膵尾は脾臓に接している。**上腸間膜動脈・静脈** A. et V. mesenterica superior は膵臓を後ろから前に通りぬける。この血管の貫通部は、**膵切痕** Incisura pancreatis, pancreatic notch であり、膵切痕の下部を**鈎状突起** Processus uncinatus, uncinate process という。**膵管** Ductus pancreaticus, pancreatic duct は膵臓の長軸に沿って実質内を走り、十二指腸に開口する。

　脾臓 Lien, spleen は膵尾の左方に位置する。**脾動脈** A. lienalis, splenic artery と**脾静脈** V. lienalis, splenic vein は膵臓の後ろに沿って進み、**胃脾間膜** Ligamentum gastrolienale, gastrosplenic ligament を通って脾臓に達する。脾動脈と脾静脈は膵臓に枝を出す。

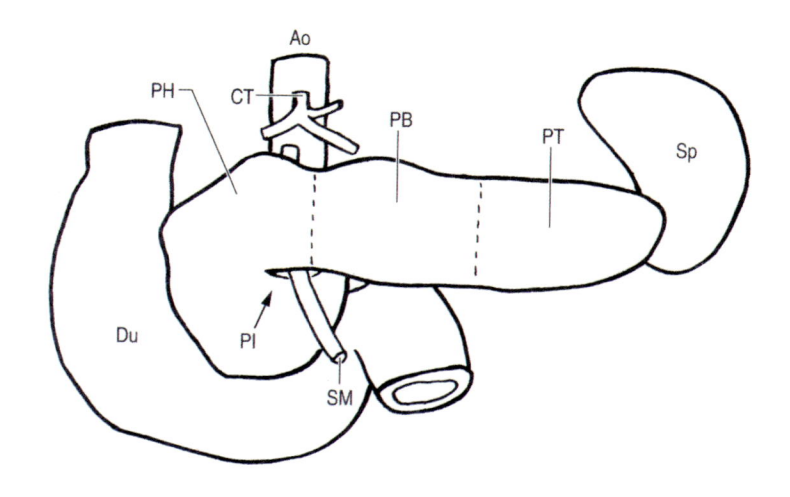

図 415A　膵臓の区分（前方から、日本人のからだ より）

B. 解剖後

解剖後は、膵臓（膵頭、膵体、膵尾）、膵切痕、膵臓の血管、膵管と副膵管、脾臓の大きさと形、脾門、脾動脈と脾静脈がわかる。

1) **膵臓の血管**： 膵臓の動脈は腹腔動脈の総肝動脈・胃十二指腸動脈・上・下膵十二指腸動脈 A. pancreaticoduodenalis superior et inferior、**脾動脈** A. lienalis と上腸間膜動脈 A. mesenterica superior からの枝である。膵臓の静脈は動脈と同名である。

2) **膵管と副膵管**： 膵管 Ductus pancreaticus, pancreatic duct は総胆管 Ductus choledochus, common bile duct と合流して**大十二指腸乳頭** Papilla duodeni major（オディ括約筋 Oddi sphincter、胆膵管膨大部括約筋）に開く。**副膵管** Ductus pancreaticus accessorius, accessory pancreatic duct は小十二指腸乳頭 Papilla duodeni minor に開く。

3) **脾臓** Lien, spleen の間膜（3種類）： ①**胃脾間膜** Ligamentum gastrolienale, gastrosplenic ligament、②**横隔脾ヒダ** Ligamentum phrenicolienale, phrenicosplenic ligament、③**脾腎ヒダ** Ligamentum lienorenale がある。脾臓を後壁の腹膜に固定する。

4) 脾動脈と脾静脈は胃脾間膜を通って**脾門** Hilus lienis, hilus of spleen から脾臓へ入る。

5) **副脾** Lien accessorius, accessory spleen（副脾臓）と**副膵** Pancreas accessorium, accessory pancreas（副膵臓）が現れることがある。

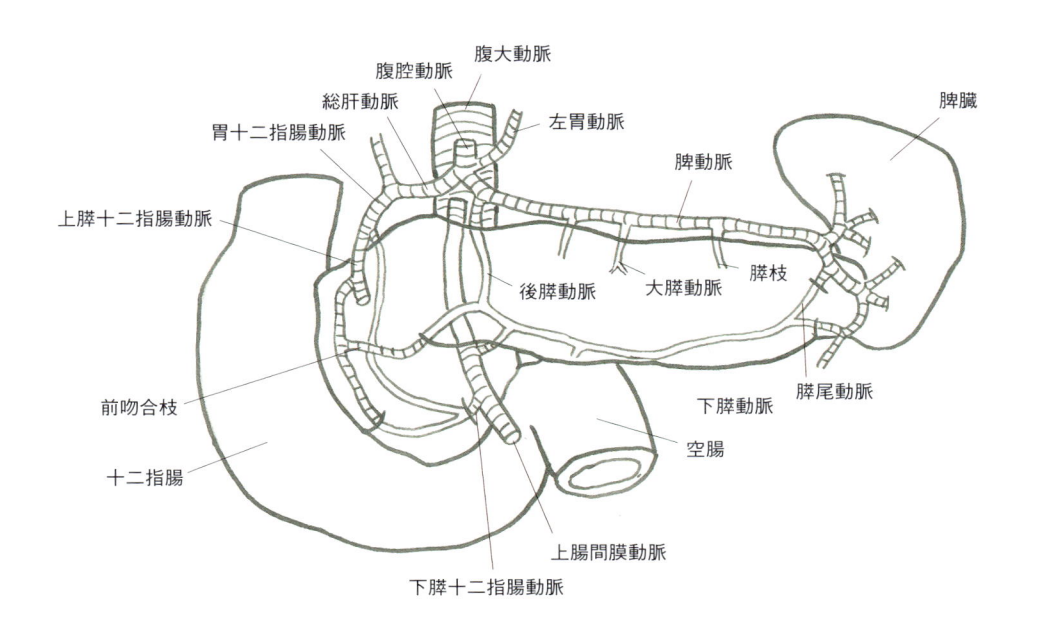

図 415B　膵臓の動脈（日本人のからだ より）
　膵臓の動脈は3種の動脈系（脾動脈系、総肝動脈系—胃十二指腸動脈系、上腸間膜動脈系）に分類される。

C. 解剖手順

膵臓の各部の名称、膵管と副膵管を剖出する。脾臓の血管、脾門を通らない血管（副脾動脈）、副脾臓を確認する。

1. 十二指腸と膵臓の表面の被膜をピンセットで取り除く。
2. 膵臓の形、膵頭、膵体、膵尾と鉤状突起を確認する。
3. 膵臓と脾臓の周辺の血管を前面と後面とから剖出する。

膵臓内膵管分布の剖出：

1. 肝臓側から膵臓の後ろで総胆管を剖出する。膵臓の実質を取り除きながら。
2. 胆膵管膨大部（総胆管と膵管との合流部）をみつける。
3. 膵管は膵臓の長軸に沿って走る。
4. 膵臓の後面から総胆管を膵臓の実質をピンセットで取り除きながら剖出する。
5. 総胆管の十二指腸の開口部近くで、これに合流する膵管をみつける。
6. 膵管を膵体・膵尾の方に剖出していく。
7. 膵頭部の管を剖出して、直接十二指腸に開く管があれば、これは副膵管である。
8. 副膵管は十二指腸の下行部に直接開口するので、これを剖出する。

脾臓と副脾臓：

1. 脾門から脾臓に入る血管と脾門以外から脾臓に入る血管を区別しておく。
2. 副脾臓は胃脾間膜や大網などの間膜の中に1つあるいは複数個現れることがある。

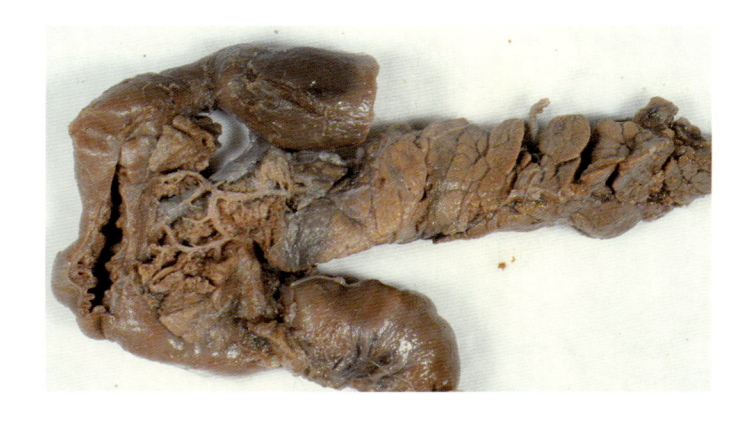

図 415C　膵管と副膵管（前方から）

D. チェックポイントと発展

1. 膵管 Ductus pancreaticus は総胆管 Ductus choledochus, common bile duct に合流して、大十二指腸乳頭 Papilla duodeni major（オディ括約筋 Oddi sphincter、胆膵管膨大部 Ampulla hepatopancreatica, hepatopancreatic ampulla の括約筋）に開く。
2. 副膵管 Ductus pancreaticus accessorius は小十二指腸乳頭に開く。
3. 副脾臓 Lien accessorius, accessory spleen がしばしば現れる。
4. **胃脾間膜**は胃と脾臓の間の間膜、**横隔脾ヒダ**は後壁の腹膜と脾臓の間の間膜である。
5. **脾門** Hilus lienis, hilus of spleen は胃脾間膜を通って脾臓へ入る通路である。

発 展：

1. 膵臓の発生： 腹側膵臓 ventral pancreas とその膵管の ウイルスング管 Wirsung duct、と背側膵臓 dorsal pancreas とその膵管のサントリーニ管 Santorini duct とが現れる。

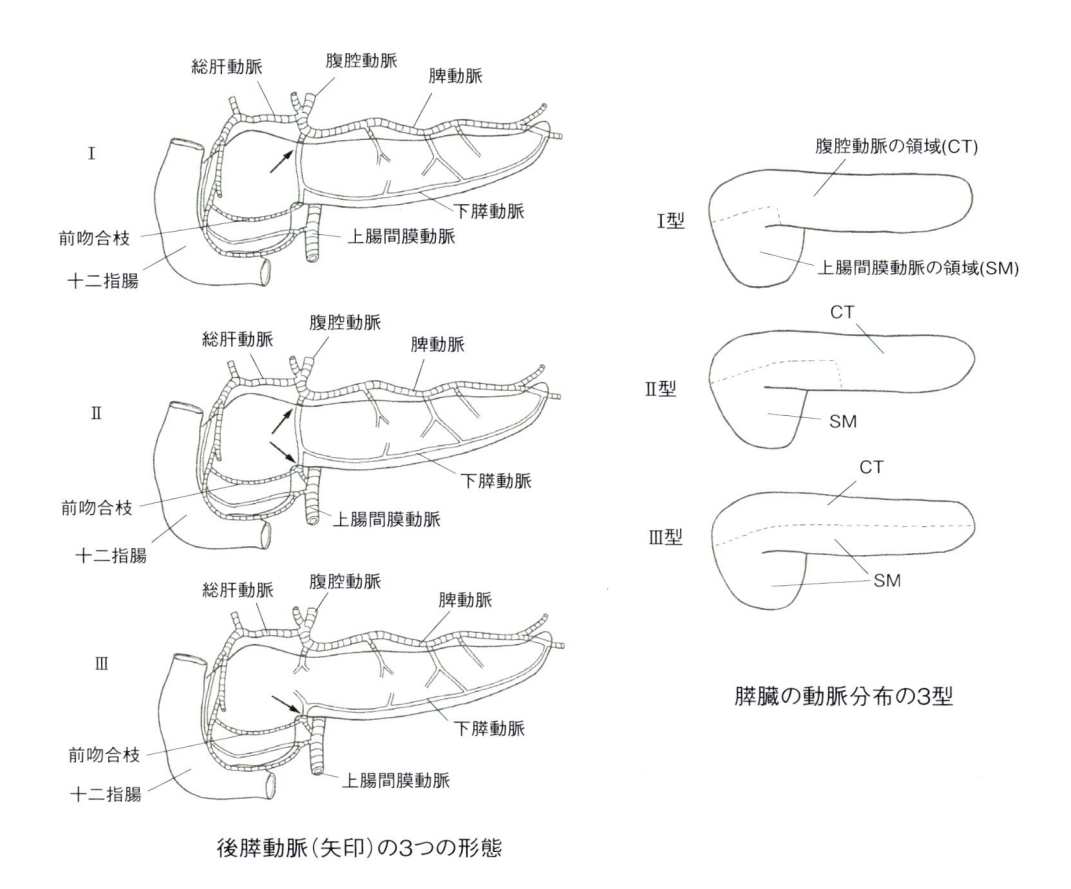

図 415D　後膵動脈の3つの形態（左）と膵臓の動脈分布の3型（日本人のからだより）

212　第4章　胸と腹

胸と腹4：　腹部内臓（2）　各部4

レッスン416　小腸と大腸、腸の壁を開く

　腸は小腸と大腸に大別される。小腸は十二指腸、空腸、回腸、大腸は盲腸、結腸、直腸に分ける。盲腸には虫垂がつき、結腸は上行結腸、横行結腸、下行結腸、S状結腸に区別する。十二指腸、盲腸、上行結腸、下行結腸は後腹壁に固定される。空腸と回腸、虫垂、横行結腸とS状結腸は間膜をもち動く。小腸（十二指腸を除く）と大腸は上腸間膜動脈と下腸間膜動脈が分布して、同名の静脈に流出する。このレッスンでは、一括した腹部内臓のままで小腸と大腸の血管を剖出して、最後に胃腸の管を開いて、内壁を観察する。

A. 解剖前に

　小腸 Intestinum tenue, small intestine（空腸と回腸）の長さは、ほぼ4～7mであり、空腸 Jejunum と回腸 Ileum の長さの比はほぼ2：3である。空腸は十二指腸空腸曲から始まり回腸に続き、回盲部 ileocecal region で終わる。

　大腸 Intestinum crassum, large intestine（盲腸、結腸、直腸 Rectum）の長さは、約1.5mである。盲腸 Cecum には回盲部と虫垂 Appendix vermiformis がある。結腸 Colon は上行結腸 Colon ascendens, ascending colon、横行結腸 Colon transversum, transverse colon、下行結腸 Colon descendens, descending colon、S状結腸 Colon sigmoideum, sigmoid colon に区別する。横行結腸の両端には右結腸曲 Flexura coli dextra, hepatic flexure と左結腸曲 Flexura coli sinistra, splenic flexure がある。結腸には、①結腸膨起 Haustra coli、②結腸ヒモ Teniae coli、③腹膜垂 Appendices epiploicae がある。

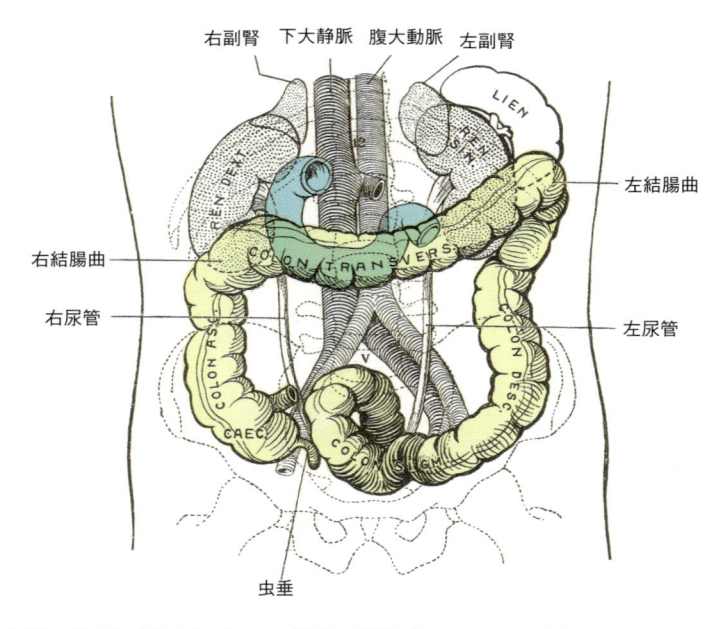

図416A　大腸の位置（黄色）と十二指腸（青色）（Corning より）
　横行結腸の重なる部分（緑色）

B. 解剖後

解剖後は、小腸と大腸の長さ、空腸と回腸の血管分布の違い、盲腸と虫垂、結腸の各部（上行結腸、横行結腸、下行結腸、S状結腸）、結腸ヒモ、腹膜垂、結腸膨起、腸に分布する動脈と静脈がわかる。

1) **小腸と大腸の間膜**： 腸間膜 Mesenterium, mesentery と腸間膜根 Radix mesenterii, root of mesentery には上腸間膜動脈・静脈が通っており、空腸から横行結腸まで分布する。**大腸の間膜**には、虫垂間膜 Mesoappendix、横行結腸間膜 Mesocolon transversum transverse mesocolon と S状結腸間膜 Mesocolon sigmoideum がある。虫垂間膜には虫垂動脈・静脈が通っている。横行結腸には中結腸動脈・静脈が通っている。S状結腸間膜には左結腸動脈・静脈と上直腸動脈・静脈が通っている。

2) **腸の血管**： 腸管には腹腔動脈と上・下腸間膜動脈の枝が分布し、腸管の静脈は脾静脈、上・下腸間膜静脈に集まり、門脈となって肝臓に入る。腸の神経は自律神経（腹腔神経節、迷走神経、交感神経）の枝が動脈に絡まって腸管壁に分布する。

3) **空腸と回腸の血管**： 上腸間膜動脈 A. mesenterica superior, superior mesenteric artery と上腸間膜静脈 V. mesenterica superior, superior mesenteric vein が腸間膜根 Radix mesnterii, root of mesentery と腸間膜 Mesenterium, mesentery の中を通る。

4) **回盲部と盲腸と虫垂の血管**： 回結腸動脈 A. ileocolica, ileocolic artery と虫垂動脈 A. appendicularis, appendicular artery と同名の静脈は、腸間膜と虫垂間膜の中を通る。

5) **結腸の血管**： 上行結腸、横行結腸、下行結腸とS状結腸には、回結腸動脈と右結腸動脈、中結腸動脈、左結腸動脈、S状結腸動脈と上直腸動脈が分布する。この中で横行結腸とS状結腸の血管は横行結腸間膜とS上結腸間膜の中を通る。

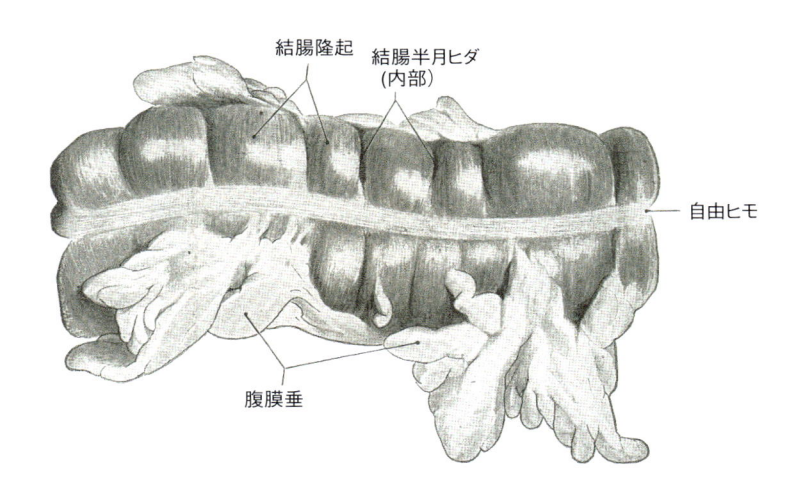

図 416B　結腸の特徴（Corning より）
結腸膨起、結腸半月ひだ、自由ヒモ（結腸ヒモの１つ）、腹膜垂がある。

214   第4章　胸と腹

> **C. 解剖手順**

小腸と大腸の特徴や違いを確認する。腸を開いて、内腔と内壁を観る。
小腸と大腸の血管：
1. **上腸間膜動脈の枝**：　右側へ、中結腸動脈 A. colica media, middle colic artery、右結腸動脈 A. colica dextra, right colic artery、回結腸動脈 A. ileocolica, ileocolic artery, 虫垂動脈 A. appendicularis, appendicular artery、左側へ、空腸動脈 A. jejunalis, jejunal artery と回腸動脈 A. ilei, ileal artery がある。
2. **下腸間膜動脈の枝**：　左結腸動脈 A. colica sinistra, left colic artery と S 状結腸動脈 A. sigmoidea, sigmoid artery、S 状結腸動脈と上直腸動脈 A. rectalis superior, superior rectal artery がある。
3. **上腸間膜静脈の枝**：　右胃大網静脈 V. gastroepiploica dextra、右結腸静脈 V. colica media, middle colic vein、回結腸静脈 V. ileocolica, ileocolic vein、虫垂静脈 V. appendicularis, appendicular vein、中結腸静脈 V. colica media, middle colic vein、空腸静脈 V. jejunalis, jejunal vein、回腸静脈 V. ilei, ileal vein がある。
4. **下腸間膜静脈の枝**：　左結腸静脈 V. colica sinistra, left colic vein、S 状結腸静脈 V. sigmoidea, sigmoid vein、上直腸静脈 V. rectalis superior, superior rectal vein がある。
5. **脾静脈の枝**：　左胃大網静脈 V. gastroepiploica sinistra、短胃静脈がある。
6. **門脈 V. portae, portal vein**：

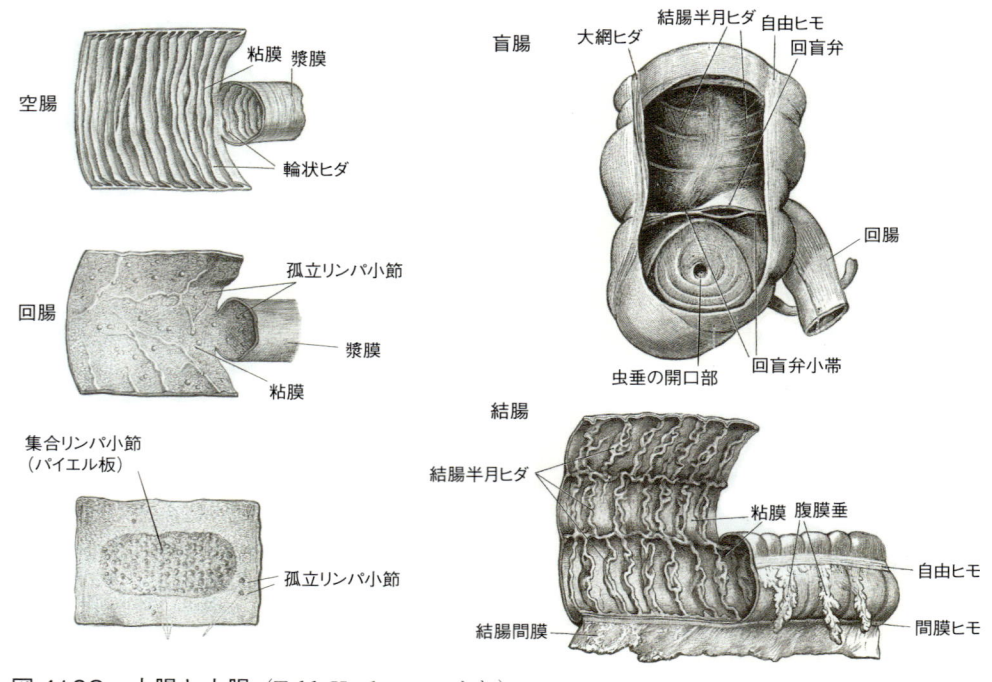

図 416C　小腸と大腸（Toldt-Hochstetter より）
　左は小腸（輪状ヒダ、パイエル板＝集合リンパ小節、孤立リンパ小節）、**右は大腸**（回盲部と虫垂、回盲弁＝バウヒン弁　回盲口、虫垂口、結腸ヒモ）を示す。

D. チェックポイントと発展

1. **メッケルの憩室** Meckel's diverticulum： 回盲部から約1m上方の回腸の壁に現れる。この憩室は胎生期の**卵黄腸管** Ductus vitellointestinalis（別名、臍腸管 Ductus omphalomesentericus）の名残である。
2. **空腸と回腸と盲腸の内面**： ①**輪状ひだ**（横走するひだ）、②**腸絨毛**（粘膜面の微細な突起）、③**腸腺**（絨毛と絨毛の間にある）、④**孤立リンパ小節**、⑤**集合リンパ小節**（回腸にみられる）。盲腸の内面には、**回盲口** Ostium ileocecale（盲腸と回腸の連結部の内面）と**回盲弁** Valva ileocecalis, ileocecal valve（バウヒン弁 Bauhin's valve）がある。
3. **結腸の内面の特徴**： ①**結腸半月ヒダ** Plicae semilunares coli, semilunar folds（外面の結腸隆起の間のくびれに相当して内面にある）と②多数の**孤立リンパ小節**がある。
4. **結腸の特徴**： ①**結腸膨起** Haustra coli（結腸の表面のくびれの間の膨らんでいる部分）、②**結腸ヒモ** Teniae coli（結腸の表面の長軸にヒモ状に現れた壁の縦走筋の一部で、間膜ヒモ Tenia mesocolica、大網ヒモ Tenia omentalis、自由ヒモ Tenia libera の3種）、③**腹膜垂** Appendices epiploicae（結腸の表面についている脂肪のふさ）がある。

発 展：
1. 発生学的には胃腸の全部に間膜が付いていたものが、間膜として残らない部分がある。
2. **マックバーネーの点** McBurney's point： 臍と上前腸骨棘を結ぶ線上の上前腸骨棘よりの3分の1の点で、虫垂の体表への投影位置（虫垂炎 appendicitis の圧痛点）になる。

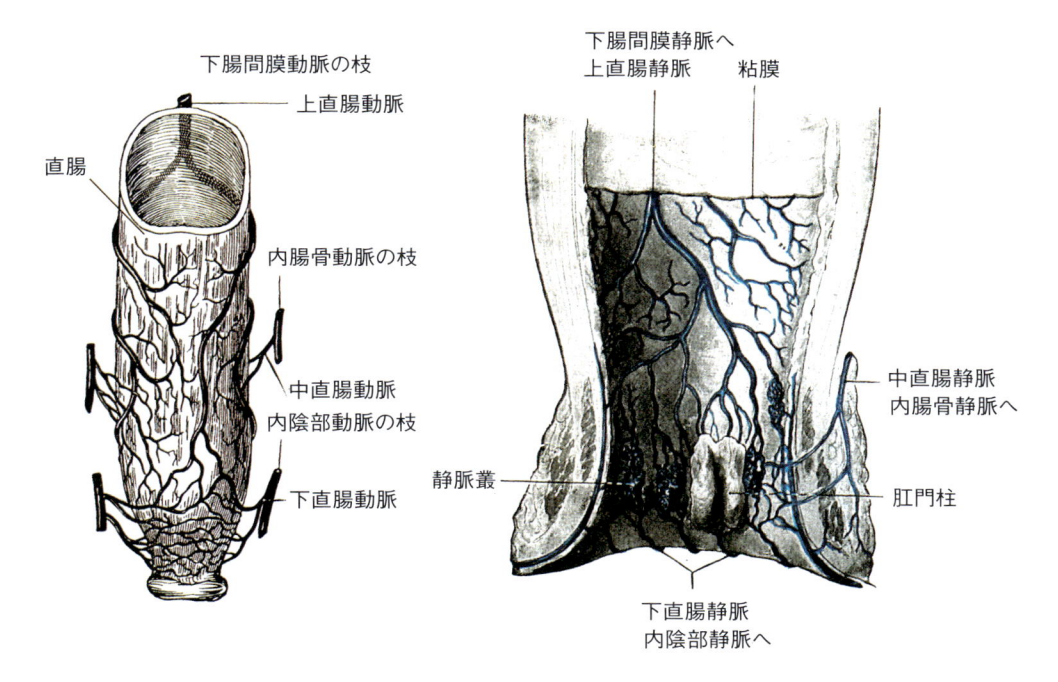

図416D　直腸の動脈と静脈（Corning より）

胸と腹5： 骨盤部1

レッスン417　会陰・外陰部、下半身の離断

　会陰は、広義には骨盤下口の出口の領域であり、恥骨結合と左右の坐骨結節、尾骨を結んでできる菱形部を呼び、左右の坐骨結節を結ぶ線により尿生殖三角と肛門三角に区別される。尿生殖三角には尿生殖隔膜があり、肛門三角には骨盤隔膜がある。これらは横隔膜に相当する。外陰部には、女性では恥丘、大陰唇、小陰唇、腟前庭、陰核、大前庭腺＝別名バルトリン腺と前庭球があり、男性では陰嚢と陰茎、尿道球腺、尿道海綿体がある。このレッスンでは、①会陰と外陰部の解剖をする、そして②下半身を切り離す。

A. 解剖前に

　会陰 Perineum には、尿生殖隔膜 Diaphragma urogenitale, urogenital diaphragm（深会陰横筋）と骨盤隔膜 Diaphragma pelvis, pelvic diaphragm（肛門挙筋）がある。

　外陰部（女性）：　①恥丘 Mons pubis、②大陰唇 Labium majus pudenda, labia majora、③小陰唇 Labium minus pudenda, labia minora、④腟前庭 Vestibulum vaginae, vestibule と腟口 Ostium vaginae、⑤陰核 Clitoris、⑥大前庭腺 Glandula vestibularis major, greater vestibular gland（別名、バルトリン腺 Bartholin gland）、⑦前庭球 Bulbus vestibule, vestibular bulb、⑧外尿道口 Ostium urethrae externum がある。

　外陰部（男性）：　①陰茎 Penis と②陰嚢 Scrotum がある。①陰茎は陰茎根 Radix penis, root of penis、陰茎体 Corpus penis, body of penis、陰茎亀頭 Glans penis, glans of penis の3部からなる。亀頭には外尿道口 Ostium urethrae externum がある。

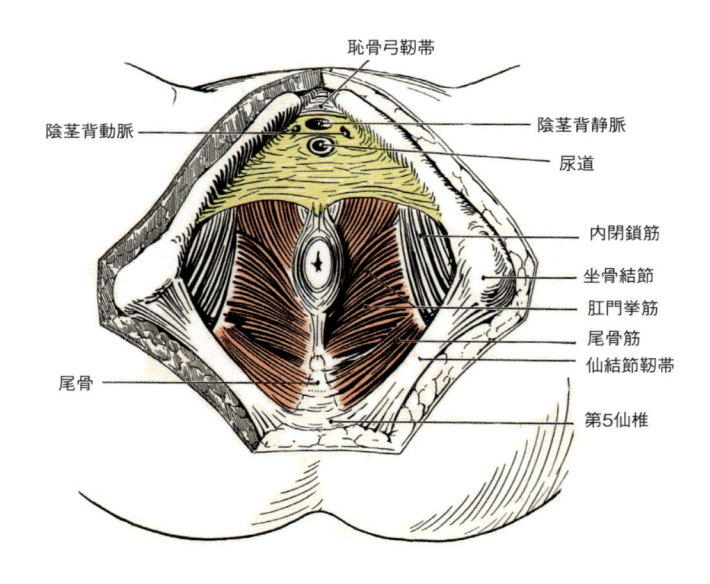

図417A　尿生殖隔膜と骨盤隔膜（男性、Corning より）

B. 解 剖 後

　解剖後は、会陰の筋、女性と男性の外陰部（大陰唇、小陰唇、腟口、陰核、大前庭腺、前庭球と陰嚢、陰茎、尿道球腺、尿道海綿体）、外尿道口と肛門括約筋がわかる。

1）**会陰**：　左右の坐骨結節を結ぶ線により、前を**泌尿生殖部** Regio urogenitalis、後ろを**肛門部** Regio analis に分ける。泌尿生殖部には**尿生殖隔膜**（深会陰横筋）、**外尿道口**、**腟口**（女性のみ）があり、肛門部には**骨盤隔膜**（肛門挙筋）、**肛門** Anus がある。

2）**外陰部（女性）**：　①**恥丘**は恥骨結合の前面でビーナスの丘 Mons veneris といわれる。②**大陰唇**（大陰唇と陰裂を陰門 Vulva という）は男性の陰嚢に相当する。③**小陰唇**は大陰唇の内側にあり、**腟前庭**と**腟口**（胎生期の尿生殖洞 Sinus urogenitalis）がある。⑤**陰核**は小陰唇の上にあり海綿体組織をもつ。⑥**大前庭腺**（別名、バルトリン腺）と⑦**前庭球**（腟前庭の両側にある海綿体組織）がある。

3）**外陰部（男性）**：　①**陰茎**の先端部は**亀頭**である。陰茎根は恥骨に付着する部分で体表からみえない。②**陰嚢**は精巣、精巣上体と精索を包む皮膚の囊である。陰嚢は皮膚の表面の**陰嚢縫線** Raphe scroti, scrotal raphe と内部の**陰嚢中隔**によって左右に仕切られている。陰嚢の皮膚には脂肪がなく**肉様膜** Tunica dartos（平滑筋）と**外精筋膜** Fascia spermatica externa に被われた**精巣挙筋**（拳睾筋） M. cremaster がある。

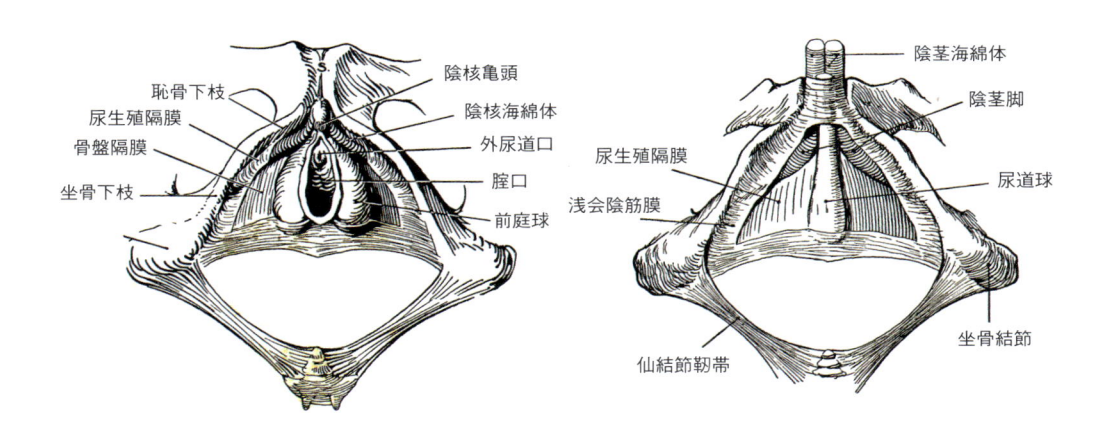

図 417B　尿生殖三角、前庭球と大前庭腺（左）と尿道海綿体と尿道球腺（右、Corning より）
　左（女性）は前庭球、会陰膜を剖出し、右（男性）は尿道球、陰茎脚、陰茎海綿体、尿生殖隔膜が見える。

C. 解 剖 手 順

　ここでは、会陰と外陰部の解剖をする。そして、下半身を第3－第4腰椎間の椎間板の高さで切り離す（ヤコビ線の少し上方になる）。

I．会陰と外陰部の解剖をする。

II．下半身の離断の方法：

腹壁と背壁：

1．前面から、第3－第4腰椎間の椎間板（椎体より膨らんでいる）をメスで切る。
2．後面から、第3－第4腰椎の関節突起間の連結をメスで離断する（関節を開ける）。
3．腹壁の筋と背壁の筋と脊柱管内の脊髄神経の根糸は、同じ高さで切る。

血管、尿管と神経：

1．腹大動脈と下大静脈は同じ高さで切る（必要に応じて切る高さを変える）。
2．腰神経叢を、後で復元できるように、切る。
3．尿管と血管（卵巣動脈・静脈、精巣動脈・静脈）は、ほぼ同じ高さで切る。

そのほか：

III．離断後に椎間円板 Discus intervertebralis, intervertebral disk の断面を観察：

1．髄核（胎生期の脊索 notochord の名残り）とその周囲には、線維輪（同心円状に輪走する）がある。

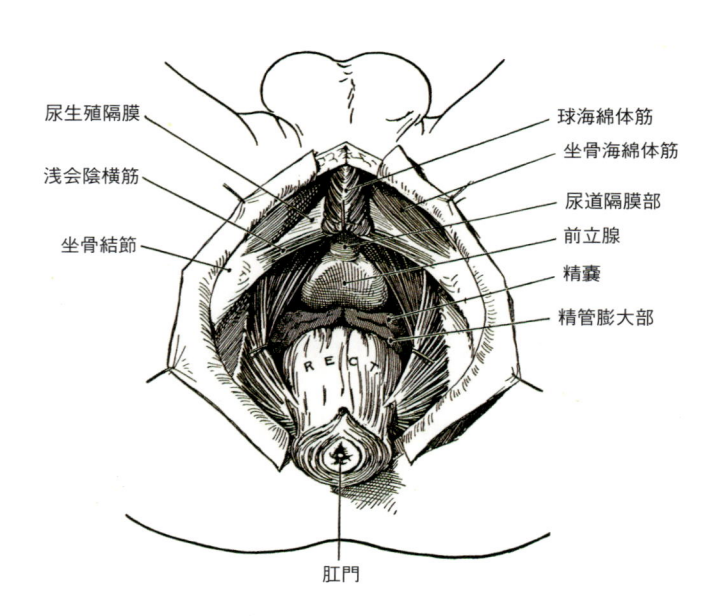

図 417C　男性の会陰部（下方から、Corning より）
　球海綿体筋と坐骨海綿体筋、前立腺、精嚢を剖出している。

D. チェックポイントと発展

1. 尿道傍管 Ductus paraurethralis という穴が尿道の出口の外側で腟前庭に開く。
2. 腟前庭は胎生期の尿生殖洞 Sinus urogenitalis, urogenial sinus の遺残である。
3. 包皮が亀頭を覆っているものは**包茎** phimosis という。陰核亀頭の後ろには**陰核小帯** Frenulum clitoridis, frenulum of clitoris がある。

発展：

1. **尿生殖隔膜**は、上尿生殖隔膜筋膜 Fascia diaphragmatic urogenitalis superior, sup. fascia of urogenital diaphragm、深会陰横筋 M. transversus perinei profundus, deep transverse perineal muscle、下尿生殖隔膜筋膜 Fascia diaphragmatic urogenitalis inferior, inferior fascia of urogenital diaphragm で作られている。
2. **骨盤隔膜**は、上骨盤隔膜筋膜 Fascia diaphragmatis pelvis superior、肛門挙筋 M. levator ani, levator ani muscle、下骨盤隔膜筋膜 Fascia diaphragmatis pelvis inferior で作られる。下骨盤隔膜筋膜を**会陰膜** Membrana perinei, perineal membrane という。
3. 尿生殖隔膜と骨盤隔膜の境界部には、①**会陰腱中心** Centrum tendineum perinei, perineal body と、両側に②**浅会陰横筋** M. transversus perinei superficialis, superficial transverse perineal muscle がある。
4. **坐骨直腸窩** Fossa ischiorectalis, ischiorectal fossa は、肛門の両側にある。

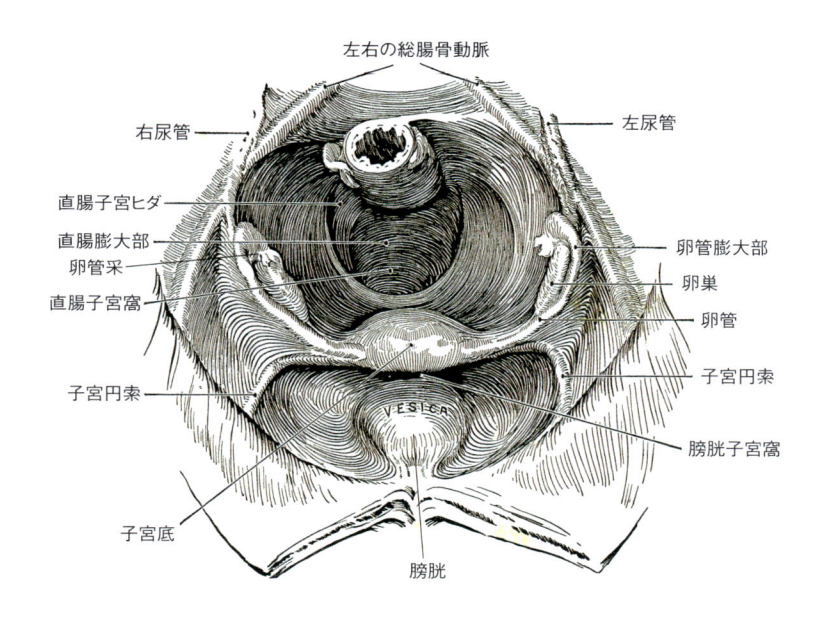

図 417D 女性の骨盤内臓（上方から、Corning より）
　膀胱、子宮、直腸と子宮円索がみえる。

胸と腹5： 骨盤部2

レッスン418　生殖器と膀胱と直腸、骨盤部の正中断

　骨盤内には、膀胱、内生殖器、S状結腸と直腸がある。尿管、膀胱と尿道は、骨盤前壁に接して位置する。直腸は骨盤後壁に接している。両者の間には、生殖器（女性では卵巣、卵管、子宮、腟、男性では精管、精嚢、射精管、前立腺、尿道球腺）がある。精巣と精巣上体は陰嚢内で皮下に位置する。また陰茎がある。女性では、泌尿器の出口の外尿道口、腟口、肛門が外部に開いている。男性では、外尿道口と肛門があり、精管は骨盤内で尿道に開口している。このレッスンでは、生殖器と膀胱と直腸とその血管と神経を剖出する。

A. 解剖前に

　生殖器（女性）には、卵巣 Ovarium、卵管 Tuba uterina、子宮 Uterus、腟 Vagina および外生殖器（恥丘、大陰唇 Labium majus pudendi、小陰唇 Labium minus pudendi、腟前庭 Vestibulum vaginae、大前庭腺 Glandula vestibularis major、別名バルトリン腺、陰核 Clitoris、前庭球 Bulbus vestibuli）がある。卵巣、卵管、子宮、腟は骨盤腔内に位置する。卵管は卵管采に囲まれた卵管腹腔口で腹膜腔に開き、卵管子宮口で子宮腔に開く。

　生殖器（男性）には、精巣 Testis、精巣上体 Epididymis、精管 Ductus deferens、精嚢 Vesicula seminalis、射精管 Ductus ejaculatorius、前立腺 Prostata、尿道球腺 Glandula bulbourethralis、外生殖器（陰茎 Penis と陰嚢 Scrotum）がある。精巣と精巣上体は陰嚢内にある。精管は精索 Funiculus spermaticus の中と鼠径管を通り骨盤腔に入って精管膨大部となり、精嚢の管と合流して射精管となる。射精管は前立腺の中で尿道に開口する。

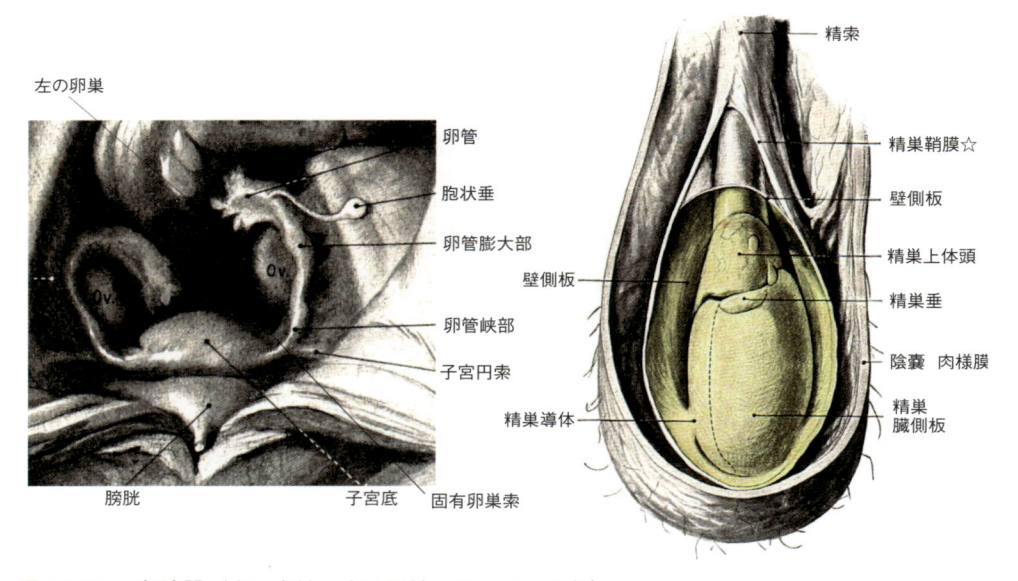

図418A　生殖器（左は女性、右は男性、Corning より）

B. 解剖後

解剖後は、女性生殖器、男性生殖器、泌尿器（尿道、外尿道口、膀胱）、消化器（直腸と肛門）の各部がわかる。

女性：
1) 卵巣は骨盤側壁の卵巣窩に収まり卵巣間膜、卵巣提索、固有卵巣索で固定されている。
2) 卵管は漏斗、膨大部、峡部、子宮部の4部に区別される。
3) 子宮は小前傾前屈の状態で骨盤内にある。両側縁でヒダ（子宮広間膜）をつくる。
4) 子宮は子宮体（子宮腔）、子宮峡部（子宮峡管）、子宮頚（子宮頚管）に分けられる。
5) 子宮頚には基靱帯（子宮頚横靱帯）、仙骨頚靱帯、恥骨頚靱帯がつき子宮円索がある。
6) 腟の上端は腟円蓋を形成し子宮頚の腟部を包みこんでいる。腟の下端は腟口で外陰部の腟前庭に開く。処女の腟口には処女膜がある。外尿道口は腟口の前方に開口する。

男性：
1) 精巣上体管は精管に続き、精管は精索の中に入り浅鼡径輪、鼡径管、深鼡径輪を通り、膀胱の後面に達して精管膨大部となり、**精嚢**の管と合流して射精管となる。
2) 左右の射精管は前立腺の中で尿道の精丘に開口する。
3) 前立腺は膀胱と尿生殖隔膜との間に位置する。
4) 男性の尿道は4部（壁内部、前立腺部、隔膜部、海綿体部）に区別される。
5) 尿道球腺 Glandula bulbourethralis, bulbourethral gland（別名、**カウパー腺** Cowper gland）の導管は、尿道の海綿体部で尿道に開口する。
6) 陰茎は2種の陰茎海綿体組織（陰茎海綿体と尿道海綿体）からなる。
7) 尿道は尿道海綿体の中を通り、その尖端部の亀頭にある外尿道口で終わる。

膀胱と直腸： 男女に存在する。

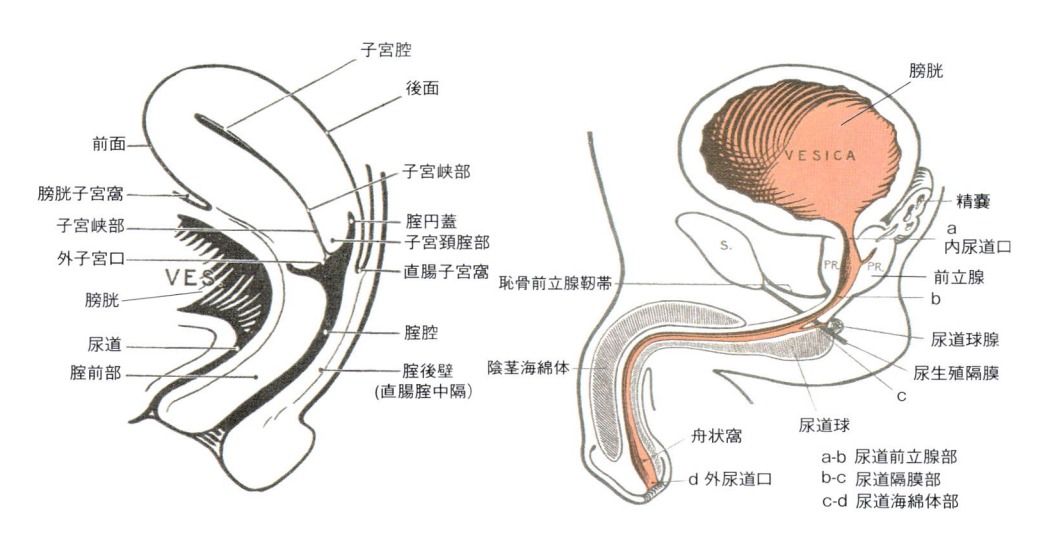

図418B　生殖器の正中矢状断（左は女性、右は男性、Corning より）

C. 解剖手順

骨盤内臓を観察する方法（2通り）：　上方から位置関係をみてから、①骨盤壁と骨盤内臓を解剖学的に正中断するか、②骨盤壁は正中断して、内臓を片側の骨盤壁と一緒に付けて、内臓の血管と神経の片側を切り、のちに骨盤内臓の内腔を開いてみる。

骨盤部の正中断の方法：
骨盤壁：
1．前面から、骨盤壁の恥骨結合をメスで切る。骨化していれば、のこぎりを使う。
2．後面から、腰椎、仙骨、尾骨を正中で切る。
会陰・外陰部、骨盤内臓：
1．尿生殖隔膜と骨盤隔膜、および陰茎と陰核、陰嚢は正中で切る。
2．S状結腸と直腸、尿道と膀胱、腟と子宮は左右対称に二分する。または片側につける。
血管と神経：
1．腹大動脈を二分する。あるいは片側につける。正中仙骨動脈は片側につける。
2．内臓の血管は、内臓を片側につけたとき、片側の血管を切る。神経も同じ。
そのほか：

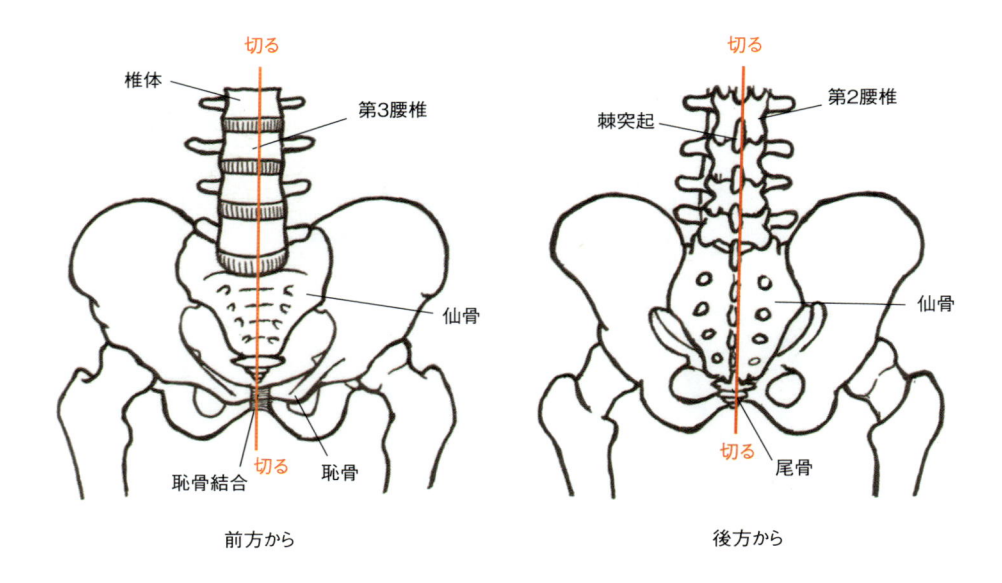

図418C　骨盤部の正中断（左は前方から、右は後方から）

D. チェックポイントと発展

1. 大陰唇（女性）は陰嚢（男性）に相当する。
2. 陰核（女性）は陰茎（男性）にあたる。
3. 腟前庭（女性）には外尿道口、腟口、大前庭腺の導管が開いている。
4. 大前庭腺（バルトリン腺、女性）は尿道球腺（男性）に相当する。
5. 前庭球（女性）は海綿体組織であり、陰茎海綿体（男性）に相当する。
6. 精管は精索と鼠径管を通り骨盤腔に入って精嚢の管と合流して射精管となる。左右の射精管は前立腺の中で尿道に開口する。前立腺は膀胱と尿生殖隔膜の間に位置する。

発展：

1. **胎盤**は胎児の絨毛膜に由来する部分と母体の子宮内膜に由来する部分とからなる。胎盤は胎児の出産後には、後産として子宮から排出される。
2. **精巣導帯**（ハンター導帯）は精巣と陰嚢の皮膚をつなぐ結合組織で子宮円索に相当する。
3. 精巣下降 descent of testes と卵巣下降 descent of ovaries、停留精巣がある。

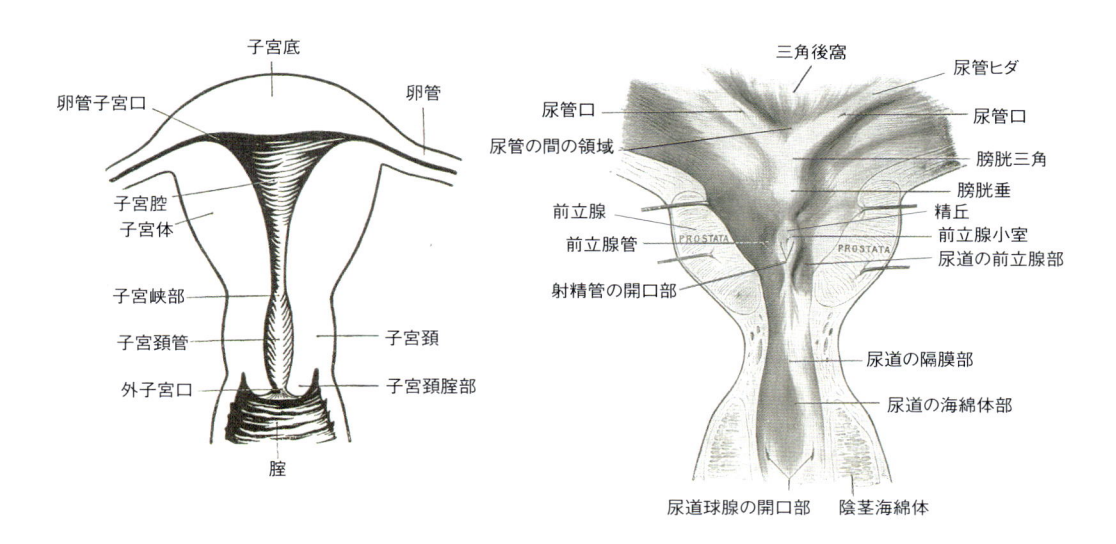

図 418D　骨盤部の前額断面（前方から、左は女性、右は男性、Corning より）

胸と腹5: 骨盤部3

レッスン419　骨盤部の血管

　骨盤部の動脈には、左右の総腸骨動脈と大動脈の本幹である正中仙骨動脈がある。総腸骨動脈は外腸骨動脈と内腸骨動脈に分かれる。外腸骨動脈は血管裂孔を通って下肢の主要な大腿動脈となる。内腸骨動脈の枝は骨盤の内壁に分布する壁側枝、骨盤内臓に行く内臓枝と骨盤外壁の筋の殿部の筋への動脈に分類される。骨盤部の静脈は、伴行する動脈と同名であるが、静脈吻合や静脈網を作っている。このレッスンでは、骨盤内臓枝と骨盤内壁枝と骨盤外へ行く血管を剖出する。

A. 解剖前に

　外腸骨動脈 A. iliaca externa, external iliac artery の枝（2種類）には、①下腹壁動脈 A. epigastrica inferior, inferior epigastric artery、②深腸骨回旋動脈がある。

　内腸骨動脈 A. iliaca interna, internal iliac artery の枝（10種類）には、①腸腰動脈 A. iliolumbalis, iliolumbar artery、②外側仙骨動脈 A. sacralis lateralis、③閉鎖動脈 A. obturatoria, obturator artery、④上殿動脈 A. glutea superior, superior gluteal artery、⑤下殿動脈 A. glutea inferior, inferior gluteal arter と⑥臍動脈 A. umbilicalis, umbilical artery と臍動脈索 Ligamentum umbilicale mediale, medial umbilical ligament、⑦下膀胱動脈 A. vesicalis inferior, inferior vesical artery、⑧精管動脈 A. ductus deferentis, deferential artery または子宮動脈 A. uterina, uterine artery、⑨中直腸動脈 A. rectalis media, middle rectal artery、⑩内陰部動脈 A. pudenda interna, internal pudendal artery がある。

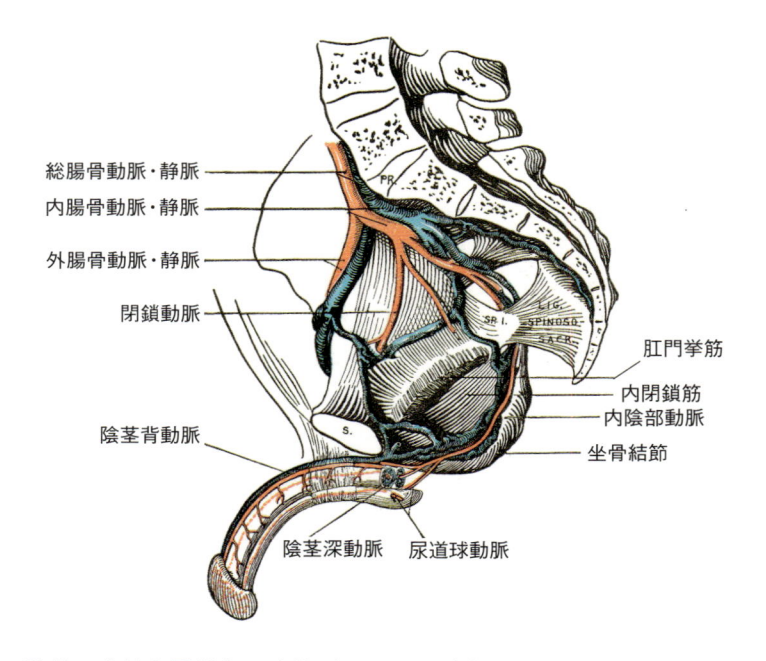

図419A　陰茎の血管と骨盤部の血管（Corning より）

B. 解剖後

解剖後は、内腸骨動脈から分かれる動脈（骨盤内に分布する動脈と骨盤外に出ていく動脈）、骨盤内臓に分布する動脈がわかる。

1） **総腸骨動脈** A. iliaca communis, common iliac artery： 腹大動脈は左右の**総腸骨動脈**に分岐する。その分岐部より少し上から腹大動脈は**正中仙骨動脈** A. sacralis mediana, median sacral artery になる。正中仙骨動脈は仙骨の正中線上を走行する。この両側に内腸骨動脈から分かれた左右の**外側仙骨動脈** A. sacralis lateralis, lateral sacral artery が走行する。

総腸骨動脈は外腸骨動脈と内腸骨動脈に分岐する。外腸骨動脈は分枝してから血管裂孔 Lacuna vasorum, vascular space を通って**大腿動脈** A. femoralis となる。

2） **内臓枝** parietal branches： 臍動脈と**上膀胱動脈** A. vesicalis superior, superior vesical artery と臍動脈索、**下膀胱動脈** A. vesicalis inferior, inferior vesical artery、**中直腸動脈** A. rectalis media, middle rectal artery、**下直腸動脈** A. rectalis inferior, inferior rectal artery がある。

男性では**精管動脈** A. ductus deferentis, artery to ductus deferens、女性では**子宮動脈** A. uterine, uterine artery がある。このほかに、**精巣動脈** A. testicularis, testicular artery と**卵巣動脈** A. ovarica, ovarian artery が骨盤腔に下降している。

3） **静脈**は伴行する動脈と同名である。

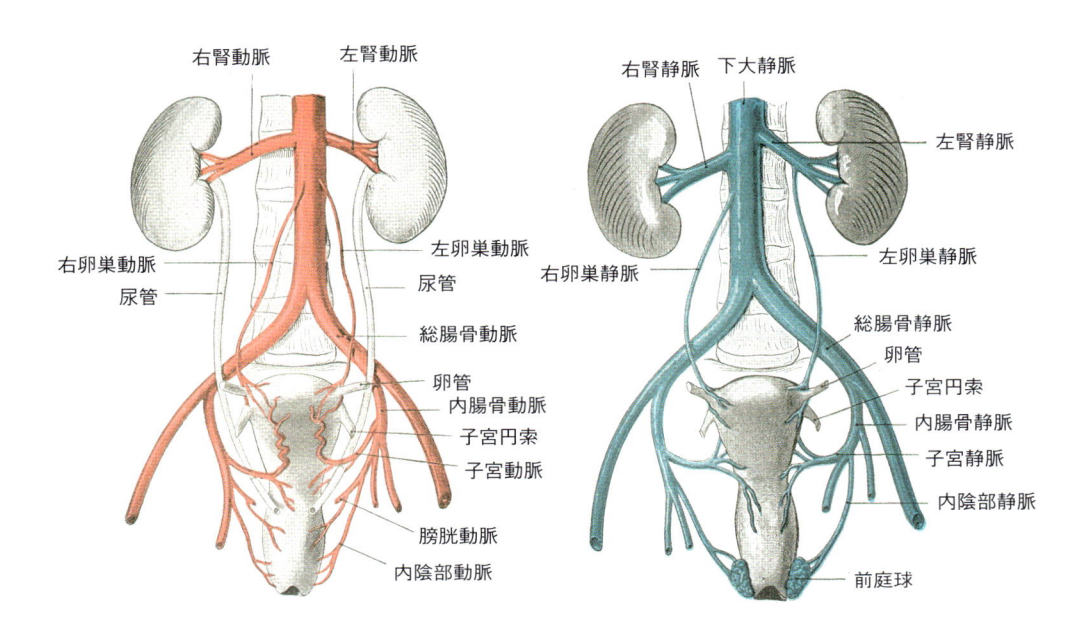

図 419B　子宮と腟の血管（左は動脈、右は静脈、Corning より）
　左卵巣静脈は左腎静脈に合して、右卵巣静脈は下大静脈に合流する。精巣静脈も同じ。

C. 解 剖 手 順

骨盤内臓（直腸、膀胱、腟、子宮、卵管、卵巣、前立腺、精管、精嚢、射精管、尿道）と骨盤内壁の血管と神経がわかる。

膀胱の血管：
1．上膀胱動脈は臍動脈の最終枝であり、下膀胱動脈が内腸骨動脈の枝である。

生殖器の血管：
1．子宮動脈（女性）と精管動脈（男性）は内腸骨動脈の枝である。
2．卵巣動脈（女性）と精巣動脈（男性）は腹大動脈から起こる。
3．卵巣静脈と精巣静脈は、左が左腎静脈に合して、右が下大静脈に流入する。

直腸と肛門の血管：
1．中直腸動脈は上腸間膜動脈の枝であり、下直腸動脈は内腸骨動脈の枝である。
2．上直腸静脈は下腸間膜静脈に合して、中・下直腸静脈が内腸骨静脈に合流する。

骨盤内臓の神経：
1．骨盤内臓神経と仙骨内臓神経、交感神経幹と仙骨神経節と不対神経節を剖出する。

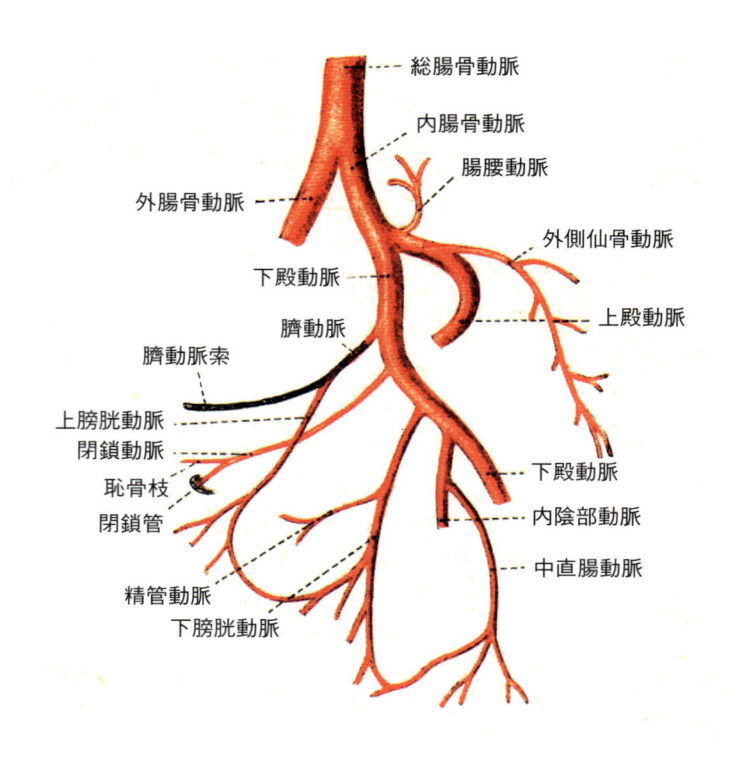

図419C　骨盤内動脈、内腸骨動脈の枝（男性、Rauber-Kopschより）

> D. チェックポイントと発展

内臓枝 parietal branches：

1. **臍動脈** A. umbilicalis とその枝の**上膀胱動脈** A. vesicalis superior, superior vesical artery と臍動脈索 Ligamentum umbilicale mediale, medial umbilical ligament、内腸骨動脈の枝の**下膀胱動脈** A. vesicalis inferior, inferior vesical artery がある。
2. **中直腸動脈** A. rectalis media, middle rectal artery と**下直腸動脈** A. rectalis inferior, inferior rectal artery がある。上直腸動脈は下腸間膜動脈の枝である。
3. 男性の**精管動脈** A. ductus deferentis, deferential artery と女性の**子宮動脈** A. uterina, uterine artery がある。
4. このほかに、**精巣動脈** A. testicularis, testicular artery と**卵巣動脈** A. ovarica, ovarian artery が腎動脈あるいは腹大動脈から起こり骨盤腔に下降している。

発展：
1. 骨盤の血管には、総腸骨動脈とそれが分岐した外腸骨動脈と内腸骨動脈がある。
2. 内腸骨動脈の枝は、骨盤内壁に分布する壁側枝と骨盤内臓に分布する内臓枝に分類される。

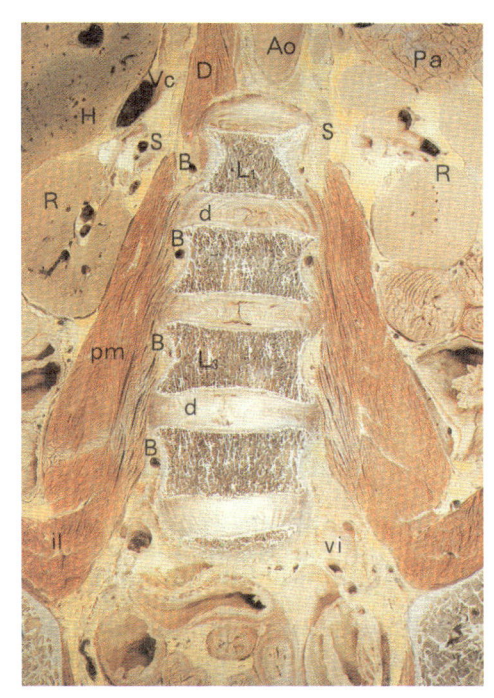

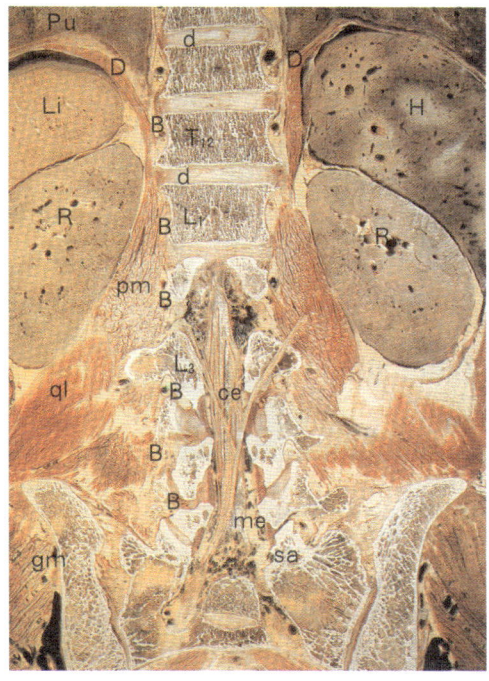

図 419D 腹部後壁、前額断（左は前方から、右は後方から、骨・靱帯・関節より）

Ao: 腹大動脈、B: 分節血管（肋間、肋下、腰動・静脈）、ce: 脊髄神経馬尾、D: 横隔膜、d: 椎間円板，gm: 中殿筋、H: 肝臓、il: 腸骨筋、L: 腰椎（椎体あるいは椎弓）、Li: 脾臓、me: 髄膜、Pa: 膵臓、pm: 大腰筋、Pu: 肺、ql: 腰方形筋、R: 腎臓、S: 副腎、sa: 仙骨、T: 胸椎（椎体）、Vc: 下大静脈、vi: 総腸骨静脈

胸と腹5： 骨盤部4

レッスン 420　骨盤部の筋と神経

　骨盤内の筋には、側面に内閉鎖筋と梨状筋、後面に尾骨の筋、骨盤底に骨盤隔膜（肛門挙筋）と尿生殖隔膜（深会陰横筋）がある。骨盤部の神経には、脊髄神経系（腰神経叢から分かれる閉鎖神経と腰仙骨神経幹、仙骨神経叢）と自律神経系（骨盤内臓の自律神経叢と交感神経幹）とがある。仙骨神経叢は小骨盤内にあり、上殿神経、下殿神経、坐骨神経、陰部神経が出る。閉鎖神経は腰神経叢から分かれて閉鎖管に入る。このレッスンでは、小骨盤腔内の筋と仙骨神経叢と自律神経を剖出する。

A. 解剖前に

　骨盤の前面には、**血管裂孔** Lacuna vasorum, vascular lacuna、**筋裂孔** Lacuna musculorum, muscular lacuna、**閉鎖孔**と**閉鎖管** Canalis obturatorius があり、後面には、**大坐骨孔** Foramen ischiadicum majus, greater sciatic foramen と **小坐骨孔** Foramen ischiadicum minus, lesser sciatic foramen（**梨状筋上孔** Foramen suprapiriforme, suprapiriform foramen と **梨状筋下孔** Foramen infrapiriforme, infrapiriform foramen）、骨盤下口（陰部神経管から坐骨直腸窩へ）がある。これらの孔からは、大腿、殿部、陰部、鼠径部への血管と神経と筋および下肢への血管と神経が通っている。大坐骨孔と小坐骨孔は**仙棘靱帯** Ligamentum sacrospinale, sacrospinous ligament と **仙結節靱帯** Ligamentum sacrotuberale, sacrotuberous ligament によって囲まれ、大坐骨孔はここを通る**梨状筋** M. piriformis, piriformis muscle により**梨状筋上孔**と**梨状筋下孔**に分けられる。

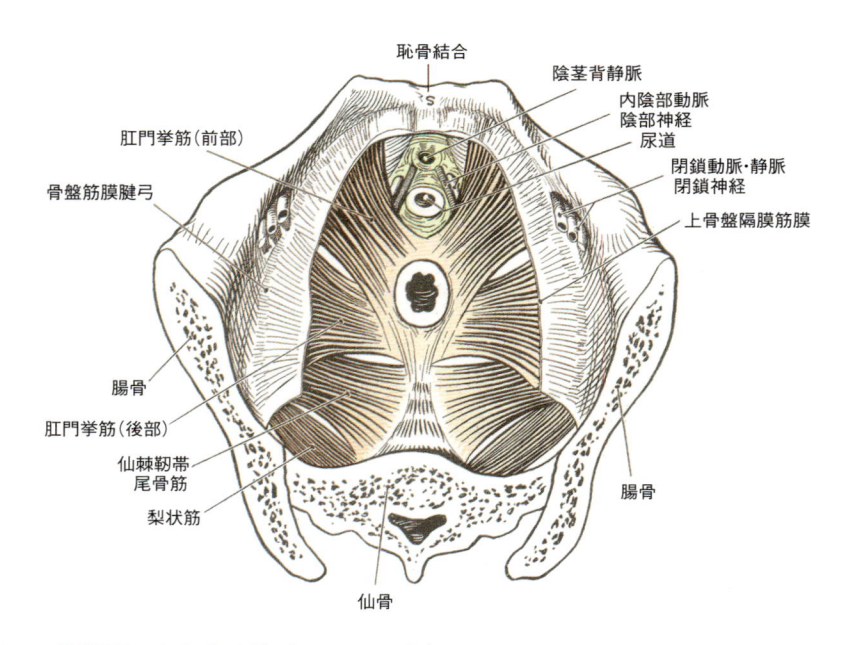

図 420A　骨盤下口をふさぐ筋（Corning より）

B. 解 剖 後

解剖後は、骨盤部の筋（内閉鎖筋、梨状筋、尾骨筋）と神経（仙骨神経叢から分かれる神経と下肢に行く神経）、骨盤外への通路がわかる。

1）骨盤内壁の筋（5種類）： ①内閉鎖筋 M. obturatorius internus, obturator internus muscle、②梨状筋 M. piriformis, piriformis muscle、③骨盤隔膜 Diaphragma pelvis, pelvic diaphragm muscle（肛門挙筋 M. levator ani, levator ani muscle）、④尿生殖隔膜 Diaphragma urogenitale, urogenital diaphragm（深会陰横筋 M. transversus perinei profundus, deep transverse perineal muscle）、⑤尾骨の筋がある。

2）仙骨神経叢 Plexus sacralis, sacral plexus の神経（7種類）： 小骨盤内では、①上殿神経 N. gluteus superior, superior gluteal nerve、②下殿神経 N. gluteus inferior, inferior gluteal nerve、③坐骨神経 N. ischiadicus, sciatic nerve、④陰部神経 N. pudendus, pudendal nerve がある。坐骨付近では、⑤下殿皮神経 Nervi clunium inferiores, inferior clunial nerves、⑥会陰枝 Ramus perinealis, perineal branch、⑦後大腿皮神経 N. cutaneus femoris posterior, posterior femoral cutaneous nerve がある。

3）骨盤外への通路：

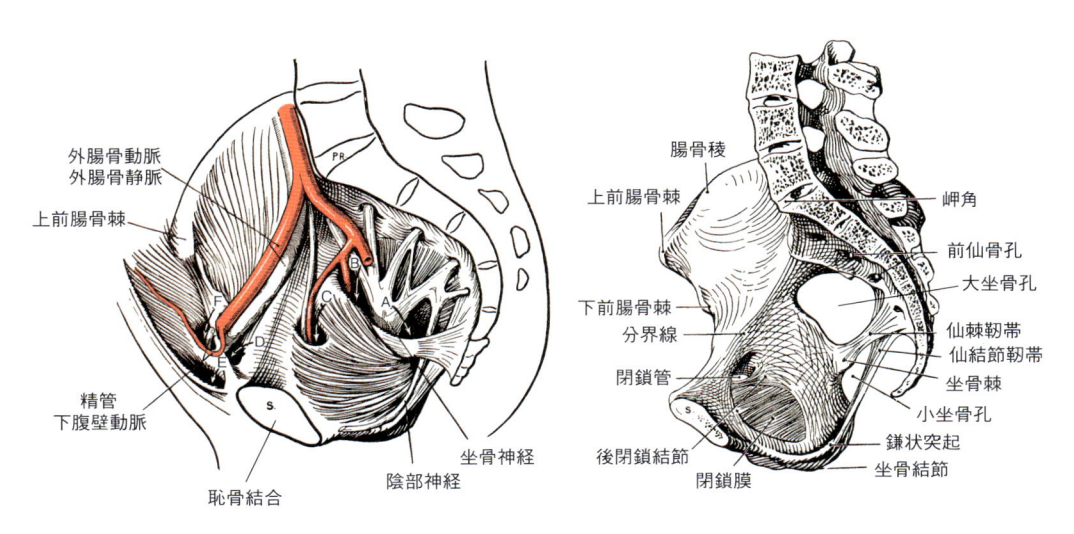

A〜F 鼡径部におけるヘルニアの起こりうる部位

図 420B　骨盤、大坐骨孔、小坐骨孔、閉鎖孔（正中矢状断、右側、Corning より）

230   第4章　胸と腹

> **C. 解剖手順**

骨盤内壁をつくる筋、血管と神経および骨盤外への通路を剖出する。

骨盤内壁の筋を剖出する：

1．内閉鎖筋 M. obturatorius internus と梨状筋 M. piriformis
2．骨盤隔膜 Diaphragma pelvis（肛門挙筋 M. levator ani）と尿生殖隔膜（深会陰横筋）
3．尾骨の筋

仙骨神経叢の根を確認する：

1．上殿神経 N. gluteus superior と下殿神経 N. gluteus inferior
2．坐骨神経 N. ischiadicus
3．陰部神経 N. pudendus

骨盤神経叢を確認する：

1．骨盤内臓神経＝勃起神経（仙骨神経の枝を経てくる副交感神経線維）
2．仙骨内臓神経（交感神経線維）

交感神経幹と仙骨神経節と不対神経節を剖出する。

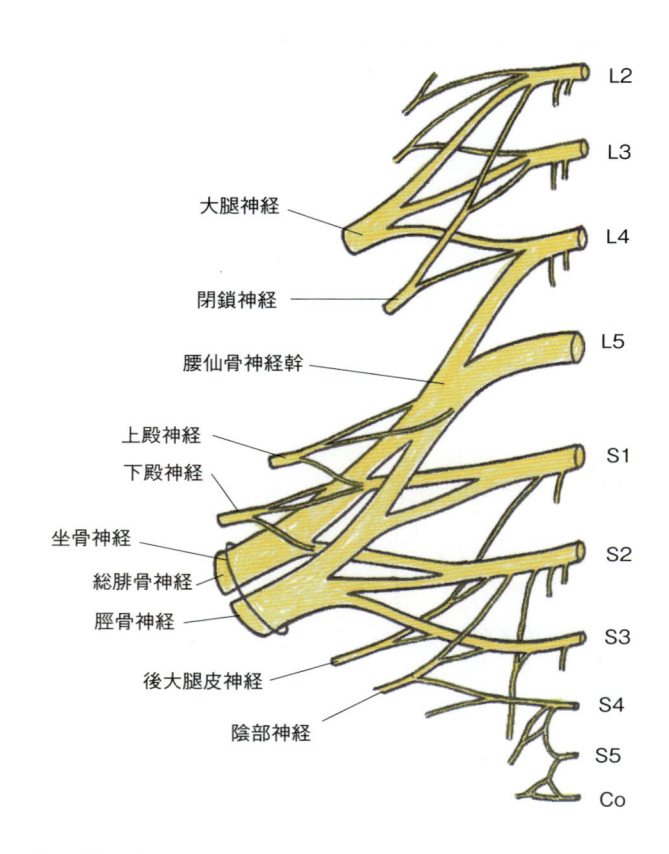

図 420C　仙骨神経叢、閉鎖神経、大腿神経、坐骨神経

D. チェックポイントと発展

1. **大骨盤を通る神経**： 腰神経叢から分かれる、外側大腿皮神経、大腿神経、閉鎖神経、腰仙骨神経幹、陰部大腿神経がある。
2. **小骨盤内の神経**： 仙骨神経叢 Plexus sacralis, sacral plexus と骨盤神経叢 Plexus pelvinus, pelvic plexus、閉鎖神経 N. obturatorius, obturator nerve がある。

発 展：

1. 骨盤神経叢（自律神経、2種類）には**骨盤内臓神経**と**仙骨内臓神経**が混ざっている。
2. **骨盤内臓神経** Nervi splanchnici pelvici, pelvic splanchnic nerves は、仙骨神経の枝を経てくる副交感性の神経（別名、勃起神経 Nervi erigentes）である。
3. **仙骨内臓神経** Nervi splanchnici sacrales, sacral splanchnic nerves は、交感神経幹の仙骨神経節 Ganglia sacralia, sacral ganglia からくる交感性の神経である。

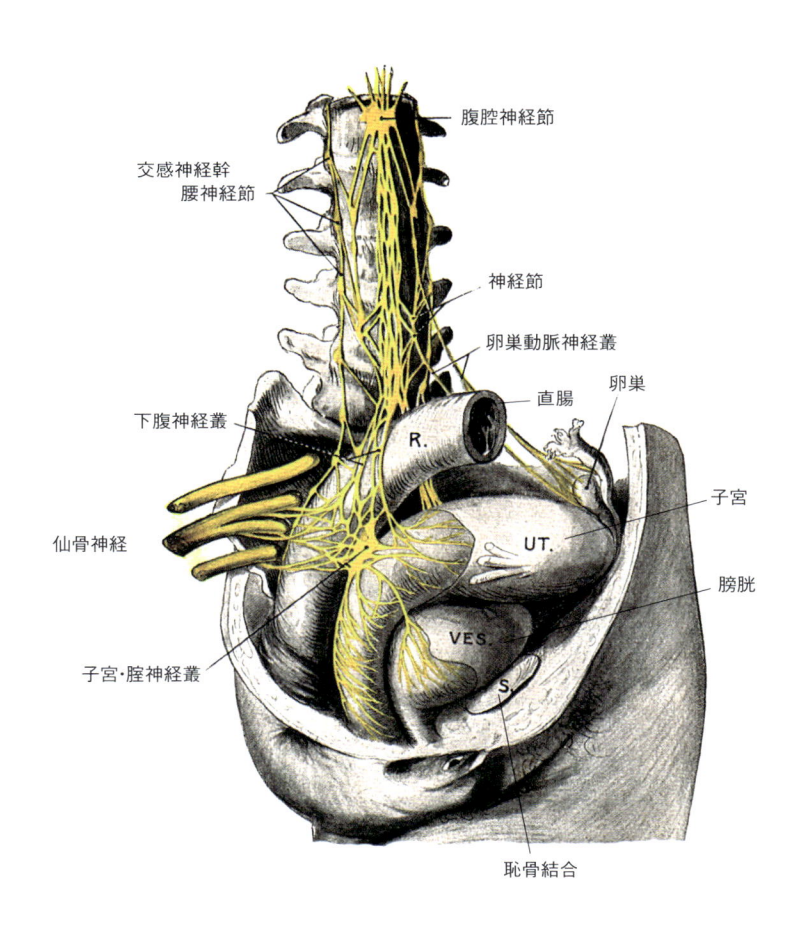

図 420D　骨盤内臓の自律神経（Corning より）

図の出典（第4章）

1) Corning, H.K.(1923) *Lehrbuch der Topographischen Anatomie, für Studierende und Ärzte*, Vierzehnte und fünfzehnte Auflage, JF Bergmann, München.
2) Toldt C., Hochstetter F. (1979) *Toldt & Hochstetter, Anatomischer Atlas, Band 2 Extremitaten, Rumpf, Brust-, Bauch- und Beckeneingeweide*, 27. Auflage, Urban & Schwarzenberg, München.
3) Kopsch, F.R. (1922) *Lehrbuch und Atlas der Anatomie des Menschen*, Abteilung 3, Muskeln, Gefässe, Georg Thieme, Leipzig.
4) 吉川文雄（1984）人体系統解剖学、南山堂、東京。
5) 平沢興、岡本道雄（2008）分担解剖学2、金原出版、東京。
6) 宮木孝昌、伊藤博信（1991）入門講座／手術のための解剖3、頚椎周辺の解剖、骨・関節・靱帯 4：269-277。
7) 宮木孝昌、伊藤博信（1991）入門講座／手術のための解剖2、胸椎周辺の解剖、骨・関節・靱帯 4：141-148。
8) 宮木孝昌（2000）日本人のからだ、解剖学的変異の考察（佐藤達夫、秋田恵一編）、4-腹大動脈の内臓枝、5-肝動脈と胆嚢動脈、6-膵臓の動脈、1-腹腔動脈周囲の神経叢、2-肝神経叢、東京大学出版会、東京。
9) 宮木孝昌（1998）岩波講座 現代医学の基礎3 人体のなりたち（坂井建雄、佐藤達夫編）第6章循環器、81-96、岩波書店、東京。
10) Morishima, K., Miyaki, T., Ito, H. (1996) A rare case of a kidney with an widely opened hilus and supernumerary renal vessels. Acta Anat Nippon 71: 215-218.
11) 宮木孝昌（2003）特集IVRと解剖3、左門脈の解剖、IVR会誌 Jpn J Intervent Radiol 18: 16-22.
12) Miyaki T, Sakagami S, Ito H (1989) Intrahepatic territory of the accessory hepatic artery in the human. Acta Anat (Basel) 136: 34-37.
13) Miyaki T (1989) Patterns of arterial supply of the human fetal liver, the significance of the accessory hepatic artery. Acta Anat (Basel) 136: 107-111.
14) Miyaki T, Yamada M, Kumaki K (1987) Aberrant course of the left gastric vein in the human, possibility of a persistent left portal vein. Acta Anat (Basel) 130: 275-279.
15) 宮木孝昌、坂井建雄（2003）重複上大静脈の1例、臨床解剖研究会記録 No. 3: 60-61。
16) 宮木孝昌、林省吾、中村陽一、飯村彰、寺山隼人、伊藤正裕（2004）重複下大静脈の2例、臨床解剖研究会記録 No. 4: 46-47。
17) 宮木孝昌（2014）肝臓の静脈供給における副肝静脈の意義、比較解剖の立場で、臨床解剖研究会記録 No. 14: 64-65。
18) 宮木孝昌、阿力木江沙吾提、齋藤敏之、伊藤正裕（2009）副中結腸動脈、脾動脈から起こる横行結腸動脈、臨床解剖研究会記録 No. 9: 34-35。
19) 林省吾、宮木孝昌、中村陽一、飯村彰、寺山隼人、伊藤正裕（2009）解剖学実習中に観察された脾腎シャント（splenorenal shunt）の1例、臨床解剖研究会記録 No. 4: 48-49。
20) 宮木孝昌、内藤宗和、寺山隼人、平井宗一、曲寧、伊藤正裕（2011）右大動脈弓の1例、臨床解剖研究会記録 No. 11: 38-39。

第5章

背

○この章の構成
背 1： 背部体壁
　　　レッスン501　浅背筋（背部の上肢筋）
　　　レッスン502　後頭・項部の筋（固有背筋）
　　　　　　E. 頭をはずす方法
　　　レッスン503　背部深層の筋（固有背筋）
背 2： 脊柱と脊柱管
　　　レッスン504　脊柱と脊柱管と脊髄（脊柱管を開き脊髄を取り出す）
○術　式
　　1）背の解剖する範囲は、順に背部の上肢筋、固有背筋、そして脊柱と脊髄である。
　　2）頭部を解剖する前までに、レッスン502で、頭部と体幹との切り離しを行う。
　　3）脊柱管を開き脊柱管周辺の解剖をする。脊髄の摘出は最後でもよい。

背 1： 背部体壁 1

レッスン 501　浅背筋（背部の上肢筋）

　背部には浅背筋・深背筋および脊柱・脊髄がある。浅背筋には僧帽筋、広背筋、肩甲挙筋、菱形筋がある。深背筋には棘肋筋と固有背筋があり、棘肋筋は本来の胸の筋であって、固有背筋が本来の背筋である。浅背筋はおもに脊柱から起こり、多くは肩甲骨、一部は鎖骨と上腕骨に停止し、上腕の運動に関係が深い。浅背筋にはおもに鎖骨下動脈の枝と頸神経叢と腕神経叢の枝が分布し、深背筋には肋間動脈の枝と肋間神経が分布する。このレッスンでは、浅背筋を剖出する。

A. 解剖前に

　背部の筋は浅背筋膜で包まれる。浅背筋には 4 つの筋がある。

　浅背筋（第 1 層、2 種類）には、①僧帽筋 M. trapezius, trapezius muscle（下行部 descending part、横部 transverse part、上行部 ascending part）と②広背筋 M. latissimus dorsi, latissimus dorsi muscle がある。頸横動脈 A. transversa colli, transverse cervical artery が分布する。僧帽筋には副神経 N. accessorius, accessory nerve と頸神経叢の枝が分布し、広背筋には腕神経叢の枝の胸背神経 N. thoracodorsalis が分布する。

　浅背筋（第 2 層、2 種類）には、③肩甲挙筋 M. levator scapulae, levator scapulae muscle、④菱形筋（大菱形筋 M. rhomboideus major, rhomboideus major muscle と小菱形筋 M. rhomboideus minor, rhomboideus minor muscle）がある。肩甲背神経 N. dorsalis scapulae, dorsal scapular nerve（C2 ～ C6）の支配である。

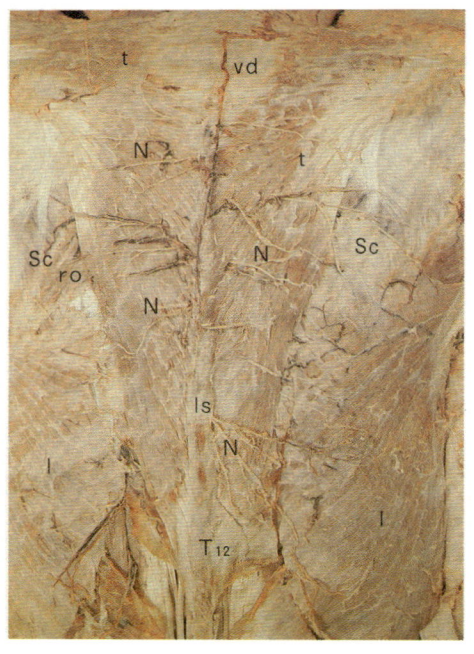

l: 広背筋、ls: 棘上靱帯、N: 脊髄神経後枝、ro: （大・小）菱形筋、Sc: 肩甲骨（内側縁）、T: 胸椎（棘突起）、t: 僧帽筋、vd: 皮静脈（501C の 7 参照）

図 501A　僧帽筋と広背筋（後方から、骨・関節・靱帯より）

B. 解剖後

解剖後は、浅背筋の僧帽筋と広背筋は頭・上肢と脊柱をつないでおり、肩甲挙筋と菱形筋は脊柱と上肢をつないでいることがわかる。

1) **僧帽筋の変異と腱鏡**：　僧帽筋は起始の下端に左右差があり、一部欠損することがある。僧帽筋の起始腱は菱形の腱膜を作り、これを**腱鏡** Sehnenspiegel と呼ぶ。

2) **広背筋と胸腰筋膜**：　胸腰筋膜 Fascia thoracolumbalis, thoracolumbar fascia は固有背筋を包む筋膜である。広背筋の腱膜はこの胸腰筋膜に移行する。

3) **聴診三角と腰三角**：　胸部に**聴診三角** triangle of auscultation があり、腰部に**腰三角** Trigonum lumbale, lumbar triangle がある。腰三角で**腰ヘルニア** lumbar hernia がまれに起こる。

4) **背（後面）**：　正中には、上から**外後頭隆起** Protuberantia occipitalis externa, external occipital protuberance、第7頸椎（隆椎 Vertebra prominens）、胸椎、腰椎の**各棘突起** Processus spinosus, spinous process、**正中仙骨稜** Crista sacralis mediana がある。肩甲部では肩甲骨の**内側縁** Margo medialis、**肩甲棘** Spina scapulae, scapular spine とその先端の**肩峰** Acromion があり、腰部では腸骨の上縁部の**腸骨稜** Crista iliaca, iliac crest がある。

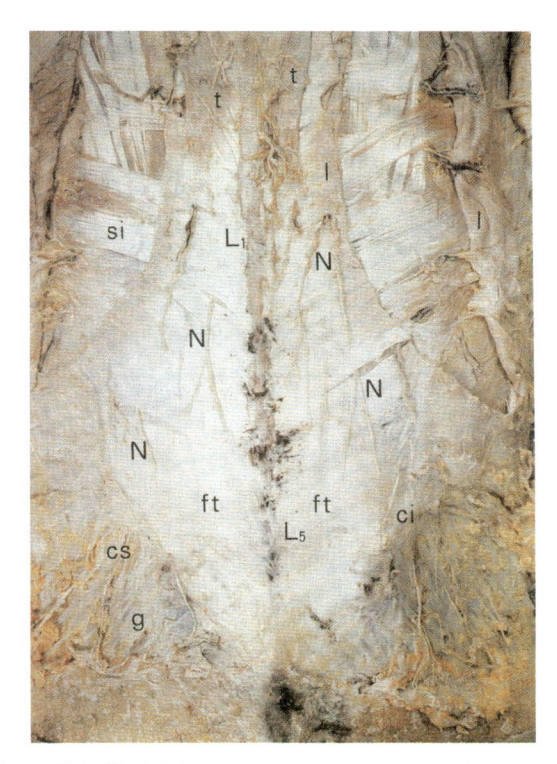

図501B　胸腰筋膜と下後鋸筋（後方から、骨・関節・靱帯より）
　Ci: 腸骨稜、cs: 上殿皮神経、ft: 胸腰筋膜、g: 大殿筋膜、l: 広背筋、L：腰椎（棘突起）、N: 脊髄神経後枝、si: 下後鋸筋、t: 僧帽筋

C. 解剖手順

　浅背筋（背部の上枝筋）は、浅層の僧帽筋と広背筋を翻してから，深層の肩甲挙筋と菱形筋の解剖をする。

1. **僧帽筋**の後頭、頚椎と胸椎の全起始部を切り、副神経と頚横動脈をみつける。
2. **広背筋**の胸腰筋膜の起始を切り、胸背神経と伴行する頚横動脈を剖出する。
3. **頚横動脈**と**副神経**は僧帽筋と胸鎖乳突筋の間で剖出できる。
4. **肩甲挙筋**の横突起の起始部を切り、肩甲背神経を剖出する。
5. **大・小菱形筋**の棘突起の起始部を切り、肩甲背神経を剖出する。
6. 胸部では**上後鋸筋**の起始部を切り、腰部では**下後鋸筋**の起始部を切る。
7. 背中の皮下を縦走する静脈は必ず存在し、V. azygos dorsi とも呼ばれる（図501A の vd）。

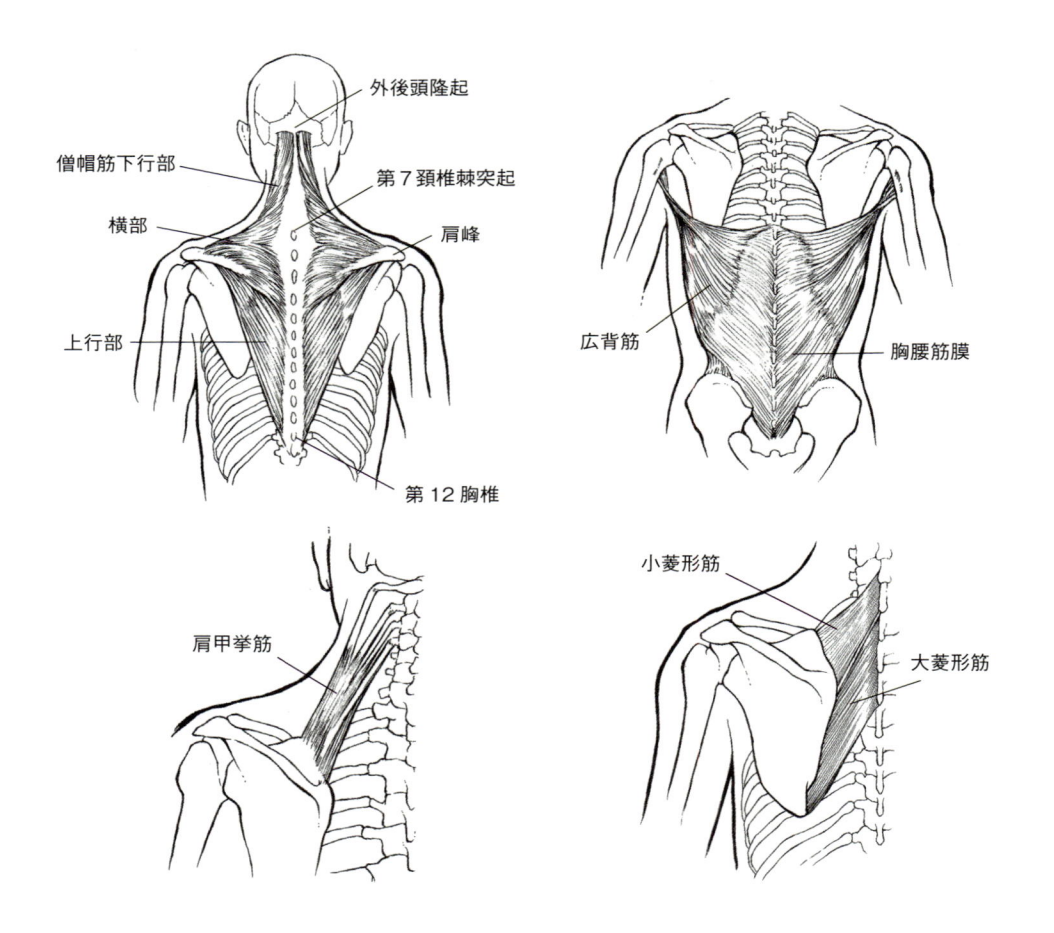

図501C　浅背筋の解剖手順（後方から）
　上左は僧帽筋の3つの起始部、右は広背筋、下左は肩甲挙筋、右は小菱形筋と大菱形筋を示す。

D. チェックポイントと発展

1. **肩甲骨（肩峰から肩甲棘の上縁と内側縁）と鎖骨（外側1/2）につく筋**：
   ①**僧帽筋** M. trapezius, trapezius muscle は後頭骨（上項線、外後頭隆起）、全頚椎（項靱帯と第7頚椎）、全胸椎（棘突起と棘上靱帯）から起こる。肩甲骨と鎖骨（外側端）を引き下げる。起始腱は第7頚椎棘突起を中心とする菱形の腱鏡 Sehnenspiegel をつくる。起始の下限は変異がある。

2. **上腕骨の小結節稜につく筋**：①**広背筋** M. latissimus dorsi, latissimus dorsi muscle は胸椎（第6〜第12胸椎の棘突起）、全腰椎（棘突起）、仙骨、腸骨稜から強大な腱膜（胸腰筋膜）から起こる。上腕の主な内転筋の1つで上腕を内後方に引く。

発 展：

1. **肩甲骨（上角と内側縁）につく筋**：①**肩甲挙筋** M. levator scapulae は横突起（第1〜第4頚椎）から起こり肩甲骨の上角と内側縁の上部につき、肩甲骨を引き上げる。**肩甲背神経** N. dorsalis scapulae, dorsal scapular nerve の支配である。

   ②**大菱形筋**と③**小菱形筋**は第5頚椎〜第5胸椎の棘突起、項靱帯、棘上靱帯から起こり肩甲骨の内側縁につき、肩甲骨を内上方に引く。肩甲背神経の支配である。

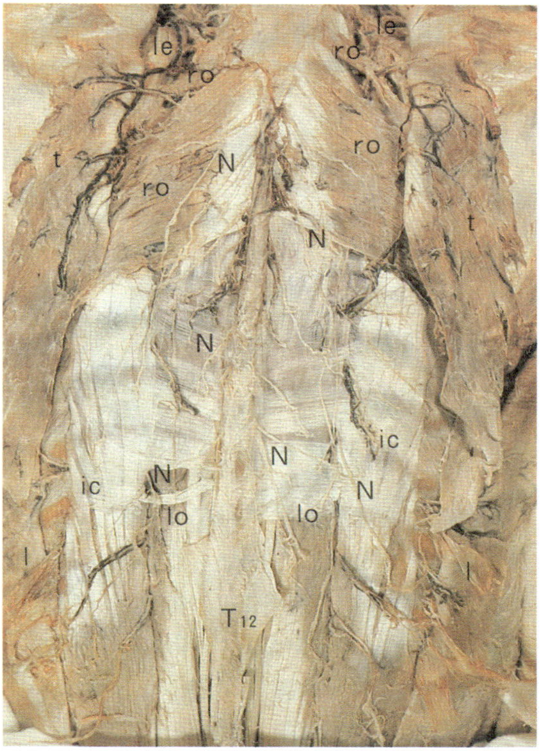

図501D　背部の上肢筋、大・小菱形筋（後方から、骨・関節・靱帯より）
ic: 胸腸肋筋、l: 広背筋、le: 肩甲挙筋、lo: 胸最長筋、N: 脊髄神経後枝、ro: 大・小）菱形筋、T: 胸椎（棘突起）、t: 僧帽筋

背 1： 背部体壁 2

レッスン 502　後頭・項部の筋（固有背筋）　E. 頭をはずす方法

　頭頚部の後面には、浅背筋・深背筋と頭蓋骨・頚椎がある。浅背筋の僧帽筋はすでに翻してあり、深背筋が現れている。深背筋は第1層の棘肋筋と第2層の固有背筋とがある。固有背筋には板状筋、脊柱起立筋、横突棘筋、棘間筋、横突間筋、後頭下筋がある。後頭下筋は頭蓋に近い項部深層にあり深項筋ともいわれる。後頭下筋には大・小後頭直筋、上・下頭斜筋があり、軸椎—環椎—後頭骨間にあって頭の関節を動かす。このレッスンでは、後頭・項部の深背筋の中の板状筋、脊柱起立筋、横突棘筋、後頭下筋を剖出する。

A. 解剖前に

　後頭・項部の筋（頭をはずす方法）には、板状筋、脊柱起立筋、横突棘筋、後頭下筋に含まれる6種類（11の筋）の筋が頭部についている。脊髄神経の後枝が分布する。

　板状筋には①**頭板状筋** M. splenius capitis と②**頚板状筋** M. splenius cervicis）、**脊柱起立筋**には、外側より**腸肋筋**（③**頚腸肋筋**）、**最長筋**（④**頭最長筋** M. longissimus capitis と⑤**頚最長筋** M. longissimus cervicis）、横突起から棘突起につく**横突棘筋**には、**半棘筋**（⑥**頭半棘筋** M. semispinalis capitis と⑦**頚半棘筋** M. semispinalis cervicis）がある。

　後頭下筋 Musculi suboccipitales には、⑧**大後頭直筋** M. rectus capitis posterior major と⑨**小後頭直筋** M. rectus capitis posterior minor、⑩**上頭斜筋** M. obliquus capitis superior と⑪**下頭斜筋** M. obliquus capitis inferior がある。

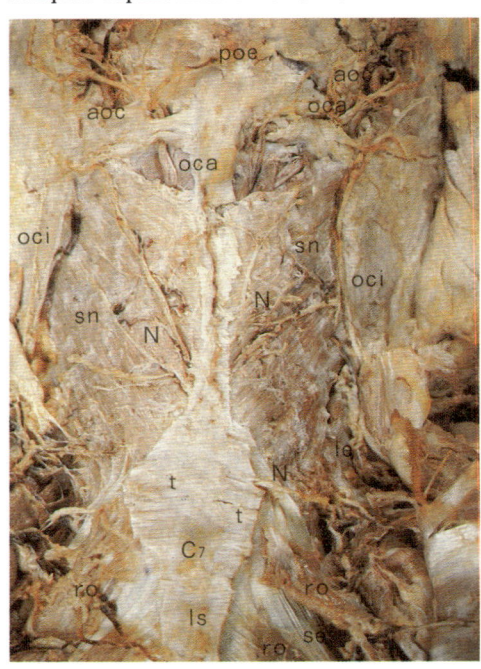

aoc: 後頭動脈、C: 頚椎（棘突起）、oci: 小後頭神経、t: 僧帽筋、le: 肩甲挙筋、ls: 棘上靭帯、N: 脊髄神経後枝、oca: 大後頭神経、poe: 外後頭隆起、ro: （大・小）菱形筋、ses: 上後鋸筋、sn: 頭板状筋

図 502A　後頭下筋、頭板状筋、大後頭神経、後頭動脈
（後方から、僧帽筋を起始で切って外側に翻してある、骨・関節・靭帯より）

B. 解 剖 後

　解剖後は、前レッスン501で浅背筋が頭・上肢と脊柱をつないでいることがわかり、ここでは、後頭・項部の筋は頭蓋骨と頸椎・胸椎とをつなぐ筋であることがわかる。

1）棘肋筋は胸椎の棘突起から起こり肋骨につき、本来胸の筋である。固有背筋は頭蓋に近いところ以外は脊椎だけに関係し、左右全体としては脊柱を直立させる。

2）深背筋（第1層）の棘肋筋には、上後鋸筋と下後鋸筋とがある。後鋸筋は、本来胸筋であり肋骨を動かし呼吸を助ける。肋間神経の支配である。

3）深背筋（第2層）の固有背筋には、①板状筋、②脊柱直立筋（腸肋筋、最長筋、棘筋）、③横突棘筋（半棘筋、多裂筋、回旋筋 M. rotatoris）、④棘間筋 M. interspinalis、⑤横突間筋 M. intertransversarius、⑥後頭下筋（大後頭直筋、小後頭直筋、上頭斜筋、下頭斜筋）がある。固有背筋は脊髄神経の後枝の支配を受け本来の背筋である。

4）後頭・項部では、後鋸筋はなくて深背筋がある。項靭帯（項中隔）Ligamentum nuchae, nuchal ligament は外後頭隆起と第7頸椎の棘突起に膜状に張る結合組織である。棘筋 M. spinalis（棘突起から棘突起につく）には頭、頸棘筋がある。

5）後頭神経痛 occipital neuralgia、大後頭三叉神経症候群 great occipital trigeminus syndrome がある。

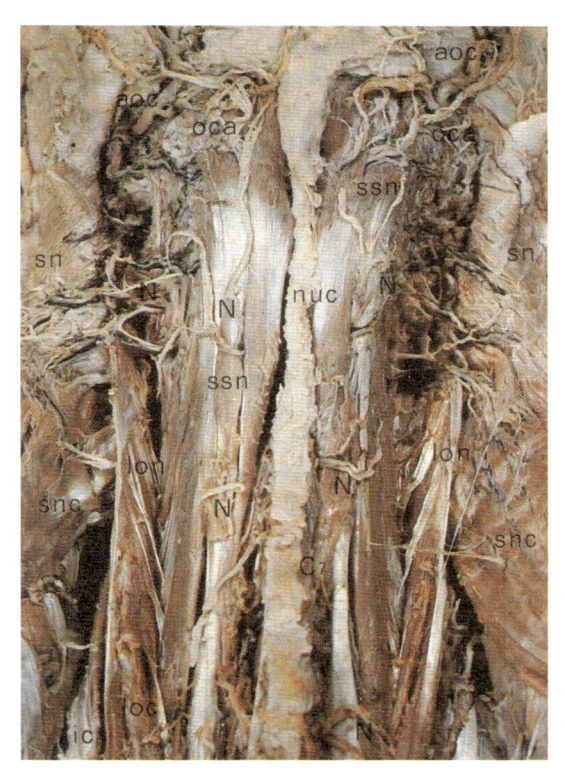

図502B　後頸部、頭半棘筋

aoc: 後頭動脈、C: 頸椎（棘突起）、ic: 頸腸肋筋、loc: 頸最長筋、lon: 頭最長筋、N: 脊髄神経後枝、nuc: 項靭帯、oca: 大後頭神経、sn: 頭板状筋、snc: 頸板状筋、ssn: 頭半棘筋

（後方から、頭・頸板状筋を切って外側に翻し、頭最長筋は外側に寄せてある、骨・関節・靱帯より）

C. 解 剖 手 順

　後頭・項部の筋を浅層の筋から深層の筋に順に解剖していく。とくに頭と頚・体幹とをつなぐ筋を剖出していく。

板状筋と半棘筋：
1．頭板状筋の乳様突起と後頭骨の停止部を切り、頚板状筋の横突起の停止部を切る。
2．頭半棘筋の後頭骨の停止部を切り、頚半棘筋の棘突起の停止部を切り、起始部へ翻す。

最長筋と腸肋筋：
1．最長筋は乳様突起に停止する筋と頚椎の横突起につく筋を区別して、停止部を切る。
2．腸肋筋は頚椎の横突起の後結節でみつける。
3．頭・頚棘筋は棘突起から起こり棘突起に停止する。

後頭下筋の剖出：
1．下頭斜筋は第2頚椎棘突起でみつけ、第1頚椎横突起の停止部まで剖出する。
2．上頭斜筋を第1頚椎横突起でみつけ、後頭骨の停止部まで剖出する。
3．大後頭直筋は第2頚椎棘突起でみつけ、後頭骨の停止部まで剖出し、停止部を切る。
4．小後頭直筋は大後頭直筋の深層でみつけ、第1頚椎の棘突起から起こり後頭骨につく。
5．第1頚神経の後枝と椎骨動脈は、後頭下三角の中で第1頚椎の上で剖出する。
6．第2頚神経の後枝（筋枝と大後頭神経）は、下頭斜筋の下でみつける。
7．外側頭直筋は第1頚椎の横突起でみつける。

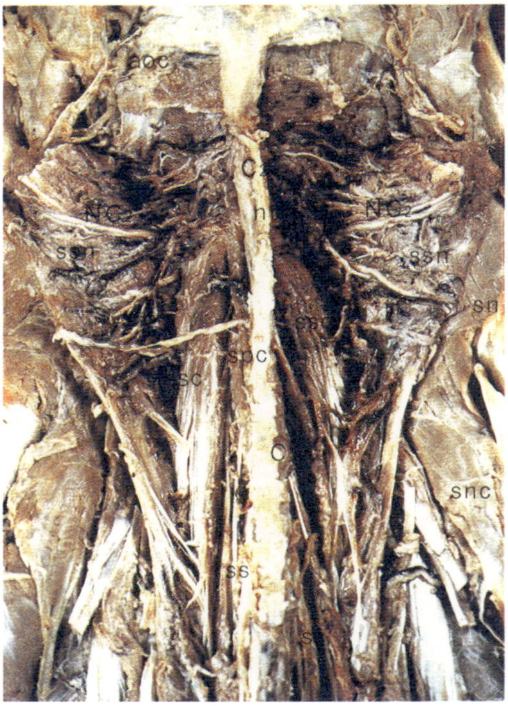

aoc: 後頭動脈、C: 頚椎（棘突起）、NC: 頚神経後枝、nuc: 項靱帯、ssc: 頚半棘筋、sn: 頭板状筋、snc: 頚板状筋、ss: 胸半棘筋、ssn: 頭半棘筋、spc: 頚棘筋

図502C　後頚部、頚棘筋と頚半棘筋
（後方から、頭半棘筋は外側に翻してある、骨・関節・靱帯より）

D. チェックポイントと発展

頭（頭蓋骨）と頚（頚椎）につく筋：

1. **板状筋**： **頭板状筋** M. splenius capitis, splenius capitis muscle は項靭帯と棘突起（第3頚椎〜第3胸椎）から起こり乳様突起と後頭骨（上項線）につく。**頚板状筋** M. splenius cervicis は棘突起（第3胸椎〜第6胸椎）から起こり第1〜第3頚椎につく。
2. **半棘筋**： **頭半棘筋** M. semispinalis capitis は頚椎の横突起から起こり後頭骨（上、下項線の間）につく。**頚半棘筋** M. semispinalis cervicis は胸椎の横突起から起こる。
3. **最長筋**： **頭最長筋** M. longissimus capitis は頚椎と胸椎の横突起と関節突起から起こる。**頚最長筋**は胸椎の上半分の横突起から起こり頚椎（第2〜第6）につく。
4. **頚腸肋筋** M. iliocostalis cervicis は肋骨から起こり頚椎（第4〜第6）につく。
5. **後頭下筋**： **大後頭直筋** M. rectus capitis posterior major は軸椎の棘突起から起こる。**小後頭直筋**は環椎の後結節（棘突起に相当する）から起こる。**上頭斜筋**は環椎の横突起から起こる。**下頭斜筋**は軸椎の棘突起から起こり環椎の横突起につく。

発 展：

1. **後頭下三角** suboccipital triangle では、椎骨動脈 A. vertebralis, vertebral artery と第1頚神経の後枝、別名、**後頭下神経** N. suboccipitalis, suboccipital nerve をみつける。
2. **後頭動脈** A. occipitalis, occipital artery と大後頭神経がある。

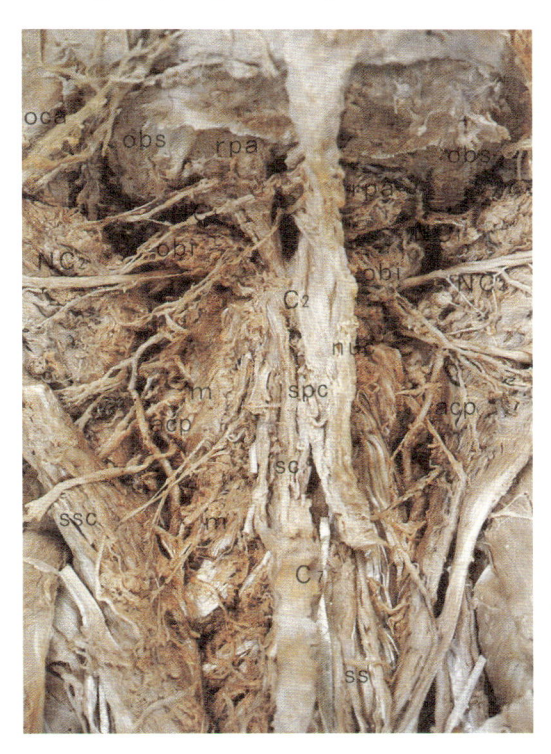

acp: 深頚動脈、C: 頚椎（棘突起）、isc: 頚棘間筋、m: 多裂筋、NC: 頚神経後枝、nuc: 項靭帯、obi: 下頭斜筋、obs: 上頭斜筋、oca: 大後頭神経、rpa: 大後頭直筋、spc: 頚棘筋、ss: 胸半棘筋、ssc: 頚半棘筋

図502D　後頚部、多裂筋と後頭下筋
（後方から、左側の頚半棘筋は外側に翻してある、骨・関節・靭帯より）

242　第5章　背

E．頭をはずす方法

　頭頸部の離断（頭頸部をどこで切り離すか）：　切り離しの位置は第2頸椎（軸椎 Axis）と第3頸椎の間が適当である。

I．後方から脊柱 Colum vertebralis を切る（第5章背、ここで後面の解剖をする）：
1．脊柱は第2頸椎と第3頸椎の間で切り離す（前面と後面から）。
2．脊柱は第2と第3頸椎の間の椎間円板をメスで切り離す。関節突起の関節腔を開く。
3．この高さで脊柱に付く筋などを切る。
4．固有背筋も同じ高さで切る。
5．脊髄硬膜を切り開き、脊髄を少し切り離す。前方の脊髄硬膜を切り開く。

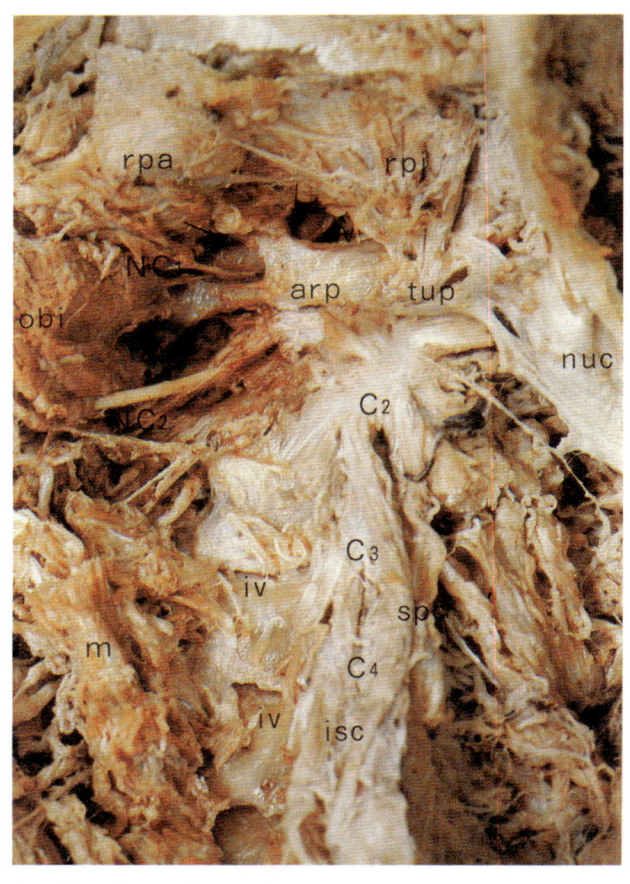

図 502E1　後頸部、椎骨動脈と椎間関節（後側方から、骨・関節・靱帯より）
　これは矢印で示された後環椎孔を形成している異常例であり、椎骨動脈が後環椎孔を通っている。後環椎後頭膜と環椎軸椎膜は取り除いてある。

　arp: 後弓（環椎）、av: 椎骨動脈、C: 頸椎（棘突起）、iv: 椎間関節（関節腔）、isc: 頸棘間筋、m: 多裂筋、NC: 頸神経後枝、nuc: 項靱帯、obi: 下頭斜筋、rpa: 大後頭直筋、rpi: 小後頭直筋、spc: 頸棘筋、tup: 後結節（環椎）

II. 前方から（第3章レッスン307 頭頸部の離断を行う）：
1．頸部内臓と血管と神経は頭・顔面に付けてとりはずす。
　1）**内臓**（気管と食道）はすでに切ってある。
　2）内頸静脈・総頸動脈・迷走神経は頸部でをすでに切り離してある。
　3）咽頭後隙に手を入れて内臓・血管・神経を脊柱から、すでに離してある。
2．**脊柱は第2頸椎と第3頸椎で切り離す**（前面と後面から）。
　1）第2と第3頸椎の間の椎間円板をメスで切り離す。関節突起の関節腔を開く。
　2）この高さで脊柱に付く筋などを切る。

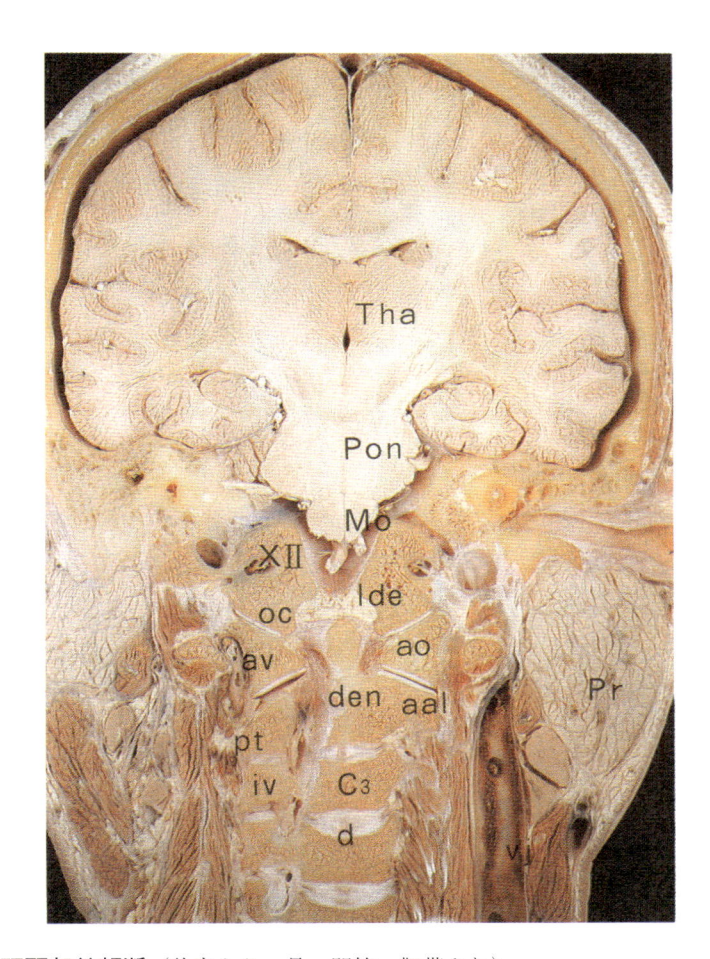

図 502E2　頭頸部前額断（後方から、骨・関節・靱帯より）
　　aal: 外側環軸関節、ao: 環椎後頭関節、av: 椎骨動脈、C: 頸椎、d: 椎間円板、den: 歯突起、iv: 椎間関節、lde: 歯尖靱帯、Mo: 延髄、oc: 後頭骨、Pon: 橋、Pr: 耳下腺、pt: 横突起、Tha: 視床、vj: 内頸静脈、XII: 舌下神経

背 1： 背部体壁 3

レッスン 503　背部深層の筋（固有背筋）

　背部には浅背筋、深背筋と脊柱がある。浅背筋の僧帽筋と広背筋は翻してある。深背筋には第1層の棘肋筋と第2層の固有背筋とがある。棘肋筋は胸椎の棘突起から起こり肋骨につき、本来胸の筋で肋骨を動かし呼吸に関わる。固有背筋は胸腰筋膜に包まれ本来の背筋であり、頭蓋に近いところ以外では脊椎だけに関係する。固有背筋には板状筋、脊柱起立筋、横突棘筋、棘間筋、横突間筋がある。固有背筋にはおもに肋間動脈の背枝と脊髄神経の後枝が分布する。このレッスンでは、深背筋の棘肋筋と固有背筋の剖出をする。

A. 解剖前に

　固有背筋は、**胸腰筋膜** Fascia thoracolumbalis, thoracolumbar fascia に包まれ、4群の筋（棘肋筋、脊柱起立筋、横突棘筋、棘間筋、横突間筋）に分類される。

　棘肋筋（2種類）には、①**上後鋸筋** M. serratus posterior superior と ②**下後鋸筋** M. serratus posterior inferior があり、肋間神経（脊髄神経の前枝）の支配を受ける。

　脊柱起立筋 M. erector spinae（3種類）には、①**腸肋筋** M. iliocostalis, iliocostalis muscle（頚、胸、腰）、②**最長筋** M. longissimus, longissimus muscle（頭・頚・胸）、③**棘筋** M. spinalis（頭・頚・胸）がある。腸肋筋と最長筋を合わせて**仙棘筋** M. sacrospinalis という。

　横突棘筋 M. transversospinalis（3種類）には、①**半棘筋** Musculi semispinales（頭・頚・胸）、②**多裂筋** Musculi multifidi、③**回旋筋** Musculi rotatores（頚・胸・腰）がある。

　棘間筋 Musculi interspinales（3部）・**横突間筋** Musculi intertransversarii（3部）がある。

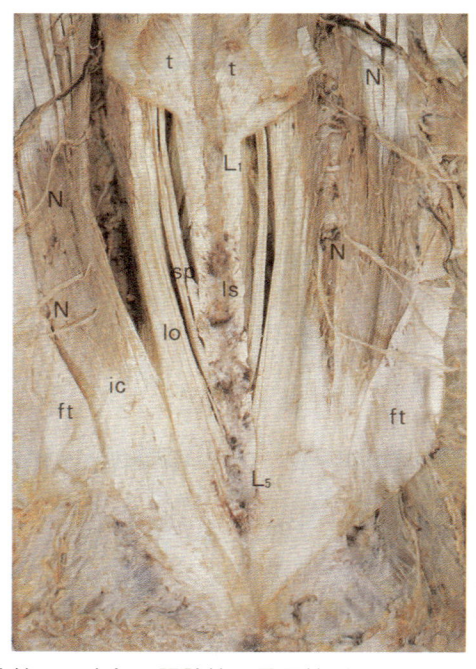

ft: 胸腰筋膜、ic: 腸肋筋系（腰腸肋筋）、L: 腰椎（棘突起）、lo: 最長筋系（胸最長筋）、ls: 棘上靱帯、N: 脊髄神経後枝、sp: 棘筋、t: 僧帽筋

図 503A　固有背筋1、腹部、腸肋筋と最長筋（後方から、骨・関節・靱帯より）

レッスン 503　背部深層の筋（固有背筋）　245

B. 解 剖 後

　解剖後は、背部深層の筋、いわゆる固有背筋の4郡（棘肋筋、脊柱起立筋、横突棘筋、棘間筋・横突間筋）10種類の筋の名称、付着部（起始と停止）、支配神経がわかる。

固有背筋（4群10種類）：

1）棘肋筋：　深背筋の第1層の筋で、①上・下後鋸筋がある。肋間神経の支配。
2）脊柱起立筋：　①板状筋 M. splenius, splenius muscle、②後頭下筋（後頭・項部で記述）、③腸肋筋（頚腸肋筋、胸腸肋筋、腰腸肋筋）、④最長筋（頭最長筋、頚最長筋、胸最長筋）、⑤棘筋 M. spinalis, spinalis muscle（頭棘筋、頚棘筋、胸棘筋）がある。
3）横突棘筋：　⑥半棘筋（頭半棘筋、頚半棘筋、胸半棘筋）、⑦多裂筋、⑧回旋筋 Musculi rotatores, rotatores muscles（頚回旋筋、胸回旋筋、腰回旋筋）がある。
4）棘間筋・横突間筋：　⑨棘間筋 Musculi interspinales（頚棘間筋、胸棘間筋、腰棘間筋）、⑩横突間筋（頚横突間筋、胸横突間筋、腰横突間筋）がある。

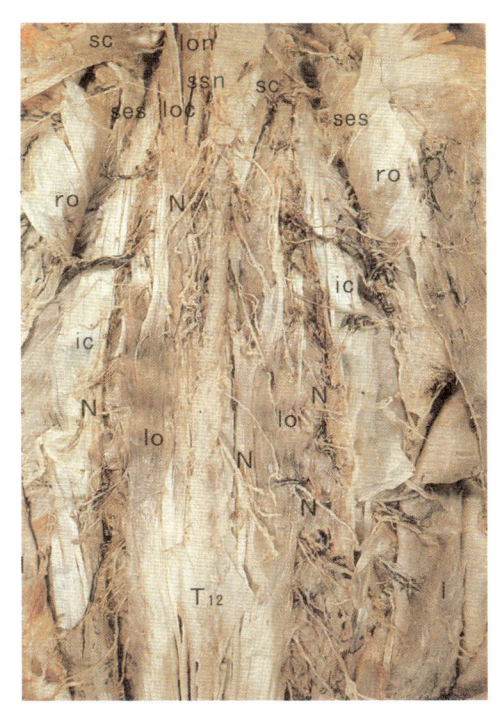

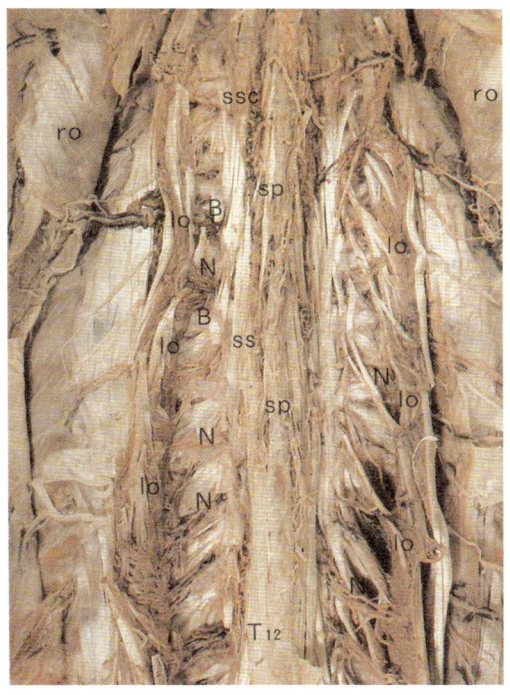

図503B　固有背筋2、胸部（後方から、骨・関節・靱帯より）
　左図は、腸肋筋と最長筋、右図は、棘筋と半棘筋

　B: 分節血管（肋間動・静脈）、ic: 胸腸肋筋、l: 広背筋、lo: 胸最長筋、loc: 頚最長筋、lon: 頭最長筋、N: 脊髄神経後枝、ro: 大・小菱形筋、sc: 頚板状筋、ses: 上後鋸筋、sp: 胸棘筋、ssc: 頚半棘筋、ss: 胸半棘筋、ssn: 頭半棘筋、T: 胸椎（棘突起）

246　第5章　背

> **C. 解 剖 手 順**

　背部深層の固有背筋（起始と停止、名称）を順に解剖する。固有背筋の付着部を切り深層の筋の解剖をする。
背の筋は全体の表面を浅背筋膜で包まれている。
1. 胸腰筋膜を開く。
2. 腸肋筋は停止部をみつけて、頚、胸、腰腸肋筋の3つに区別する。
3. 最長筋は停止部をみつけて、頭、頚、胸最長筋の3つに区別する。
4. 半棘筋は停止部をみつけて、頚、胸半棘筋の2つに区別する。
5. 棘筋は停止部をみつけて、頭、頚、胸の3つに区別する。
6. 多裂筋は起始部を順に切って、停止側に翻していく。
7. 回旋筋は横突起から棘突起につく短い筋をみつけて、長と短を区別する。
8. 肋骨挙筋

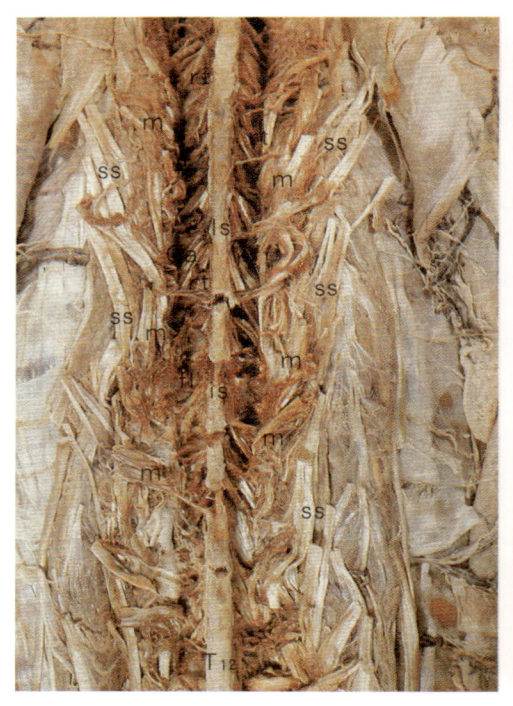

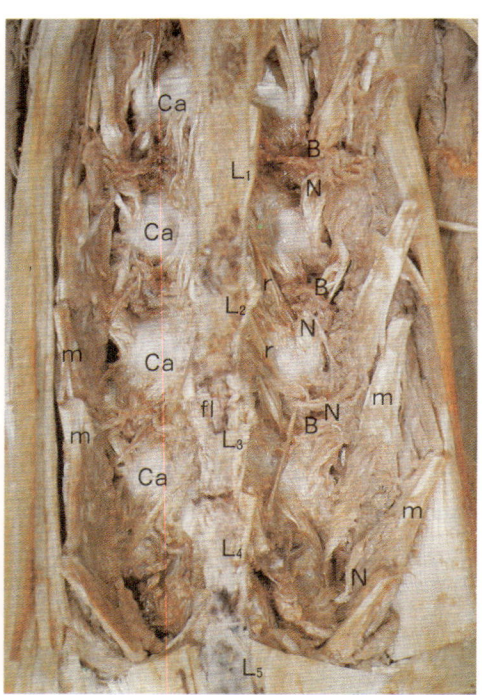

図503C　固有背筋3（後方から、骨・関節・靱帯より）
　左図は、胸壁の回旋筋、右図は、腹壁の椎間関節包

　B: 分節血管（腰動・静脈）、Ca: 椎間関節包、fl: 黄色靱帯、is: 棘間靱帯、L: 腰椎（棘突起）、ls: 棘上靱帯、m: 多裂筋、N: 脊髄神経後枝、r: 腰回旋筋、rt: 胸回旋筋、ss: 胸半棘筋、T: 胸椎（棘突起）

D. チェックポイントと発展

1. **肋骨（肋骨角）につく筋：** 腸肋筋は頚・胸・腰腸肋筋があり、①**胸腸肋筋** M. iliocostalis thoracis は第7から第12肋骨から起こり、腰腸肋筋は腸骨稜、仙骨、腰椎から起こる。
2. **胸椎と腰椎の横突起につく筋：** 最長筋は頭・頚・胸最長筋があり、①**胸最長筋** M. longissimus thoracis は胸・腰腸肋筋と一緒に起こる。半棘筋 M. semispinalis は横突起から起こり棘突起につく。頚・胸半棘筋があり、②**胸半棘筋** M. semispinalis thoracis は胸椎の棘突起につく。
3. **胸椎の棘突起につく筋：** 棘筋は頭・頚・胸棘筋があり、①**胸棘筋** M. spinalis thoracis は腰椎と胸椎の棘突起から起こる。②**多裂筋**は仙骨、腰椎の乳頭突起、胸椎の横突起から起こる。③**長・短回旋筋** Musculi rotatores longi, breves は頚・胸・腰回旋筋があり、全脊椎（環椎を除く）の横突起から起こり、棘突起につく。

発 展：

1. **横突棘筋** M. transversospinalis は半棘筋、多裂筋、回旋筋の総称である。横突棘筋は横突起から起こり、棘突起に停止する筋群である。
2. **固有背筋** Musculi dorsi proprii, intrinsic dorsal musculature： **脊柱起立筋** M. erector spinae は腸肋筋、最長筋、棘筋から構成される。腸肋筋と最長筋の下部は癒合しているので、両筋を合わせて**仙棘筋** M. sacrospinalis という（寺田・藤田より）。

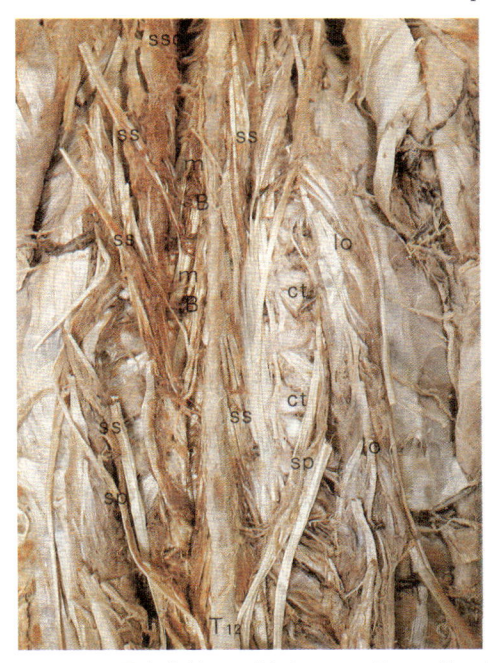

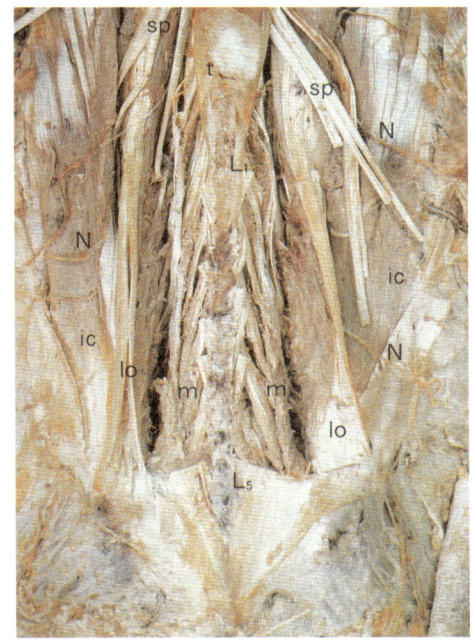

図503D　固有背筋4（後方から、骨・関節・靱帯より）
　左図は、胸部の多裂筋、右図は、腹部の多裂筋
　B: 分節血管（肋間動・静脈）、ct: 肋横突関節（関節包）、ic: 腸肋筋系（腰腸肋筋）、L: 腰椎（棘突起）、lo: 最長筋系（胸最長筋）、lo: 胸最長筋、m: 多裂筋、N: 脊髄神経後枝、sp: 棘筋、sp: 胸棘筋、ssc: 頚半棘筋、ss: 胸半棘筋、T: 胸椎（棘突起）、t: 僧帽筋

背2： 脊柱と脊柱管1

レッスン 504　脊柱と脊柱管と脊髄（脊柱管を開き脊髄を取り出す）

　背部後面には背部の筋を取り除くと脊柱が現れる。脊柱の後面周辺では棘突起・椎弓・靭帯・脊柱管内の脊髄がある。脊柱は32〜36個の椎骨が重なりあってできており、体幹の中軸をなしている。脊柱の中は脊髄の入った脊柱管であり、上方で大後頭孔により頭蓋腔に続き、下方では仙骨内部で仙骨管となって下端の仙骨裂孔で外に開く。脊髄は3種の髄膜に包まれて脊柱管の中に存在している。髄膜の中に脳脊髄液（髄液）がある。
　このレッスンでは、脊柱管を開いて、脊髄を取り出す。

A. 解剖前に

　脊柱：　脊柱を構成する椎骨は**椎体**と**椎弓** Arcus vertebrae, vertebral arch からなり、椎弓には1個の棘突起、左右の横突起と上・下関節突起がある。椎体と椎体の間には椎間円板（椎間板）がある。椎体の前面には前縦靭帯、後面には後縦靭帯がある。

　脊柱管 Canalis vertebralis, vertebral canal：　椎骨には**頚椎**7個、**胸椎**12個、**腰椎**5個、**仙骨**（5個の仙椎からなる）および**尾骨**（3〜6個の尾椎からなる）がある。

　脊髄膜（3種類）：　脊髄は脊髄膜（外側から①**脊髄硬膜**、②**脊髄クモ膜**、③**脊髄軟膜**）に包まれている。脊髄膜の間の**空所**には、硬膜上腔、硬膜下腔、**クモ膜下腔**がある。

　脊髄 Medulla spinalis, spinal cord には、**頚膨大** Intumescentia cervicalis, cervical enlargement、**腰膨大** Intumescentia lumbalis, lumbar enlargement、**脊髄円錐** Conus medullaris、**終糸** Filum terminale がある。**馬尾** Cauda equina がみられる。

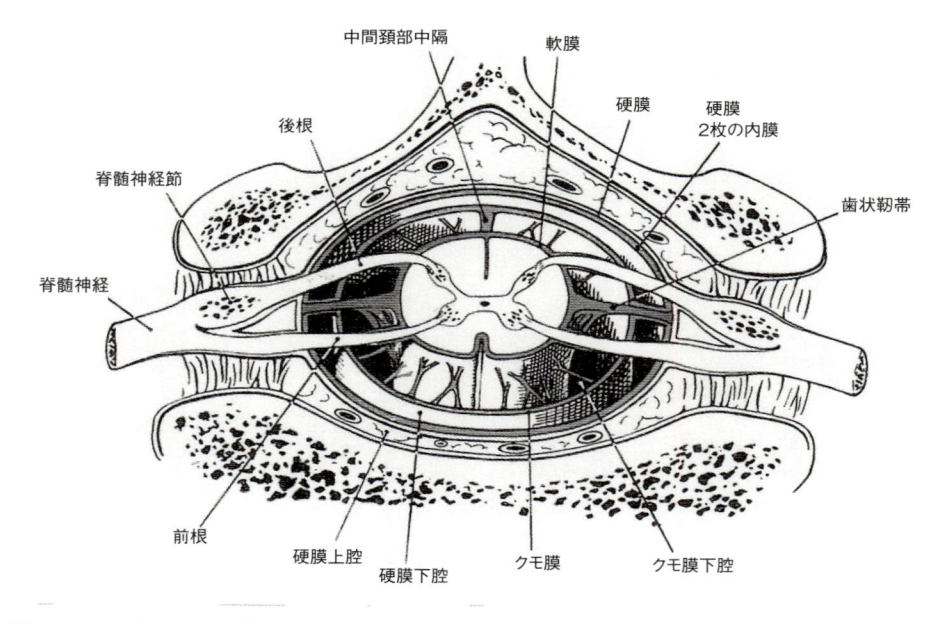

図504A　椎孔内の脊髄膜と脊髄（Corning より）

> B. 解剖後

　解剖後は、脊柱（椎骨と椎間板と靱帯）と脊柱管、脊髄膜と脊髄と根枝、後根と前根、静脈叢がわかる。

1）脊髄の外形（6種類）：　①前正中裂 Fissura mediana anterior, anterior median fissure と後正中溝 Sulcus medianus posterior, posterior median sulcus、②根糸 Fila radicularia、③前根 Radix ventralis, ventral root と後根 Radix dorsalis, dorsal root、④前枝 Ramus ventralis, primary ventral ramus と後枝 Ramus dorsalis, primary dorsal ramus、⑤脊髄神経節 Ganglion spinale、⑥交通枝 Rami communicantes がある。

2）歯状靱帯 Ligamentum denticulatum, denticulate ligament は膜状の靱帯で軟膜と硬膜との間を張る。

3）脊髄膜の間の空所（3種類）には、①硬膜上腔 Cavum epidurale, epidural space（内椎骨静脈叢 Plexus venosi vertebrales interni がある）、②硬膜下腔 subdural space、③クモ膜下腔 Cavum subarachnoideale, subarachnoid space（腔内に脳脊髄液 Liquor cerebrospinalis, cerebrospinal fluid を含む）がある。

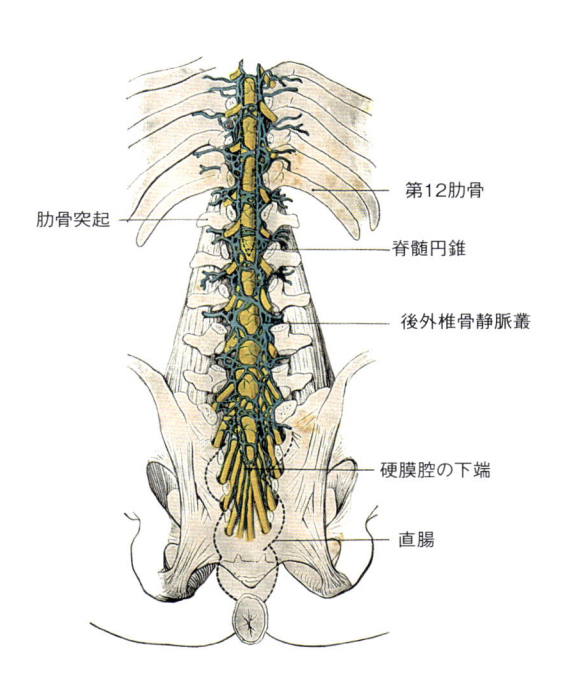

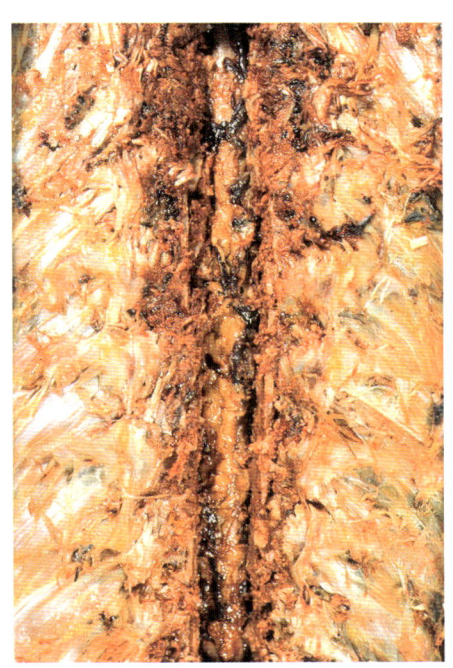

図504B　**脊髄硬膜**と**椎骨静脈叢**（椎弓と棘突起を取り除き脊柱管内をみる、左は Corning より）

250　第5章　背

> **C. 解 剖 手 順**

　脊柱管周辺の解剖を終えてから、脊柱管を開き、管内の脊髄膜と静脈叢、脊髄の根枝と後根と前根を確認する。脊髄を摘出する。
1. **固有背筋の処置**：　脊柱管の開く幅を決めて、その範囲内の固有背筋を取り除く。
2. **椎弓**は脊柱管と同じ幅を調節した双鋸 laminectome で椎弓と棘突起を取り除く。

脊柱管内：
1. **硬膜上腔**とその中にある内椎骨静脈叢を剖出する。脂肪も多く存在する。
2. **脊髄硬膜**は縦に割を入れ左右に開き、薄くてたるみのあるクモ膜を剖出する。
3. 脊髄硬膜が椎間孔まで続き脊髄神経の根を包み神経上膜になることを確認する。
4. **クモ膜**を縦に切り開くと、クモ膜下腔、脳脊髄液、脊髄と脊髄神経の根糸がみつかる。
5. 脊髄とその根糸は脊髄軟膜に硬く包まれている。**軟膜**をとると脊髄の実質が壊れる。
6. **歯状靱帯**が脊髄の根糸と根糸の間で硬膜と軟膜とをつなぐことを剖出する。
7. 硬膜に包まれたまま**脊髄**と**神経根**を取り出す。

ヤコビ線 Jacoby line：　左右の腸骨稜の最高点を結ぶ線をいう（腰椎穿刺 lumbar puncture）。
肋椎関節 Articulationes costovertebrales, costovertebral joints：　肋骨と胸椎との間の関節である。外側肋横突靱帯 Ligamentum costotransversarium laterale と胸椎の間から脊髄神経の後枝が通る。

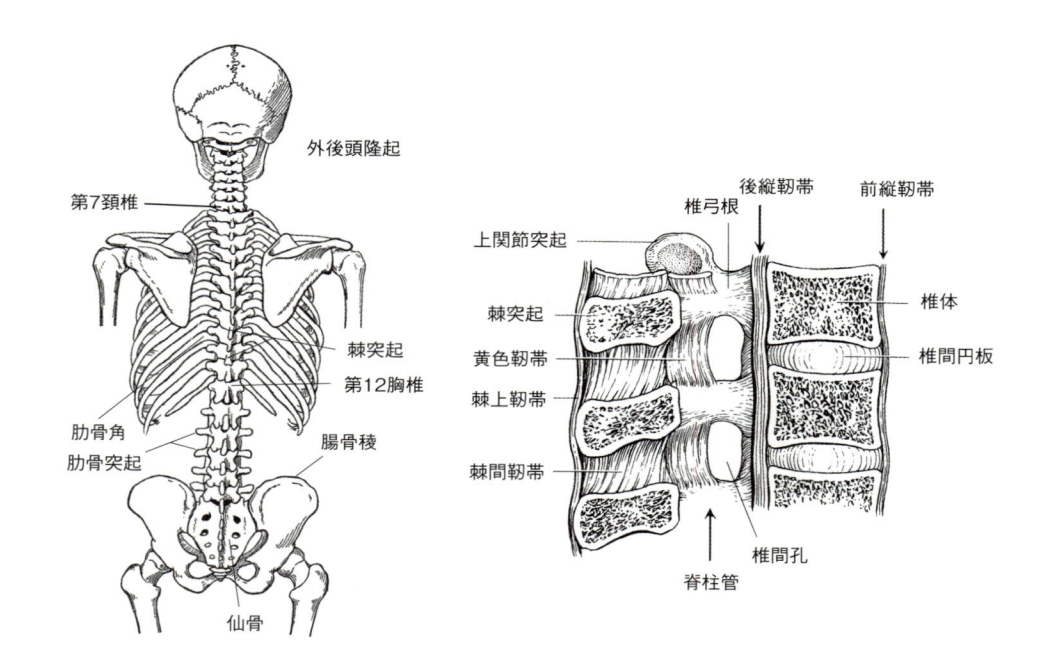

図504C　脊柱管を開ける解剖手順（左は西より、右は吉川より）
　左は脊柱を後方からみて、脊柱管を開く部位を確認する。右は脊柱の矢状断。

D．チェックポイントと発展

1. **棘突起につく靱帯（3種類）**：①棘上靱帯 Ligamentum supraspinale, supraspinous ligament（頚部の項靱帯に続き棘突起の先端を連ねる）と②棘間靱帯 Ligamentum interspinale, interspinous ligament（棘突起間の靱帯）、③項靱帯 Ligamentum nuchae, nuchal ligament がある。
2. **椎弓につく靱帯**：①黄色靱帯 Ligamentum flavum, ligamenta flava（椎孔の内面で椎弓間に張り正中線で棘間靱帯と結合する）。
3. **椎体につく靱帯**：①前縦靱帯 Ligamentum longitudinal anterius, anterior longitudinal ligament（脊柱の前面を後頭骨から仙椎まで上下に走る）と②後縦靱帯 Ligamentum longitudinal posterius（脊柱管の中で椎体と椎間円板の後面に大後頭孔前縁から仙骨管の前壁まで上下に走る）がある。
5. **脊髄膜（3種類）** には、①脊髄硬膜 Dura mater spinlis, spinal dura mater、②脊髄クモ膜 Arachnoidea spinalis, spinal arachnoid、③脊髄軟膜 Pia mater spinalis, spinal pia mater（神経上膜 Epineurium に移行する）がある。

発 展：

1. **脊髄の断面（4種類）**：①中心管 Canalis centralis, central canal、②灰白質 Substantia grisea, gray matter と白質 Substantia alba, white matter、③前索 Funiculus anterior, anterior Funiculus と後索 Funiculus posterior, posterior Funiculus と側索 Funiculus lateralis, lateral funiculus、④前角 Cornu anterius, ant. gray horn と側角 Cornu lateralis, lateral gray horn と後角 Cornu posterius, posterior gray horn（前柱、側柱、後柱ともいう）。

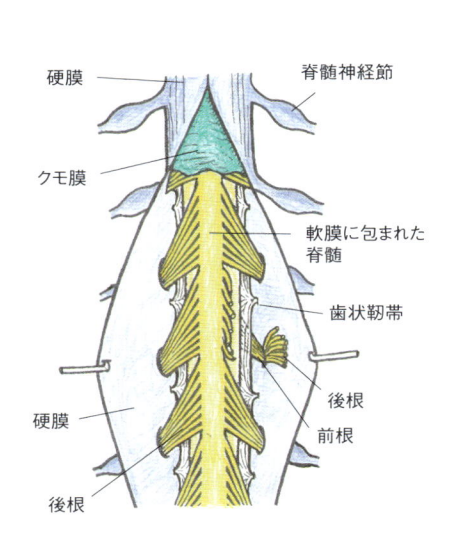

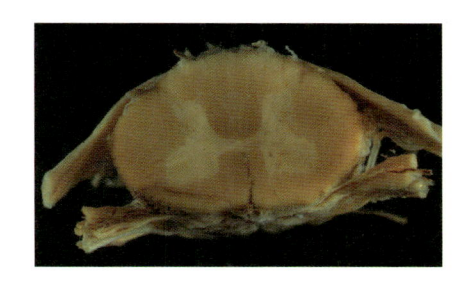

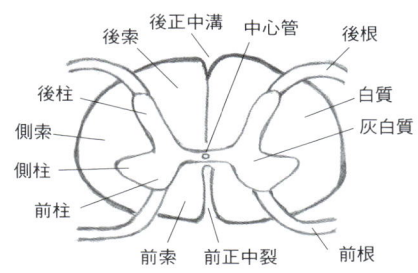

図504D　脊髄膜と脊髄（左は後方から、寺田・藤田より改変）、脊髄の横断面

図の出典（第5章）

1) Corning, H.K. (1923) *Lehrbuch der Topographischen Anatomie, für Studierende und Ärzte*, Vierzehnte und fünfzehnte Auflage , J.F. Bergmann, München.
2) 吉川文雄（1984）人体系統解剖学、南山堂、東京。
3) 西成甫（1976）小解剖学図譜、第16版、金原出版、東京。
4) 寺田春水、藤田恒夫（2004）解剖実習の手びき、改訂11版、南山堂、東京。
5) 宮木孝昌、伊藤博信（1991）、
　入門講座／手術のための解剖1、腰椎周辺の解剖、骨・関節・靱帯4：5-11。
　入門講座／手術のための解剖2、胸椎周辺の解剖、骨・関節・靱帯4：141-148。
　入門講座／手術のための解剖3、頚椎周辺の解剖、骨・関節・靱帯4：269-277。

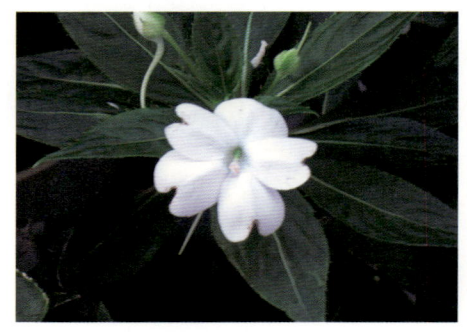

鉢植えのサンパチェンス（Sun Patiens）
ツリフネソウ科。環境に優しく、大気中の汚染物質を吸収して空気を浄化する。また二酸化炭素を吸収して周りの温度を下げる打ち水効果があるといわれる。

第6章

上　　肢

○この章の構成
上　肢　1：　肩と上肢帯
　　　レッスン 601　肩と上肢帯（前面）
　　　レッスン 602　肩と上肢帯（後面）
　　　　　　　　E．上肢をはずす方法
上　肢　2：　上腕と肘
　　　レッスン 603　上腕と肘窩、腋窩（前面）
　　　レッスン 604　上腕と肘頭（後面）
上　肢　3：　前腕と手根
　　　レッスン 605　前腕と手根（前面）
　　　レッスン 606　前腕と手根（後面）
上　肢　4：　手と指
　　　レッスン 607　手掌と指（前面）
　　　レッスン 608　手背と指（後面）
上　肢　5：　上肢の関節
　　　レッスン 609　肩関節と肘関節（前・後面）
　　　レッスン 610　手の関節と手根の関節（前・後面）
○術　式
　1）前面と後面のどちらからでも解剖することができる。
　2）上肢1〜上肢4のどこからでも解剖することができる。

254　第6章　上　肢

上　肢　1：　肩と上肢帯1

レッスン601　肩と上肢帯（前面）

　肩には肩甲骨と上腕骨でつくる肩関節がある。肩甲骨と鎖骨は上肢帯と呼ばれる（狭義）。上肢帯の筋（別名、肩甲筋）は外側に三角筋、前面に肩甲下筋、後面に棘上筋・棘下筋・小円筋・大円筋の6つがある。肩甲筋は鎖骨あるいは肩甲骨から起こり上腕骨につき、上腕の運動（外転と回旋）に関わる。上肢帯につく筋には、前面の浅胸筋と後面の浅背筋がある。肩甲筋には鎖骨下動脈と腋窩動脈の枝と腕神経叢の枝が分布する。このレッスンでは肩と上肢帯の外側と前面の筋と血管と神経を剖出する。

A. 解剖前に

　肩と上肢帯（前面）には、三角筋膜、浅胸筋膜 Fascia pectoralis superficialis（胸筋筋膜 Fascia pectoralis）、腋窩筋膜 Fascia axillaris がある。腋窩 Axilla は大胸筋、前鋸筋と肩甲下筋で囲まれた領域である。腋窩には上肢の血管と腕神経叢があり、腋窩筋膜に包まれている。腋窩の後ろには、肩甲下筋膜に被われた肩甲下筋と肩甲骨がある。

　浅胸筋（4種類）には、①大胸筋 M. pectoralis major、②小胸筋 M. pectoralis minor、③前鋸筋 M. serratus anterior、④鎖骨下筋 M. subclavius がある。

　肩甲筋（6種類）には、①三角筋 M. deltoideus, deltoid muscle と②肩甲下筋 M. subscapularis が関わる。③棘上筋 M. supraspinatus, supraspinatus muscle、④棘下筋 M. infraspinatus, infraspinatus muscle、⑤小円筋 M. teres minor, teres minor muscle、⑥大円筋 M. teres major, teres major muscle がある。三角筋と肩甲下筋が前面にある。

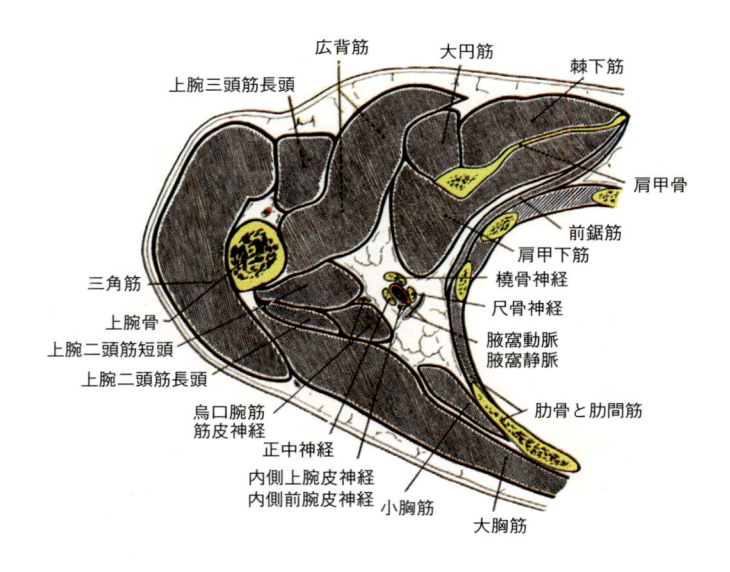

図601A　肩と上肢帯部の横断（第6胸椎の高さ、Corning より）

B. 解剖後

解剖後は、浅胸筋と肩甲筋の付着部、血管および支配神経、そして腋窩の内容物（腋窩動脈・静脈、腕神経叢の神経幹、神経束、おもな神経）がわかる。

1) **浅胸筋の血管と神経**：　大胸筋と小胸筋には、胸肩峰動脈 A. thoracoacromialis、同名静脈と胸筋神経ワナ Ansa pectoralis（外側胸筋神経 N. pectoralis lateralis, lateral pectoral nerve と内側胸筋神経 N. pectoralis medialis, medial pectoral nerve の交通）が分布する。前鋸筋には**外側胸動脈 A. thoracica lateralis** が分布し、**長胸神経 N. thoracicus longus** が支配する。鎖骨下筋は鎖骨下筋神経 N. subclavius の支配である。

2) **腋窩の血管と神経**：　鎖骨下静脈 V. subclavia, subclavian vein は前斜角筋の前を通り、**鎖骨下動脈 A. subclavia, subclavian artery** と5つの脊髄神経前枝（C5～T1）が前斜角筋の後ろの斜角筋隙を通る。腕神経叢 Plexus brachialis, brachial plexus は3つの神経幹（上神経幹 Truncus superior、中神経幹 Truncus medius、下神経幹 Truncus inferior）に集まり、さらに3つの神経束（**外側神経束 Fasciculus lateralis、内側神経束 Fasciculus medialis、後神経束 Fasciculus posterior**）をつくる。外側・内側神経束は筋皮神経、正中神経、尺骨神経に分かれ、後神経束は橈骨神経と腋窩神経に分かれる。

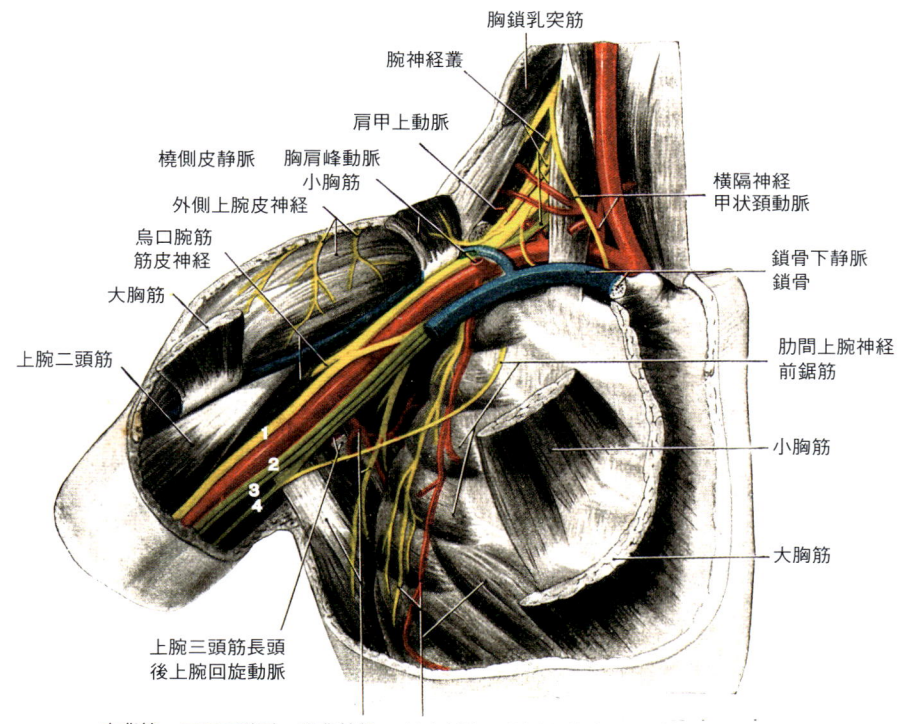

図601B　鎖骨下と腋窩の血管と神経（前方から、右側、Corning より）
　胸鎖乳突筋、鎖骨と鎖骨下筋、大胸筋と小胸筋、腋窩静脈は除去してある。
　1: 正中神経、2: 尺骨神経、3: 内側前腕皮神経、4: 内側上腕皮神経

C. 解 剖 手 順

　浅胸筋膜を開き大胸筋と小胸筋を切って翻す。腋窩筋膜を開き腋窩の腕神経叢と血管を剖出する。三角筋膜を開き三角筋の停止部を切って肩関節周辺の肩甲筋を剖出する。
（鎖骨下筋と三角筋の起始部前面は切ってある）

1．**大胸筋の３つの起始部**（鎖骨部、胸肋部、腹部）を確認して、各起始部を切る。
2．**胸筋の血管と神経**（外側胸筋神経と内側胸筋神経）は、小胸筋の両縁で剖出する。
3．**小胸筋**の肋骨の起始部を切って停止側に翻す。腋窩が現れる。
4．**前鋸筋**の血管と神経を剖出する。上肢を切り離すとき前鋸筋の起始部をハサミで切る。
5．**広背筋**と大円筋の起始部を腋窩の下端で確認する。
6．**肩甲下筋**の起始（肩甲骨内面）と停止（上腕骨の小結節）と肩甲下神経を確認する。
7．**腋窩の解剖**：　鎖骨下動脈・腋窩動脈、その枝、伴行静脈、胸筋神経ワナ、腕神経叢の神経束と神経を剖出する。

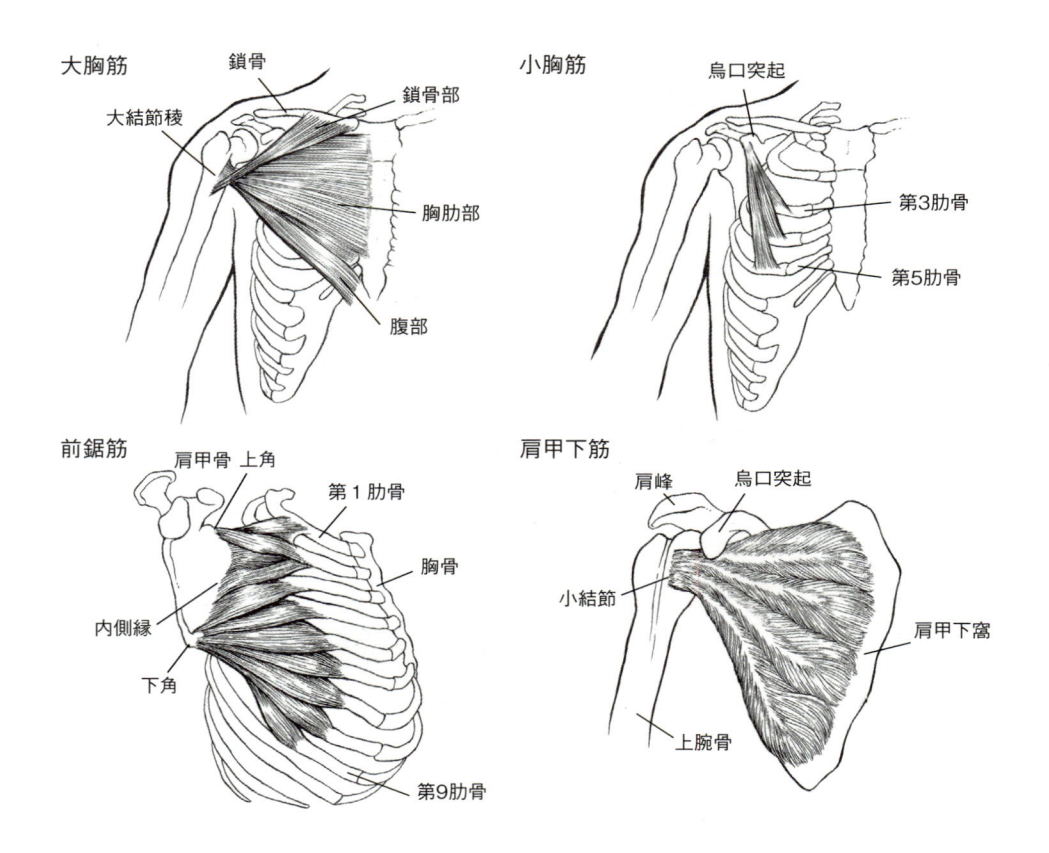

図 601C　肩と上肢帯の筋（右側）
　上左は大胸筋、上右は小胸筋、下左は前鋸筋、下右は肩甲下筋を示す。

D. チェックポイントと発展

1. 上腕骨につく筋（4種類）には、①大胸筋 M. pectoralis major, pectoralis major muscle（大結節稜）、②肩甲下筋 M. subscapularis, subscapularis muscle（小結節）、③大円筋 M. teres major, teres major muscle（小結節稜）、④三角筋 M. deltoideus, deltoid muscle（三角筋粗面に着く）がある。
2. 肩甲骨につく筋（3種類）には、①小胸筋 M. pectoralis minor, pectoralis minor muscle（烏口突起）、②前鋸筋 M. serratus anterior, serratus anterior muscle（内側縁など）、③肩甲下筋（起始が肩甲骨内面につく）がある。

発 展：
1. 起始の異なる同名の動脈がある例： 頚横動脈は甲状頚動脈から起こるもの（イギリス型）と鎖骨下動脈から起こるもの（ドイツ型）がある。ここでは、浅頚動脈は甲状頚動脈の3枝（上行頚動脈、浅頚動脈、下甲状腺動脈）の1つの動脈とする。

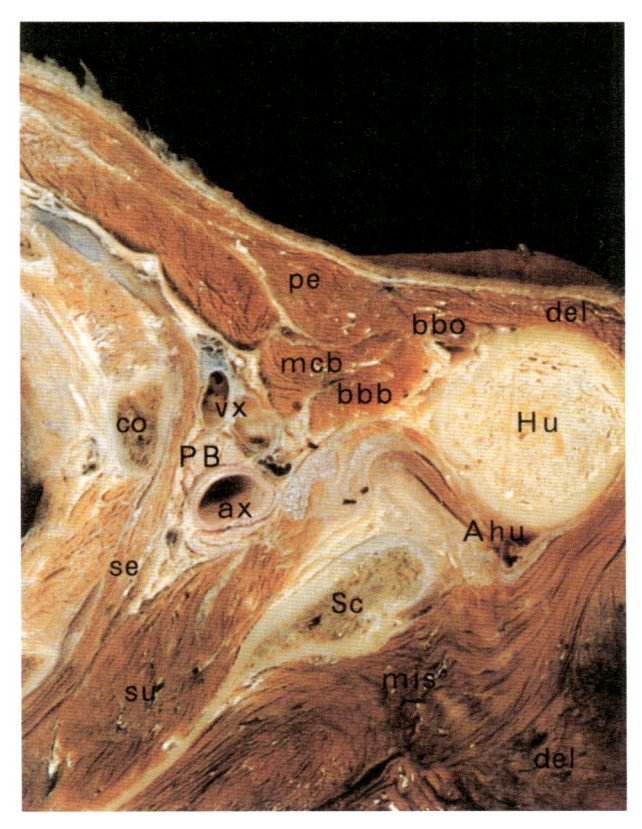

図601D　上腕横断（下方から、骨・関節・靱帯より）
　Ahu: 肩関節（関節腔）、ax：腋窩動脈、bbb：上腕二頭筋短頭、bbo: 上腕二頭筋長頭の腱、co: 肋骨、del: 三角筋、Hu: 上腕骨（骨体）、mcb: 烏口腕筋、mis: 棘下筋、PB: 腕神経叢の枝、pe: 大胸筋、Sc: 肩甲骨、se: 前鋸筋、su: 肩甲下筋、vx: 腋窩静脈

上肢1： 肩と上肢帯2

レッスン602　肩と上肢帯（後面）　　E. 上肢をはずす方法

　肩には肩甲骨と上腕骨でつくる肩関節がある。肩甲骨と鎖骨は上肢帯と呼ばれる（狭義）。上肢帯の筋（別名、肩甲筋）は外側に三角筋、前面に肩甲下筋、後面に棘上筋・棘下筋・小円筋・大円筋の6つがある。肩甲筋は鎖骨あるいは肩甲骨から起こり上腕骨につき、上腕の運動（外転と回旋）に関わる。上肢帯につく筋には前面の浅胸筋と後面の浅背筋がある。肩甲筋には鎖骨下動脈と腋窩動脈の枝と腕神経叢の枝が分布する。　このレッスンでは、肩と上肢帯の後面の筋と血管と神経を剖出する。上肢をはずしてもよい。

A. 解剖前に

　肩と上肢帯（後面）は**三角筋膜**と**浅背筋膜**に被われている。三角筋の深層には棘上筋膜、棘下筋膜、肩甲下筋膜に被われた肩甲筋がある。三角筋と小円筋は腋窩神経、棘上筋と棘下筋が肩甲上神経、大円筋と肩甲下筋が肩甲下神経の支配を受ける。肩甲上神経と肩甲下神経は腕神経叢の鎖骨上部から起こる。

　肩甲筋（6種類）には、①**三角筋** M. deltoideus, deltoid muscle、②**肩甲下筋** M. subscapularis、③**棘上筋** M. supraspinatus, supraspinatus muscle、④**棘下筋** M.infraspinatus, infraspinatus muscle、⑤**小円筋** M. teres minor, teres minor muscle、⑥**大円筋** M. teres major, teres major muscle がある。肩甲下筋は肩甲骨の前面にある。

　浅背筋（4種類）には、①**僧帽筋** M. trapezius、②**広背筋** M. latissimus dorsi、③**菱形筋** M. rhomboideus と④**肩甲挙筋** M. levator scapulae がある。

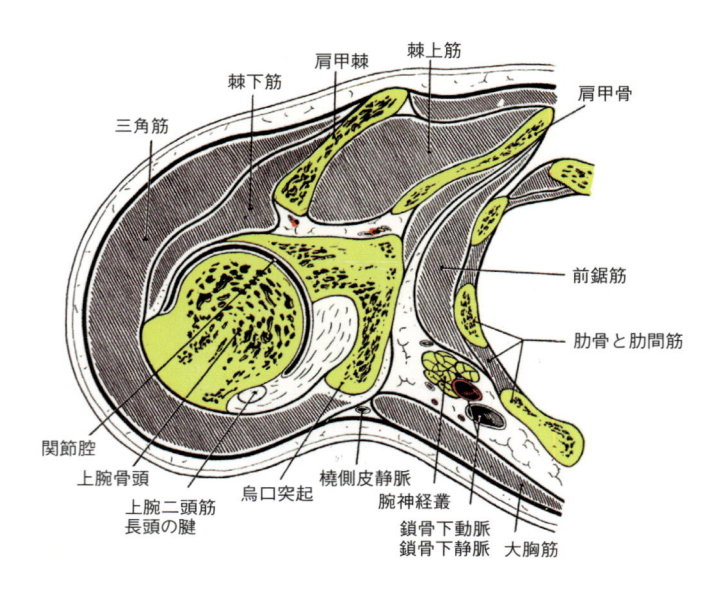

図602A　肩と上肢帯の横断（第3胸椎の高さ、Corningより）

B. 解剖後

解剖後は、浅背筋（第5章 背のレッスン501で行う）と肩甲筋の付着部、血管および支配神経、そして浅背筋と肩甲筋の動脈、静脈、神経がわかる。

1) **浅背筋**：　僧帽筋には副神経と頸神経の筋枝、広背筋には頸横動脈と**胸背神経** N. thoracodorsalis、菱形筋と肩甲挙筋には**肩甲背神経** N. dorsalis scapulae が分布する。

2) 肩甲部周辺の動脈（9種類）には、①**肩甲上動脈** A. suprascapularis（肩甲切痕を通る）、②**浅頸動脈** A. cervicalis superficialis（甲状頸動脈から起こる）、③**頸横動脈** A. transversa colli, transverse cervical artery（浅枝と深枝）、④**下行肩甲動脈** A. scapularis descendens（頸横動脈 A. transversa colli の深枝）、⑤**肩甲下動脈** A. subscapularis（胸背動脈と肩甲回旋動脈の2枝）、⑥**肩甲回旋動脈** A. circumflexa scapulae（肩甲下動脈の枝）、⑦**胸背動脈** A. thoracodorsalis（肩甲下動脈の枝）、⑧**後上腕回旋動脈** A. circumflexa humeri posterior、⑨**上腕深動脈** A. profunda brachii がある。

3) 肩甲筋の神経（3種類）には、①**腋窩神経** N. axillaris, axillary nerve（三角筋と小円筋を支配）、②**肩甲上神経** N. suprascapularis, suprascapular nerve（棘上筋と棘下筋を支配）、③**肩甲下神経** N. subscapularis（大円筋と肩甲下筋を支配）がある。

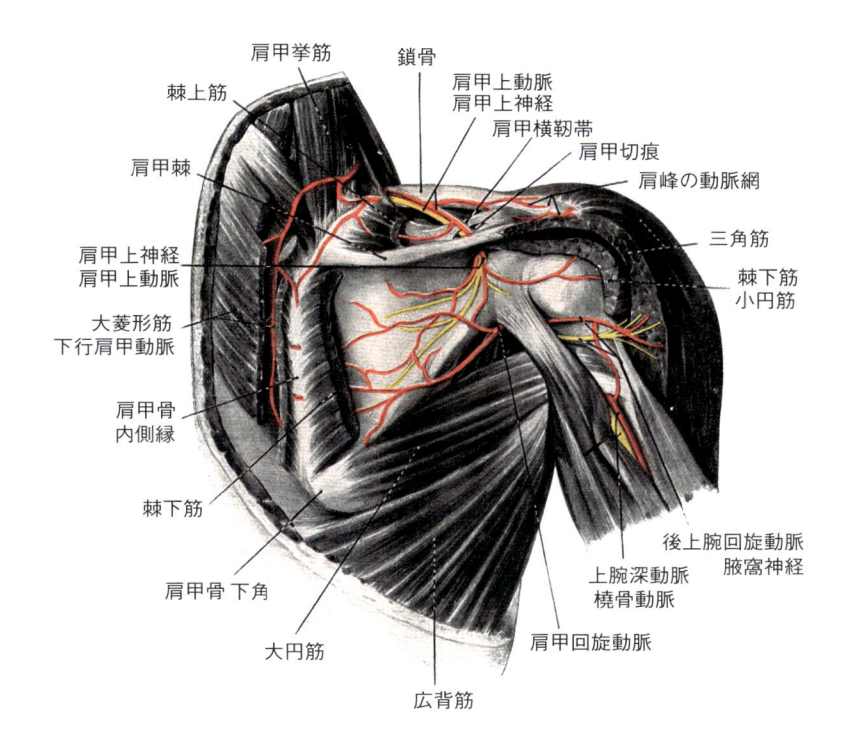

図602B　肩と上肢帯の筋と動脈（後方から、右側、Corning より）
　僧帽筋、菱形筋の一部、三角筋、棘上筋と棘下筋を除去している。下行肩甲動脈（頸横動脈深枝）、肩甲上動脈と肩甲上神経、肩甲回旋動脈、後上腕回旋動脈と腋窩神経、および上腕深動脈と橈骨神経がみえる。

260　第6章　上　肢

> **C. 解 剖 手 順**

　浅背筋の僧帽筋と肩甲筋の三角筋を開いて、肩甲部を剖出する。肩甲筋の付着部を確認し肩甲筋の血管と神経を剖出する。

　（解剖済み：　①僧帽筋、②広背筋、③菱形筋、④肩甲挙筋は起始部を切る）

1．**三角筋**の起始部（肩甲棘）を切り、上腕骨の停止部（三角筋粗面）側へ翻す。
2．**棘上筋**と**棘下筋**の筋膜を切り開き、上腕骨の停止部（大結節）を確認する。
3．**大円筋**と**小円筋**は、筋間に上腕三頭筋の長頭が入り込んでいるので、確認できる。
4．**外側腋窩隙**と**内側腋窩隙**の中を通る血管と神経をみつける。
　　（外側腋窩隙と内側腋窩隙は上腕三頭筋の長頭と大円筋と小円筋の間にある）
5．肩甲後面への血管と神経の**4つの通路**を通る血管と神経を確認する。

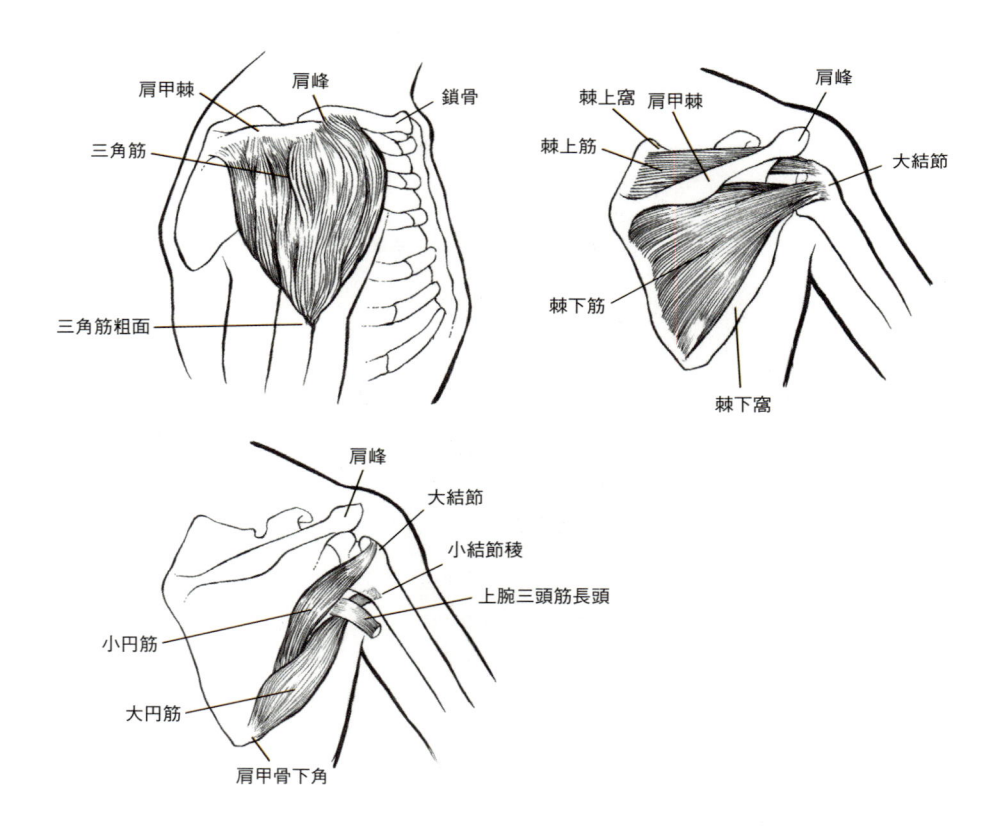

図602C　肩甲部の筋（右側）
　上左は三角筋、**右**は棘上筋と棘下筋、**下**は小円筋と大円筋と上腕三頭筋の長頭を示す。

レッスン 602　肩と上肢帯（後面）　　261

> D. チェックポイントと発展

1. 肩甲骨につく筋（1種類）：　①上腕三頭筋の長頭（肩甲骨関節上結節から起こる）。
2. 上腕骨の大結節につく筋（3種類）：　①棘上筋、②棘下筋、③小円筋がある。
3. 上腕骨の小結節につく筋（3種類）：　①大円筋、②肩甲下筋、③広背筋がある。
4. 上腕骨の三角筋粗面につく筋（1種類）：　①三角筋（腋窩神経の支配）がある。
5. 肩甲後面への血管と神経の4つの通路：　①肩甲切痕 Incisura scapulae（肩甲上動脈・神経が通る）、②外側腋窩隙 quadrangular space（腋窩神経と後上腕回旋動脈が通る）、③内側腋窩隙 triangular space（肩甲回旋動脈・静脈が通る）、④下腋窩隙（仮称、橈骨神経 N. radialis, radial nerve と上腕深動脈が通る）がある。

発　展：
1. 回旋腱板（ローテーターカフ）：　棘上筋、棘下筋、小円筋は肩甲骨から起こり、上腕骨頭の周囲（上腕骨大結節）に停止する。これらの停止腱は癒合形態をとり、肩関節を補強している。この停止腱は回旋腱板と呼ばれる。

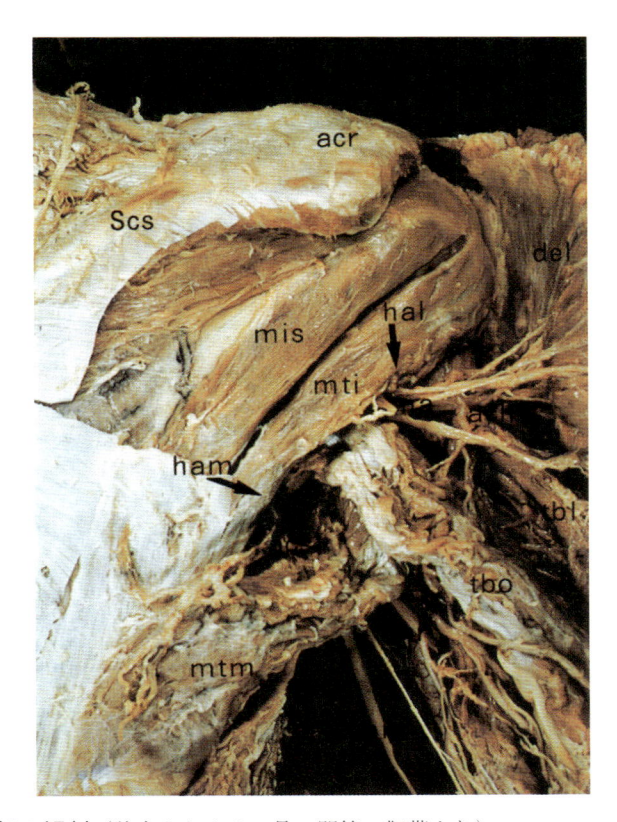

図 602D　肩甲部の解剖（後方からみる、骨・関節・靱帯より）
棘下筋、小円筋、上腕三頭筋（後方から、三角筋の起始を切って翻してある）

　　ach: 後上腕回旋動脈、acr: 肩峰、acs: 肩甲回旋動脈、cbm: 内側上腕皮神経、del: 三角筋、hal: 外側腋窩裂、ham: 内側腋窩裂、l: 広背筋、mis: 棘下筋、mti: 小円筋、mtm: 大円筋、na: 腋窩神経、nr: 橈骨神経、Scs: 肩甲棘、tbl: 上腕三頭筋外側頭、tbo: 上腕三頭筋長頭

E. 上肢をはずす方法

片側の上肢をはずすには、I. 後面から浅背筋を切り離し、II. 前面から浅胸筋を切り離し、III. 血管と神経を切る。

片側の上肢をはずす方法：

I. 後面から浅背筋を切り離す。
1. **僧帽筋**と**広背筋**は、起始部で切る（取り外す側の上肢につく）。
2. 僧帽筋の支配神経の**副神経**は、頚の下端（胸鎖乳突筋に枝を出した後）で切る。
3. **菱形筋**と**肩甲挙筋**は、起始側（脊柱側）で切る。
4. 僧帽筋は肩甲骨の肩甲棘、肩峰、鎖骨につき、広背筋は上腕骨の小結節稜につく。
5. **菱形筋**は頚椎と胸椎の棘突起と棘上靱帯から起こり、肩甲骨内側縁につく。
6. **肩甲挙筋**は上部頚椎の横突起の後結節から起こり、肩甲骨の上角と内側縁上部につく。

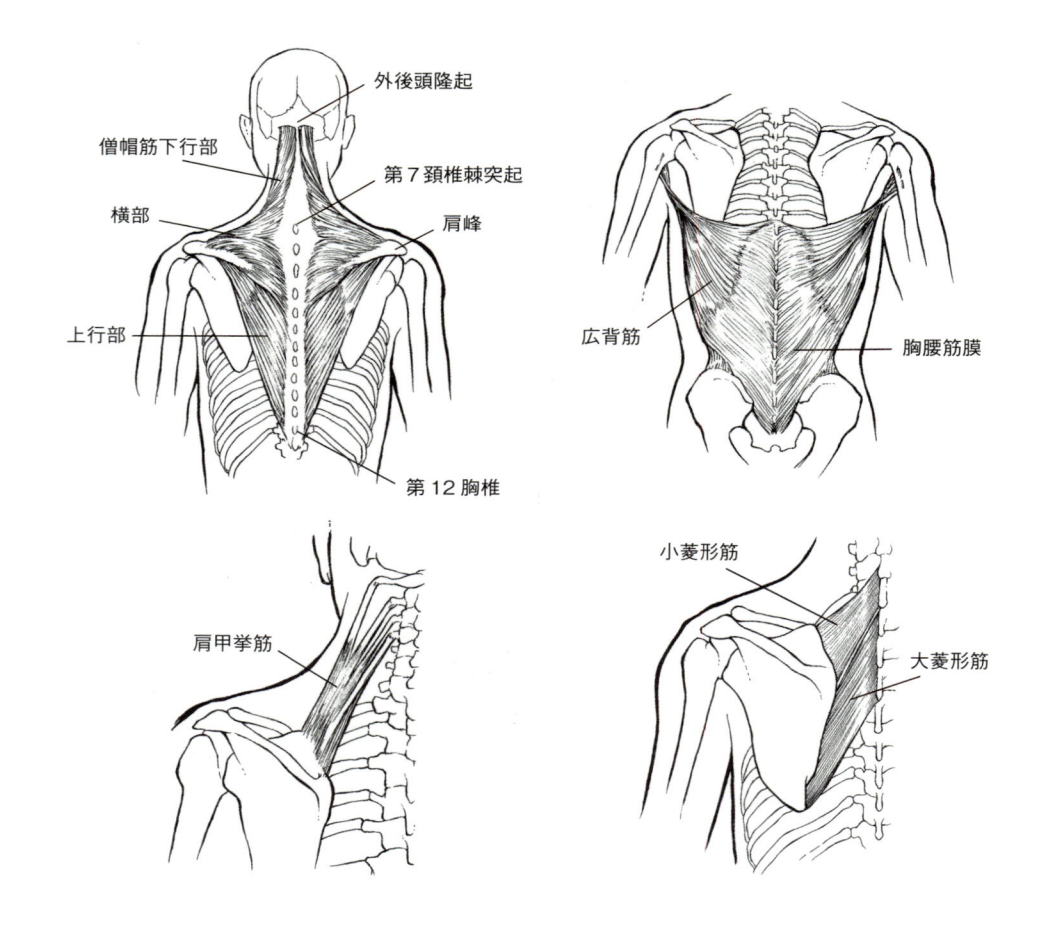

図 602E1　浅背筋の解剖手順（後方から）
　上左は僧帽筋、上右は広背筋、下左は肩甲挙筋、下右は小菱形筋と大菱形筋を示す。

Ⅱ. 前面から浅胸筋と三角筋を切り離す。
1. **大胸筋**は3つの起始部を切る。小胸筋は肋骨起始部を切る。
2. **前鋸筋**は肋骨起始部を切る。鎖骨下筋は、鎖骨をはずした後に、起始部で切る。
3. **三角筋**を鎖骨の起始部で切る。

Ⅲ. 血管と神経を切る。
1. **鎖骨下動脈**と**鎖骨下静脈**は、腕神経叢とほぼ同じ高さで切るとよい。
2. **腕神経叢**は、3つの神経幹の真ん中で切るとよい（のちに、神経叢を復元しやすい）。
3. 腕神経叢は脊髄神経5つの**前枝**（C5～T1）が3つの**神経幹**（上神経幹 Truncus superior、中神経幹 Truncus medius、下神経幹 Truncus inferior）に集まる。
4. さらに3つの**神経束**（外側神経束 Fasciculus lateralis、内側神経束 Fasciculus medialis、後神経束 Fasciculus posterior）をつくる。
5. そのほかの切れていない血管と神経は、適当なところで切る。

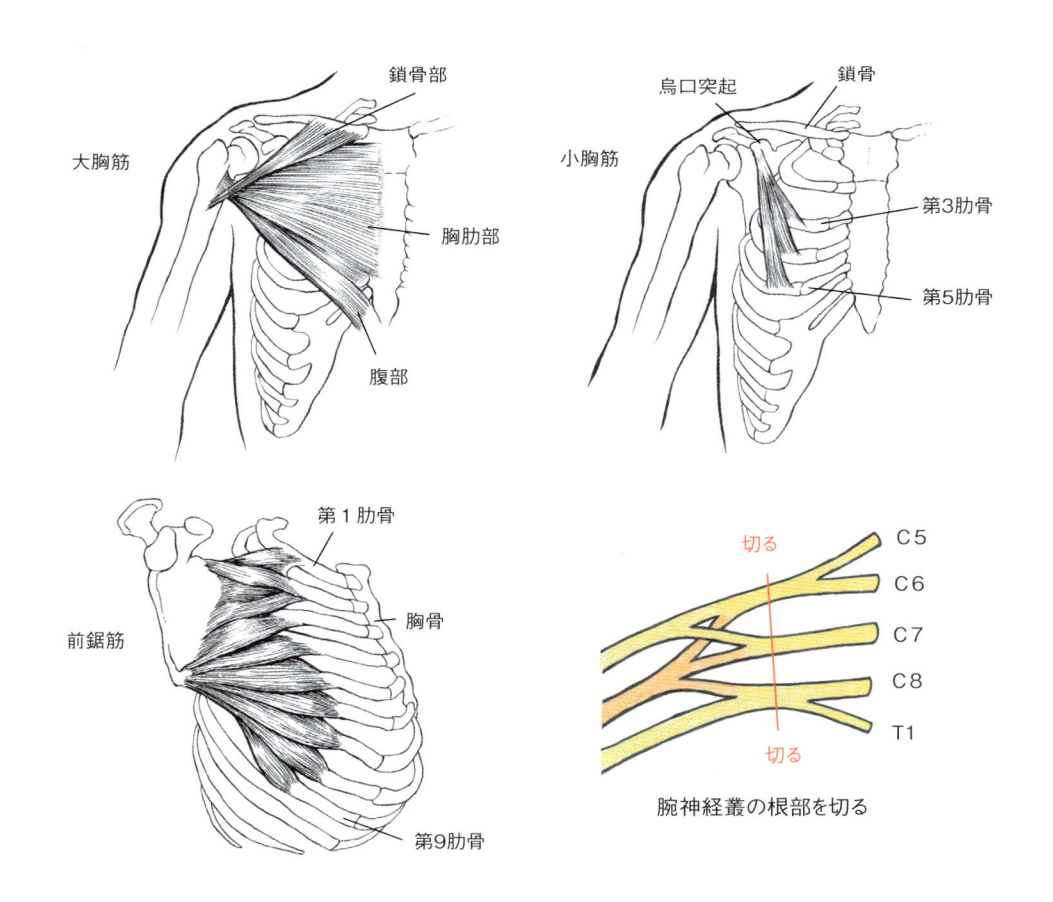

図 602E2　**浅胸筋の解剖手順**（前方と側方から）
　上左は大胸筋、上右は小胸筋、下左は前鋸筋、下右は腕神経叢の幹を切る位置を示す。

上肢2： 上腕と肘1

レッスン603　上腕と肘窩、腋窩（前面）

　上腕には下端で上腕骨と尺骨と橈骨で肘関節をつくる。上腕屈筋と上腕伸筋、血管と神経がある。肘窩には肘関節がある。上腕の筋は上腕筋膜で被われている。上腕の筋は肩甲骨あるいは上腕骨から起こり、上腕骨あるいは前腕骨につき、上腕を動かすものと前腕を動かすものとがある。上腕屈筋は前腕と肘関節を屈曲させる。上腕には血管（腋窩動脈、上腕動脈、上腕深動脈）と神経（筋皮神経、正中神経、尺骨神経、橈骨神経、腋窩神経）が通る。このレッスンでは、上腕の前面にある上腕屈筋とその血管と神経を剖出する。

A. 解剖前に

　上腕と肘窩（前面）には、上腕骨を軸に**外側上腕筋間中隔** Septum intermusculare brachii laterale と**内側上腕筋間中隔** Septum intermusculare brachii mediale と**上腕筋膜** Fascia brachii, brachial fascia が屈筋群と伸筋群を包んでいる。

　橈側皮静脈 V. cephalica, cephalic vein は**外側二頭筋溝** Sulcus bicipitalis lateralis から三角大胸筋溝に入り、**鎖骨下窩** Fossa infraclavicularis で鎖骨下静脈に合する。**尺側皮静脈** V. basilica, basilic vein は**内側二頭筋溝** Sulcus bicipitalis medialis で上腕静脈に合する。

　上腕屈筋（3種類）には、①**上腕二頭筋** M. biceps brachii, biceps brachii muscle（**長頭** Caput longum, long head と**短頭** caput breve, short head）、②**烏口腕筋** M. coracobrachialis、③**上腕筋** M. brachialis, brachialis muscle がある。上腕屈筋はすべて**筋皮神経** N. musculocutaneus, musculocutaneous nerve の支配である。

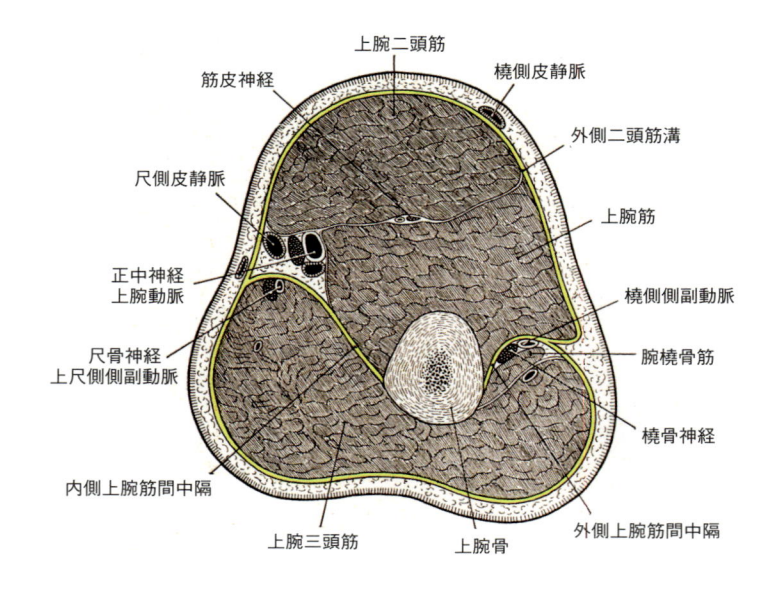

図603A　上腕の横断（Corning より）

レッスン 603　上腕と肘窩、腋窩（前面）　265

> B. 解 剖 後

　解剖後は、上腕筋膜、上腕屈筋の付着部、血管および支配神経、そして腋窩の内容物（腋窩動脈・静脈、腕神経叢の神経幹、神経束、おもな神経）がわかる。

1）腋窩 Axilla と上腕の血管（8種類）には、鎖骨下動脈 A. subclavia, subclavian artery、①腋窩動脈 A. axillaris、②上腕動脈 A. brachialis がある。上腕動脈は③上腕深動脈 A. profunda brachii と④上・下尺側側副動脈 A. collateralis ulnaris superior et inferior、筋枝を分枝して、肘窩では⑤橈骨動脈 A. radialis、⑥尺骨動脈 A. ulnaris、⑦総骨間動脈 A. interossea communis、⑧橈側反回動脈 A. recurrens radialis に分かれる。

2）上腕屈筋には、上腕動脈の筋枝と筋皮神経 N. musculocutaneus, musculocutaneous nerve が分布する。上腕では、上腕動脈は正中神経 N. medianus, median nerve と伴行する。上尺側側副動脈は尺骨神経 N. ulnaris と伴行する。橈側反回動脈は橈骨神経と伴行する。

3）上腕二頭筋には、腱膜 Apponeurosis musculi bicipitis brachii, aponeurosis of biceps brachii がある。

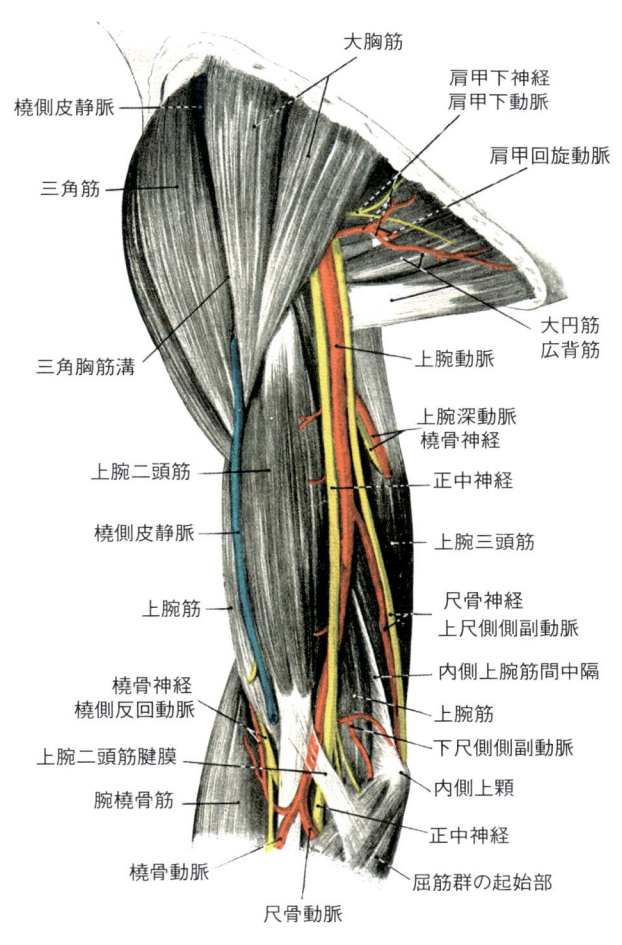

図 603B　**上腕屈筋と血管と神経**（前方から、右側、Corning より）

C. 解剖手順

　上腕筋膜を開き、上腕屈筋の3種の筋の付着部、血管と支配神経を剖出する。外側・内側二頭筋溝を確認する。上腕を通って前腕にいく血管と神経の通路を確認する。

上腕屈筋の起始部：
1. 上腕屈筋群の位置は、上腕二頭筋が浅層にあり、烏口腕筋と上腕筋が深層に位置する。
2. 上腕二頭筋の短頭は長く見える内側の筋で烏口突起から起こる。
3. 上腕二頭筋の長頭の腱は肩甲骨の関節上結節から起こり肩関節の関節包の中を通る。
4. 筋皮神経は上腕二頭筋の短頭と烏口腕筋の間を通る。烏口腕筋を貫くこともある。
5. 烏口腕筋は烏口突起から起こり、上腕筋は上腕骨から起こり尺骨（尺骨粗面）につく。
6. 上腕二頭筋は橈骨の橈骨粗面と尺骨の尺骨粗面に着く。
7. 肘筋を確認する。

上腕の血管と神経の通路：
1. 腋窩動脈を囲む3つの神経束（外側・内側・後神経束）を剖出する。
2. 筋皮神経、正中神経、尺骨神経、橈骨神経、腋窩神経、内側前腕皮神経を剖出する。

肘窩：
1. 上腕二頭筋の腱膜を切り、上腕動脈の下端と正中神経を剖出する。

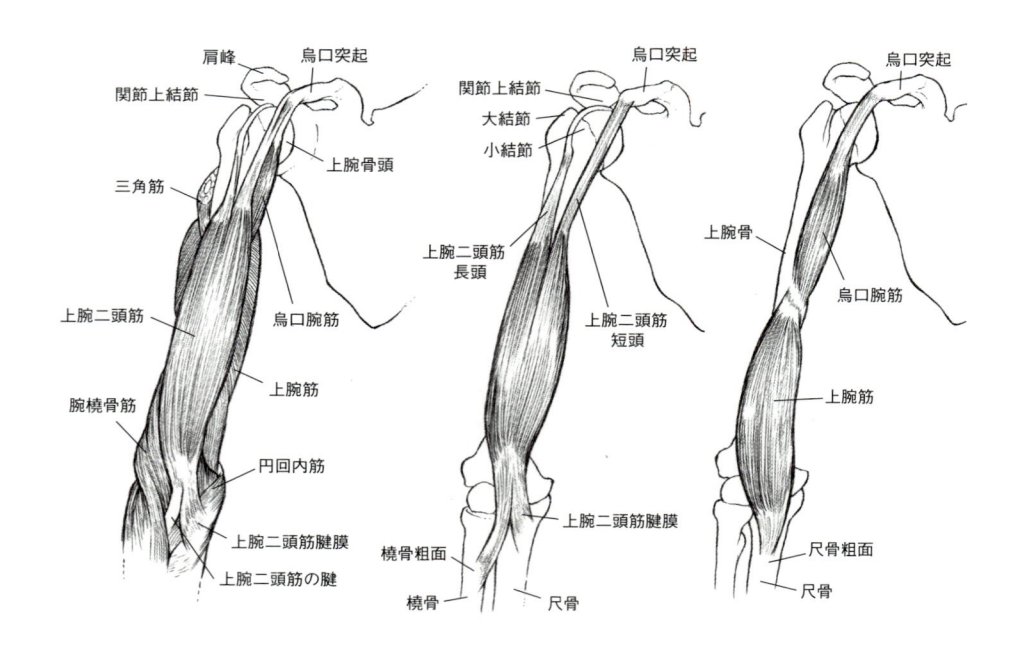

図603C　上腕屈筋（前方から）
　左から上腕屈筋群、上腕二頭筋の長頭と短頭、烏口腕筋と上腕筋の起始と停止が分かる。

レッスン 603　上腕と肘窩、腋窩（前面）　267

D. チェックポイントと発展

肘窩付近では：
1. 上腕骨の**外側上顆** Epicondylus lateralis と**内側上顆** Epicondylus medialis がある。
2. **外側前腕皮神経** N. cutaneus antebrachii lateralis（筋皮神経の終枝）が現れる。
3. **内側前腕皮神経** N. cutaneus antebrachii medialis（内側神経束の枝）が現れる。
4. **上腕動脈** A. brachialis, brachial artery は、橈骨動脈と尺骨動脈に分岐する。
5. **上腕動脈**は、**正中神経** N. medianus とともに上腕二頭筋の腱膜の後ろを通る。
6. **正中神経**は、橈側手根屈筋と円回内筋の後ろを通って前腕骨間膜の前面を下行する。
7. **橈骨動脈**は、腕橈骨筋と円回内筋の間を通り、尺骨動脈は円回内筋の後ろへ入る。

発展：
1. **筋の変異**として、上腕二頭筋に第三頭、第四頭が現れることがある。烏口腕筋に長烏口腕筋、短烏口腕筋が現れることがある。上腕三頭筋の第四頭が現れることがある。
2. 正中動脈は尺骨動脈の枝の前骨間動脈から分かれ正中神経に伴行し浅掌動脈弓に加わる（変異）。

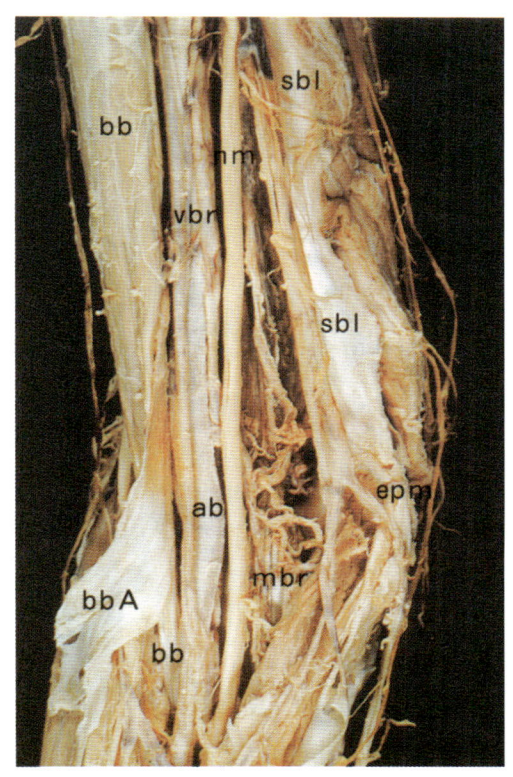

図 603D　肘窩周辺の血管と神経（前方から、右側、骨・関節・靱帯より）
　正中神経と上腕動脈および上腕静脈（上腕二頭筋腱膜を切って外側に翻してある）

　　ab: 上腕動脈、bb: 上腕二頭筋、bbA: 上腕二頭筋腱膜、epm: 上腕骨内側上顆、mbr: 上腕筋、nm: 正中神経、sbl: 外側上腕筋間中隔、vbr: 上腕静脈

上 肢 2： 上腕と肘 2

レッスン604　上腕と肘頭（後面）

　上腕には下端で上腕骨と尺骨と橈骨で肘関節をつくる。上腕屈筋と上腕伸筋、血管と神経がある。肘窩には肘関節がある。上腕の筋は上腕筋膜で被われている。上腕の筋は肩甲骨あるいは上腕骨から起こり、上腕骨あるいは前腕骨につき、上腕を動かすものと前腕を動かすものとがある。上腕伸筋は前腕と肘関節を伸展させる。上腕には血管（腋窩動脈、上腕動脈、上腕深動脈）と神経（筋皮神経、正中神経、尺骨神経、橈骨神経、腋窩神経）が通る。このレッスンでは、上腕の後面にある上腕伸筋とその血管と神経を剖出する。

A. 解剖前に

　上腕と肘頭（後面）では、**上腕筋膜** Fascia brachii, brachial fascia に包まれた上腕伸筋がある。上腕には**外側上腕筋間中隔** Septum intermusculare brachii laterale と**内側上腕筋間中隔** Septum intermusculare brachii mediale がある。

　上腕伸筋（2種類）には、①**上腕三頭筋** M. triceps brachii, triceps brachii muscle（長頭 Caput longum、内側頭 Caput mediale、外側頭 Caput laterale）と②**肘筋** M. anconeus, anconeus muscle があり、橈骨神経の支配である。上腕三頭筋は尺骨の**肘頭** Olecranon につく。上腕三頭筋の長頭は肩甲骨（**関節下結節** Tuberculum infraglenoidale）、内側頭が上腕骨と内側・外側上腕筋間中隔、外側頭は上腕骨から起こる。

　肘筋は上腕骨（外側上顆の後面）と肘関節包から起こり尺骨につく。肘頭の両側には、上腕骨の**外側上顆** Epicondylus lateralis と**内側上顆** Epicondylus medialis がある。

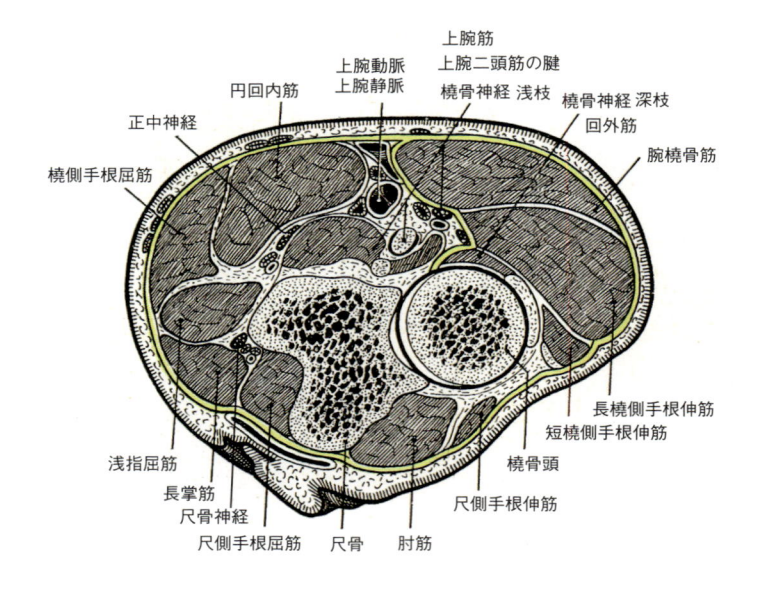

図604A　肘関節の横断（橈骨頭の高さ、Corning より）

B. 解剖後

解剖後は、上腕伸筋の付着部、血管および支配神経、外側上腕筋間中隔と内側上腕筋間中隔、そして肘頭付近の動脈と動脈網がわかる。

1) 上腕伸側の血管には、**上腕深動脈** A. profunda brachii, profunda brachii artery と**腋窩動脈** A. axillaris, axillary artery がある。上腕三頭筋の血管には、**上腕深動脈と上腕深静脈** V. profunda brachii がある。上腕深動脈は腋窩で腋窩動脈から分かれる。

2) 上腕伸側の神経には①**橈骨神経** N. radialis, radial nerve と②**腋窩神経** N. axillaris, axillary nerve がある。**上腕三頭筋と肘筋には橈骨神経**が分布する。

3) **橈骨神経と腋窩神経**は腕神経叢の後神経束から分かれ、上肢の伸筋群と伸側の皮膚に分布する。**橈骨神経**は上腕深動脈と一緒に上腕三頭筋の内側頭と外側頭の間を通る。橈骨神経は**後前腕皮神経**を分枝し前腕後面に分布する。

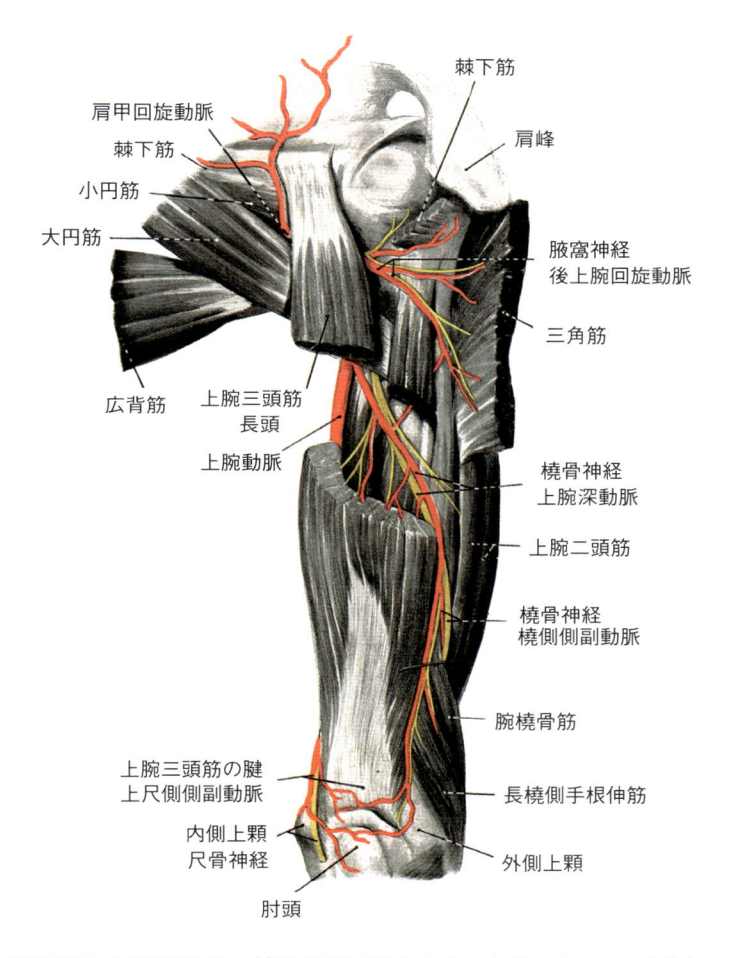

図 604B　上腕伸筋と上腕深動脈と橈骨神経（後方から、右側、Corning より）
　三角筋を切り開いて、上腕三頭筋（長頭と外側頭）を一部削除している。上から順に、肩甲回旋動脈、後上腕回旋動脈と腋窩神経、上腕深動脈と橈骨神経、橈側側副動脈と橈骨神経がみえる。

C. 解剖手順

　上腕筋膜を開き、上腕伸筋の上腕三頭筋の付着部、血管と支配神経を剖出する。次に肘筋を剖出する。上腕伸側の血管と神経の通路を確認する。

1. 上腕三頭筋の外側頭の起始部を切って下方に翻す。
2. **橈骨神経**は上腕三頭筋の外側頭と内側頭の間で上腕深動脈・静脈と一緒に剖出する。
3. **橈骨神経**は橈骨神経溝に沿って上腕骨の外側上顆の上に現れる。
4. 上腕三頭筋の**長頭**は、小円筋と大円筋に挟まれているところで切って下方に翻す。
5. 腋窩神経と伴行する**後上腕回旋動脈**と静脈を剖出する。
6. 上腕三頭筋の停止部（尺骨の肘頭）を剖出する。
7. **肘筋**は上腕骨の外側上顆の後面から起こり尺骨につくのを剖出し、起始部で切る。
8. 橈骨神経と腋窩神経は、腋窩動脈を囲む３つの神経束の中の後神経束から分かれる。

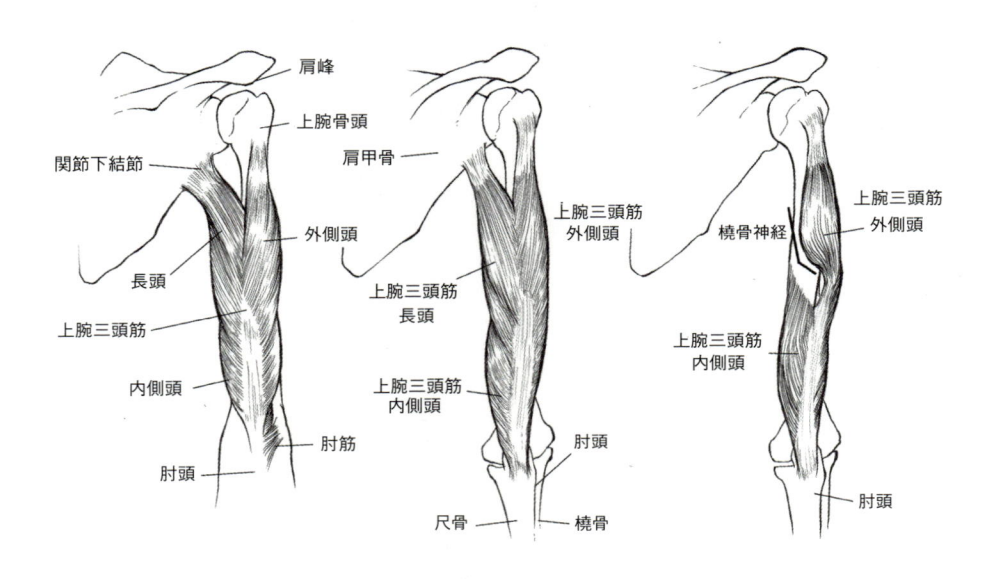

図 604C　上腕伸筋（後方から）
　左は上腕伸筋群（上腕三頭筋の長頭、外側頭、内側頭、肘筋）、中は上腕三頭筋の長頭と外側頭、右は橈骨神経の通路を示す。上腕三頭筋の長頭は関節下結節から起こる。肘筋は肘頭の側にある。

D. チェックポイントと発展

1. 肘関節動脈網 Rete articulare cubiti に加わる動脈（5種類）には：
1）上方から、①上腕深動脈の枝の**橈側側副動脈** A. collateralis radialis と中側副動脈 A. collateralis media および②上腕動脈の枝の上・下尺側側副動脈 A. collateralis ulnaris superior et inferior が上方から肘関節動脈網に加わり、関節包に分布する。
2）下方から、③橈骨動脈の枝の**橈側反回動脈** A. recurrens radialis, radial recurrent artery、④尺骨動脈の枝の**尺側反回動脈** A. recurrens ulnaris, ulnar recurrent artery、⑤後骨間動脈の枝の**反回骨間動脈** A. interossea recurrens が加わる。

発展：
1. 腕神経叢の後神経束 Fasciculus posterior は、上腕、前腕、手の伸側（後面）の筋と皮膚に分布する。

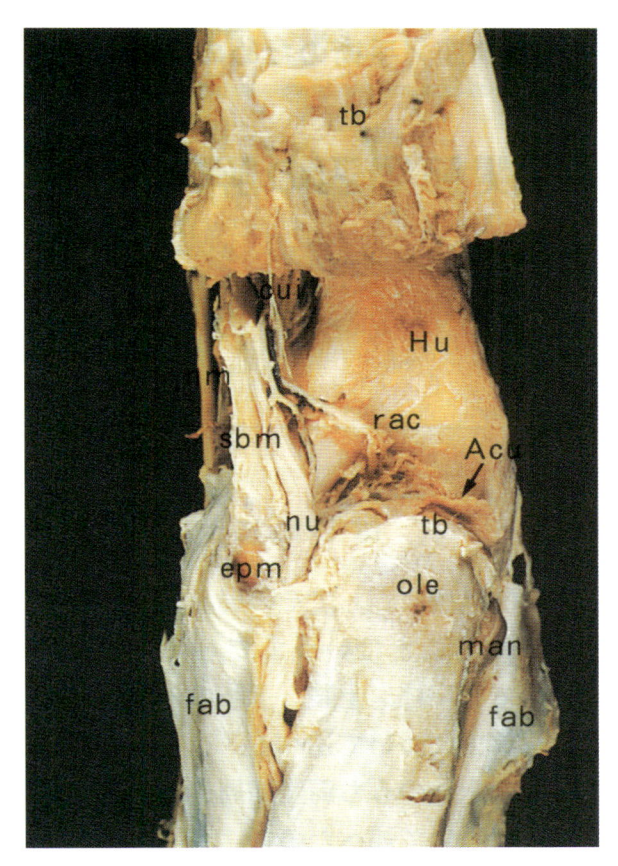

図 604D　肘頭周辺の筋と動脈と神経（後方から、右側、骨・関節・靱帯より）
上腕三頭筋の付着腱を切って上方に翻してある。

Acu: 肘関節（関節包）、cui: 下尺側側副動脈、epm: 上腕骨内側上顆、fab: 前腕筋膜、Hu: 上腕骨、man: 肘筋、nm: 正中神経、nu: 尺骨神経、ole: 肘頭、rac: 肘関節動脈網、sbm: 内側上腕筋間中隔、tb: 上腕三頭筋

上 肢 3： 前腕と手根 1

レッスン 605　前腕と手根（前面）

　前腕には橈骨と尺骨、前腕骨間膜、前腕屈筋と前腕伸筋、血管と神経がある。手根には橈骨手根関節がある。前腕の筋は前腕筋膜に被われている。前腕筋膜は上腕筋膜から続き、手背筋膜と手掌の筋膜に移行する。前腕の筋は上腕骨あるいは前腕骨から起こって、多くは手の骨に着き手あるいは指を動かす。一部は橈骨について前腕の運動（回内・回外運動）に関わる。前腕には血管（尺骨動脈、橈骨動脈、骨間動脈）と神経（尺骨神経、正中神経、橈骨神経）が分布する。このレッスンでは、前腕屈筋群とその血管と神経を剖出する。

A. 解剖前に

　前腕と手根では橈骨と尺骨と**前腕骨間膜** Membrana interossea antebrachii を軸に前腕の屈筋群と伸筋群が**前腕筋膜** Fascia antebrachii に包まれる。手根部には**屈筋支帯**がある。

　前腕屈筋の浅層の筋（5種類）には、①**長掌筋** M. palmaris longus、②**橈側手根屈筋** M. flexor carpi radialis、③**尺側手根屈筋** M. flexor carpi ulnaris（上腕頭 Caput humerale と尺骨頭 Caput ulnare があり尺骨神経の支配）、④**浅指屈筋** M. flexor digitorum superficialis（上腕尺骨頭 Caput humeroulnare と橈骨頭 Caput radiale）、⑤**円回内筋** M. pronator teres（上腕頭 Caput humerale と尺骨頭 Caput ulnare）がある。

　前腕屈筋の深層の筋（3種類）には、⑥**深指屈筋** M. flexor digitorum profundus（尺側部は尺骨神経の支配）、⑦**長母指屈筋** M. flexor pollicis longus、⑧**方形回内筋** M. pronator quadratus, pronator quadratus muscle がある。

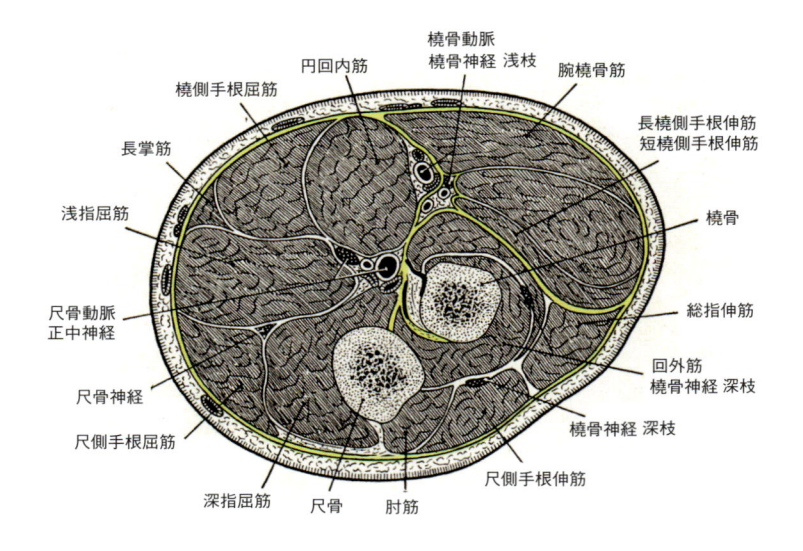

図 605A　前腕の横断（上方から、右側、Corning より）

B. 解剖後

解剖後は、前腕屈筋の浅層の筋と深層の筋の付着部、血管および支配神経、そして前腕骨間膜と屈筋支帯がわかる。

1) 前腕屈側の血管（3種類）には、①橈骨動脈 A. radialis, radial artery、②尺骨動脈 A. ulnaris, ulnar artery、③総骨間動脈 A. interossea communis, common interosseous artery（前骨間動脈、後骨間動脈、正中動脈）がある。橈骨動脈は橈骨神経の浅枝と伴行し、腕橈骨筋と円回内筋の間を通り、腕橈骨筋と橈側手根屈筋の間を下行する。尺骨動脈は尺骨神経の掌側枝と伴行する。前骨間動脈 A. interossea anterior, anterior interosseous artery と正中動脈 A. mediana, median artery は前腕骨間膜の前面の正中神経とともに下行する。正中神経は橈側手根屈筋と円回内筋の後ろを通る。

2) 前腕屈筋を支配する神経（2種類）には、①尺骨神経 N. ulnaris, ulnar nerve と②正中神経 N. medianus がある。尺骨神経は尺側手根屈筋と深指屈筋の尺側部を支配する。正中神経は①長掌筋、②橈側手根屈筋、④浅指屈筋（上腕尺骨頭と橈骨頭）、⑤円回内筋（上腕頭と尺骨頭）、⑥深指屈筋（橈側部）、⑦長母指屈筋、⑧方形回内筋を支配する。

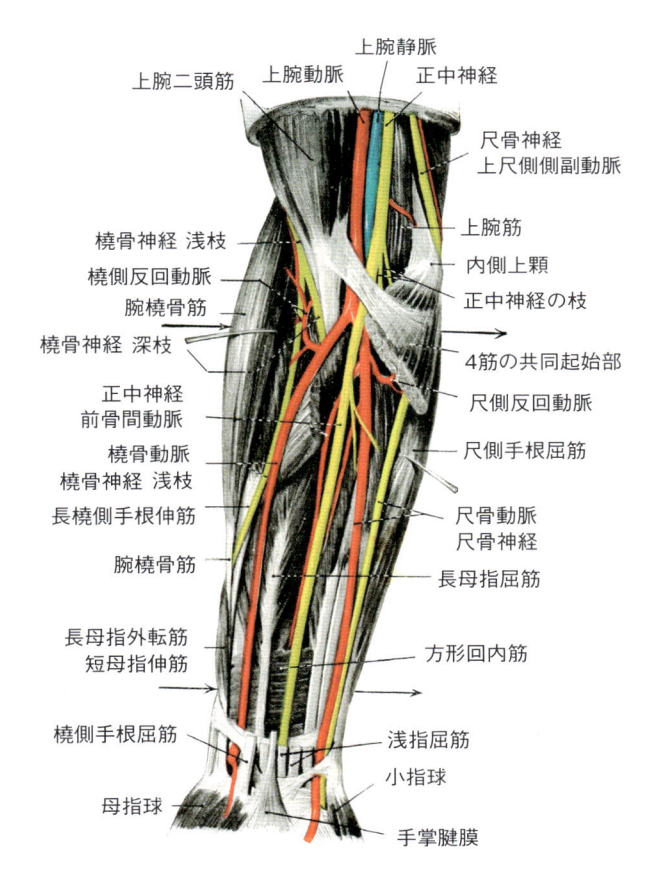

図 605B　前腕屈側の深層（前方から、右側、Corning より）
　　長掌筋、橈側手根屈筋、浅指屈筋、円回内筋の一部が除去され、腕橈骨筋を寄せている。

C. 解剖手順

　前腕筋膜と手根部の屈筋支帯を開き、最初に前腕屈筋の浅層の筋、つぎに深層の筋の付着部、血管と支配神経を剖出する。前腕から手根部にいく血管と神経の通路を確認する。

1．上腕二頭筋の腱膜をハサミで切る。
2．手掌腱膜につく筋：　長掌筋は上腕骨内側上顆から起こり屈筋支帯の表面を通る。
3．上腕骨の内側上顆から起こる筋（5種類）：
　　1）円回内筋の上腕頭は、内側上顆の起始部を切る。
　　2）長掌筋、橈側手根屈筋、尺側手根屈筋は内側上顆の起始部をまとめて切る。
　　3）浅指屈筋の上腕尺骨頭の内側上顆の起始部をハサミで切る。
4．深指屈筋の起始部（尺骨と前腕骨間膜）をハサミで切る。
5．長母指屈筋の起始部（橈骨と前腕骨間膜）をハサミで切る。
6．方形回内筋の起始部（尺骨下部）をハサミで切る。
7．正中動脈は発生で最初にできてくる動脈である。存続することは少ない。

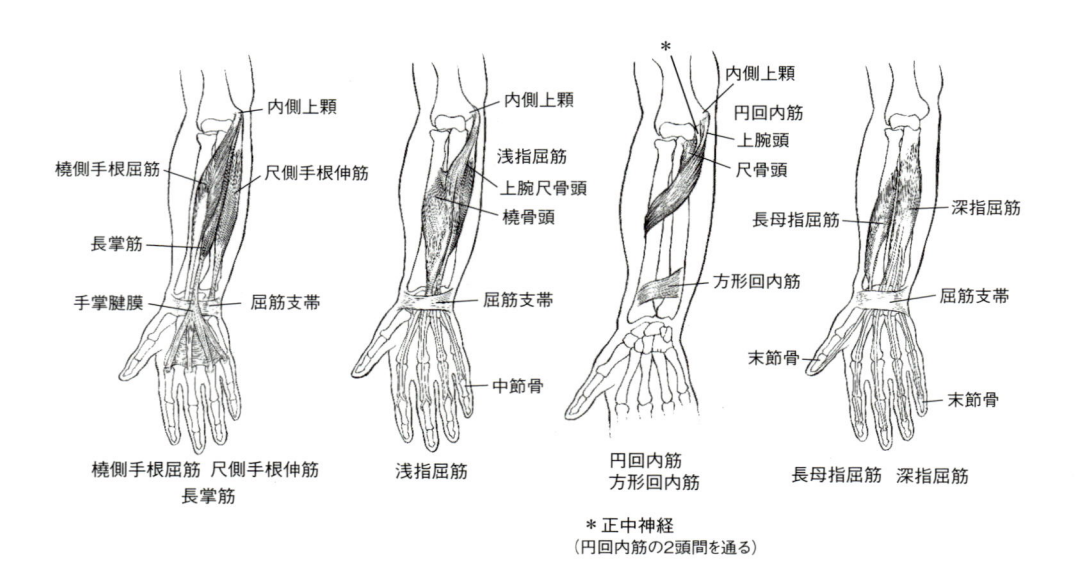

図605C　前腕屈筋群（前方から、右側）

D. チェックポイントと発展

1. 手根骨（豆状骨）につく筋（1種類）： 尺側手根屈筋 M. flexor carpi ulnaris の上腕頭は上腕骨の内側上顆から起こり、尺骨頭は肘頭と尺骨上部から起こる。
2. 母指につく筋（1種類）： 長母指屈筋は橈骨と前腕骨間膜から起こり、末節骨につく。
3. 示指（第2指）につく筋（3種類）：
   ①橈側手根屈筋 M. flexor carpi radialis は上腕骨内側上顆から起こり、中手骨につく。
   ②浅指屈筋の上腕尺骨頭（内側上顆と尺骨粗面）と橈骨頭（橈骨上部）は中節骨につく。
   ③深指屈筋は尺骨と前腕骨間膜から起こり、末節骨につく。
4. 中指（第3指）～小指（第5指）につく筋（2種類）：
   ①浅指屈筋 M. flexor digitorum superficialis の上腕尺骨頭と橈骨頭は中節骨につく。
   ②深指屈筋 M. flexor digitorum profundus は尺骨と骨間膜から起こり、末節骨につく。

発 展：
1. 橈骨につく筋（2種類）：
   ①円回内筋 M. pronator teres の上腕頭（上腕骨の内側上顆）と尺骨頭（尺骨粗面）。
   ②方形回内筋 M. pronator quadratus は尺骨の下部から起こる。

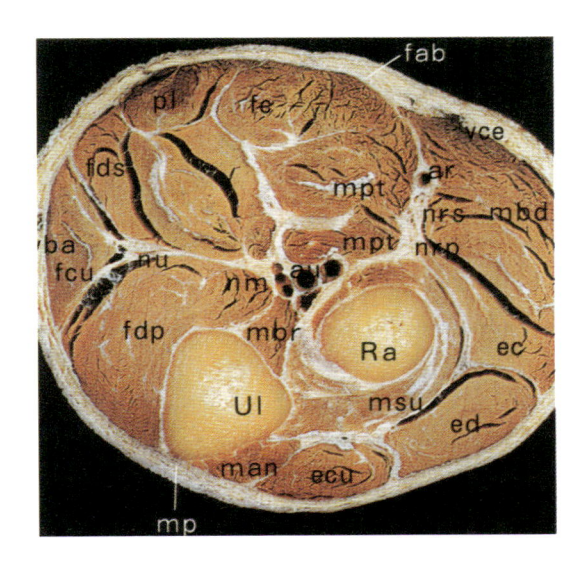

図 605D 前腕横断（上方から、右側、骨・関節・靱帯より）

ar: 橈骨動脈、au: 尺骨動脈、ec: 長（短）橈側手根伸筋、ecu: 尺側手根伸筋、ed: 総指伸筋（の腱）、fab: 前腕筋膜、fc: 橈側手根屈筋、fcu: 尺側手根屈筋、fdp: 深指屈筋、fds: 浅指屈筋、man: 肘筋、mbd: 腕橈骨筋、mbr: 上腕筋, mp: 後縁（尺骨）、mpt: 円回内筋、msu: 回外筋、nm: 正中神経、nrp: 橈骨神経の深枝、nrs: 橈骨神経の浅枝、nu: 尺骨神経、pl: 長掌筋, Ra: 橈骨、Ul: 尺骨、vba: 尺側皮静脈、vce: 橈側皮静脈

上肢3： 前腕と手根2

レッスン606　前腕と手根（後面）

　前腕には橈骨と尺骨、前腕骨間膜、前腕屈筋と前腕伸筋、血管と神経がある。手根には橈骨手根関節がある。前腕の筋は前腕筋膜に被われている。前腕筋膜は上腕筋膜から続き、手背筋膜と手掌の筋膜に移行する。前腕の筋は上腕骨あるいは前腕骨から起こって、多くは手の骨に着き手あるいは指を動かす。一部は橈骨について前腕の運動（回内・回外運動）に関わる。前腕には血管（尺骨動脈、橈骨動脈、骨間動脈）と神経（尺骨神経、正中神経、橈骨神経）が分布する。このレッスンでは、前腕伸筋群とその血管と神経を剖出する。

A. 解剖前に

　前腕と手根（後面）では前腕伸筋は橈骨・尺骨・前腕骨間膜と前腕筋膜に包まれている。
　前腕伸筋の浅層の筋（6種類）には、①腕橈骨筋 M. brachioradialis, brachioradialis muscle、②長橈側手根伸筋 M. extensor carpi radialis longus, extensor carpi radialis longus muscle、③短橈側手根伸筋 M. extensor carpi radialis brevis, extensor carpi radialis brevis muscle、④総指伸筋 M. extensor digitorum, extensor digitorum muscle、⑤小指伸筋 M. extensor digiti minimi, extensor digiti minimi muscle、⑥尺側手根伸筋 M. extensor carpi ulnaris, extensor carpi ulnaris muscle（上腕頭と尺骨頭）がある。
　前腕伸筋の深層の筋（5種類）には、⑦回外筋 M. supinator, supinator muscle、⑧長母指外転筋 M. abductor pollicis longus、⑨長母指伸筋 M. extensor pollicis longus、⑩短母指伸筋 M. extensor pollicis brevis、⑪示指伸筋 M. extensor indicis がある。

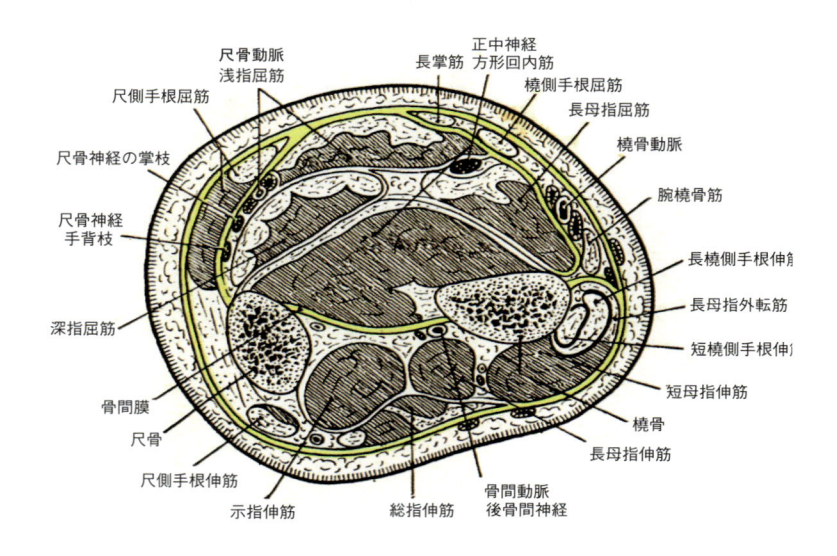

図606A　前腕の横断（上方から、右側、Corningより）

B. 解剖後

解剖後は、前腕伸筋の浅層の筋と深層の筋の付着部、血管および支配神経、そして手根部の動脈と動脈網がわかる。

1) **前腕の血管**には、橈骨動脈、尺骨動脈、総骨間動脈（**前骨間動脈** A. interossea anterior、**後骨間動脈**、**正中動脈** A. mediana の3枝）がある。後骨間動脈を除く血管は前腕骨間膜の前面を通る。橈骨動脈は橈骨神経の浅枝 R. superficialis と伴行する。尺骨動脈は尺骨神経の掌側枝と伴行する。前骨間動脈と正中動脈は正中神経と伴行する。

2) **前腕伸筋の血管と神経**（各1種類）： **後骨間動脈** A. interossea posterior と**橈骨神経** N. radialis, radial nerve である。後骨間動脈は橈骨神経の深枝から分かれる**後骨間神経** N. interosseus posterior, posterior interosseous nerve に伴行する。

3) **手根部の動脈**では、橈骨動脈は浅掌枝と深掌枝に分かれ、尺骨動脈も浅掌枝と深掌枝に分かれる。**背側手根動脈網** Rete carpi dorsale がある。この動脈網には尺骨動脈の背側手根枝、橈骨動脈の背側手根枝、後骨間動脈および前骨間動脈が加わる。

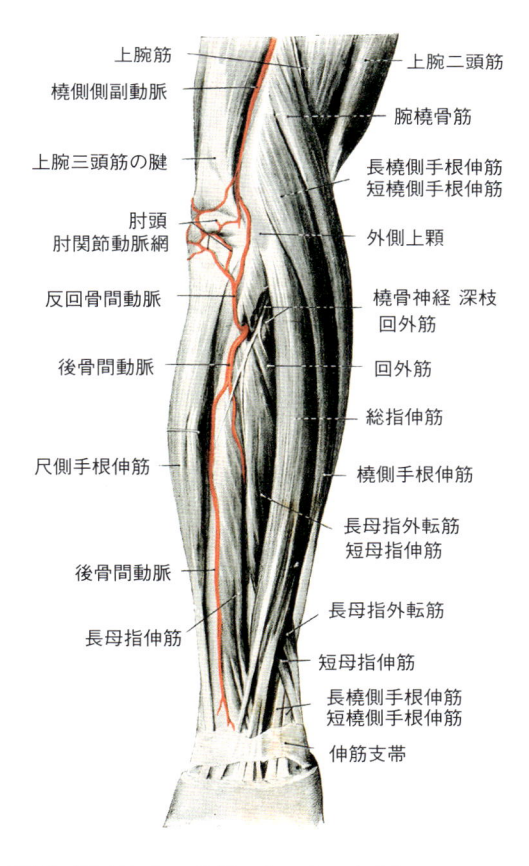

図606B　前腕伸側の浅層（後方から、右側、Corning より）
総指伸筋と示指伸筋を切って翻して、長母指外転筋、短母指伸筋、長母指伸筋、腕橈骨筋、長橈側手根伸筋、短橈側手根伸筋がみえる。後骨間動脈と前骨間動脈が現れている。

C. 解剖手順

　前腕筋膜を開き、最初に前腕伸筋の浅層の筋、つぎに深層の筋の付着部、血管と支配神経を剖出する。前腕を通って手根部にいくおもな血管と神経を確認する。

　前腕筋膜は上腕筋膜から続き、手背筋膜に移行するので、前腕筋膜を十字に切り開く。

1. 腕橈骨筋の停止部（橈骨の下端）を切る。
2. 上腕骨の外側上顆から起こる筋：
　　1）長・短橈側手根伸筋と尺側手根伸筋（上腕頭）の外側上顆の起始部を切る。
　　2）総指伸筋と小指伸筋の起始部（上腕骨の外側上顆）をハサミで切る。
3. 尺側手根伸筋（尺骨頭）の起始部（尺骨）を切る。
4. 回外筋の起始部（上腕骨の外側上顆）を切る。
5. 示指伸筋の腱をほかの腱と違う高さで切る。
6. 長母指外転筋と長母指伸筋と短母指伸筋の腱を切る。

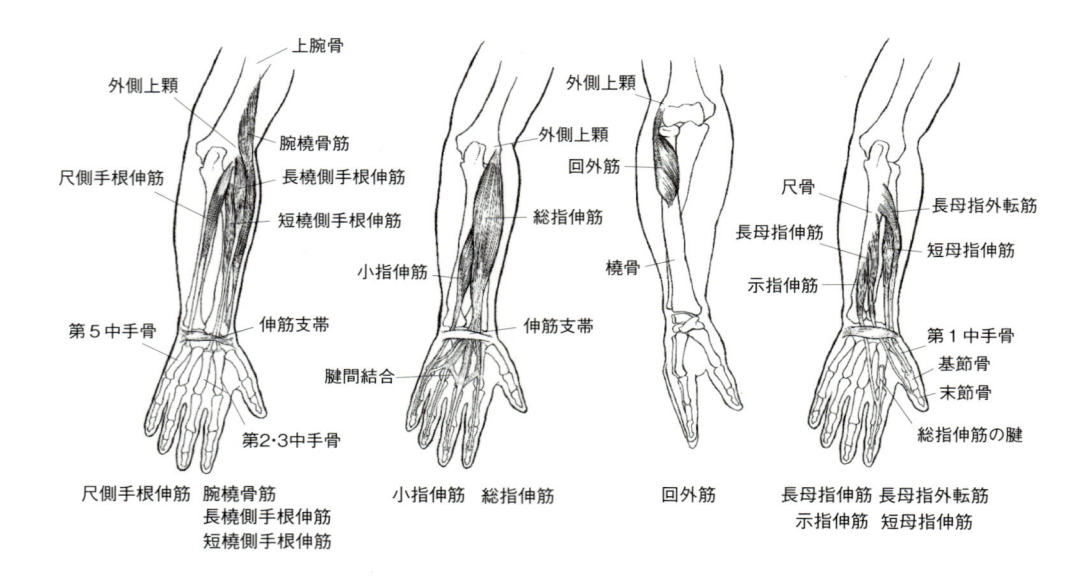

図606C　前腕伸筋群（右側）

レッスン 606　前腕と手根（後面）　279

D. チェックポイントと発展

1．母指につく筋（3種類）：
　①長母指外転筋 M. abductor pollicis longus（橈骨と尺骨と骨間膜）は**中手骨**につく。
　②短母指伸筋 M. extensor pollicis brevis は橈骨と前腕骨間膜から起こり、**基節骨**につく。
　③長母指伸筋 M. extensor pollicis longus は尺骨と前腕骨間膜から起こり、**末節骨**につく。
2．示指（第2指）につく筋（3種類）：
　①長橈側手根伸筋 M. extensor carpi radialis longus は外側上顆と外側上腕筋間中隔から起こり、**第2中手骨**につく。
　②示指伸筋 M. extensor indicis（尺骨と前腕骨間膜）は総指伸筋の第2指の腱に合する。
　③総指伸筋 M. extensor digitorum（外側上顆と前腕筋膜）は**中節骨と末節骨**につく。
3．中指（第3指）につく筋（2種類）：
　①短橈側手根伸筋 M. extensor carpi radialis brevis（外側上顆）は**中手骨**につく。
　②総指伸筋は、上腕骨の外側上顆と前腕筋膜から起こり、**中節骨と末節骨**につく。
4．薬指（第4指）につく筋（1種類）：
　①総指伸筋は、上腕骨の外側上顆と前腕筋膜から起こり、**中節骨と末節骨**につく。
5．小指（第5指）につく筋（2種類）：
　①尺側手根伸筋 M. extensor carpi ulnaris（外側上顆と尺骨頭）は**中手骨**につく。
　②小指伸筋 M. extensor digiti minimi は、総指伸筋の腱と一緒になる。

発展：

1．橈骨につく筋（2種類）：　①腕橈骨筋 M. brachioradialis（外側上腕筋間中隔）は橈骨の下端につく。②回外筋 M. supinator（外側上顆と尺骨）は橈骨の上部につく。

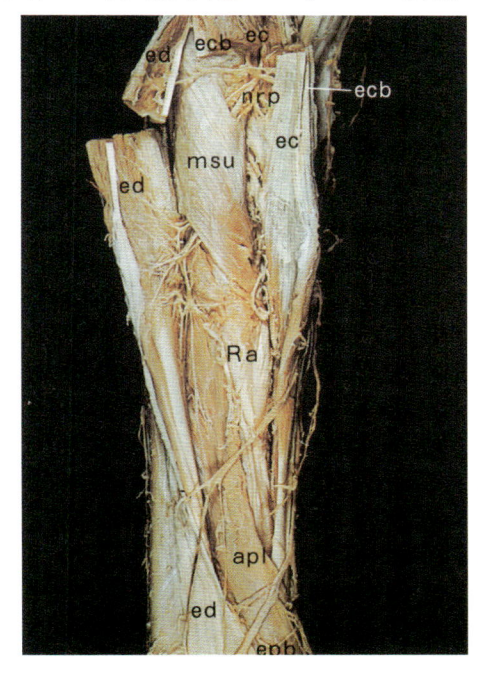

図606D　前腕の浅層
（後方から、右側、骨・関節・靱帯より）
総指伸筋は切って翻し、長・短橈側手根伸筋も翻してある。
　apl: 長母指外転筋、ec: 長橈側手根伸筋、ecb: 短橈側手根伸筋、ed: 総指伸筋、epb: 短母指伸筋、msu: 回外筋、nrp: 橈骨神経の深枝、Ra: 橈骨

280　第6章　上　肢

上 肢 4：　手と指 1

レッスン607　手掌と指（前面）

　手には手根骨、中手骨、指骨、手の屈筋群と前腕伸筋の腱、血管と神経がある。手には手根間関節など多くの関節がある。手の筋と腱は手掌腱膜と手背筋膜に包まれている。手の筋には母指側の筋（母指球筋）、小指側の筋（小指球筋）および手掌の中央にある中手筋の3群に区別される。手の筋と腱は手くびと指の運動に関わる。手には血管（尺骨動脈、橈骨動脈、骨間動脈）と神経（正中神経、尺骨神経、橈骨動脈）が分布する。

　このレッスンでは、手掌と指の筋と腱、動脈と神経を剖出する。

A. 解剖前に

　手掌と指では、**手掌腱膜** Aponeurosis palmaris, palmar aponeurosis は手の筋を被う。

　母指球筋（4種類）：　①**短母指外転筋** M. abductor pollicis brevis、②**短母指屈筋** M. flexor pollicis brevis（浅頭 Caput superficiale と深頭 Caput profundum）、③**母指対立筋** M. opponens pollicis、④**母指内転筋** M. adductor pollicis（横頭 Caput transversum, transverse head と斜頭 Caput obliquum, oblique head）。

　小指球筋（4種類）：　⑤**短掌筋** M. palmaris brevis、⑥**小指外転筋** M. abductor digiti minimi, abductor digiti minimi muscle、⑦**短小指屈筋** M. flexor digiti minimi brevis、⑧**小指対立筋** M. oppnens digiti minimi, opponens digiti minimi muscle。

　中手筋（3種類）：　⑨**虫様筋** Musculi lumbricales, lumbrical muscles（4個）、⑩**掌側骨間筋** Musculi interossei palmares（3個）、⑪**背側骨間筋** Musculi interossei dorsales（4個各2頭）。

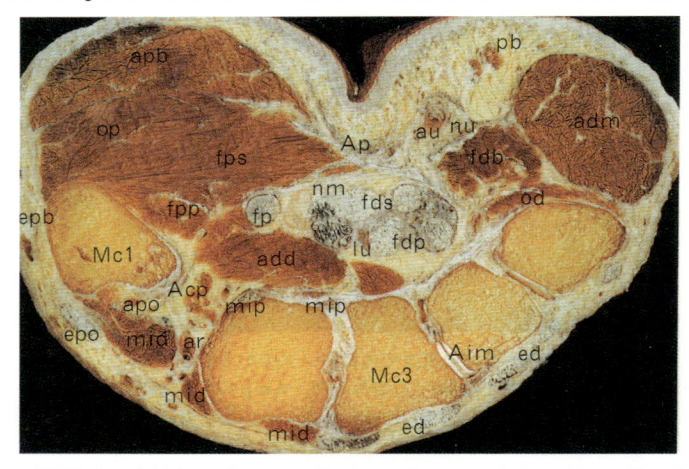

図607A　手の横断（中手骨底の高さでの横断、下方から、右側、骨・関節・靱帯より）
　手背（図の下）には中手骨が配列し、中央には手につく筋の腱と手根管とがみえる。
　Acp: 母指の手根中手関節、add: 母指内転筋、adm: 小指外転筋、Aim: 中手間関節、Ap: 手掌腱膜、apb: 短母指外転筋、apo: 母指主動脈、ar: 橈骨動脈、au: 尺骨動脈、ed：総指伸筋、epb: 短母指伸筋、epo: 長母指伸筋、fdb: 短小指屈筋、fdp: 深指屈筋、fds: 浅指屈筋、fp: 長母指屈筋、fpp：短母指屈筋の深頭、fps：短母指屈筋の浅頭、lu: 虫様筋、Mc: 中手骨、mid: 背側骨間筋、mip：掌側骨間筋、nm: 正中神経，nu: 尺骨神経、od: 小指対立筋、op: 母指対立筋、pb: 短掌筋

B. 解剖後

解剖後は、母指球筋、小指球筋、中手筋の付着部、血管および支配神経、そして掌側手根動脈網、浅掌動脈弓と深掌動脈弓がわかる。

1) 前腕下端・手根部には、腹側手根動脈網、浅掌動脈弓、深掌動脈弓、総掌側指動脈および掌側中手動脈があり、橈骨動脈、尺骨動脈および前骨間動脈の前枝が関わる。
2) 掌側手根動脈網は橈骨動脈の掌側手根枝、尺骨動脈の掌側手根枝と前骨間動脈の前枝から作られる。
3) 浅掌動脈弓 Arcus palmaris superficialis, superficial palmar arch は手根・中手部の掌側面の浅層にある。浅掌動脈弓は尺骨動脈の2本の終枝の1つと橈骨動脈の浅掌枝で作られる。総掌側指動脈は浅掌動脈弓から分かれて、中手骨の間で深掌動脈弓から起こる**掌側中手動脈**と合する。
4) 深掌動脈弓 Arcus palmaris profunda, deep palmar arch は手根・中手部の掌側面の深層にある。深掌動脈弓は橈骨動脈の終枝の動脈と尺骨動脈の深掌枝（終枝）で作られる。**掌側中手動脈**は深掌動脈弓から分かれて、指の基部で総掌側指動脈と吻合する。
5) 正中神経の支配する手内筋（4種類）には、②短母指屈筋（浅頭）、①短母指外転筋、③母指対立筋、⑨虫様筋 I、II、(III) がある。
6) 尺骨神経の支配する手内筋（9種類）には、②短母指屈筋（深頭）、④母指内転筋（横頭と斜頭）、⑤短掌筋、⑥小指外転筋、⑦短小指屈筋、⑧小指対立筋、⑩掌側骨間筋（3個）、⑪背側骨間筋（4個で各2頭）、⑨虫様筋（III）、IV がある。

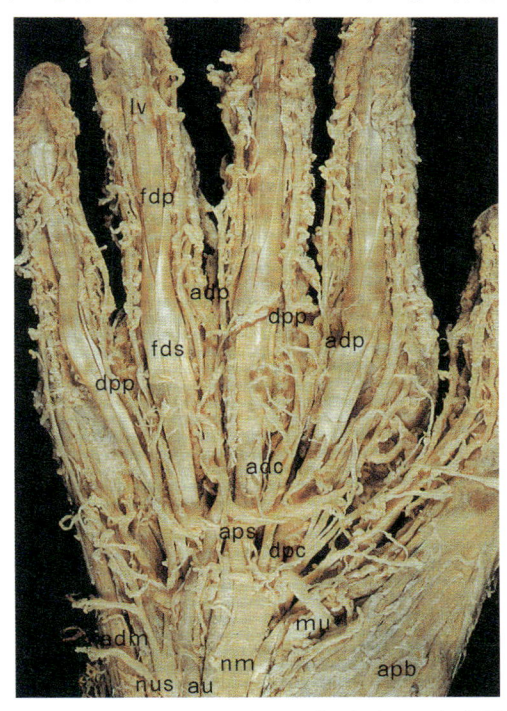

adc: 総掌側指動脈、adm: 小指外転筋、adp: 固有掌側指動脈、apb: 短母指外転筋、aps: 浅掌動脈弓、au：尺骨動脈、dpc: 総掌側指神経、dpp: 固有掌側指神経、fdp: 深指屈筋、fds: 浅指屈筋、lv: 靱帯性腱鞘、mu: 筋枝（正中神経）、nm: 正中神経、nus: 尺骨神経浅枝

図607B　手掌の浅層、固有掌側指動脈と固有掌側指神経（右手、骨・関節・靱帯より）

282　第6章　上　肢

> **C．解 剖 手 順**

　母指球筋、小指球筋、中手筋の付着部、血管および支配神経、そして掌側手根動脈網、浅掌動脈弓と深掌動脈弓を剖出する。
　手の筋膜は手背腱膜と手掌筋膜があり、前腕筋膜から続き、指の筋膜に移行する。

1．**手掌腱膜**と**短掌筋**を取り除く。
2．**屈筋支帯**を切って浅・深指屈筋の腱を取り出して、手根管と手根溝をみる。
3．**浅指屈筋**の腱と**深指屈筋**の腱と**虫様筋**。
4．母指球：　**短母指外転筋**を切ると、**母指対立筋**と**短母指屈筋**の浅頭と深頭が現れる。
5．母指球：　**母指内転筋**の斜頭と横頭を剖出する。
6．小指球：　**小指外転筋**（外側）と**短小指屈筋**（内側）を剖出する。
7．小指球：　小指外転筋を切って、**小指対立筋**を剖出する。
8．**掌側骨間筋**と**背側骨間筋**は屈筋支帯を切り、深指屈筋の深層にある。

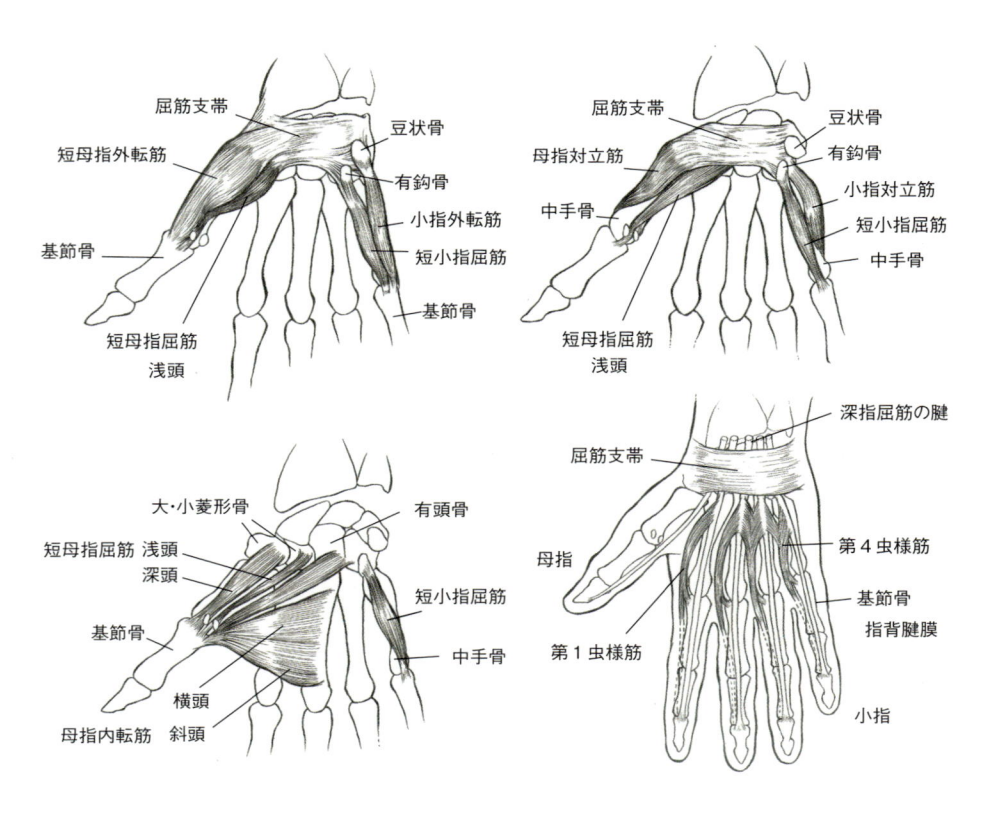

図607C　手掌の筋（右手）
　上左は短母指外転筋、短母指屈筋、小指外転筋、短小指屈筋、**上右**は短母指屈筋（浅頭と深層）、母指内転筋、短小指屈筋、**下左**は母指対立筋、短母指屈筋（浅頭）、小指対立筋、短小指屈筋、**下右**は虫様筋である。

D. チェックポイントと発展

1. 長掌筋の腱は**手掌腱膜** Aponeurosis palmaris, palmar aponeurosis となって広がる。**短掌筋** palmaris brevis muscle は手掌腱膜から起こり小指球の皮膚につく筋である。
2. 第1中手骨につく筋：　①母指対立筋は大菱形骨と屈筋支帯から起こる。
3. 第5中手骨につく筋：　①小指対立筋は有鉤骨と屈筋支帯から起こる。
4. 母指の基節骨につく筋：　①短母指外転筋は舟状骨と屈筋支帯から起こる。②**短母指屈筋**の浅頭は屈筋支帯から起こり、深頭は大・小菱形骨、有頭骨から起こる。③**母指内転筋**の斜頭は有頭骨、第2、第3中手骨から起こり、横頭は第3中手骨から起こる。
5. 小指の基節骨につく筋：　①小指外転筋は豆状骨と屈筋支帯から起こる。②短小指屈筋は有鉤骨から起こる。
6. 第2指〜第5指の基節骨につく筋：　①**虫様筋**（第1〜第4）は深指屈筋の腱から起こる。
7. 第2指、第4指、第5指の指背腱膜につく筋：　①**掌側骨間筋**（3個）は第2、第4、第5中手骨から起こる。
8. 第2指、第3指、第4指の基節骨につく筋：　①**背側骨間筋**（4個で各2頭）は第1〜第5中手骨から起こる。

発 展：

1. **手掌の血管と神経**：　尺骨動脈と橈骨動脈が分布し、正中神経と尺骨神経が分布する。

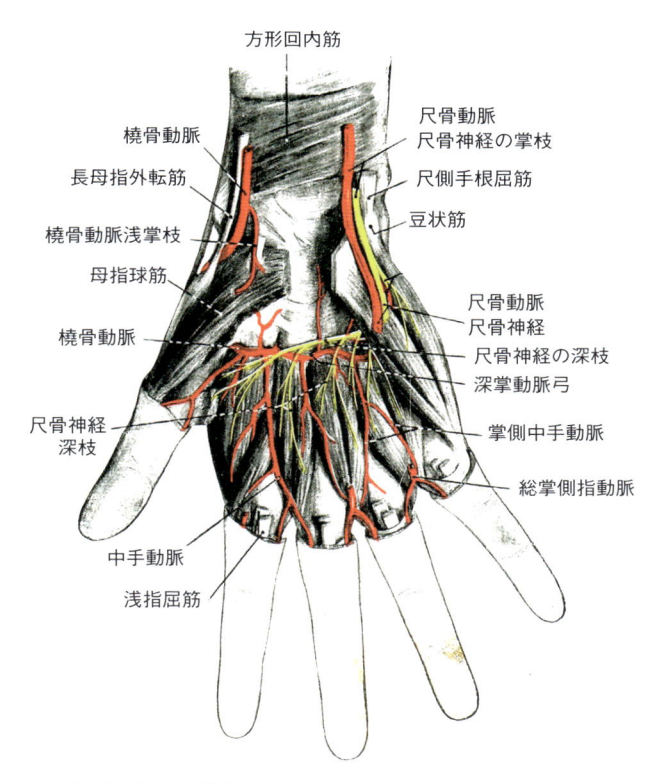

607D　手掌の深層、深掌動脈弓と尺骨神経（右手、Corning より）

284　第6章　上　肢

上　肢　4：　手と指2

レッスン608　手背と指（後面）

　手には手根骨、中手骨、指骨、手の屈筋群と前腕伸筋の腱、血管と神経がある。手には手根間関節など多くの関節がある。手の筋と腱は手掌腱膜と手背筋膜に包まれている。手の筋には母指側の筋（母指球筋）、小指側の筋（小指球筋）および手掌の中央にある中手筋の3群に区別される。手の筋と腱は手くびと指の運動に関わる。手には血管（尺骨動脈、橈骨動脈、骨間動脈）と神経（正中神経、尺骨神経、橈骨動脈）が分布する。このレッスンでは、手背と指の腱、動脈と神経を剖出する。

A．解剖前に

　手背と指（後面）では、**手背筋膜** Fascia dorsalis manus に包まれた前腕伸筋の6つの筋の腱がある。手の筋はない。これらの前腕伸筋の腱は、前腕筋膜が前腕下端部で厚くなった**伸筋支帯** Retinaculum extensorum で固定されている。前腕伸筋の腱は**滑液鞘** Vagina synovialis（**腱鞘** Vagina tendinis）に包まれている。また手の指には総指伸筋の腱が指背で膜状に広がり**指背腱膜（伸筋腱膜）** Aponeurosis dorsalis (digitorum manus), extensor expansion をつくる。

　手背には**前腕伸筋の腱（9種類）**が6つの腱鞘に包まれて現れる（レッスン606）。それらの腱は、②長橈側手根伸筋の腱、③短橈側手根伸筋の腱、⑧長母指外転筋の腱、⑨長母指伸筋の腱、⑩短母指伸筋の腱、④総指伸筋の腱、⑪示指伸筋の腱、⑤小指伸筋の腱、⑥尺側手根伸筋の腱がある。

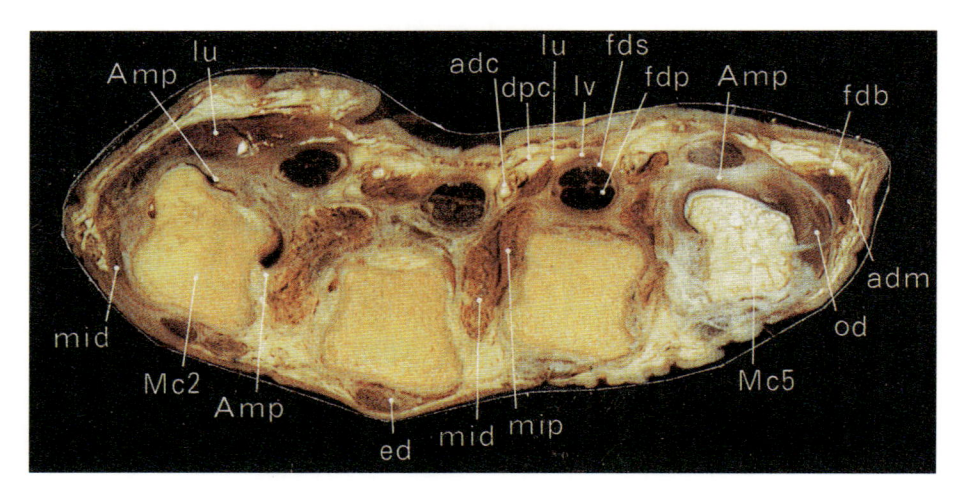

図608A　手の横断（中手骨頭の高さでの横断、上方から、左側、骨・関節・靱帯より）

　adc: 総掌側指動脈、adm: 小指外転筋、Amp: 中手指節関節、dpc: 総掌側指神経、ed: 総指伸筋、fdb: 短小指筋、fdp: 深指屈筋、fds: 浅指屈筋、lu: 虫様筋、lv: 靱帯性腱鞘、Mc: 中手骨、mid：背側骨間筋、mip: 掌側骨間筋、od: 小指対立筋

B. 解剖後

解剖後は、手背には手の筋はなく、前腕伸筋の6つの腱が手背筋膜に被われていること、伸筋支帯、背側手根動脈網、背側動脈弓、手背の皮膚の知覚神経がわかる。

1) **手背の動脈**（4種類）には、①背側手根動脈網、②手背動脈弓、③背側中手動脈、および④背側指動脈がある。橈骨動脈、尺骨動脈、後骨間動脈および前骨間動脈の後枝がこれらの動脈に関与する。
2) **背側手根動脈網**は前腕下端と手根部の背側で橈骨動脈の背側手根枝、尺骨動脈の背側手根枝、後骨間動脈、および前骨間動脈の後枝からつくられ、浅深の2層に区別される。
3) **手背動脈弓**（解剖学用語にはない、仮称）は、手根・中手部の背側面で橈骨動脈の最終枝の動脈と尺骨動脈の背側手根枝が吻合して作られる。
4) **背側中手動脈**（第1～第5）は手背動脈弓から分かれて、指の基部で2つの**背側指動脈**に分岐して指の背面に分布する。その2本の動脈を区別するときには、橈側掌側指動脈や尺側背側指動脈のように、橈側（外側）と尺側（内側）を用いる。母指や小指にも、尺側母指掌側動脈や橈側小指掌側動脈などが使われている。
5) **手背の皮膚の知覚神経分布**： 正中神経と尺骨神経が分布する。

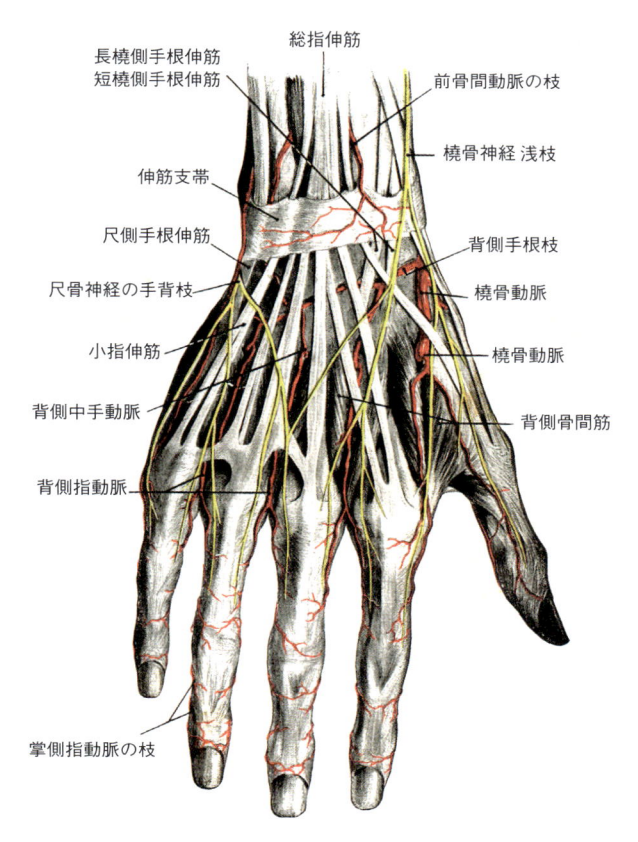

図608B　手背の伸筋腱と腱鞘、血管と神経（右手、Corning より）

286　第6章　上　肢

> **C. 解 剖 手 順**

伸筋支帯や腱鞘を開いて腱の付着部をみて、背側手根動脈網、背側動脈弓、手背の皮膚の知覚神経を剖出する。

手背筋膜、手背腱膜を十字に切り開く。

1. **伸筋支帯**を剖出して中央で切り開き、その中を通る伸筋の腱と腱鞘を剖出する。
2. 腱鞘は薄く、ピンセットで長さと腱鞘の中に空所があることを確認する。
3. **指背腱膜**を剖出して、伸筋腱の指骨の付着部を剖出する。
4. **背側骨間筋**を剖出する。
5. **橈骨動脈**の枝を剖出する。
6. 前腕伸筋の腱は伸筋支帯の中を通り、**滑液鞘（腱鞘）**に包まれている。
7. 前腕伸筋の腱は**6つの滑液鞘**に包まれている。

　①母指の長母指外転筋と短母指伸筋を包む腱鞘、②長・短橈側手根伸筋を包む腱鞘、③長母指伸筋を包む腱鞘、④総指伸筋と示指伸筋を包む腱鞘、⑤小指伸筋をつつむ腱鞘、⑥尺側手根伸筋を包む腱鞘。

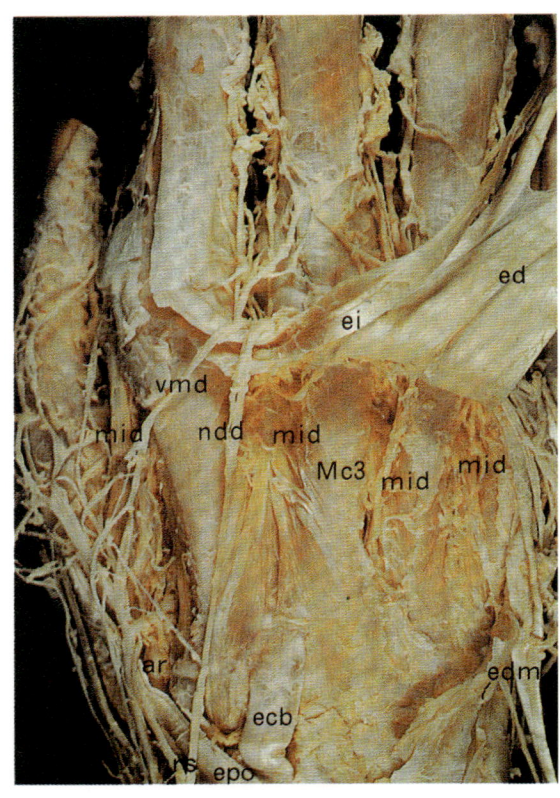

図 608C　手背、背側骨間筋（右手、骨・関節・靱帯より）
　総指伸筋と示指伸筋を上方に翻してある。

ar: 橈骨動脈、ecb: 短橈側手根伸筋、ed: 総指伸筋、edm: 小指伸筋、ei: 示指伸筋、epo: 長母指伸筋、Mc: 中手骨、mid: 背側骨間筋、ndd: 背側指神経（橈骨神経）、nrs: 橈骨神経浅枝、vmd: 背側中手静脈

D. チェックポイントと発展

1. **手根部の血管と神経：** 尺骨動脈と橈骨動脈が通り、正中神経と尺骨神経が分布する。
2. **前腕下端と手根部**には、腹側手根動脈網、浅掌動脈弓、深掌動脈弓、総掌側指動脈、および掌側中手動脈があり、橈骨動脈、尺骨動脈および前骨間動脈の前枝が関わる。
3. **掌側手根動脈網**は橈骨動脈の掌側手根枝、尺骨動脈の掌側手根枝、および前骨間動脈の前枝から作られる。
4. **浅掌動脈弓**は尺骨動脈の終枝の1つと橈骨動脈の浅掌枝で作られる。総掌側指動脈は浅掌動脈弓から分かれ中手骨の間で深掌動脈弓から起こる掌側中手動脈と合する。
5. **深掌動脈弓**は橈骨動脈の終枝の動脈と尺骨動脈の深掌枝（終枝）で作られる。
6. **掌側中手動脈**は深掌動脈弓から分かれて、指の基部で総掌側指動脈と吻合する。

発 展：

1. 滑液鞘 Vagina synovialis, synovial sheath（腱鞘 Vagina tendinis, tendon sheath）には、6つがある（C. 解剖手順を参考）。
2. 線維鞘 Vagina fibrosa, fibrous sheath は母指では長母指屈筋の腱を包み、第2〜第5指では浅・深指屈筋の腱の周り、各指の先まで包んでいる。

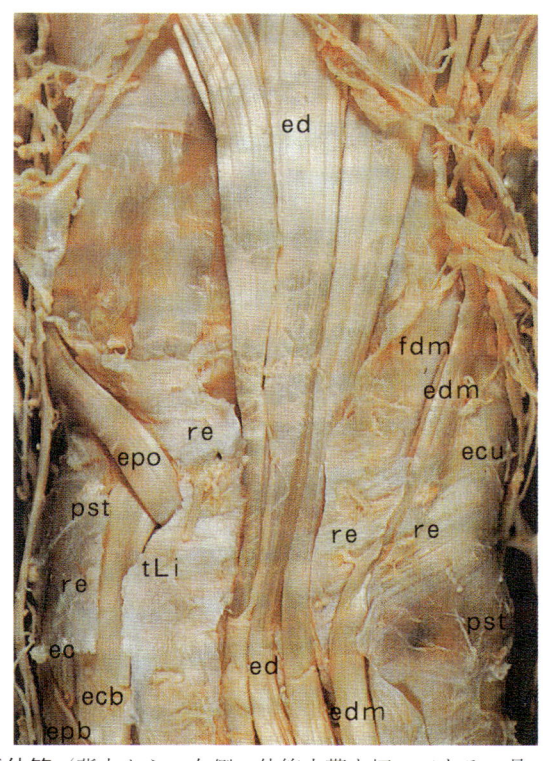

図 608D　手、総指伸筋（背方から、右側、伸筋支帯を切ってある、骨・関節・靱帯より）
　ec: 長橈側手根伸筋、ecb: 短橈側手根伸筋、ecu: 尺側手根伸筋、ed: 総指伸筋、edm: 小指伸筋、epb: 短母指伸筋、epo: 長母指伸筋、fdm: 手背筋膜、pst: 茎状突起（尺骨、橈骨）、re: 伸筋支帯、tLi: Lister結節

上肢5： 上肢の関節1

レッスン609　肩関節と肘関節（前・後面）

　上肢の関節には、胸鎖関節、肩鎖関節、肩関節、肘関節および手の関節がある。肩関節は肩甲骨と上腕骨頭との間の球関節であり、関節腔には上腕二頭筋の長頭の腱が通る。肘関節は上腕骨、尺骨、橈骨で作られる腕尺関節、腕橈関節、上橈尺関節の3つの関節を合わせた複関節である。腕尺関節は上腕骨と尺骨との間の蝶番関節で肘関節を代表する。腕橈関節は上腕骨と橈骨との間の球関節で、上橈尺関節は橈骨と尺骨との間の関節で車軸関節である。このレッスンでは、肩関節と肘関節を剖出する。

A. 解剖前に

　肩関節 Articulatio humeri, shoulder joint： 関節頭（**上腕骨頭** Caput humeri）と**関節窩**（肩甲骨の**関節窩** Cavitas glenoidalis scapulae）との間の球関節である。上腕骨頭は関節軟骨 Cartiago articularis で被われている。軟骨性の**関節唇** Labrum glenoidale が関節窩の周囲に張り出し関節窩の面積を拡大している。**上腕二頭筋の長頭の腱**は肩甲骨の関節上結節から起こり関節腔と上腕骨の結節間溝を通って上腕の前面に出る。

　肘関節 Articulatio cubiti, elbow joint（3つの関節の総称）： ①**腕尺関節** Articulatio humero-ulnaris（上腕骨の滑車と尺骨の滑車切痕との間の**蝶番関節**）、②**腕橈関節** Articulatio humero-radialis（上腕骨の小頭と橈骨頭上面の関節窩との間の関節で付随的に働く**球関節**である）、③**上橈尺関節** Articulatio radio-ulnaris proximalis（橈骨の関節環状面と尺骨の橈骨切痕との間の**車軸関節**で下橈尺関節と一緒に前腕の回内と回外に働く）。

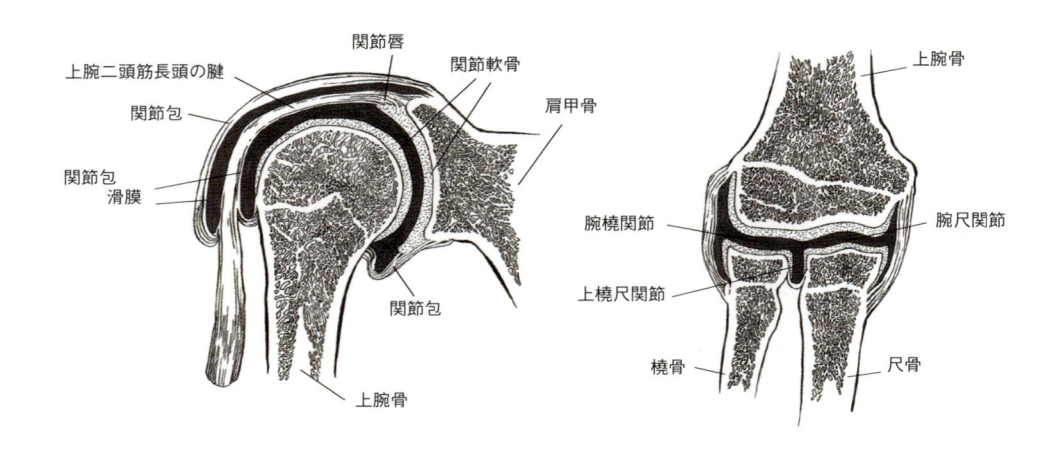

図609A　肩関節と肘関節の前額断（前方から、右側）

B. 解剖後

解剖後は、肩関節の関節頭と関節窩、補強靭帯および肘関節が3つの関節から構成されること、肘関節の補強靭帯、前腕骨間膜がわかる。

1） 肩関節を補強する靭帯（2種類）には、①関節上腕靭帯 Ligamenta glenohumeralia と②烏口上腕靭帯 Ligamentum coracohumerale がある。
2） 肘関節を補強する靭帯（3種類）には、①内側側副靭帯 Ligamentum collaterale ulnare、②外側側副靭帯 Ligamentum collaterale radiale、③橈骨輪状靭帯 Ligamentum anulare radii がある。
3） 下橈尺関節 Articulatio radio-ulnaris distalis は、①橈骨の尺骨切痕と②尺骨頭の関節環状面の間の車軸関節で関節円板をもつ。
4） 前腕骨間膜 Membrana interossea antebrachii は、橈骨と尺骨の間に張る膜である。

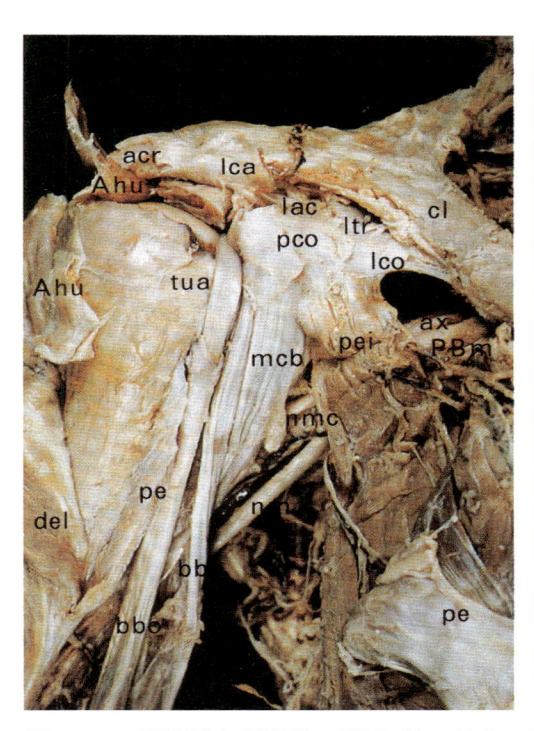

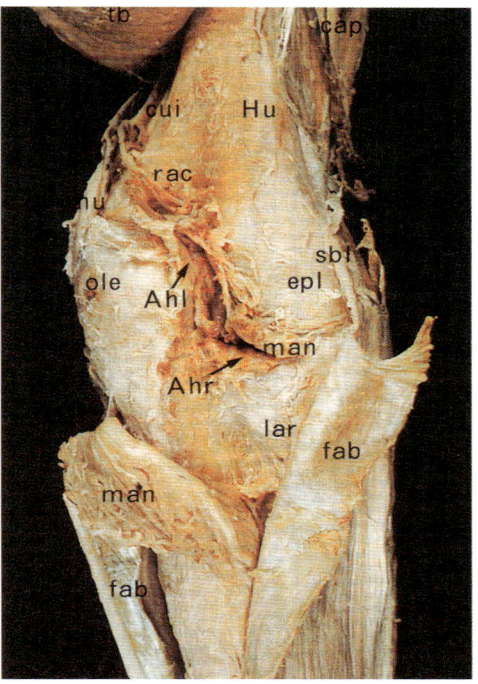

図609B　肩関節と肘関節の周辺（左は前方から、右は後方から、骨・関節・靭帯より）
左は、上腕二頭筋長頭が関節腔を通っている。
　acr: 肩峰、Ahu: 肩関節（関節包）、ax: 腋窩動脈、bbb: 上腕二頭筋短頭、bbo: 上腕二頭筋長頭、cl: 鎖骨、del: 三角筋、lac: 肩鎖靭帯，lca: 烏口肩峰靭帯，lco: 円錐靭帯、ltr: 菱形靭帯、mcb: 烏口腕筋、nm: 正中神経、nmc: 筋皮神経、PBm: 内側神経束、pco: 烏口突起、pe: 大胸筋、pei：小胸筋、tua: 大結節

右は、関節腔を開いてある。
　Ahl: 腕尺関節、Ahr: 腕橈関節、cap: 後前腕皮神経、cui: 下尺側側副動脈、epl: 上腕骨外側上顆、fab: 前腕骨間膜、Hu: 上腕骨、lar: 橈骨輪状靭帯、man: 肘筋、nu: 尺骨神経、ole: 肘頭、rac: 肘関節動脈網、sbl: 外側上腕筋間中隔、tb: 上腕三頭筋

290　第6章　上　肢

> **C. 解 剖 手 順**

　関節の解剖はその部位の最後の解剖になるので、肩関節と肘関節の周辺の骨に付着する腱と関節の補強靱帯を必要に応じて切ってから、関節腔を開く。

肩関節を開放する方法：

1. 肩関節周辺の筋の起始部を切る。大胸筋、上腕二頭筋（短頭、長頭）、烏口腕筋、三角筋、肩甲下筋、棘上筋、棘下筋、小円筋、大円筋）。
2. 烏口肩峰靱帯（烏口突起と肩峰）と烏口鎖骨靱帯（烏口突起と鎖骨を結ぶ）を切る。
3. 関節軟骨 Cartilago articularis, articular cartilage がある。

肘関節を開く方法：

1. 肘関節周辺の筋を切る。

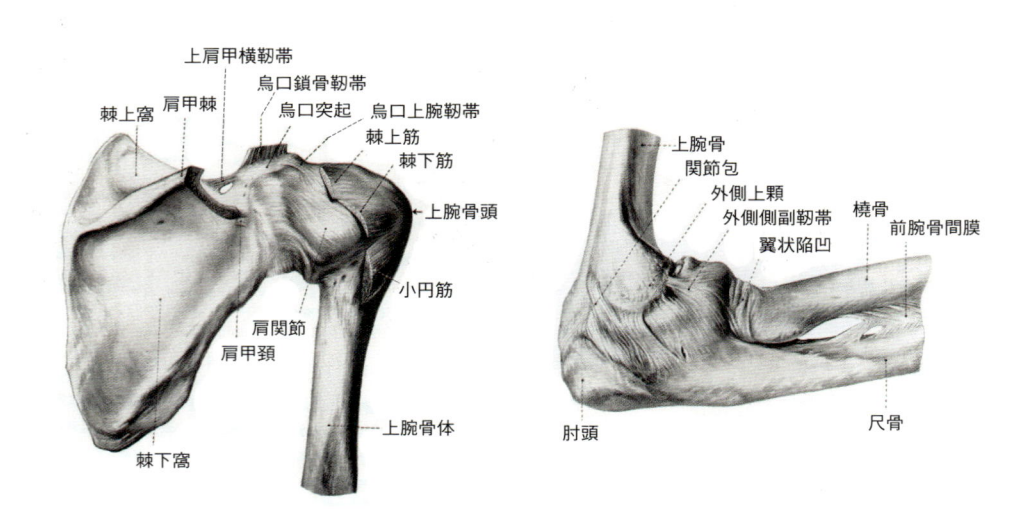

図609C　肩関節と肘関節（西より）
　左は肩関節、右側、後方から、右は肘関節、橈側（外方）からみる。

レッスン609　肩関節と肘関節（前・後面）　291

D. チェックポイントと発展

1. 肩関節を補強する靱帯（2つ）には、①関節上腕靱帯と②烏口上腕靱帯がある。
2. 肘関節の補強靱帯には、①内側側副靱帯、②外側側副靱帯、③橈骨輪状靱帯がある。
3. 下橈尺関節は、橈骨の尺骨切痕と尺骨頭との間の車軸関節で関節円板をもつ。
4. 前腕骨間膜は、橈骨と尺骨の間に張る結合組織性の膜である。

発 展：

1. 肘関節動脈網 Rete articulare cubiti に加わる動脈（5種類）には、上下の方向がある。
2. 上方から、①上腕深動脈の枝の**橈側側副動脈** A. collateralis radialis と**中側副動脈** A. collateralis media および②上腕動脈の枝の**上・下尺側側副動脈** A. collateralis ulnaris superior et inferior が肘関節動脈網に加わり関節包に分布する。
3. 下方から、③橈骨動脈の枝の**橈側反回動脈** A. recurrens radialis、④尺骨動脈の枝の**尺側反回動脈** A. recurrens ulnaris、⑤後骨間動脈の枝の**反回骨間動脈** A. interossea recurrens が加わる。

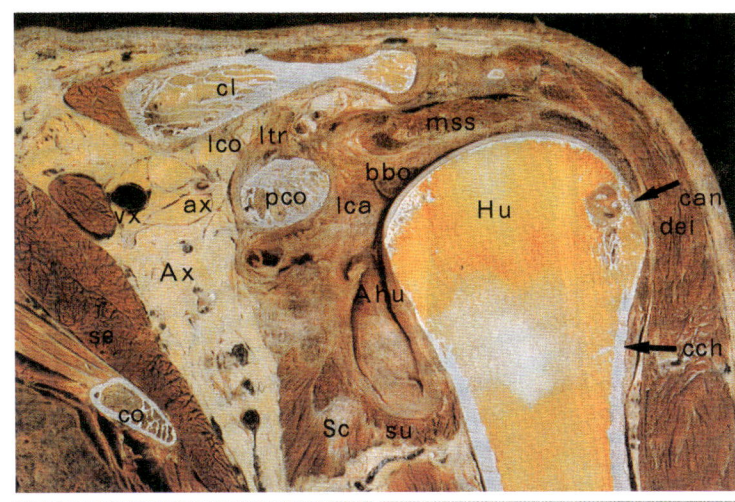

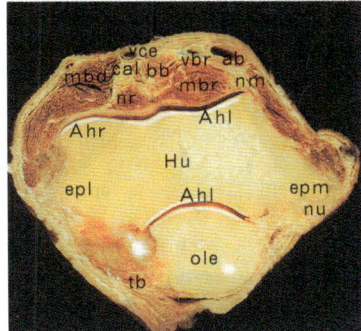

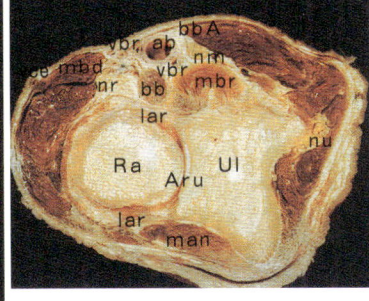

上図：　Ahu: 肩関節（関節腔）、AX: 腋窩、ax: 腋窩動脈、bbo: 上腕二頭筋長頭の腱、can: 解剖頚、cch: 外科頚、cl: 鎖骨、co: 肋骨、del: 三角筋、Hu: 上腕骨（骨頭）、lca: 烏口肩峰靱帯、lco: 円錐靱帯、ltr: 菱形靱帯、mss: 棘上筋、pco: 烏口突起、Sc: 肩甲骨、se: 前鋸筋、su: 肩甲下筋、vx: 腋窩静脈

下左図：腕尺関節と腕橈関節（左側の肘頭の高さでの横断、上方から）

下右図：上橈尺関節（左側の橈骨骨頭の高さでの横断、上方から）

　ab: 上腕動脈、Ahl: 腕尺関節、Ahr: 腕橈関節、Aru: 上橈尺関節、bb: 上腕二頭筋の腱、bbA: 上腕二頭筋腱膜、cal: 外側前腕皮神経、epl: 上腕骨外側上顆、epm: 上腕骨内側上顆、Hu: 上腕骨滑車、lar: 橈骨輪状靱帯、man: 肘筋、mbd: 腕橈骨筋、mbr: 上腕筋、nm: 正中神経、nr: 橈骨神経、nu: 尺骨神経、ole: 肘頭、Ra: 橈骨、tb: 上腕三頭筋、Ul: 尺骨、vbr: 上腕静脈、vce: 橈側皮静脈

図609D　肩関節（前額断、前方から）と肘関節（骨・関節・靱帯より）

292　第6章　上　肢

上　肢　5：　上肢の関節 2

レッスン610　手の関節と手根の関節（前・後面）

　手の領域の関節には、橈骨手根関節、手根間関節、手根中手関節、中手間関節、中手指節関節、手の指節間関節の6つの関節がある。橈骨手根関節は橈骨下端と近位手根骨（舟状骨、月状骨、三角骨）との間の楕円関節である。手根間関節は各手根骨の間の平面関節であり、中手間関節は第2指〜第5指の中手骨底間の平面関節である。中手指節関節は中手骨底と基節骨との間の球関節である。手の指節間関節は各指節間の関節で蝶番関節である。このレッスンでは、手の関節を剖出する。

A．解剖前に

　橈骨と尺骨の関節（2種類）：　①上橈尺関節 Articulatio radio-ulnaris proximalis と②下橈尺関節 Articulatio radio-ulnaris distalis がある。

　手根の関節（4種類）：　①橈骨手根関節 Articulatio radiocarpea、②手根間関節 Articulationes intercarpeae、③手根中央関節 Articulatio mediocarpea、④豆状骨関節 Articulatio ossis pisiformis がある。

　中手の関節（3種類）：　①手根中手関節 Articulationes carpometacarpeae、②母指の手根中手関節、③中手間関節 Articulationes intermetacarpeae がある。

　指の関節（3種類）：　①中手指節関節 Articulationes metacarpophalangeae（MP-joint）、手の指節間関節 Articulationes interphalangeae manus、②近位指節間関節（PIP 関節）と③遠位指節間関節（DIP 関節）がある。

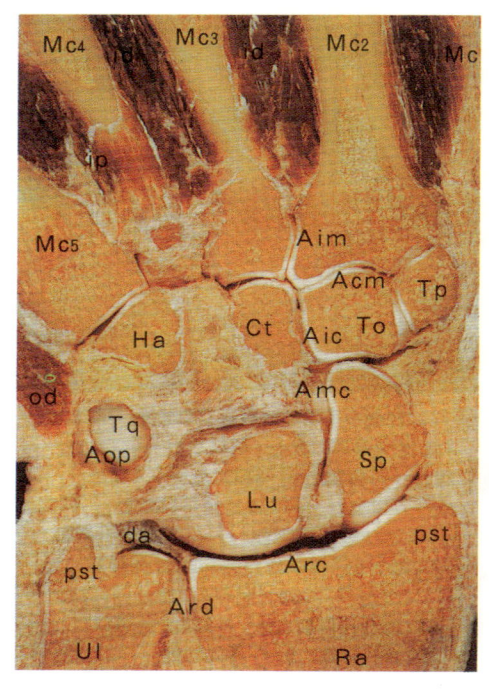

図610A　手の前額断
（掌側方から、右側、骨・関節・靱帯より）
母指と豆状骨は取り除かれている。

Acm: 手根中手関節、Aic: 手根間関節、Aim: 中手間関節、Amc: 手根中央関節、Arc: 橈骨手根関節、Ard: 下橈尺関節、Aop: 豆状骨関節、Ct: 有頭骨、da: 関節円板、Ha: 有鉤骨、id: 背側骨間筋、ip: 掌側骨間筋、Lu: 月状骨、Mc: 中手骨、od: 小指対立筋、pst: 茎状突起、Ra: 橈骨、Sp: 舟状骨、To: 小菱形骨、Tp: 大菱形骨、Tq: 三角骨、Ul: 尺骨

B. 解剖後

解剖後は、手の関節と手根の関節の関節をつくる骨と関節の種類がわかる。

1）**下橈尺関節**は橈骨の尺骨切痕と尺骨頭の関節環状面とでつくられる車軸関節である。
2）**橈骨手根関節**は橈骨下端と舟状骨、月状骨、三角骨とでつくられる楕円関節である。
3）**手根間関節**は各手根骨の間の関節の総称で平面関節である。
4）**手根中央関節**は近位手根骨と遠位手根骨の間の手根間関節で複関節である。
5）**豆状骨関節**は三角骨と豆状骨との間の関節である。
6）**手根中手関節**は遠位手根骨と中手骨底との間にできる関節で、母指（第1指）は鞍関節であり、第2～5指は複関節（平面関節）である。
7）**中手間関節**は第2指～第5指の中手骨底の間の平面関節である。
8）**中手指節関節** metacarpophalangeal joint ＝ MP‐joint は中手骨頭と基節骨との間の球関節である。整形外科領域（とくにリハビリテーション）では、MP関節、PIP関節、DIP関節の名称が使われている。
9）**手の指節間関節**は各指節間の関節で蝶番関節である。これは近位指節間関節 proximal interphalangeal joint ＝ PIP関節と遠位指節間関節 distal interphalangeal joint ＝ DIP関節に区別される。

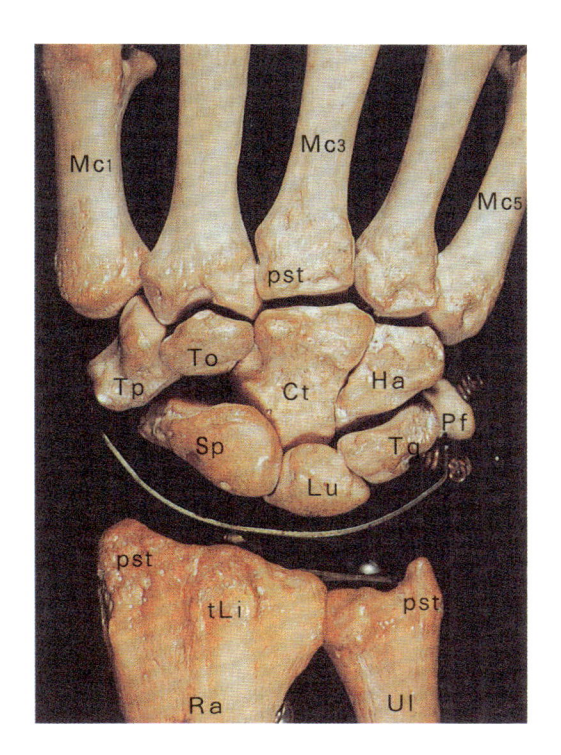

図610B　手の手根骨（手背面、右手、骨・関節・靱帯より）

Ct: 有頭骨、Ha: 有鈎骨、Lu: 月状骨、Mc: 中手骨、Pf: 豆状骨、pst: 茎状突起（橈骨、尺骨）、Ra: 橈骨、Sp: 舟状骨、To: 小菱形骨、Tp: 大菱形骨、Tq: 三角骨、Ul: 尺骨

294　第6章　上　肢

> **C. 解 剖 手 順**

　関節の解剖はその部位の最後の解剖になるので、手根の関節と手の関節の周辺の骨に付着する腱と関節の補強靱帯を必要に応じて切ってから、関節腔を開く。

1．橈骨手根関節を開く。
2．手根間関節を開く。
3．手根中手関節を開く。
4．中手間関節を開く。
5．中手指節関節を開く。
6．手の指節間関節を開く。
　①近位指節間関節（PIP 関節）
　②遠位指節間関節（DIP 関節）

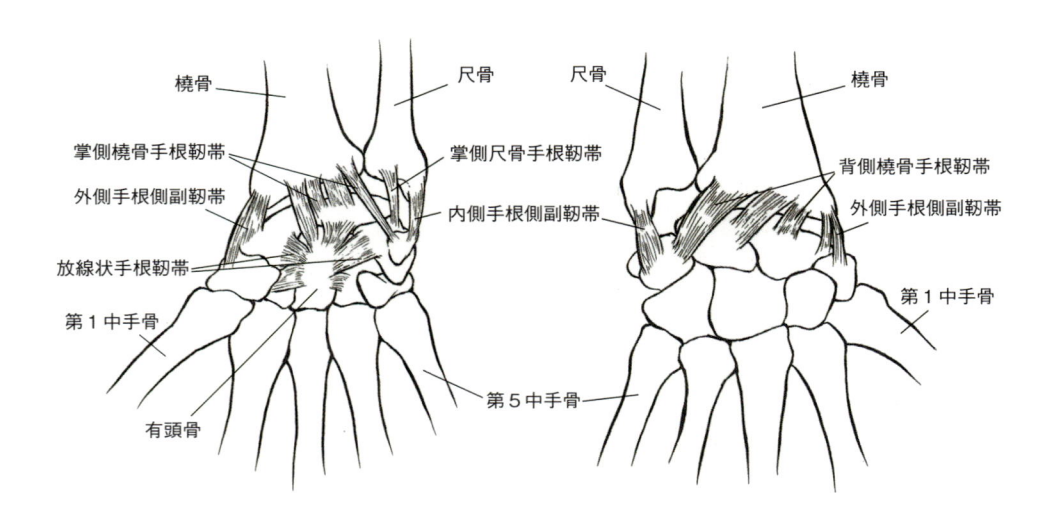

図610C　**手根部の靱帯**（手掌面と手背面から、右手）

D. チェックポイントと発展

1. 手の関節（5つ）には、①手根間関節、②手根中手関節、③中手間関節、④中手指節関節、⑤手の指節間関節がある。

発 展：

関節を補強する靱帯

1. **手根間関節（6種類）：** ①背側・掌側橈骨手根靱帯、②掌側尺骨手根靱帯、③放射状手根靱帯、④内側・外側手根側副靱帯、⑤背側・掌側手根間靱帯、⑥骨間手根間靱帯の靱帯がある。
2. **手根中手関節（1種類）：** 背側・掌側・母指の手根中手靱帯。
3. **中手間関節（1種類）：** 背側・掌側・骨間中手靱帯がある。
4. **中手指節関節（3つ）：** ①側副靱帯、②掌側靱帯、③深横中手靱帯がある。
5. **手の指節間関節（2つ）：** ①側副靱帯と②掌側靱帯がある。

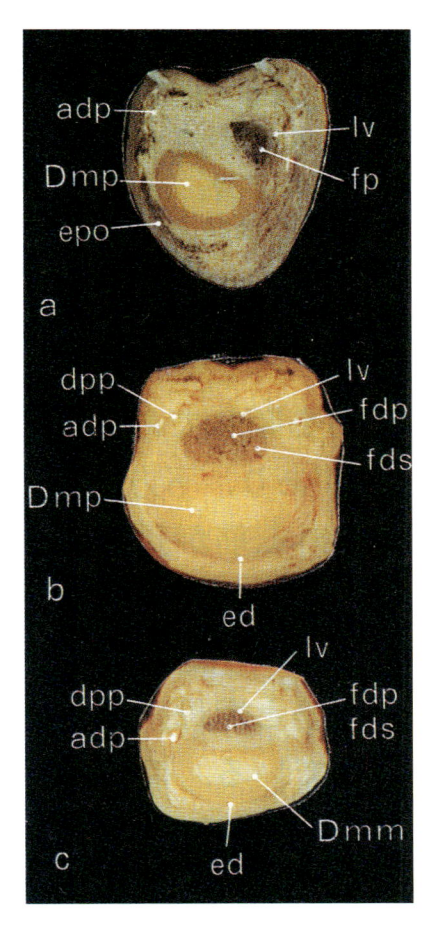

a. 母指の基節骨、上方から
b. 中指の基節骨、下方から
c. 薬指の中節骨

adp: 固有掌側指動脈、Dmm: 中節骨、Dmp: 基節骨、dpp: 固有掌側指神経、ed: 総指伸筋、epo: 長母指伸筋、fdp: 深指屈筋、fds: 浅指屈筋、fp: 長母指屈筋、lv: 靱帯性腱鞘

図610D　左手の指の横断（上方から、骨・関節・靱帯より）

図の出典（第6章）

1) Corning, H.K. (1923) *Lehrbuch der Topographischen Anatomie, für Studierende und Ärzte*, Vierzehnte und fünfzehnte Auflage, J.F. Bergmann, München.
2) 吉川文雄（1984）人体系統解剖学、南山堂、東京。
3) 宮木孝昌、伊藤博信（1991）、
　入門講座／手術のための解剖4、肩関節周辺と上腕骨周辺の解剖、骨・関節・靱帯4：413-421。
　入門講座／手術のための解剖5、肘関節周辺の解剖、骨・関節・靱帯4：929-935。
　入門講座／手術のための解剖6、橈骨および尺骨周辺の解剖．骨・関節・靱帯4：1001-1009。
　入門講座／手術のための解剖7、手の関節周辺の解剖、骨・関節・靱帯4：1257-1265。
　入門講座／手術のための解剖8、中手と指および舟状骨舟状骨周辺の解剖、骨・関節・靱帯4：1417-1426。
4) 西成甫（1974）人体局所解剖図譜、第3巻、金原出版、東京。

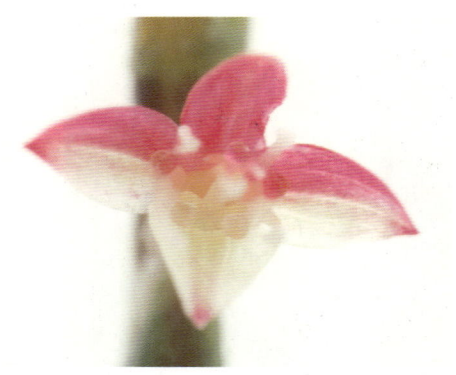

ミズヒキグサ（御所水引）　タデ科の多年草

第7章

下　肢

○この章の構成
下 肢 1： 股と下肢帯
　　レッスン701　鼠径部と股（前面）
　　レッスン702　殿部と股（後面）
　　　　　　　E.下肢をはずす方法
下 肢 2： 大腿と膝
　　レッスン703　大腿と膝蓋（前面）
　　レッスン704　大腿と膝窩（後面）
下 肢 3： 下腿と足根
　　レッスン705　下腿と足根（前面）
　　レッスン706　下腿と足根（後面）
下 肢 4： 足と指
　　レッスン707　足背と指（前面）
　　レッスン708　足底と指（後面）
下 肢 5： 下肢の関節
　　レッスン709　股関節と膝関節（前・後面）
　　レッスン710　足の関節と足根の関節（前・後面）
○術　式
　1）前面と後面のどちらからでも解剖することができる。
　2）下肢1〜下肢4のどこからでも解剖することができる。

第7章 下　肢

下　肢 1： 股と下肢帯1

レッスン 701　鼡径部と股（前面）

　鼡径部・殿部には骨盤と大腿骨でつくる股関節がある。骨盤を構成する寛骨は下肢帯と呼ばれる。下肢帯の筋は寛骨筋（別名、骨盤筋）といわれ、骨盤（一部は脊柱）から起こって大腿骨につき、大腿の運動（内転を除く）に関わる。寛骨筋は骨盤内にある内寛骨筋と骨盤の外面にある外寛骨筋に分類される。腸腰筋は内寛骨筋で大腿の屈曲をおこなう主要な筋である。腸腰筋には外腸骨動脈と大腿動脈の枝、腰神経叢の筋枝と大腿神経が分布する。このレッスンでは、内寛骨筋の停止部と大腿の伸筋と内転筋群の起始部を剖出する。

A. 解剖前に

　鼡径部と股（前面）には**大腿筋膜** Fascia lata が大腿を包み、伏在裂孔がある。**大腿三角**は鼡径靱帯 Ligamentum inguinale, inguinal ligament、縫工筋、長内転筋で作られる。

　内寛骨筋 muscles of the iliac region（3種類）には、**腸腰筋** M. iliopsoas（①腸骨筋 M. iliacus、②大腰筋 M. psoas major、③小腰筋 M. psoas minor の総称）がある。

　大腿伸筋（3種類）には、①縫工筋 M. sartorius, sartorius muscle、②大腿四頭筋 M. quadriceps femoris, quadriceps femoris muscle、③膝関節筋 M. articularis genus がある。

　内転筋群（6種類）には、①恥骨筋 M. pectineus、②外閉鎖筋 M. obturatorius externus, obturator externus muscle、③長内転筋 M. adductor longus、④短内転筋 M. adductor brevis、⑤大内転筋 M. adductor magnus、⑥薄筋 M. gracilis がある。

　大腿伸筋、内転筋群には大腿動脈と閉鎖動脈、大腿神経と閉鎖神経が分布する。

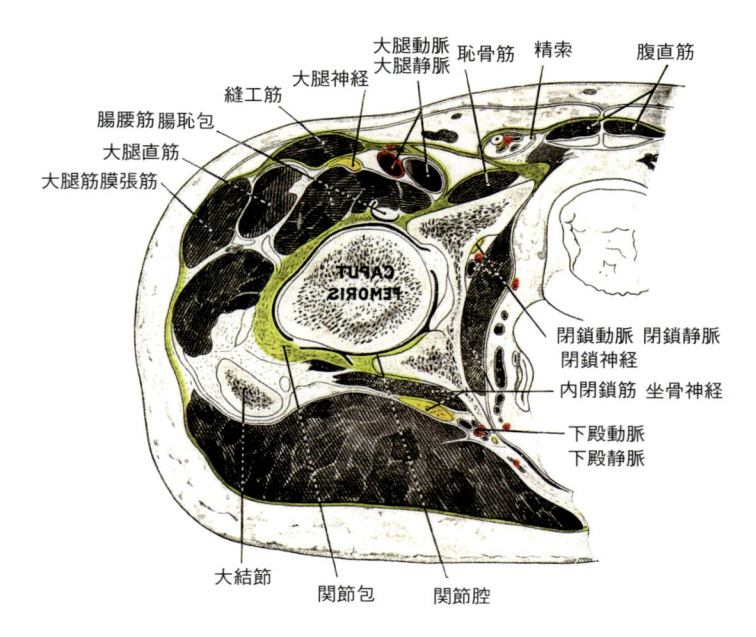

図701A　鼡径部と股の断面図（下方から、右側、Corning より）

B. 解剖後

解剖後は、鼠径部周辺、鼠径靱帯、縫工筋、長内転筋でつくられる大腿三角とその中にある大腿静脈・大腿動脈・大腿神経、腸腰筋と恥骨筋、深層の外閉鎖筋がわかる。

大腿三角 Trigonum femorale, femoral triangle（スカルパ三角 Scarpa triangle）には、

1）大伏在静脈と浅腹壁静脈は**伏在裂孔** Hiatus saphenus を通り大腿静脈に合する。
2）**大腿神経** N. femoralis と腸腰筋は**腸骨筋膜** Fascia iliaca, iliac fascia で包まれる。
3）**大腿動脈** A. femoralis と**大腿静脈** V. femoralis は**大腿鞘** femoral sheath で包まれる。
4）**腸恥筋膜弓** Arcus iliopectineus, iliopectineal arch は腸骨筋膜の一部で寛骨の**腸恥隆起** Eminentia iliopubica, iliopubic eminence につく。血管裂孔と筋裂孔を分ける。
5）**血管裂孔** Lacuna vasorum, vascular lacuna には大腿鞘が通る。
6）**筋裂孔** Lacuna musculorum, muscular lacuna には腸骨筋膜と腸骨筋が通る。
7）**恥骨筋膜** Fascia pectinea, pectineal fascia は恥骨筋を包む。
8）**大腿輪** Anulus femoralis, femoral ring は**大腿管** Canalis femoralis, femoral canal につながる。大腿輪は腹腔内に連絡する。大腿ヘルニア femoral hernia の通路である。
9）**裂孔靱帯** Ligamentum lacunare, lacunar ligament（ギンベルナート靱帯 Gimbernat ligament）がある。

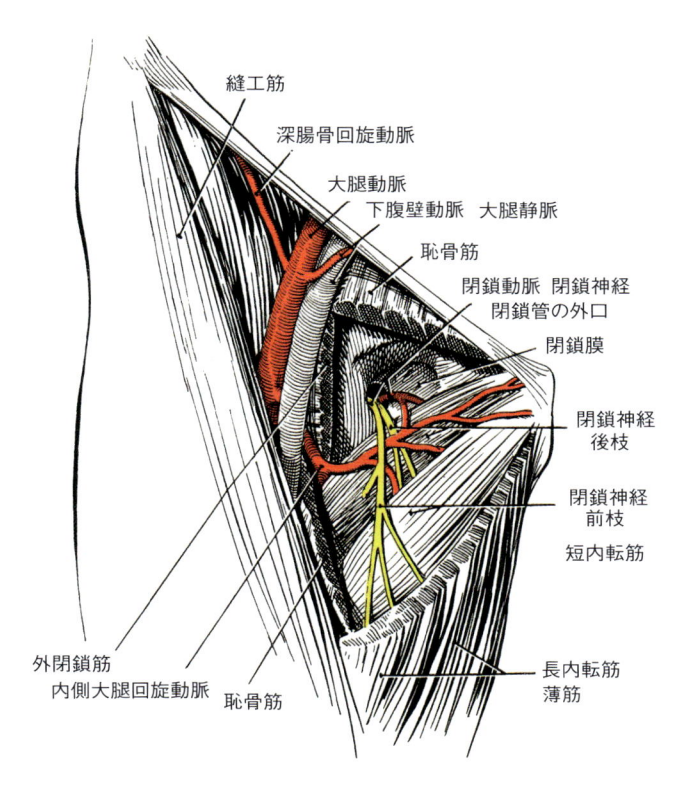

図 701B　鼠径部と股、大腿三角の深部（右側、Corning より）
恥骨筋と外閉鎖筋が除去され、閉鎖膜、閉鎖動脈と閉鎖神経が閉鎖管から現れている。

C. 解 剖 手 順

　大腿三角を構成する3辺（鼡径靭帯、縫工筋、長内転筋）とその中の大腿静脈・大腿動脈・大腿神経を剖出する。腸腰筋の停止部と恥骨筋、さらに深層の外閉鎖筋を剖出する。

大腿三角の外側辺（縫工筋）：
1．縫工筋は大腿筋膜をハサミで開いて剖出する。縫工筋の起始部を少し残して切る。
2．大腿筋膜の外側部をハサミで開き、筋膜に包まれた大腿筋膜張筋を剖出する。
3．腸腰筋の停止部（大腿骨の小転子）を剖出する。

大腿三角の内側辺（長内転筋）：
1．薄筋は長内転筋の内側でみつけ、恥骨結合の起始部を切り閉鎖神経の枝を剖出する。
2．短内転筋は、大腿筋膜を開いて長内転筋の恥骨結節の起始部を切り、剖出する。
3．大内転筋は、短内転筋の起始部を切って、剖出する。

大腿三角の中の領域：
1．恥骨筋は、大腿三角の中で大腿静脈・動脈・神経の深層で剖出する。
2．外閉鎖筋と閉鎖動脈・静脈と閉鎖神経は恥骨筋を鼡径靭帯の下で切って翻し剖出する。
3．閉鎖膜は、外閉鎖筋の閉鎖膜から起こる部を剥がして剖出する。

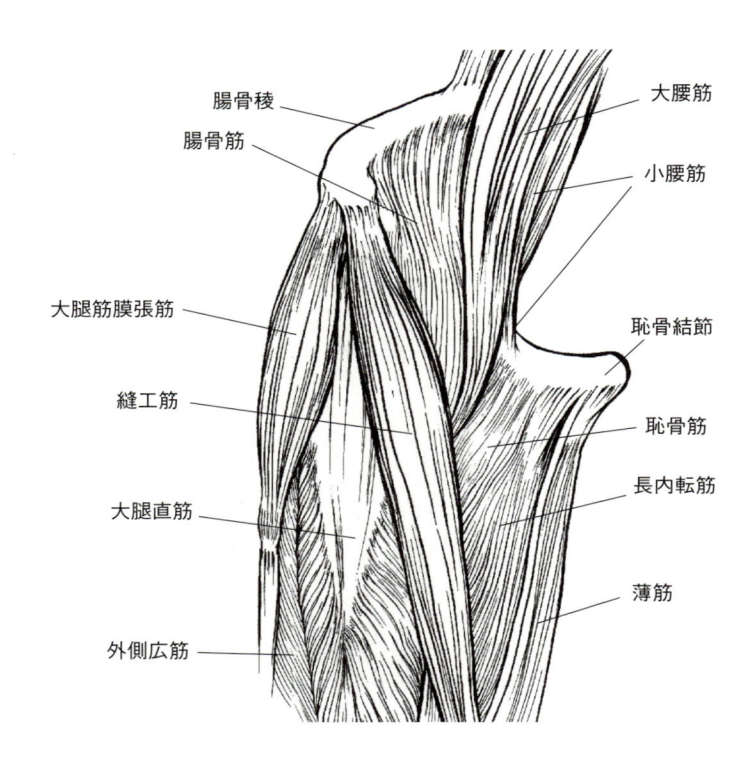

図701C　鼡径・大腿部の解剖手順（右側）
　鼡径靭帯と大腿の血管と神経は除去している。恥骨筋の深層には外閉鎖筋がある。

D. チェックポイントと発展

1. **大腿三角**を通る大腿動脈・静脈・神経の後ろには、**恥骨筋と外閉鎖筋**がある。
2. **外閉鎖筋**は恥骨筋の深層にあり、閉鎖膜の外面とその周囲の恥骨から起こる。大腿骨の転子窩につき、大腿を外旋 rotate laterally と内転をする。閉鎖動脈・神経が分布。
3. **閉鎖動脈** A. obturatoria、**閉鎖静脈**と**閉鎖神経** N. obturatorius は閉鎖管 Canalis obturatorius を通って閉鎖膜 Membrana obturatoria を抜けて外閉鎖筋の外面に現れる。
4. **腸腰筋**は大腿骨の小転子につき、大腿を前に上げ内転する。大腿神経の支配を受ける。

発展：

1. 内寛骨筋、大腿伸筋および内転筋群（前面）の血管と神経： 大腿動脈と閉鎖動脈が分布する。内寛骨筋は腰神経叢の枝と大腿神経の支配、大腿伸筋は大腿神経の支配、内転筋群は閉鎖神経の支配（恥骨筋の一部は大腿神経、大内転筋の一部は坐骨神経）を受ける。腸恥隆起には**小腰筋**もつく（50％の出現）。

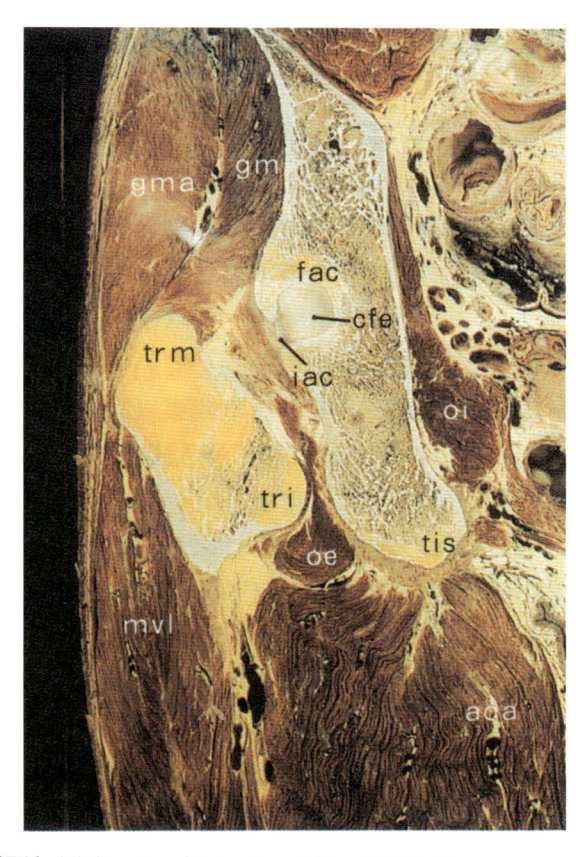

図 701D　殿部前額断（前方から、右側、骨・関節・靱帯より）

ada: 大内転筋、cfe：大腿骨頭、fac: 寛骨臼窩、gm: 中殿筋、gma: 大殿筋、iac: 寛骨臼切痕、mvl: 外側広筋（大腿四頭筋）、oe: 外閉鎖筋、oi: 内閉鎖筋、tis: 坐骨結節、trm: 大転子（大腿骨）、tri: 小転子（大腿骨）

第7章 下　肢

下　肢　1：　股と下肢帯2

レッスン702　殿部と股（後面）　　E. 下肢をはずす方法

　鼠径部・殿部には骨盤と大腿骨でつくる股関節がある。骨盤を構成する寛骨は下肢帯と呼ばれる。下肢帯の筋は、寛骨筋（別名、骨盤筋）といわれ、骨盤（一部は脊柱）から起こって大腿骨につき、大腿の運動（内転を除く）に関わる。寛骨筋は内寛骨筋と外寛骨筋（殿筋群と回旋筋群）に分類される。殿筋群は大腿を伸展と外転する主な筋であり、回旋筋群は大腿を外旋する主な筋である。これらの筋には内腸骨動脈の枝と仙骨神経叢の枝が分布する。このレッスンでは、外寛骨筋および大腿屈筋の起始部を剖出する。

A. 解剖前に

　殿部と股（後面）には、**外寛骨筋** muscles of the gluteal region（殿筋群と回旋筋群）と**大腿屈筋**の2種類があり、**大腿筋膜** Fascia lata, fascia lata に被われている。

　殿筋群（4種類）には、①**大殿筋** M. gluteus maximus, gluteus maximus muscle、②**中殿筋** M. gluteus medius, gluteus medius muscle、③**小殿筋** M. gluteus minimus, gluteus minimus muscle、④**大腿筋膜張筋** M. tensor fasciae latae, tensor fasciae latae muscle がある。

　回旋筋群（5種類）には、①**梨状筋** M. piriformis, piriformis muscle、②**内閉鎖筋** M. obturatorius internus, obturator internus muscle、③**上双子筋** M. gemellus superior, superior gemellus muscle、④**下双子筋** M. gemellus inferior, inferior gemellus muscle、⑤**大腿方形筋** M. quadratus femoris, quadratus femoris muscle がある。

　大腿屈筋（3種類）には、①**大腿二頭筋**（長頭と短頭）、②**半腱様筋**、③**半膜様筋**がある。

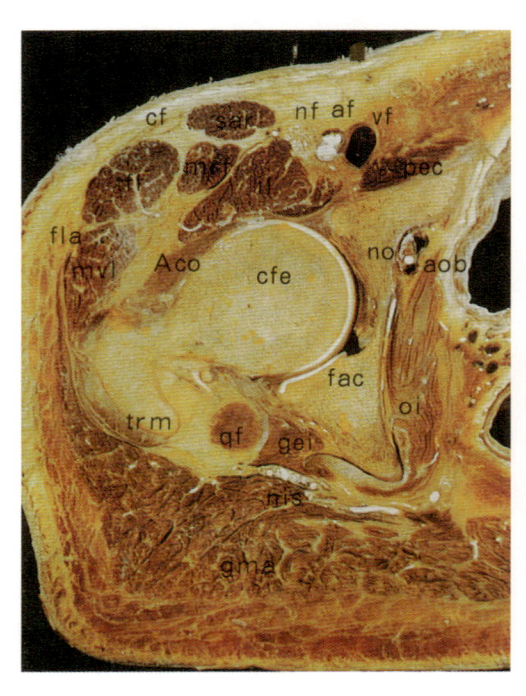

図702A　殿部横断
（下方から、右側、骨・関節・靱帯より）

Aco：股関節（関節包）、af：大腿動脈、aob：閉鎖動脈、cf：外側大腿皮神経、cfe：大腿骨頭、fac：寛骨臼窩、fla：大腿筋膜、gei：下双子筋、gma：大殿筋、il：腸骨筋、mrf：大腿直筋、mvl：外側広筋（大腿四頭筋）、nf：大腿神経、nis：坐骨神経、no：閉鎖神経、oi：内閉鎖筋、pec：恥骨筋、qf：大腿方形筋、sar：縫工筋、tfl：大腿筋膜張筋、trm：大転子（大腿骨）、vf：大腿静脈

B. 解剖後

解剖後は、殿筋群（大殿筋、中殿筋、小殿筋、大腿筋膜張筋）と回旋筋群（梨状筋、内閉鎖筋、上双子筋、下双子筋、大腿方形筋）と上殿動脈、下殿動脈、坐骨神経などが判る。

殿筋群と回旋筋群の血管と神経：

1) 梨状筋は大坐骨孔 Foramen ischiadicum majus を通り梨状筋上孔・下孔を作る。
2) 梨状筋上孔 Foramen infrapiriforme を通るもの（1種類）は、①上殿動脈 A. glutea superior, superior gluteal artery と上殿静脈と上殿神経 N. gluteus superior がある。
3) 梨状筋下孔 Foramen suprapiriforme を通るもの（3種類）は、①坐骨神経 N. ischiadicus, sciatic nerve、②後大腿皮神経 N. cutaneus femoris posterior, posterior femoral cutaneous nerve、③下殿動脈 A. glutea inferior, inferior gluteal artery・下殿静脈 V. glutea inferior と下殿神経 N. gluteus inferior, inferior gluteal nerve がある。
4) 内陰部動脈 A. pudenda interna・静脈と陰部神経 N. pudendus は骨盤内から現れて、仙結節靱帯 Ligamentum sacrotuberale, sacrotuberous ligament と仙棘靱帯 Ligamentum sacrospinale, sacrospinous ligament と筋（上双子筋・内閉鎖筋の腱・下双子筋）に囲まれた隙間を通って坐骨直腸窩に進み陰部神経管 Canalis pudendalis, pudendal canal（アルコック管 Alcock canal）に入る。骨盤隔膜などに分布する。

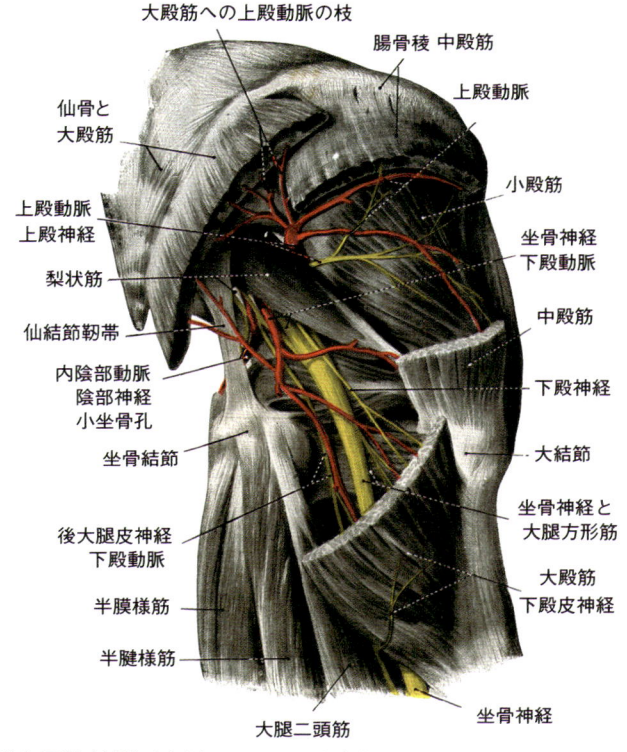

図 702B　殿筋群と回旋筋群（右側、Corning より）
大殿筋と中殿筋が切り開いてある。小殿筋と梨状筋、坐骨神経、上殿動脈と上殿神経、下殿動脈と下殿神経の一部が現れている。

C. 解剖手順

　殿筋群の大殿筋、中殿筋を切り翻して、小殿筋と回旋筋群（梨状筋、内閉鎖筋、上双子筋、下双子筋、大腿方形筋）と上殿動脈、下殿動脈、坐骨神経などを剖出する。

殿筋群の剖出：　大殿筋は浅層に、中殿筋が次の層に、小殿筋と回旋筋群が深層にある。

1. 大殿筋は切って、下殿動脈・静脈・神経と上殿動脈・静脈・神経を剖出する。
2. 大腿筋膜張筋は大腿の外側、殿部の高さで大腿筋膜の中で剖出する。
3. 中殿筋を停止側で切り上に翻し、小殿筋を剖出する。

回旋筋群の剖出：　梨状筋、上双子筋、内閉鎖筋の腱、下双子筋、大腿方形筋がある。

4. 梨状筋上孔で上殿動静脈・神経を、梨状筋下孔で下殿動静脈・神経を剖出する。
5. 上双子筋・内閉鎖筋・下双子筋は小坐骨孔から現れて転子窩につく。
6. 大腿方形筋は、下双子筋の下で坐骨結節から起こり転子間稜につく筋を剖出する。
7. 外閉鎖筋は大腿方形筋の深層にあるので、この筋を切って翻して剖出する。

坐骨神経の剖出：　坐骨神経は大坐骨孔から現れて大腿屈筋の間を通り下行する。

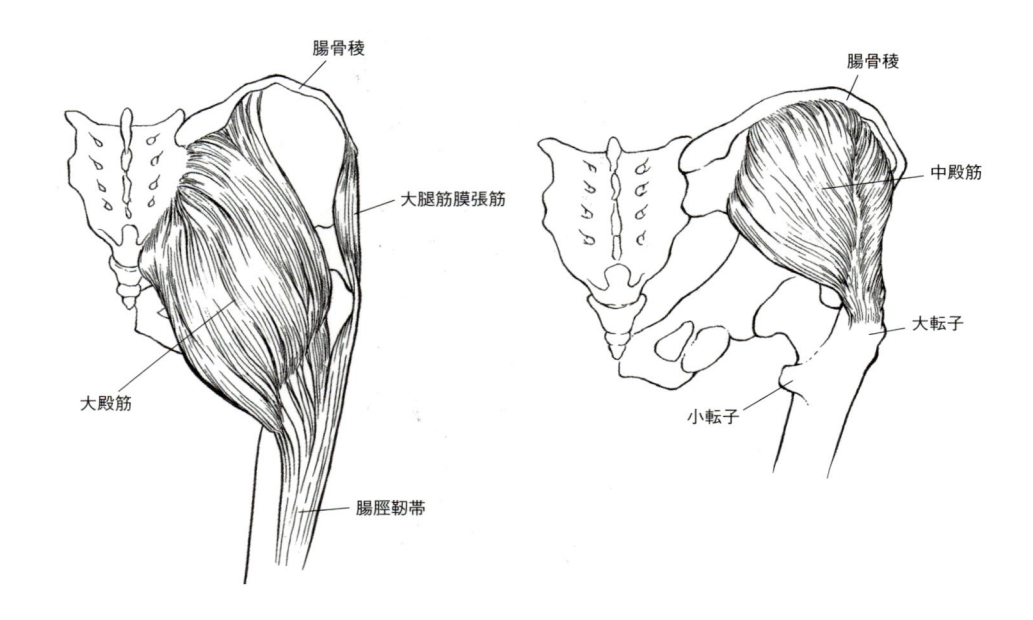

図702C　殿部の解剖手順
　左は大殿筋と大腿筋膜張筋、右は中殿筋を示す。

D. チェックポイントと発展

1. 大腿骨の殿筋粗面と腸脛靱帯につく筋（2種類）：
   ①大殿筋は腸骨外面、仙骨、仙結節靱帯から起こる。下殿神経の支配。
   ②大腿筋膜張筋は大腿筋膜 Fascia lata, fascia lata の中にある筋で上前腸骨棘から起こり、腸脛靱帯 Tractus iliotibialis, iliotibial tract に移る。上殿神経支配。
2. 大腿骨の大転子 Trochanter major につく筋（3種類）：①中殿筋と②小殿筋（腸骨から起こる。大腿の外転に関わる。上殿神経の支配）、③梨状筋（仙骨から起こる）。
3. 大腿骨の転子窩につく筋（4種類）：①外閉鎖筋（閉鎖膜の外面とその周囲の骨から起こる）、②内閉鎖筋（骨盤内面から起こる）、③上双子筋（坐骨棘から起こる）、④下双子筋（坐骨結節から起こる）がある。
4. 大腿骨の転子間稜につく筋（1種類）：①大腿方形筋（坐骨結節から起こる）。

発展：
1. 下肢帯筋の変異（①副腰筋、②小腸骨筋、③梨状筋などの欠損など）がある。
2. 坐骨神経痛 sciatica は坐骨神経の経路にそって圧痛点 tender point がある。

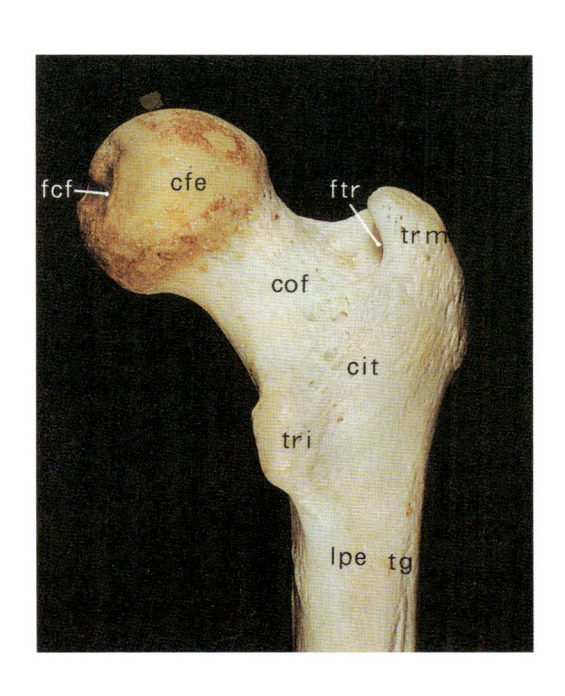

図702D　大腿骨（後方から、右側、骨・関節・靱帯より）
　　cfe: 大腿骨頭、cit: 転子間稜、cof: 大腿骨頚、fcf: 大腿骨頭窩、ftr: 転子窩、lpe: 恥骨筋線、tg: 殿筋粗面、tri: 小転子、trm: 大転子

306　第7章　下　肢

> **E. 下肢をはずす方法**

　片側の下肢をはずすには、I. 後面から殿筋群、回旋筋群、大腿屈筋と坐骨神経を切り、II. 前面から大腿伸筋、内転筋群、内寛骨筋と大腿動脈・静脈・神経、閉鎖動脈・静脈・神経を切り、III. 股関節から切り離す（レッスン701、702を参考）。

I. 下肢（片側）を股関節から切り離す方法：
殿筋群の剖出：　大殿筋は浅層に、中殿筋が次の層に、小殿筋と回旋筋群が深層にある。
1. 大殿筋は切って、下殿動脈・静脈・神経と上殿動脈・静脈・神経を剖出する。
2. 大腿筋膜張筋は大腿の外側、殿部の高さで大腿筋膜の中で剖出する。
3. 中殿筋を停止側で切り上に翻し、小殿筋を剖出する。

回旋筋群の剖出：　梨状筋、上双子筋、内閉鎖筋の腱、下双子筋、大腿方形筋がある。
1. 梨状筋上孔で上殿動静脈・神経を、梨状筋下孔で下殿動静脈・神経を剖出する。
2. 上双子筋・内閉鎖筋・下双子筋は小坐骨孔から現れて転子窩につく。
3. 大腿方形筋は、下双子筋の下で坐骨結節から起こり転子間稜につく筋を剖出する。
4. 外閉鎖筋は大腿方形筋の深層にあるので、この筋を切って翻して剖出する。

大腿屈筋の剖出：　大腿二頭筋、半腱様筋と半膜様筋の起始部を切る。
坐骨神経の剖出：　坐骨神経 N. ischiadicus, sciatic nerve を大腿骨頚の付近で切る。

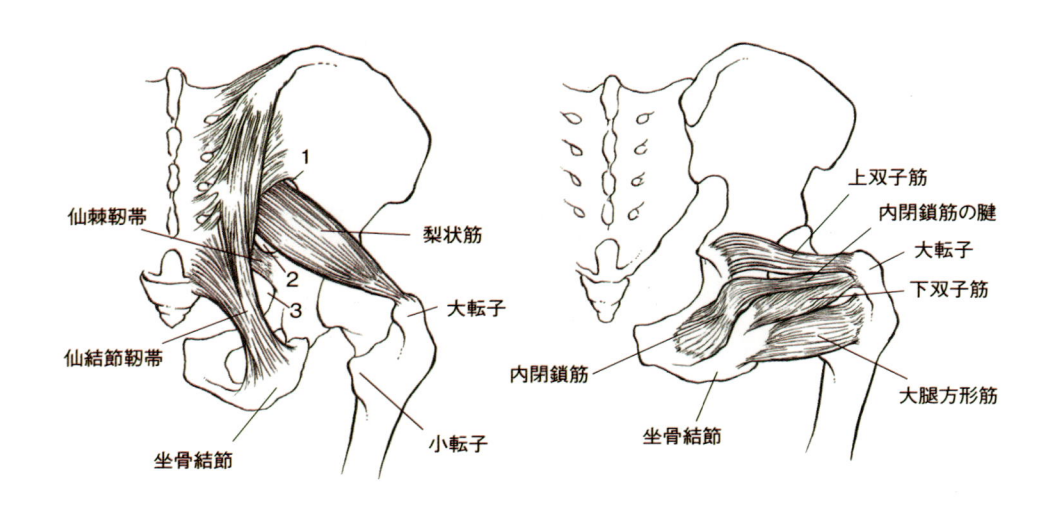

図702E　解剖手順1
　左は回旋筋群（大腿方形筋の深層に外閉鎖筋がある）、右は梨状筋を示す。
　1：梨状筋上孔、2：梨状筋下孔、3：小坐骨孔

Ⅱ. 前面から大腿伸筋、内転筋群、内寛骨筋を切り離す：

大腿三角の外側部：
1. 縫工筋（大腿前面を二分するように位置）は大腿筋膜をハサミで開いて剖出する。
2. 大腿筋膜張筋は大腿外側の大腿筋膜をハサミで開き、筋膜に包まれた筋を剖出する。
3. 腸腰筋（腸骨筋、大腰筋、小腰筋）の停止部を剖出して、切る。

大腿三角の内側部：
1. 薄筋は、長内転筋の内側でみつけ、恥骨結合の起始部を切り閉鎖神経の枝を剖出する。
2. 短内転筋は、大腿筋膜を開いて長内転筋の恥骨結節の起始部を切り、剖出する。
3. 大内転筋は、短内転筋の起始部を切って、剖出する。

大腿三角の領域：
1. 恥骨筋は大腿三角の中で大腿静脈・動脈・神経の深層で剖出する。
2. 外閉鎖筋と閉鎖動脈・静脈と閉鎖神経は、恥骨筋を鼠径靱帯の下で切って剖出する。
3. 閉鎖膜と貫通する血管と神経は、外閉鎖筋の閉鎖膜から起こる部を切って剖出する。
4. これで閉鎖筋膜と閉鎖管から出てくる閉鎖動脈・静脈と閉鎖神経が剖出できる。

Ⅲ. 股関節から切り離す：
1. 股関節の補強靱帯（腸骨大腿靱帯、恥骨大腿靱帯、坐骨大腿靱帯）を切る。
2. 関節包を切り開き、関節腔内の大腿骨頭靱帯を切り、大腿骨頭を取り出す。

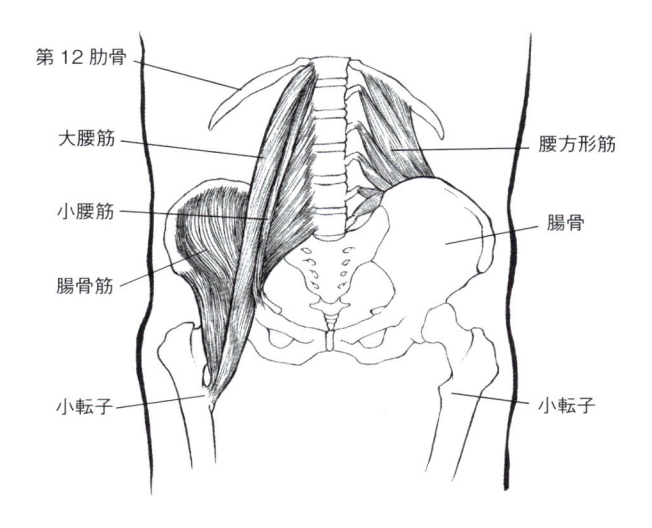

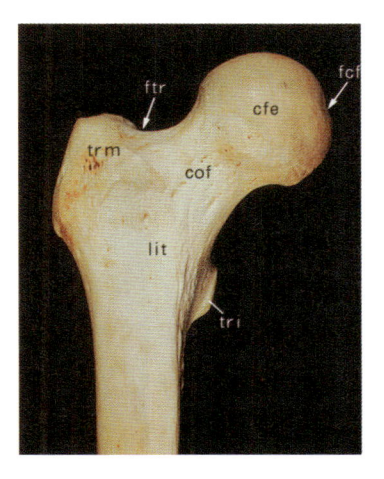

図 702E　解剖手順 2
　　左は腸腰筋、右は大腿骨（前方から、右側、骨・関節・靱帯より）
cfe: 大腿骨頭、cof: 大腿骨頚、fcf: 大腿骨頭窩、ftr: 転子窩、lit: 転子間線、tri: 小転子、trm: 大転子

308　第7章　下　肢

下 肢 2：　大腿と膝1

レッスン703　大腿と膝蓋（前面）

大腿には大腿骨、大腿伸筋、大腿屈筋、大腿内転筋、血管と神経がある。膝蓋には膝関節がある。大腿の筋は大腿筋膜に被われている。大腿の筋は寛骨あるいは大腿骨から起こる。大腿伸筋と大腿屈筋は下腿骨に付き下腿骨を動かし、内転筋は大腿骨に付き大腿骨を動かす。大腿には血管（大腿動脈・大腿静脈）と神経（坐骨神経）が通り、大腿伸筋には大腿神経、大腿屈筋には坐骨神経、大腿内転筋には閉鎖神経の枝が分布する。このレッスンでは、大腿伸筋と内転筋群を剖出する。

A. 解剖前に

大腿と膝蓋（前面）は**大腿筋膜 Fascia lata, fascia lata** に被われている。この中の筋は大腿伸筋と内転筋群である。大腿動脈、大腿深動脈、膝窩動脈、大腿神経が分布する。

大腿伸筋（3種類） には、①**縫工筋** M. sartorius, sartorius muscle、②**大腿四頭筋** M. quadriceps femoris, quadriceps femoris muscle（大腿直筋 M. rectus femoris, rectus femoris muscle、内側広筋 M. vastus medialis、外側広筋 M. vastus lateralis、中間広筋 M. vastus intermedius）、③膝関節筋 M. articularis genus がある。

内転筋群（6種類） には、①**恥骨筋** M. pectineus, pectineus muscle、②**外閉鎖筋** M. obturatorius externus, obturator externus muscle、③**長内転筋** M. adductor longus、④**短内転筋** M. adductor brevis、⑤**大内転筋** M. adductor magnus、⑥**薄筋** M. gracilis がある。小内転筋 M. adductor minimus（BNA）は大内転筋の上部が独立したもの。

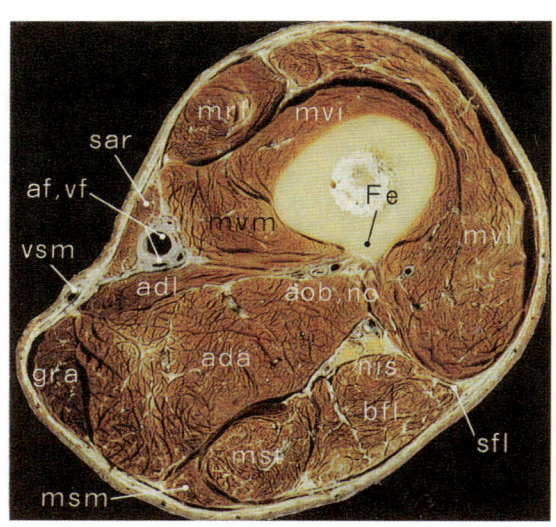

図703A　大腿中央部横断（上方から、右側、骨・関節・靱帯より）

ada: 大内転筋、adl: 長内転筋、af: 大腿静脈、aob: 閉鎖動脈、bfl: 大腿二頭筋長頭、Fe: 大腿骨粗線、gra: 薄筋、mrf: 大腿直筋、msm: 半膜様筋、mst: 半腱様筋、mvi: 中間広筋、mvl: 外側広筋、mvm: 内側広筋、no: 閉鎖神経、nis: 坐骨神経、sar: 縫工筋、sfl: 外側大腿筋間中隔、vf: 大腿静脈、vsm: 大伏在静脈

B. 解剖後

解剖後は、大腿（前面）の大腿伸筋と内転筋群とその血管と神経および大腿動脈・静脈・大腿神経とその通路がわかる。

1) 大腿と膝蓋（前面）の血管（7種類）には、①**大腿動脈** A. femoralis、②**大腿深動脈** A. profunda femoris, profunda femoris artery or deep femoral artery、③**貫通動脈** A. perforantis、④**膝窩動脈** A. poplitea, popliteal artery がある。大腿動脈は大腿深動脈を分枝した後、膝窩動脈となり、ここで⑤**前脛骨動脈** A. tibialis anterior, anterior tibial artery、⑥**後脛骨動脈** A. tibialis posterior, posterior tibial artery、⑦**腓骨動脈** A. peronea, peroneal artery に分かれる。大腿静脈 V. femoralis は動脈に伴行する。

2) 大腿と膝蓋（前面）の神経（2種類）には、①**大腿神経** N. femoralis, femoral nerve と②**閉鎖神経** N. obturatorius, obturator nerve が分布する。大腿伸筋は大腿神経の支配、内転筋群は閉鎖神経の支配（恥骨筋の一部は大腿神経、大内転筋の一部は坐骨神経）。

3) **内転筋管** Canalis adductorius, adductor canal（別名、**ハンター管** Hunter canal）は大腿前面から後面膝窩への血管の通路である。大腿動脈・静脈と伏在神経は一緒に内転筋管を通る。**内転筋腱裂孔** Hiatus tendineus adductorius, adductor hiatus、**筋性内転筋管** Canalis adductorius muscularis, muscular adductor canal がある。

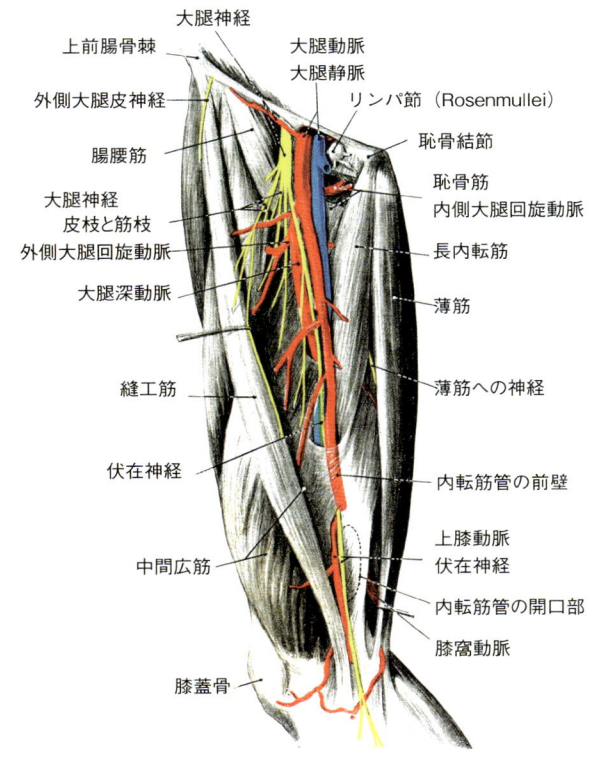

図 703B　大腿前面の筋と血管と神経（右側、Corning より）
　縫工筋を外方へ寄せて大腿三角から内転筋管まで広げてある。大腿動脈・静脈、大腿神経が現れている。

C. 解剖手順

　大腿（前面）の大腿伸筋と内転筋群とその血管と神経を剖出して、大腿動脈・大腿静脈・大腿神経とその膝窩への通路の内転筋管を剖出する。

大腿伸筋群：　大腿筋膜は大腿中央部からハサミで十字に切り開く。
1．縫工筋は、大腿筋膜をハサミで開いて剖出し、上前腸骨棘の起始部を切る。
2．大腿直筋は、下前腸骨棘の起始部を切り、深層の中間広筋と大腿神経を剖出する。
3．外側・内側広筋と中間広筋との間に大腿神経が通る。深層の膝関節筋を剖出する。

内転筋群の配列と剖出：
1．浅層の筋は、恥骨筋、長内転筋、薄筋、次に短内転筋、深層が大内転筋である。
2．外閉鎖筋は恥骨筋の深部に、大内転筋は長内転筋と短内転筋の深部にある。
　（恥骨筋と外閉鎖筋と閉鎖筋膜と閉鎖動脈・静脈・神経はすでに剖出されている）
3．長内転筋は恥骨結節の起始部を切り、大内転筋を剖出する。
4．薄筋と短内転筋は、恥骨・恥骨結節の起始部を切って翻し、閉鎖神経の枝を剖出する。
5．大内転筋（小内転筋も含む）は坐骨の起始部を切る。

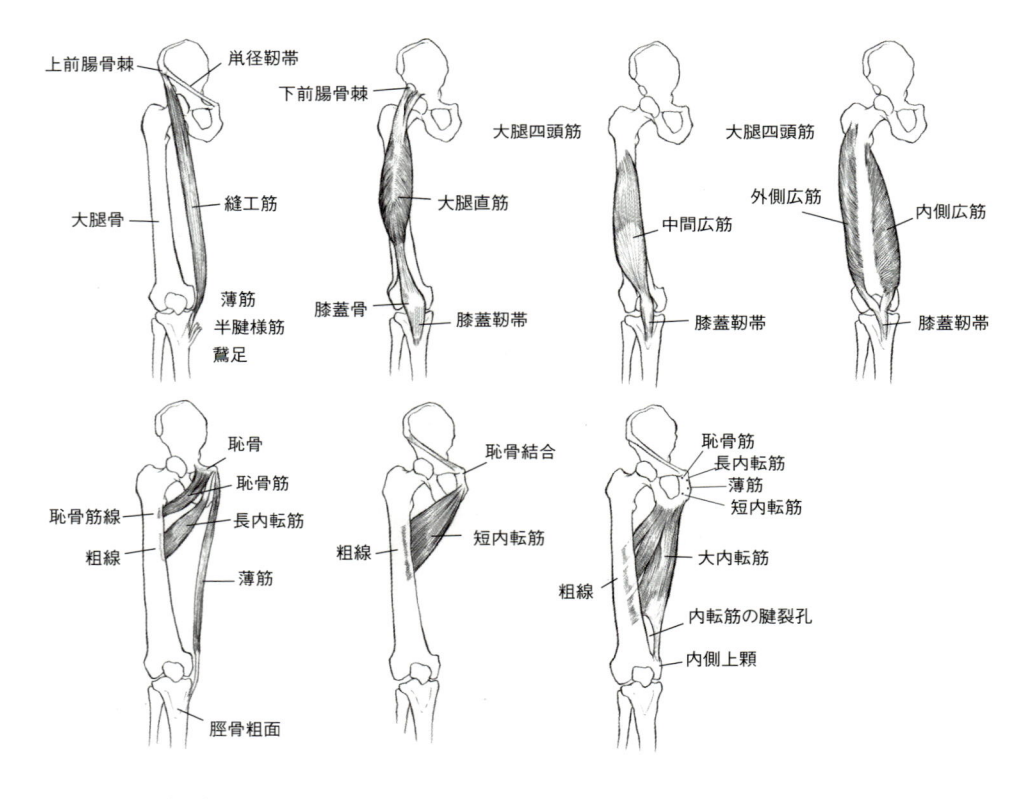

図703C　解剖手順
　上左から順に縫工筋、大腿直筋、中間広筋、外側・内側広筋、下左から恥骨筋・長内転筋・薄筋、短内転筋、大内転筋を示す。

D. チェックポイントと発展

1. **大腿骨につく筋（5種類）**：
   ①**恥骨筋**は恥骨櫛から起こり**小転子**の下方につく。閉鎖神経と大腿神経の支配による。
   ②**外閉鎖筋**は閉鎖膜とその周囲の骨から起こり**転子窩**につく。閉鎖神経の支配による。
   ③**長内転筋**は恥骨結節から起こり**大腿骨粗線 Linea aspera** につく。閉鎖神経の前枝。
   ④**短内転筋**は恥骨下枝から起こり大腿骨内側縁の中央につく。閉鎖神経の前枝の支配。
   ⑤**大内転筋**は坐骨枝と坐骨結節から起こり**大腿骨の内側上顆**につく。大腿を内転する。
   脛骨神経部と閉鎖神経後枝の支配。大内転筋の上部が独立すれば**小内転筋**となる。

2. **脛骨粗面 Tuberositas tibiae, tibial tuberosity につく筋（3種類）**：
   ①**縫工筋**は上前腸骨棘から起こり下腿を曲げる。②**大腿四頭筋**の大腿直筋は**下前腸骨棘**から起こる。内側広筋、外側広筋、中間広筋は**大腿骨**から起こる。股関節を伸ばし下腿を伸展する。③**薄筋**は**恥骨結合**の外側から起こる。閉鎖神経の前枝の支配による。

発展：

1. **膝蓋骨 Patella** は大腿四頭筋の中に含まれる種子骨であり、大腿骨と関節をつくる。上端は膝蓋骨底でふくれた粗面で、下端は尖った膝蓋骨尖で**膝蓋靱帯**がつく。
2. **膝関節筋**は大腿骨体から起こり膝関節包につき膝関節包を張る。大腿神経の支配。

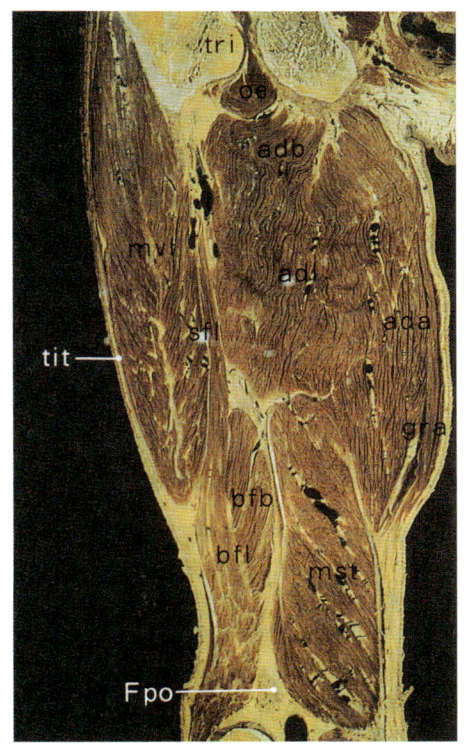

ada: 大内転筋、adb: 短内転筋、adl: 長内転筋、bfb: 大腿二頭筋短頭、bfl: 大腿二頭筋長頭、Fpo: 膝窩、gra: 薄筋、mvl: 外側広筋、mst: 半腱様筋、oe: 外閉鎖筋、tit: 腸脛靱帯、tri: 大腿骨小転子、sfl: 外側大腿筋間中隔

図 703D　**大腿前額断**（前方から、右側、骨・関節・靱帯より）

312　第7章　下　肢

下 肢 2：　大腿と膝2

レッスン704　大腿と膝窩（後面）

　大腿には大腿骨、大腿伸筋、大腿屈筋、大腿内転筋、血管と神経がある。膝窩には膝関節がある。大腿の筋は大腿筋膜に被われている。大腿の筋は寛骨あるいは大腿骨から起こる。大腿伸筋と大腿屈筋は下腿骨に付き下腿骨を動かし、内転筋は大腿骨に付き大腿骨を動かす。大腿には血管（大腿動脈・大腿静脈）と神経（坐骨神経）が通り、大腿伸筋には大腿神経、大腿屈筋には坐骨神経、大腿内転筋には閉鎖神経の枝が分布する。このレッスンでは、大腿後面にある大腿屈筋と膝窩を剖出する。

A．解剖前に

　大腿と膝窩（後面）は**大腿筋膜** Fascia lata, fascia lata に被われている。大腿筋膜の下方は下腿筋膜 Fascia cruris に移行する。大腿筋膜の中には大腿屈筋、大腿動脈の枝（大腿深動脈と貫通枝）、膝窩動脈、同名の静脈、坐骨神経がある。

　大腿屈筋（3種類）には、①**大腿二頭筋** M. biceps femoris, biceps femoris muscle（長頭 Caput longum, long head と短頭 Caput breve, short head）、②**半腱様筋** M. semitendinosus, semitendinosus muscle、③**半膜様筋** M. semimembranosus がある。

　膝窩 Fossa poplitea, popliteal fossa の4辺は、①大腿二頭筋の腱、②半腱様筋・半膜様筋の腱、③腓腹筋の外側頭、④内側頭でつくられる。**膝窩筋** M. popliteus は脛骨につく。

　内転筋群の中の大内転筋 M. adductor magnus, adductor magnus muscle と薄筋 M. gracilis, gracilis muscle は大腿後面（屈側）からも見える。

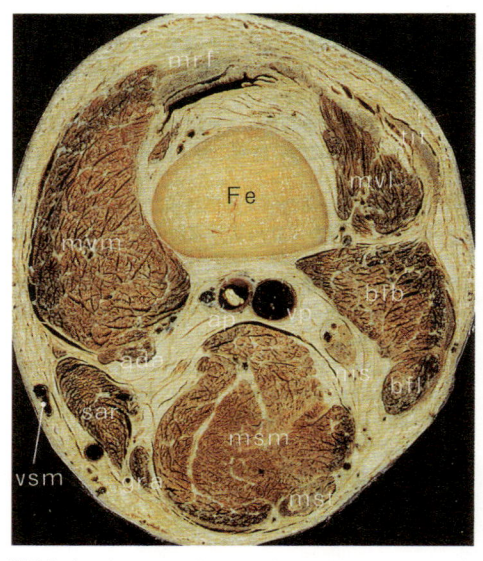

図704A　大腿遠位部横断（上方から、右側、骨・関節・靱帯より）

　　ada: 大内転筋の腱、ap: 膝窩動脈、bfb: 大腿二頭筋短頭、bfl: 大腿二頭筋長頭、Fe: 大腿骨、gra: 薄筋、mrf: 大腿直筋の腱、msm: 半膜様筋、mst: 半腱様筋、mvl: 外側広筋、mvm: 内側広筋、nis: 坐骨神経、sar: 縫工筋、tit: 腸脛靱帯、vsm: 大伏在静脈、vp: 膝窩静脈

B. 解剖後

解剖後は、大腿屈筋と内転筋群の筋とその血管と神経を剖出して、膝窩の構成とその中の膝窩静脈・膝窩動脈・坐骨神経（または脛骨神経と総腓骨神経）がわかる。

1） **大腿と膝窩（後面）の血管（7種類）**には、①**大腿動脈** A. femoralis（内転筋管を通って膝窩へ入る）、②**大腿深動脈** A. profunda femoris, profunda femoris artery、③**貫通動脈** A. perforantis、④**膝窩動脈** A. poplitea, popliteal artery がある。膝窩で膝窩動脈は⑤**前脛骨動脈** A. tibialis anterior, anterior tibial artery、⑥**後脛骨動脈** A. tibialis posterior, posterior tibial artery、⑦**腓骨動脈** A. peronea, peroneal artery（後脛骨動脈の枝）に分かれる。大腿静脈 V. femoralis とその枝は動脈に伴行する。

2） **大腿と膝窩（後面）の神経（5種類）**には、①**坐骨神経** N. ischiadicus, sciatic nerve（梨状筋下孔からでて、膝窩で脛骨神経と総腓骨神経に分かれる）、②**脛骨神経** N. tibialis, tibial nerve（膝窩動脈と後脛骨動脈に伴行する）、③**総腓骨神経** N. peroneus communis, common peroneal nerve、④**浅腓骨神経** N. peroneus superficialis と ⑤**深腓骨神経** N. peroneus profundus, deep peroneal nerve（前脛骨動脈に伴行する）がある。

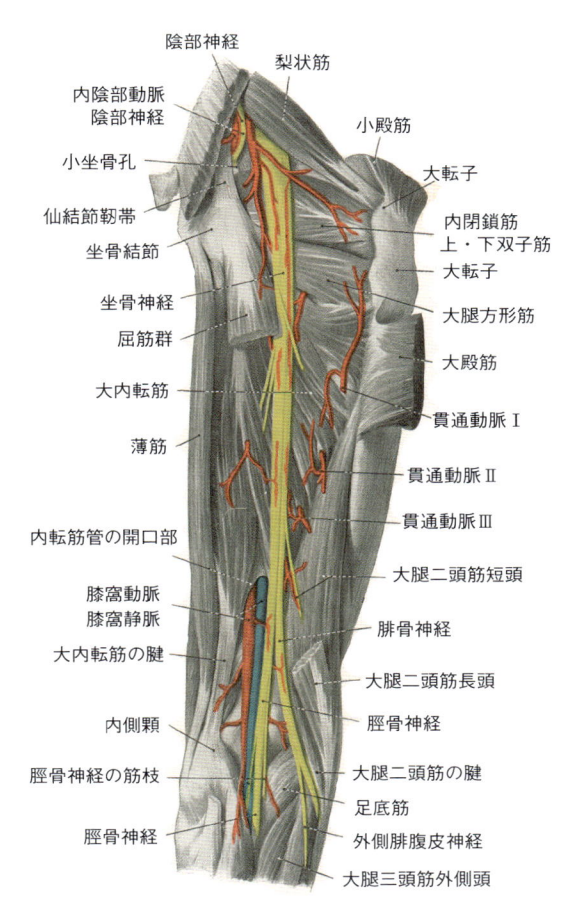

図704B　大腿後面と膝窩、坐骨神経と大腿動脈と大腿静脈（右側、Corning より）

314　第7章　下　肢

C. 解 剖 手 順

　大腿後面の大腿屈筋と内転筋群の筋とその血管を剖出して、膝窩の構成とその中の膝窩静脈・膝窩動脈が内転筋管から現れ、殿部から膝窩へいく坐骨神経の全貌を剖出する。

大腿屈筋群：
1．大腿屈筋は坐骨結節から共通した腱で起こるので、この起始部を一緒に切る。
2．大腿二頭筋の短頭は大腿骨の中ほどから起こる。これを剖出する。
3．膝窩を構成する筋を確認する。膝窩の奥には膝窩筋がある。

血管と神経：
1．坐骨神経は大腿二頭筋の長頭と半腱様筋・半膜様筋との間から膝窩に入る。
2．坐骨神経は膝窩の表面を通り、ここで脛骨神経と総腓骨神経に分かれる。
3．大腿動脈と大腿静脈は、膝窩の奥の内転筋腱裂孔から膝窩に現れる。
4．外側腓腹皮神経と内側腓腹皮神経が分岐する。内側腓腹神経は小伏在静脈に伴行する。
5．腓腹神経は内側腓腹皮神経と外側腓腹皮神経とが下行して下腿で合した神経である。

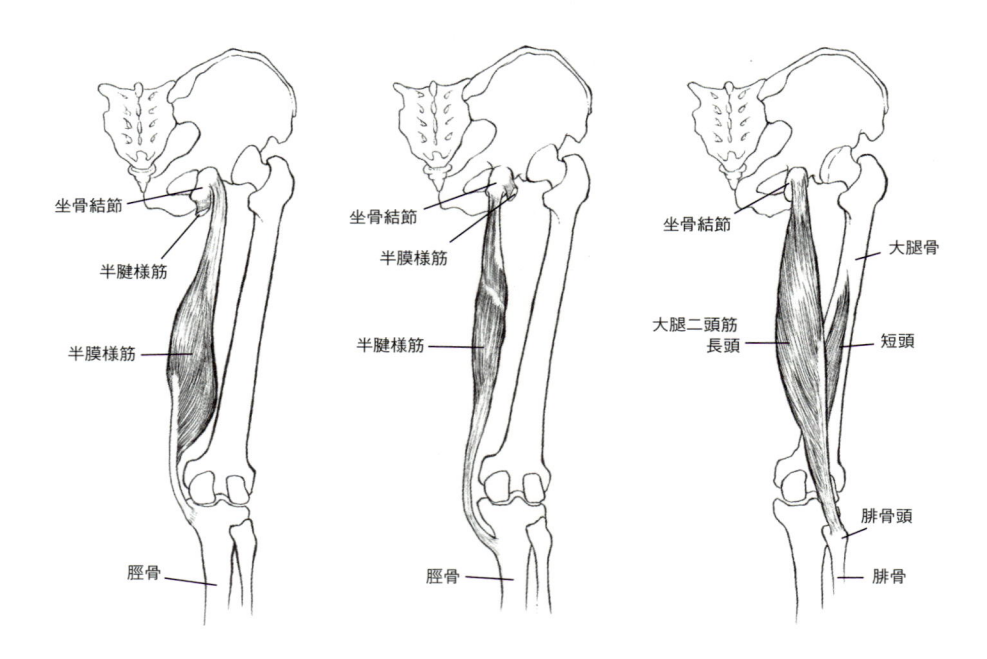

図704C　解剖手順
　左から、半腱様筋、半膜様筋、大腿二頭筋の長頭と短頭を示す。

D. チェックポイントと発展

1. 脛骨につく筋（4種類）：
   ①半腱様筋は坐骨結節から起こり膝の内側で脛骨につき、坐骨神経の支配を受ける。
   ②半膜様筋は坐骨結節から起こり半腱様筋の後ろにあり、坐骨神経の支配を受ける。
   ③薄筋（内転筋群）は恥骨から起こり、④縫工筋（大腿伸筋）は上前腸骨棘から起こる。これら4筋の腱が集まって鵞鳥の足に似た形をつくり鵞足（がそく）pes anserinus と呼ばれる。

2. 腓骨頭 Caput fibulae, head of fibula につく筋（1種類）：
   ①大腿二頭筋の長頭は坐骨結節 Tuber ischiadicum, ischial tuberosity から起こる。
   ②大腿二頭筋の短頭は大腿骨の粗線 Linea aspera（下半の後面）から起こる。

発 展：

1. 大腿二頭筋、半腱様筋、半膜様筋の腱は、膝腱（しつけん）hamstring（ハムストリング）といわれる。3つの筋は膝屈曲筋群（hamstring muscles）と呼ばれる。

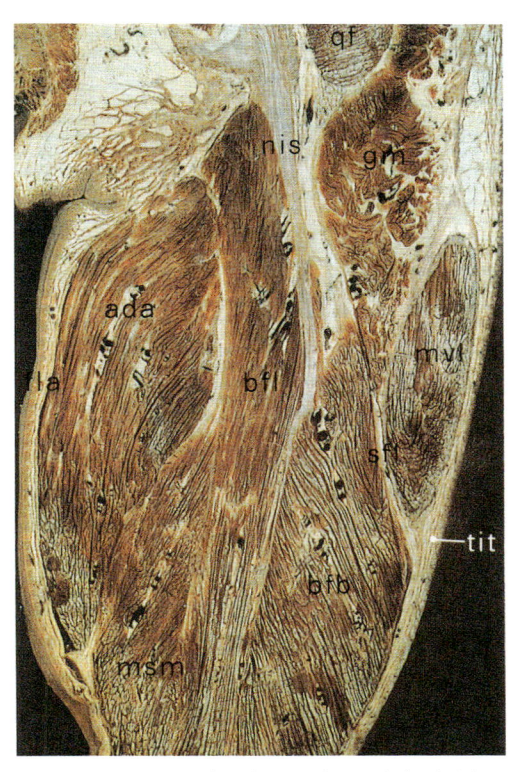

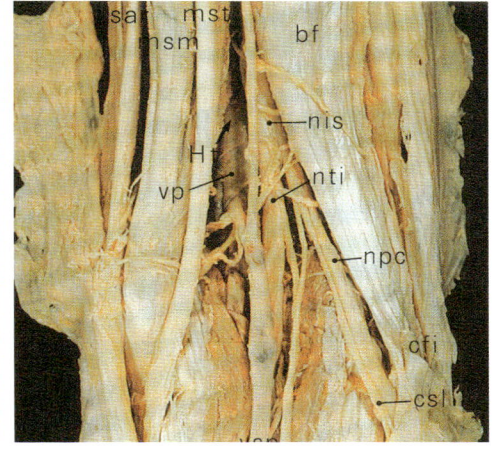

図704D　大腿前額断（左図）と膝窩（後方から、右側、骨・関節・靱帯より）
　右図は後大腿皮神経を上に寄せてある。

ada: 大内転筋、bf: 大腿二頭筋、bfb: 大腿二頭筋短頭、bfl: 大腿二頭筋長頭、cfi: 腓骨頭、csl: 外側腓腹皮神経、csm: 内側腓腹皮神経、fcs: 下腿筋膜、fla: 大腿筋膜、gm: 中殿筋、Ht: 内転筋腱裂孔、mgl: 腓腹筋外側頭、mgm: 腓腹筋内側頭、msm: 半膜様筋、mst: 半腱様筋、mvl: 外側広筋、nis: 坐骨神経、npc: 総腓骨神経、nti: 脛骨神経、qf: 大腿方形筋、tit: 腸脛靱帯、sfl: 外側大腿筋間中隔、sar: 縫工筋、vp: 膝窩静脈、vsp: 小伏在静脈

316　第7章　下　肢
　下　肢 3：　下腿と足根 1

レッスン705　下腿と足根（前面）

　下腿には脛骨と腓骨、下腿骨間膜、下腿伸筋、下腿屈筋、腓骨筋群、血管と神経がある。足根には距腿関節がある。下腿筋膜は下腿の筋を包み、上方は大腿筋膜に続き下方が足背筋膜に続く。下腿の筋は大腿骨あるいは下腿骨から起こり、大部分は足につく。下腿伸筋は足と指の背屈を行い、下腿屈筋は足の底屈と指の底屈を行う。腓骨筋群は足の外反と底屈を行う。膝窩筋は脛骨につく。下腿には前脛骨動脈、後脛骨動脈、腓骨動脈と脛骨神経、深腓骨神経、浅腓骨神経が通る。このレッスンでは、下腿の伸筋と腓骨筋群の剖出をする。

A．解剖前に

　下腿と足根（前面）は**下腿筋膜** Fascia cruris に被われている。この中には下腿伸筋と腓骨筋がある。下腿伸筋と腓骨筋群には**前脛骨動脈** A. tibialis anterior, anterior tibial artery が分布する。下腿の伸筋はすべて**深腓骨神経**の枝の支配である。腓骨筋群（長腓骨筋と短腓骨筋）は**浅腓骨神経**の枝の支配である

　下腿伸筋（4種類）には、①**前脛骨筋** M. tibialis anterior、②**長母指伸筋** M. extensor hallucis longus、③**長指伸筋** M. extensor digitorum longus、④**第3腓骨筋** M. peroneus tertius がある。下腿伸筋は下腿の下部と足根部で上伸筋支帯と下伸筋支帯 Retinaculum musculorum extensorum superius et inferius に束ねられる。

　下腿の腓骨筋群（2種類）には、⑤**長腓骨筋** M. peroneus longus, peroneus longus muscle と⑥**短腓骨筋** M. peroneus brevis がある。腓骨筋群は外果の後ろを通る。

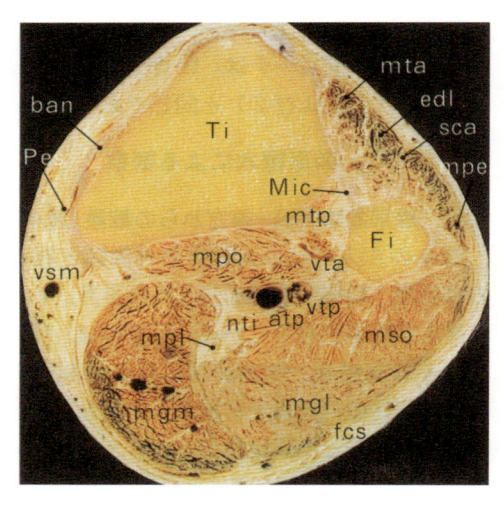

図705A　下腿横断（上方から、右側、骨・関節・靱帯より）

　atp: 後脛骨動脈、ban: 鵞足包、edl: 長指伸筋、fcs: 下腿筋膜、Fi: 腓骨、mgl: 腓腹筋の外側頭、mgm: 腓腹筋の内側頭、Mic: 下腿骨間膜、mpe: 長腓骨筋、mpl: 足底筋の腱、mpo: 膝窩筋、mso: ヒラメ筋、mta: 前脛骨筋、mtp: 後脛骨筋、nti: 脛骨神経、Pes: 鵞足、sca: 前下腿筋間中隔、Ti: 脛骨、vsm: 大伏在静脈、vta: 前脛骨静脈、vtp: 後脛骨静脈

B. 解 剖 後

　解剖後は、下腿前面の下腿伸筋（前脛骨筋、長母指伸筋、長指伸筋、第3腓骨筋）と外側の腓骨筋群（長腓骨筋と短腓骨筋）とその血管と神経がわかる。

1）下腿と足根の動脈（8種類）には、①膝窩動脈 A. poplitea, popliteal artery、②前脛骨動脈 A. tibialis anterior, anterior tibial artery、③後脛骨動脈 A. tibialis posterior, posterior tibial artery とその枝の④腓骨動脈 A. peronea, peroneal artery、⑤外側足底動脈 A. plantaris lateralis, lateral plantar artery、⑥内側足底動脈、⑦足底動脈弓 Arcus plantaris と⑧足背動脈 A. dorsalis pedis, dorsalis pedis artery がある。

2）前脛骨動脈は下腿の下端で長母指伸筋の下を通り外側に現れる。足背では長母指伸筋と長指伸筋の腱の間で足背動脈になる。足背動脈は中足骨の基底の近くで弓状動脈を外側方にだす。腓骨動脈は長母指屈筋を貫き深部に入る。膝窩静脈は後脛骨動脈を伴う。

3）下腿と足根の神経（3種類）には、①脛骨神経 N. tibialis, tibial nerve、②浅腓骨神経 N. peroneus superficialis、③深腓骨神経 N. peroneus profundus, deep peroneal nerve がある。①脛骨神経は膝窩動脈と後脛骨動脈に伴行する。②浅腓骨神経は長腓骨筋と短腓骨筋に筋枝を出した後、内側足背皮神経と中間足背皮神経に分かれ足背指神経になる。③深腓骨神経は前脛骨動脈に伴行する。深腓骨神経は長腓骨筋と長指伸筋の起始部を貫き、前脛骨筋と長指伸筋と長母指伸筋に筋枝を与えて背側指神経となる。

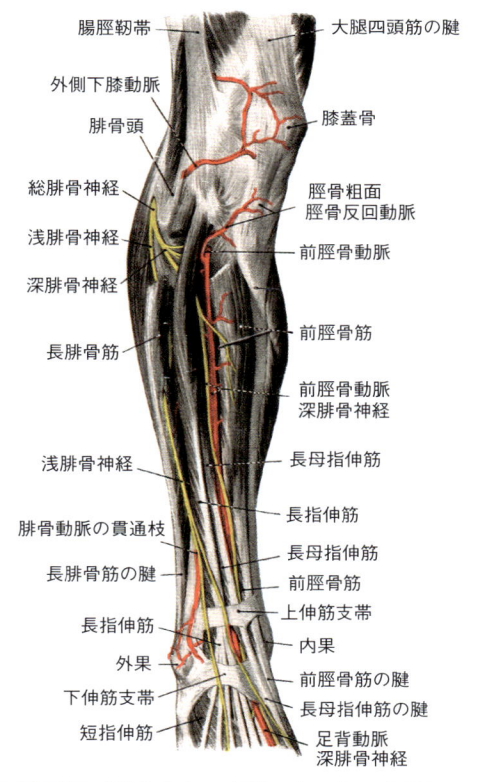

図705B　下腿の伸筋と腓骨筋（前方から、右側、Corning より）

C. 解剖手順

　下腿前面の下腿伸筋（前脛骨筋、長母指伸筋、長指伸筋、第3腓骨筋）を剖出する。外側の腓骨筋群（長腓骨筋と短腓骨筋）を剖出する。前脛骨動脈と総腓骨神経を剖出する。

下腿伸筋：
1．前脛骨筋を剖出する。脛骨の外側顆や骨間膜などから起こり内側楔状骨につく。
2．長指伸筋を剖出する。腓骨などから起こり、第2指～第5指の中節骨と末節骨につく。
3．長母指伸筋を剖出する。腓骨などから起こり、母指の末節骨につく。
4．第3腓骨筋を剖出する。長指伸筋から分離して第5中足骨につく。

腓骨筋群（長腓骨筋と短腓骨筋）：
5．前脛骨動脈は深腓骨神経に伴行する。足背動脈の枝を剖出する。
6．総腓骨神経、深腓骨神経の枝、浅腓骨神経の枝を剖出する。
7．長腓骨筋を剖出する。腓骨頭や下腿筋膜から起こり、内側楔状骨と第1中足骨底につく。
8．短腓骨筋を剖出する。腓骨の外側面から起こり、第5中足骨底につく。

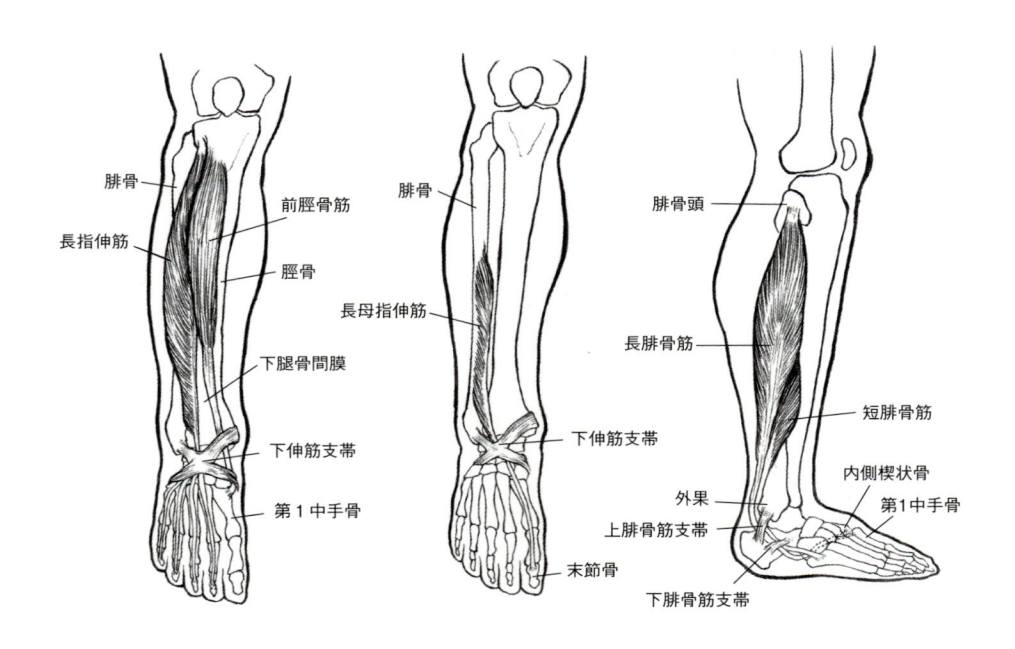

図705C　下腿伸筋群と腓骨筋群
　左から順に前脛骨筋・長指伸筋、長母指伸筋、長・短腓骨筋を示す。

D. チェックポイントと発展

1. 総腓骨神経は浅腓骨神経と深腓骨神経とに分かれる。
2. 浅腓骨神経の支配する筋（2種類）には、①長腓骨筋と②短腓骨筋がある。
3. 深腓骨神経の支配する筋（4種類）には、①前脛骨筋、②第3腓骨筋、③長母指伸筋、④長指伸筋がある。

発 展：

1. 腓骨神経麻痺 peroneal paralysis は下垂足 drop foot、鶏歩 steppage gait になる。
2. 上腓骨筋支帯と下腓骨筋支帯 Retinaculum musculorum peroneorum inferius がある。
3. 後下腿筋間中隔 Septum intermusculare posterius cruris は下腿の筋群を被い筋内に筋間中隔として入り屈筋群と伸筋群に分けて骨膜に繋がる。下腿骨間膜がある。

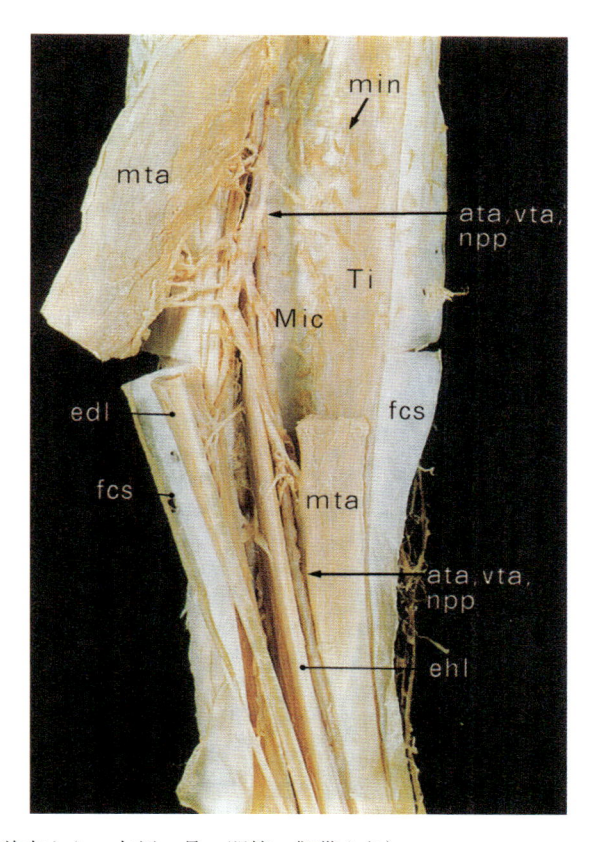

図 705D　下腿（前方から、右側、骨・関節・靱帯より）
　前脛骨筋を切って上半分を後外側に翻し、下腿骨間膜と前脛骨動脈、前脛骨静脈、および深腓骨神経が伴行しているのが見える。

　ata: 前脛骨動脈、edl: 長指伸筋、ehl: 長母指伸筋、fcs: 下腿筋膜、Mic: 下腿骨間膜、min: 骨間縁（脛骨）、mta: 前脛骨筋、npp: 深腓骨神経、Ti: 脛骨の外側面、vta: 前脛骨静脈

下 肢 3： 下腿と足根 2

レッスン 706　下腿と足根（後面）

　下腿には脛骨と腓骨、下腿骨間膜、下腿伸筋、下腿屈筋、腓骨筋群、血管と神経がある。足根には距腿関節がある。下腿筋膜は下腿の筋を包み、上方は大腿筋膜に続き下方が足背筋膜に続く。下腿の筋は大腿骨あるいは下腿骨から起こり、大部分は足につく。下腿伸筋は足と指の背屈を行い、下腿屈筋は足の底屈と指の底屈を行う。腓骨筋群は足の外反と底屈を行う。下腿には（膝窩動脈、前脛骨動脈、後脛骨動脈、腓骨動脈）と神経（脛骨神経、深腓骨神経、浅腓骨神経）が通る。このレッスンでは、下腿屈筋の剖出をする。

A. 解剖前に

　下腿と足根（後面）は**下腿筋膜** Fascia cruris に被われている。この中には下腿屈筋がある。下腿屈筋には**後脛骨動脈**の枝と**脛骨神経**の枝が分布する。

　下腿後面の下腿屈筋（浅層の 3 種類）には、①**下腿三頭筋** M. triceps surae, triceps surae muscle（**腓腹筋** M. gastrocnemius の内側頭 Caput mediale と外側頭 Caput laterale、**ヒラメ筋** M. soleus, soleus muscle）、②**足底筋** M. plantaris、③**膝窩筋** M. popliteus, popliteus muscle がある。この筋の停止腱は、**アキレス腱** Tendo Achillis, Achilles tendon（**踵骨腱** Tendo calcaneus）と呼び、踵骨 Calcaneus の踵骨隆起 Tuber calcanei につく。

　下腿後面の下腿屈筋（深層の 3 種類）には、①**後脛骨筋** M. tibialis posterior, tibialis posterior muscle、②**長母指屈筋** M. flexor hallucis longus, flexor hallucis longus muscle、③**長指屈筋** M. flexor digitorum longus, flexor digitorum longus muscle がある。

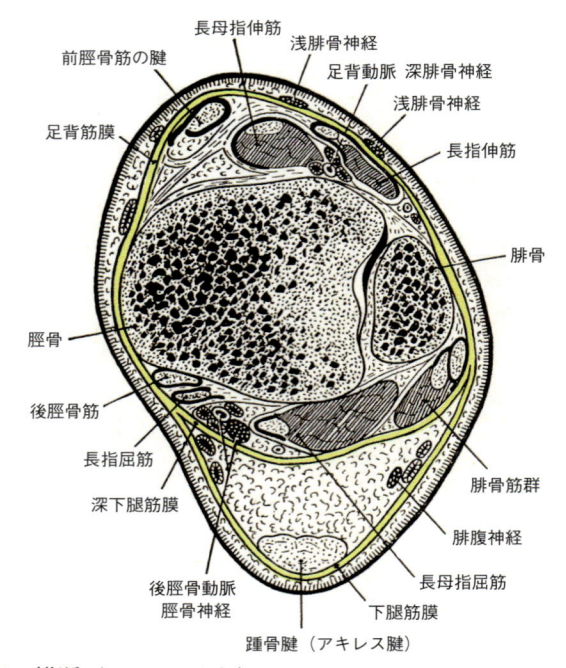

図 706A　足根部の横断（Corning より）

B. 解 剖 後

　解剖後は、下腿後面の下腿屈筋浅層の筋（下腿三頭筋、足底筋、膝窩筋）と深層の筋（後脛骨筋、長母指屈筋、長指屈筋）とその血管と神経がわかる。

1）下腿と足根の動脈（8種類）には、①膝窩動脈 A. poplitea, popliteal artery、②前脛骨動脈 A. tibialis anterior, anterior tibial artery、③後脛骨動脈 A. tibialis posterior, posterior tibial artery、後脛骨動脈の枝の④腓骨動脈 A. peronea, peroneal artery、⑤外側足底動脈 A. plantaris lateralis, lateral plantar artery、⑥内側足底動脈、⑦足底動脈弓 Arcus plantaris, plantar arch と⑧足背動脈 A. dorsalis pedis がある。

2）下腿と足根の神経（3種類）には、①脛骨神経 N. tibialis, tibial nerve、②浅腓骨神経 N. peroneus superficialis、③深腓骨神経 N. peroneus profundus, deep peroneal nerve がある。①脛骨神経は膝窩動脈と後脛骨動脈に伴行する。②浅腓骨神経は長腓骨筋と短腓骨筋に筋枝を与えて内側・中間足背皮神経に分かれて足背指神経になる。③**深腓骨神経**は前脛骨動脈に伴行する。深腓骨神経は長腓骨筋と長指伸筋の起始部を貫いて、前脛骨筋と長指伸筋と長母指伸筋に筋枝を与えて、**背側指神経**となる。

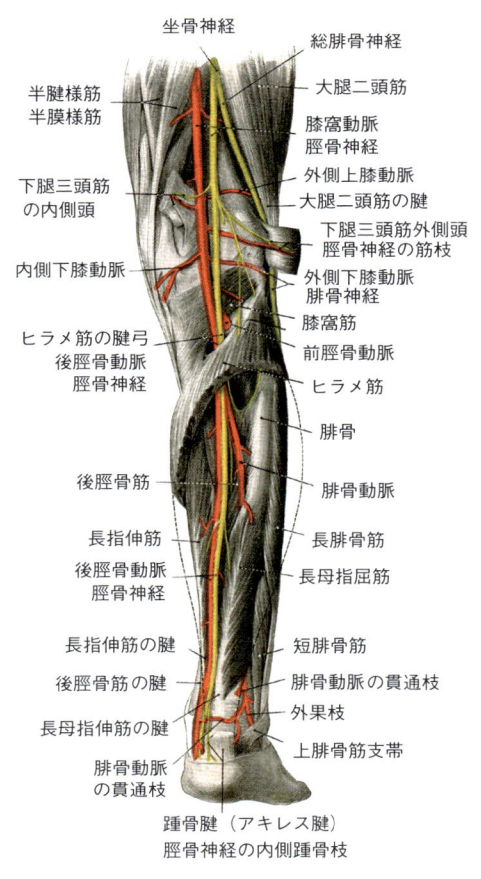

図706B　**下腿屈筋群**（後方から、右側、Corning より）
　膝窩動脈、後脛骨動脈、腓骨動脈、坐骨神経、脛骨神経、総腓骨神経が現れている。

C. 解剖手順

　下腿屈筋の浅層の筋（下腿三頭筋、足底筋、膝窩筋）と深層の筋（後脛骨筋、長母指屈筋、長指屈筋）を剖出して、後脛骨動脈と腓骨動脈、脛骨神経を剖出する。

下腿後面の浅層の筋： 下腿三頭筋、足底筋、膝窩筋の3つがある。

1. 下腿三頭筋は外側頭と内側頭の大腿骨の外側上顆と内側上顆の起始部を切る。
2. ヒラメ筋は腓骨頭と脛骨の両起始部を切り、下腿三頭筋を下方へ翻す。
3. 足底筋は大腿骨の外側上顆の起始部を切る。
4. 膝窩筋は大腿骨の外側上顆の起始部を切る。膝関節は後面から確認する。

下腿後面の深層の筋： 後脛骨筋、長指屈筋、長母指屈筋の3つがある。

5. 後脛骨筋は骨間膜の起始部から剥がして、後骨間動脈と神経を剖出する。
6. 長母指屈筋は腓骨と後下腿筋間中隔の起始部を切る。
7. 長指屈筋は脛骨後面の起始部を切る。

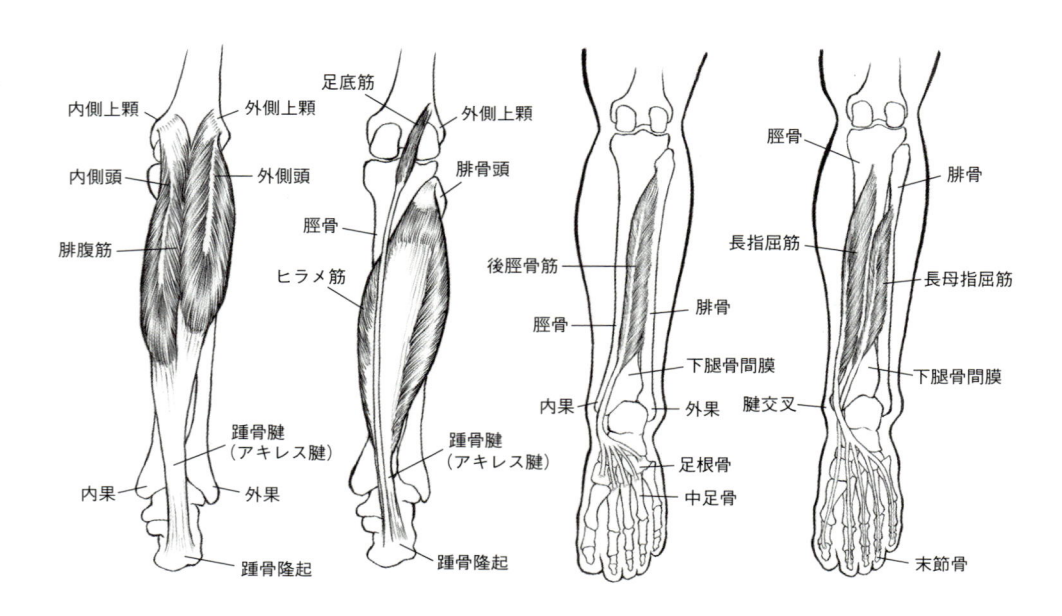

図706C　下腿屈筋群
　左から順に下腿三頭筋の腓腹筋（外側頭と内側頭）、ヒラメ筋と足底筋、後脛骨筋、長母指屈筋と長指屈筋を示す。

D. チェックポイントと発展

1. **脛骨につく筋**（1種類）：　①**膝窩筋**は大腿骨の外側上顆、膝関節包の弓状膝窩靱帯から起こり、脛骨後面につく。膝窩筋は膝関節を曲げ、下腿を内方にまわす。
2. **足根骨につく筋**（3種類）：　①**下腿三頭筋**は、腓腹筋の2頭（大腿骨の外側上顆と内側上顆から起こる外側頭と内側頭）とヒラメ筋（腓骨頭と脛骨から起こる）とからなり、踵骨隆起につく。②**足底筋**は大腿骨の外側上顆から起こり、踵骨腱の内側につく。下腿三頭筋は大変強力で膝関節を曲げて踵を上げ、また足を足底側に曲げて外に回す。③**後脛骨筋**は骨間膜後面から起こり、舟状骨、外側、中間、内側楔状骨につく。
3. **母指と第2指～第5指につく筋**（2種類）：　①**長母指屈筋**は腓骨後面、後下腿筋間中隔から起こり、腱は距骨と踵骨の溝を通り、母指の末節骨底につく。②**長指屈筋**は脛骨後面から起こり、第2指～第5指の末節骨底につく。

発 展：
1. 下腿筋の変異（破格、異常）には、①前脛骨筋や長趾伸筋の筋腹と腱とが2分するものや、②副長母指伸筋（長母指伸筋の一部が分かれて第2中足骨底につく）がある。

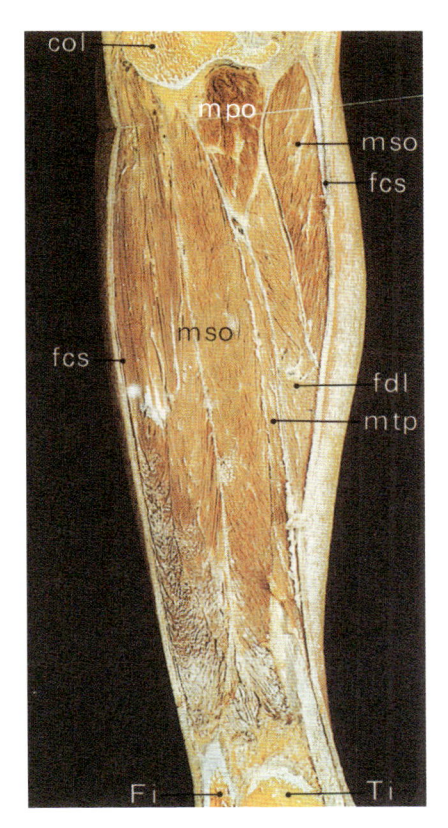

図706D　下腿前額断（前方から、右側、骨・関節・靱帯より）
　　col: 外側顆（脛骨）、fcs: 下腿筋膜、fdl: 長指屈筋、Fi: 腓骨、mpo: 膝窩筋、mso: ヒラメ筋、mtp: 後脛骨筋、Ti: 脛骨

324　第7章　下　肢

下　肢　4：　足と指1

レッスン707　足背と指（前面）

　足には足根骨、中足骨、足の指骨、足背の筋と足底の筋（母指球筋、小指球筋および中足筋）、血管と神経がある。足には足根間関節など多くの関節がある。足の筋は足背筋膜と足底腱膜で包まれている。足の筋は多くは足根骨と中足骨から起こり指骨につく。足の筋はおもに指骨の屈伸運動をおこなう。足背の筋には前脛骨動脈の枝と深腓骨神経の枝が分布する。足底の筋には後脛骨動脈の枝および内側足底神経と外側足底神経が分布する。
　このレッスンでは、足背の筋と下腿からの腱を剖出する。

A. 解剖前に

　足背と指（前面）は下腿筋膜の続きの**足背筋膜** Fascia dorsalis pedis に被われている。この中には足背の筋と下腿からの腱がある。**前脛骨動脈** A. tibialis anterior と**足背動脈** A. dorsalis pedis の枝が分布する。**脛骨神経** N. tibialis から分かれた**深腓骨神経** N. peroneus profundus の枝による支配を受ける。

　足背の筋（2種類）には、①**短母指伸筋** M. extensor hallucis brevis と②**短指伸筋** M. extensor digitorum brevis がある。足背の筋は足指を伸ばす。深腓骨神経の支配を受ける。足底の筋に属する**背側骨間筋** Musculi interossei dorsales は足背からみることができる。

　下腿からの腱（4種類）には、①**長母指伸筋** M. extensor hallucis longus の腱、②**長指伸筋** M. extensor digitorum longus の腱、③**第3腓骨筋** M. peroneus tertius の腱、④**前脛骨筋** M. tibialis anterior の腱がある。これらの筋は足と指の背屈を行う。

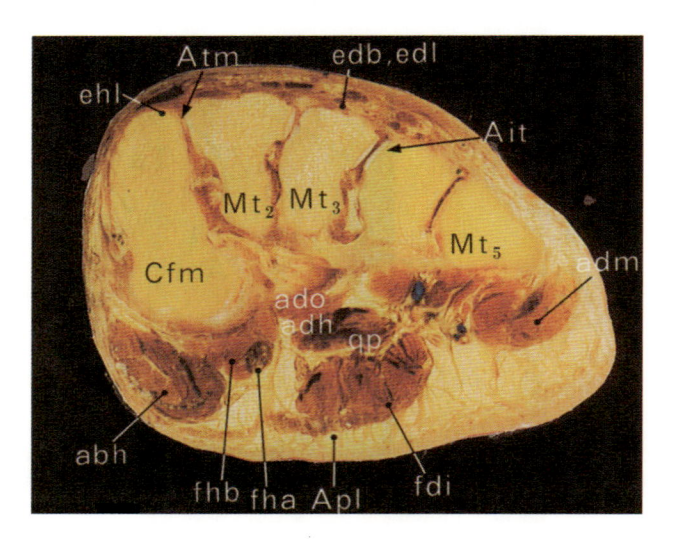

図707A　中足の前額断（横断、中足骨の骨底の位置、後方から、右側、骨・関節・靱帯より）
　abh: 母指外転筋、adh: 母指内転筋、adm: 小指外転筋、ado: 足背動脈、Ait: 中足間関節、Apl: 足底腱膜、Atm: 足根中足関節、Cfm: 内側楔状骨、edb: 短指伸筋、edl: 長指伸筋、ehl: 長母指伸筋、fdi: 短指屈筋、fha: 長母指屈筋、fhb: 短母指屈筋、Mt: 中足骨、qp: 足底方形筋

B. 解剖後

解剖後は、足背の筋（短母指伸筋、短指伸筋）、下腿からの腱（長母指伸筋、長指伸筋、第3腓骨筋、前脛骨筋）と前脛骨動脈、深腓骨神経の枝がわかる。

1）**足背の動脈**（9種類）には、①**前脛骨動脈**の枝とこの動脈の続きの②**足背動脈** A. dorsalis pedis, dorsalis pedis artery である。前脛骨動脈は③**前外果動脈** A. malleolaris anterior lateralis と④**前内果動脈** A. malleolaris anterior medialis を分枝して、⑤**外果・内果動脈網**をつくる。足背動脈は⑥**外側足根動脈** A. tarsalis lateralis と⑦**内側足根動脈** Arteriae tarsales mediales を分枝して、⑧**弓状動脈** A. arcuata, arcuata artery と⑨**深足底枝** Ramus plantaris profundus, deep plantar ramus (artery) に分かれる。

2）**足背の神経**（2種類）には、脛骨神経から分かれた①**深腓骨神経** N. fibularis profundus, deep fibular nerve である。深腓骨神経は前脛骨筋、長指伸筋、長母指伸筋に分布して、母指外側と第2指内側の②**背側指神経** Nervi digitales dorsales となる。

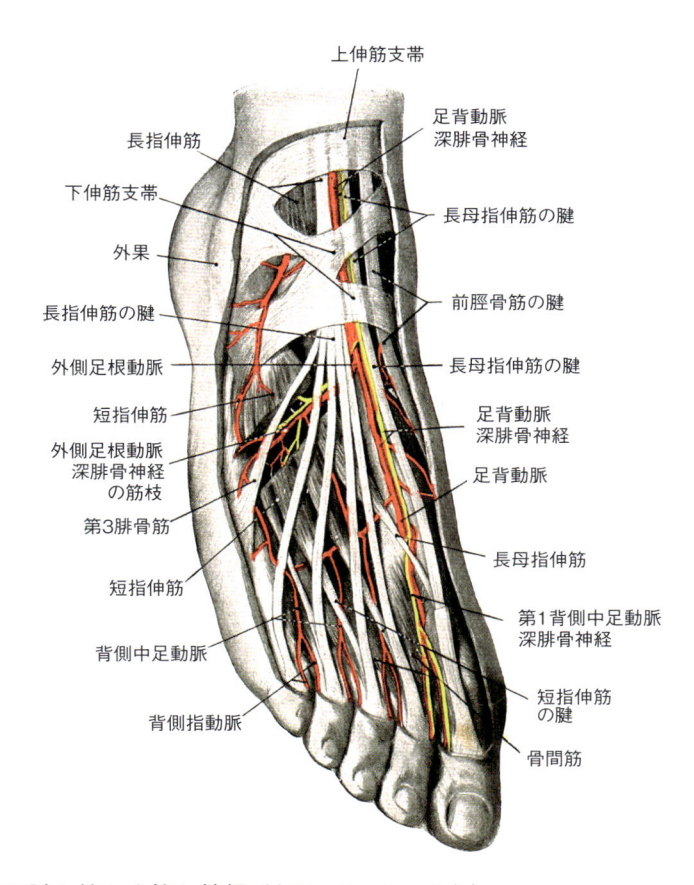

図707B　足背の腱と筋と血管と神経（右足、Corning より）
　上伸筋支帯（輪状靭帯）と下伸筋支帯（十字靭帯）、足背動脈と深腓骨神経と長指伸筋と腱、第3腓骨筋、長母指伸筋の腱と短母指伸筋の腱、短指伸筋の腱、外側足根動脈、弓状動脈と貫通枝が現れている。

C. 解剖手順

　足背の筋の短母指伸筋と短指伸筋を剖出する。下腿の筋（長母指伸筋、長指伸筋、第3腓骨筋、前脛骨筋）の停止腱が足背にある。前脛骨動脈と深腓骨神経の枝を剖出する。
　下腿からの長指伸筋、長母指伸筋、第3腓骨筋の各腱は、足背の筋の浅層に位置する。

長指伸筋の腱と長母指伸筋の腱：
1．上・下伸筋支帯は切り開いて前脛骨筋、長母指伸筋と長指伸筋の各腱を剖出する。
2．長母指伸筋の副腱は長母指伸筋の腱から分かれて母指の基節骨につく。
3．長指伸筋の腱は基節骨の付近で切る。
4．第3腓骨筋の腱は長指伸筋の腱から分かれたところで切る。

短指伸筋と短母指伸筋：
1．短母指伸筋の腱は踵骨から起こり母指の基節骨につく。これを剖出する。
2．短指伸筋の腱は長指伸筋の腱に合して指背腱膜に加わり中節骨と末節骨につく。
3．背側骨間筋は中足骨の間で4個を剖出する。足底の筋に含まれる。
4．上・下腓骨筋支帯は外果と踵骨の間で切り開き、長・短腓骨筋の両腱を剖出する。

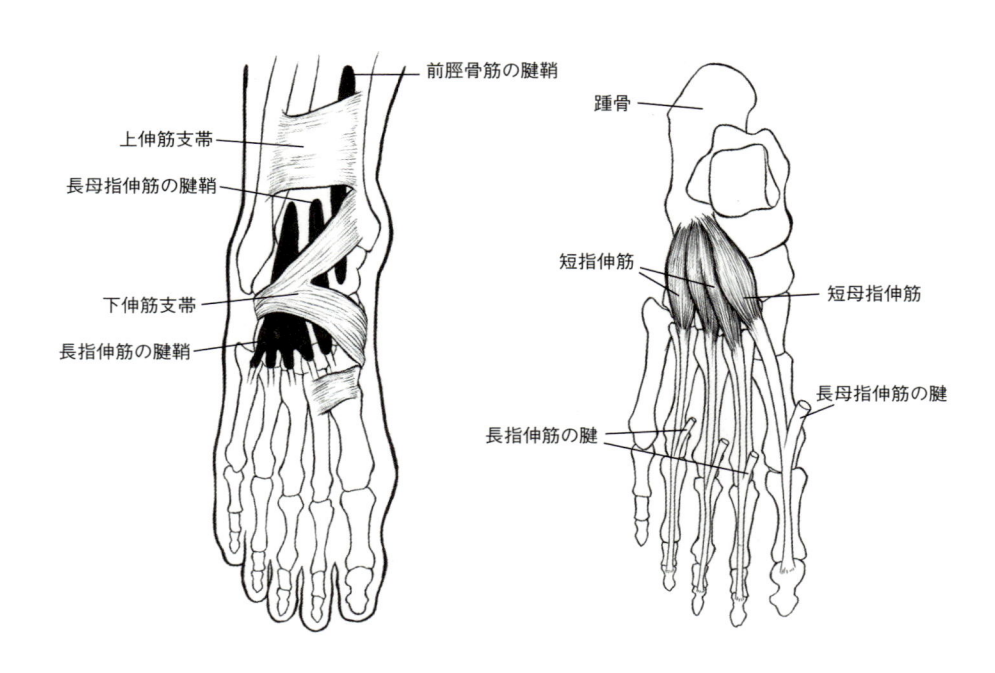

図707C　足の伸筋支帯と短指伸筋（足背方から、右足）
　左は上伸筋支帯（輪状靱帯）と下伸筋支帯（十字靱帯）、前脛骨筋、長母指伸筋、長指伸筋の各腱鞘、**右**は長母指伸筋の腱と長指伸筋の腱、短母指伸筋と短指伸筋を示す。

D. チェックポイントと発展

1. 母指伸筋支帯は、長・短母指伸筋と前脛骨筋の腱を包んでいる。
2. 母指、第2指〜第5指につく筋（4種類）：
   ①長母指伸筋の腱（母指の末節骨につく）、
   ②短母指伸筋（踵骨から起こり母指の基節骨につく）、
   ③長指伸筋の腱（第2指〜第5指の中節骨と末節骨につく）、
   ④短指伸筋（踵骨から起こり、第2指〜第4指の中節骨と末節骨につく）がある。
3. 第5中足骨につく筋（1種類）： 第3腓骨筋の腱である。

発 展：

1. 手にない筋は、足背の筋、短指屈筋、足底方形筋である。
2. 上・下伸筋支帯は下腿筋膜と足背筋膜の厚くなったもので、脛骨の内果と腓骨の外果の上下で前脛骨筋、長母指伸筋、長指伸筋を包む。上・下腓骨筋支帯 Retinaculum musculi peroneorum (fibularium) superius et inferius は外果と下伸筋支帯から起こり踵骨につく。

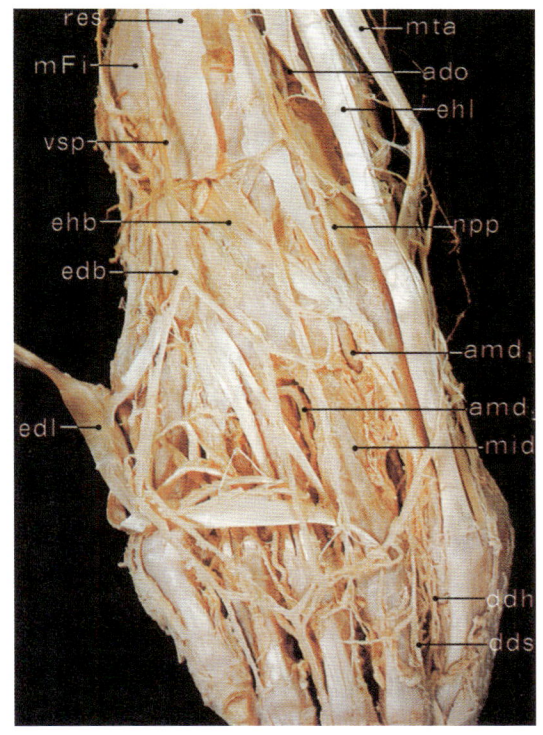

図 707D　足背、短母指伸筋と短指伸筋（足背方から、右足、骨・関節・靱帯より）
長指伸筋の腱を近位で切って外側に寄せ、長母指伸筋を内側に寄せてある。

ado: 足背動脈、amd: 背側中足動脈、ddh: 母指外側の背側指神経（深腓骨神経）、dds: 第2指内側の背側指神経（深腓骨神経）、edb: 短指伸筋、edl: 長指伸筋、ehb: 短母指伸筋、ehl: 長母指伸筋、mFi: 外果（腓骨）、mid: 背側骨間筋、mta: 前脛骨筋、npp: 深腓骨神経、res: 上伸筋支帯、vsp: 小伏在静脈

328　第7章　下　肢

下 肢 4： 足と指2

レッスン708　足底と指（後面）

　足には足根骨、中足骨、足の指骨、足背の筋と足底の筋（母指球筋、小指球筋および中足筋）、血管と神経がある。足には足根間関節など多くの関節がある。足の筋は足背筋膜と足底腱膜で包まれている。足の筋は多くは足根骨と中足骨から起こり指骨につく。足の筋はおもに指骨の屈伸運動をおこなう。足背の筋には前脛骨動脈の枝と深腓骨神経の枝が分布する。足底の筋には後脛骨動脈の枝および内側足底神経と外側足底神経が分布する。
　このレッスンでは、足底の筋と下腿からの腱を剖出する。

A. 解剖前に

　足底と指（後面）は下腿筋膜の続きの足底腱膜 Aponeurosis plantaris に被われている。
　母指球筋（3種類）には、①母指外転筋 M. abductor hallucis, abductor hallucis muscle、②短母指屈筋 M. flexor hallucis brevis、③母指内転筋 M. adductor hallucis, adductor hallucis muscle（斜頭 Caput obliquum と横頭 Caput transversum の2頭）がある。
　小指球筋（3種類）には、①小指外転筋 M. abductor digiti minimi, abductor digiti minimi muscle、②短小指屈筋 M. flexor digiti minimi brevis, flexor digiti minimi brevis muscle、③小指対立筋 M. opponeus digiti quinti がある。外側足底神経の支配を受ける。
　中足筋（5種類）には、①短指屈筋 M. flexor digitorum brevis、②足底方形筋 M. quadrates plantae, quadrates plantae muscle、③虫様筋 Musculi lumbricales、④底側骨間筋 Musculi interossei plantares、⑤背側骨間筋 Musculi interossei dorsales がある。

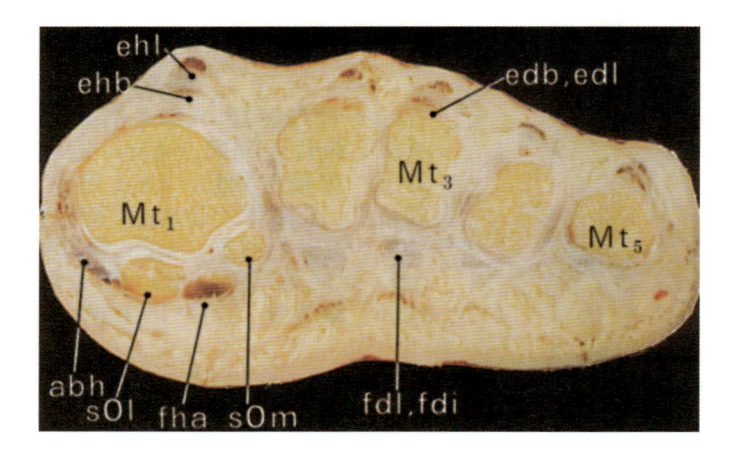

図708A　中足の前額断（横断、中足骨の骨頭の位置、後方から、右側、骨・関節・靱帯より）
　abh: 母指外転筋、edb: 短指伸筋、edl: 長指伸筋、ehb: 短母指伸筋、ehl: 長母指伸筋、fdi: 短指屈筋、fdl: 長指屈筋、fha: 長母指屈筋、Mt: 中足骨、sOl: 外側種子骨、sOm: 内側種子骨

レッスン708　足底と指（後面）　329

B. 解 剖 後

　解剖後は、母指球筋の3種類、小指球筋の3種類、中足筋の5種類の筋と外側足底神経と内側足底神経、外側足底動脈と内側足底動脈の分布がわかる。

1）**足底の動脈**（3種類）には、**後脛骨動脈** A. tibialis posterior の終始の**外側足底動脈** A. plantaris lateralis と**内側足底動脈** A. plantaris medialis がある。

2）**足底の神経**（3種類）には、①脛骨神経 N. tibialis の枝の②**外側足底神経** N. plantaris medialis と③**内側足底神経** N. plantaris lateralis がある。

3）**外側足底神経**は、小指外転筋、短小指屈筋、小指対立筋、足底方形筋、底側骨間筋、背側骨間筋、外側の虫様筋、母指内転筋の斜頭と横頭、短母指屈筋の一部を支配する。

4）**内側足底神経**は、母指外転筋と短指屈筋と内側の虫様筋に分布する。

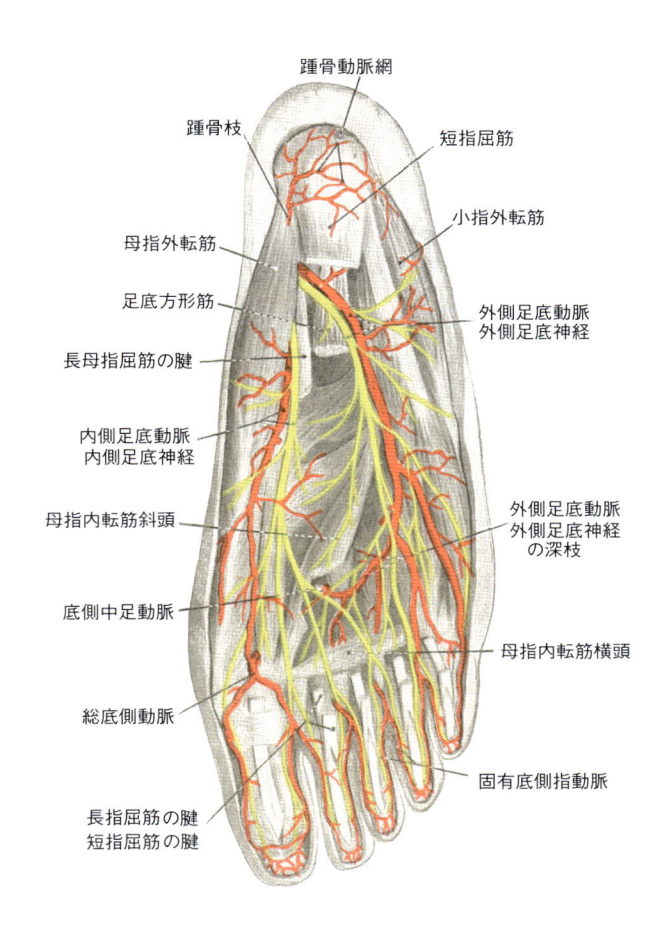

図708B　足底の血管と神経（右足、Corning より）
　後脛骨動脈は外側足底動脈と内側足底動脈に分かれる。外側足底動脈は足底動脈弓をつくり、外側小指底側動脈、底側中足動脈を分枝する。内側足底動脈は浅枝と深枝に分かれ、深枝は第1底側中足動脈と吻合して母指に分布する。底側中足動脈は総底側指動脈となり、さらに分岐して固有底側指動脈になる。内側足底神経は総底側指神経を出し、さらに固有底側指神経に分かれる。

C. 解剖手順

母指球筋の3種類、小指球筋の3種類、中足筋の5種類の筋を剖出する。外側足底神経と内側足底神経、外側足底動脈と内側足底動脈とその枝を剖出する。

下腿からの長指屈筋と長母指屈筋の両腱は足底腱膜と短指屈筋の深層に位置する。

1. 足底腱膜を切って開くと、短指屈筋、母指外転筋と小指外転筋が現れる。
2. 短小指屈筋は小指外転筋の内側に並んで位置する。
3. 短母指屈筋と母指内転筋は、短指屈筋の深部にある。
4. 足底方形筋は長指屈筋の腱と腱に着く虫様筋の深部に位置する。

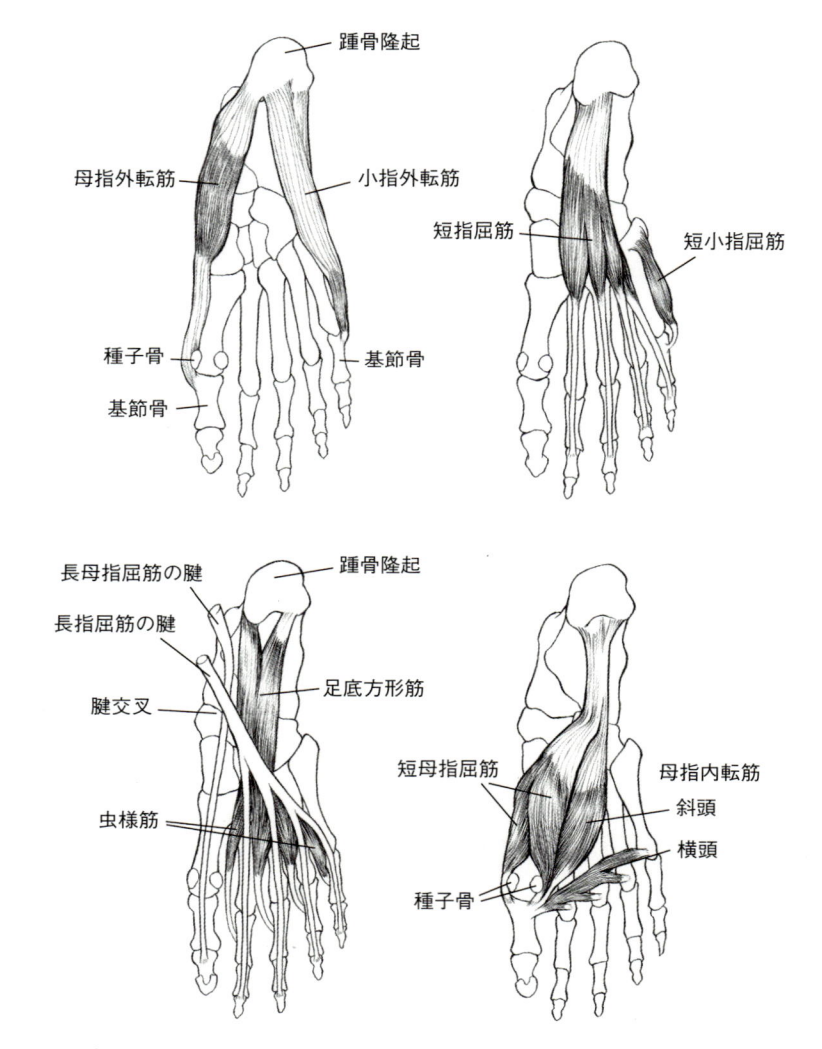

図708C 足底の筋（底側から、右足）
　上左は母指外転筋と小指外転筋、上右は短指屈筋と短小指屈筋、下左は長指屈筋の腱と虫様筋、足底方形筋、長母指屈筋の腱、下右は母指内転筋（斜頭と横頭）と短母指屈筋、を示す。

D. チェックポイントと発展

1. 母指の基節骨につく筋（母指球筋の3種類）：
   ①母指外転筋（踵骨から起こり、内側足底神経の支配を受ける）、
   ②短母指屈筋（内側・中間楔状骨から起こり、内側足底神経の支配を受ける）、
   ③母指内転筋（横頭は第2～第4中足骨から起こり外側足底神経の支配）がある。
2. 第2指～第5指の基節骨につく筋（3種類）：
   ①虫様筋（長指屈筋の腱から起こり内側足底神経と外側足底神経の支配を受ける）、
   ②底側骨間筋（3個）は第3～第5中足骨から起こり外側足底神経の支配）、
   ③背側骨間筋（4個で各2頭は第1～第5中足骨から起こり外側足底神経の支配）。
3. 第2指～第5指の中節骨につく筋（1種類）：
   ①短指屈筋（足底腱膜と踵骨隆起から起こり内側足底神経の支配を受ける）がある。
4. 第5中足骨と第5指の基節骨につく筋（小指球筋、外側足底神経の支配）：
   ①小指外転筋（踵骨隆起と足底腱膜から起こる）、②短小指屈筋（第5指の基節骨につく）、③小指対立筋（短小指屈筋の分束で第5中足骨を底側に引く）がある。

発展：

1. 長指屈筋の腱につく筋には、足底方形筋（踵骨から起こり外側足底神経）がある。

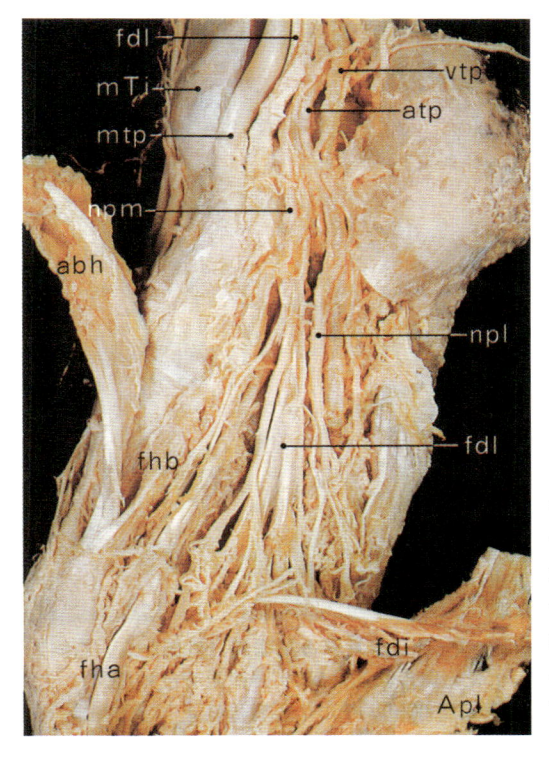

Apl: 足底腱膜、atp: 後脛骨動脈、abh: 母指外転筋、fdi: 短指屈筋、fdl: 長指屈筋、fha: 長母指屈筋、fhb: 短母指屈筋、mTi: 内果（脛骨）、mtp: 後脛骨筋、npl: 外側足底神経、npm: 内側足底神経、vtp: 後脛骨静脈

図708D　足、長指屈筋と短指屈筋（底側から、右足、骨・関節・靱帯より）

332　第7章　下　肢

下　肢 5：　下肢の関節 1

レッスン709　股関節と膝関節（前・後面）

　下肢の関節には、仙腸関節、股関節、膝関節および足の関節がある。股関節は骨盤の寛骨臼と大腿骨頭との間の多軸性の臼状関節、球関節である。半球状の大腿骨頭は深い寛骨臼窩に収まっている。股関節の関節包は寛骨臼の周囲から起こり、大腿骨の大転子、小転子、転子間線および大腿骨頚に付着している。膝関節は大腿骨と脛骨との間の蝶番関節と大腿骨と膝蓋骨との間の鞍関節に属する関節とが共同の関節包で包まれる。このレッスンでは、股関節と膝関節を剖出する。

A．解剖前に

　股関節 Articulatio coxae, hip joint は関節頭の**大腿骨頭** Caput femoris と関節窩の**寛骨臼** Acetabulum とで作られる。寛骨臼の縁には**関節唇** Labrum acetabulare, acetabular labrum がつき、関節唇は寛骨臼切痕 Incisura acetabuli では寛骨臼横靱帯 Ligamentum transversum acetabuli, transverse acetabular ligament をつくる。

　膝関節 Articulatio genus, knee joint：　関節頭の大腿骨と浅い関節窩の脛骨の上関節面とで作られる関節と大腿骨と**膝蓋骨** Patella とで作られる関節が共同の**関節包** Capsula articularis で包まれている。脛骨の上関節面の外周には、不完全な関節円板の2つの関節半月（**内側半月** Meniscus medialis, medial meniscus と**外側半月** Meniscus lateralis, lateral meniscus）があり、関節面の周辺部を高くして関節窩を作る。膝関節の関節包の周囲を大腿の筋の腱が取り囲み、とくに前面は大腿四頭筋の腱が関節包の一部を構成する。

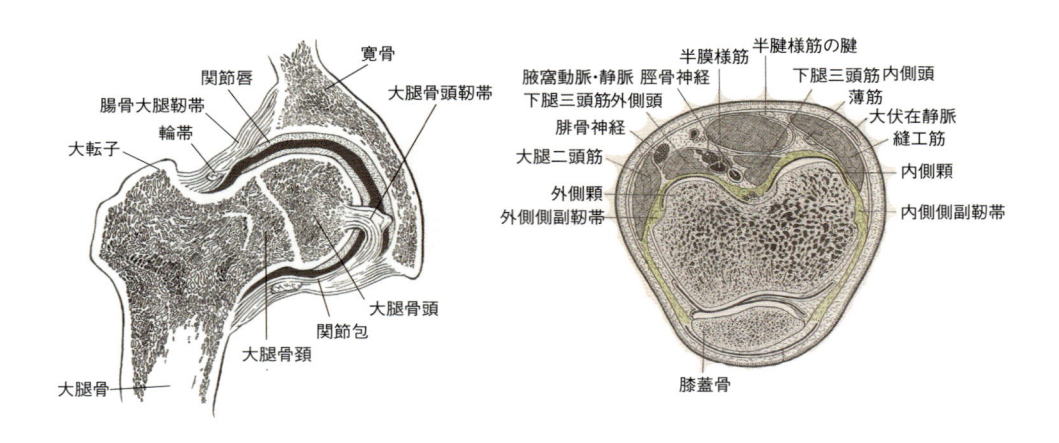

図709A　股関節の前額断と膝関節の水平断（右図、Corning より）

B. 解剖後

解剖後は、股関節とその補強靱帯（坐骨・恥骨・腸骨大腿靱帯）、関節唇および膝関節と関節周辺の靱帯、膝蓋骨と膝蓋靱帯、膝関節内の十字靱帯がわかる。

1) 股関節周辺の動脈（2種類）には、大腿深動脈の枝の①内側大腿回旋動脈 A. circumflexa femoris medialis, medial femoral circumflex artery の寛骨臼枝 Ramus acetabularis、②閉鎖動脈 A. obturatoria の寛骨臼枝 Ramus acetabularis がある。

2) 膝関節の動脈（大腿深動脈の枝、2種類）には、①下行膝動脈 A. genus descendens, descending genicular artery の関節枝 Rami articulares、②外側大腿回旋動脈 A. circumflexa femoris lateralis の下行枝 Ramus descendens がある。

3) 膝関節の動脈（膝窩動脈の枝、5種類）には、①外側上膝動脈 A. genus superior lateralis, lateral superior genicular artery、②内側上膝動脈 A. genus superior medialis, medial superior genicular artery、③中膝動脈 A. genus media, middle genicular artery、④外側下膝動脈 A. genus inferior lateralis, lateral inferior genicular artery、⑤内側下膝動脈 A. genus inferior medialis, medial inferior genicular artery がある。

4) 膝関節の動脈は膝関節動脈網 Rete articulare genus と膝蓋動脈網 Rete patellae を作る。

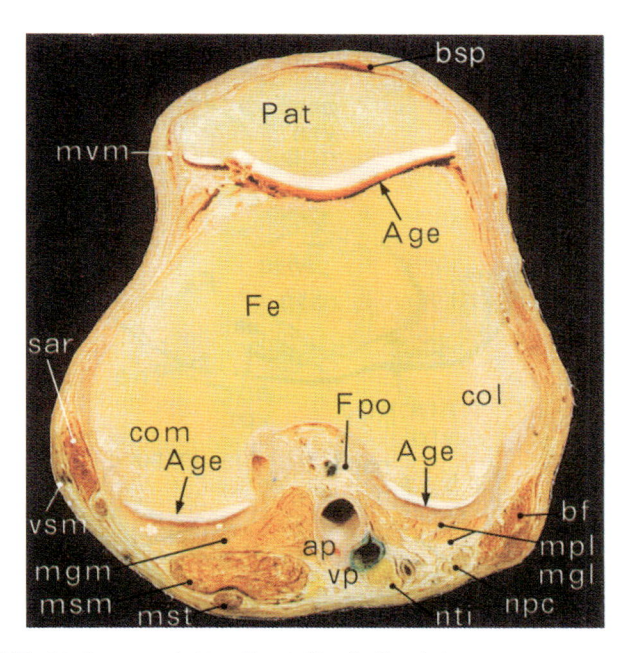

図 709B　膝部横断（上方から、右側、骨・関節・靱帯より）

Age: 膝関節関節腔、ap: 膝窩動脈、bf: 大腿二頭筋、bsp: 膝蓋前皮下包、col: 外側顆（大腿骨）、com: 内側顆（大腿骨）、Fe: 大腿骨、Fpo: 膝窩、mgl: 腓腹筋外側頭、mgm: 腓腹筋内側頭、mpl: 足底筋、msm: 半膜様筋、mst: 半腱様筋、mvm: 内側広筋、npc: 総腓骨神経、nti: 脛骨神経、Pat: 膝蓋骨、sar: 縫工筋、vp: 膝窩静脈、vsm: 大伏在静脈

C. 解 剖 手 順

　股関節の補強靱帯（坐骨・恥骨・腸骨大腿靱帯）を切る。関節包を開き関節唇をみる。膝関節周辺の靱帯と膝蓋靱帯を切る。膝関節を開き膝関節内の十字靱帯を剖出する。

股関節：
1．骨盤と大腿骨を結ぶ靱帯と関節包をぐるりと切り、関節腔を開く。
2．大腿骨頭 Caput femoris を関節腔から引っ張り出すと、大腿骨頭靱帯が現れる。
3．大腿骨頭靱帯は大腿骨頭と関節窩（寛骨臼）とに付着している。
4．大腿骨頭靱帯を切ると、大腿骨は骨盤から外れる。
5．寛骨臼の辺縁には関節唇が取り巻いている。関節窩の軟骨面は半月状の月状面である。
6．坐骨大腿靱帯には輪帯がみられる。

膝関節：
1．外側側副靱帯と内側側副靱帯は切らないで残しておく。
2．前面から膝蓋靱帯を切って膝蓋骨と大腿四頭筋を一緒に上方へ翻して関節腔を開くか、あるいは膝蓋骨の上で大腿四頭筋の腱を切って、膝蓋骨を下方に翻す。
3．大腿骨の外側顆と内側顆、膝蓋骨の内面と関節腔が現れる。
4．翼状ヒダ、膝蓋下滑膜ヒダが現れる。
5．前十字靱帯と後十字靱帯を剖出する。
6．伏在神経の枝の膝蓋下枝は膝関節下内側の皮膚に分布する。

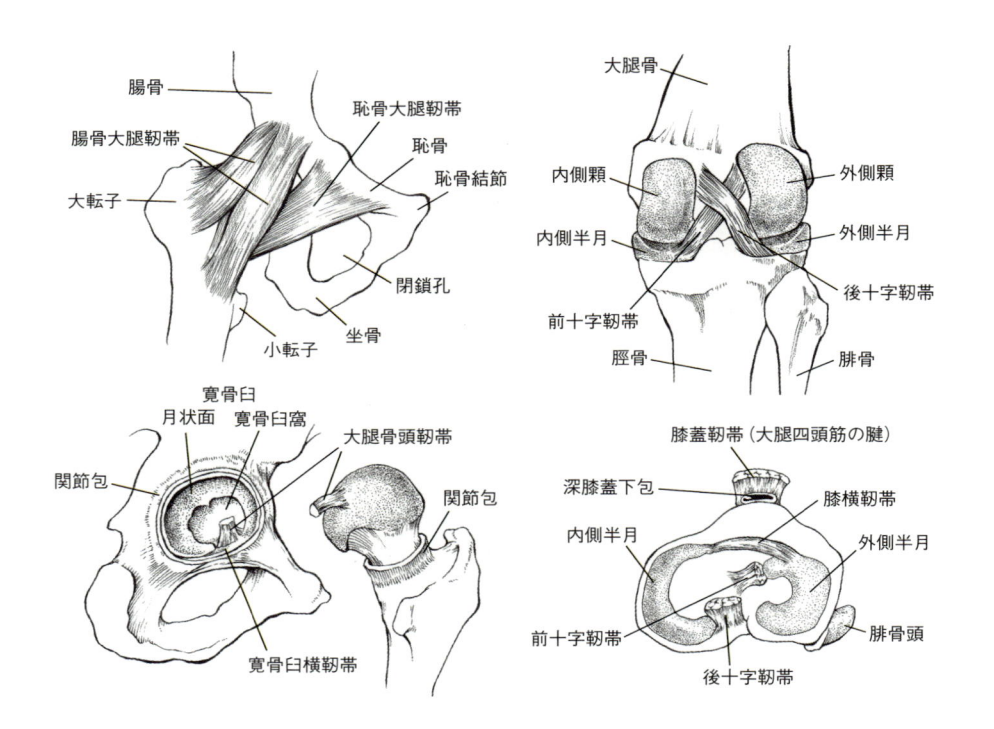

図709C　股関節（左図）と膝関節（右図）

D. チェックポイントと発展

1. 股関節周辺の靱帯（3種類）には、①坐骨大腿靱帯 Ligamentum ischiofemorale, ischiofemoral ligament、②恥骨大腿靱帯 Ligamentum pubofemorale, pubofemorale ligament、③腸骨大腿靱帯 Ligamentum iliofemorale, iliofemoral ligament がある。
2. 股関節腔内の靱帯（2種類）には、④大腿骨頭靱帯 Ligamentum capitis femoris, ligament of femoral head と⑤輪帯 Zona orbicularis, zona orbicularis（関節包内面で大腿骨頚 Collum femoris を取り巻く）がある。
3. 膝関節周辺の靱帯（3種類）には、①膝蓋靱帯 Ligamentum patellae, patellar ligament、②外側側副靱帯 Ligamentum collaterale fibulare, fibular collateral ligament、③内側側副靱帯 Ligamentum collaterale tibiale, tibial collateral ligament がある。
4. 膝関節腔内（2種類）には、④膝十字靱帯 Ligamenta cruciata genus, cruciate ligaments of knee（前十字靱帯 Ligamentum cruciatum anterius, anterior cruciate ligament と後十字靱帯 Ligamentum cruciatum posterius, posterior cruciate ligament）と⑤後半月大腿靱帯 Ligamentum meniscofemorale posterius がある。

発展：
1. 膝関節のほかの靱帯には、⑥斜膝窩靱帯（後面）、⑦内側・外側膝蓋支帯、⑧膝横靱帯、⑨弓状膝窩靱帯、⑩腸脛靱帯などがある。

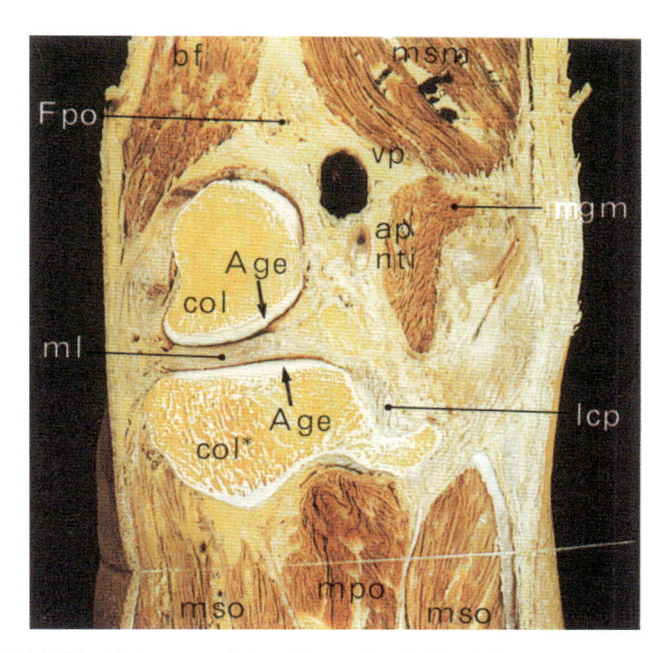

図 709D　膝部前額断（前方から、右側、骨・関節・靱帯より）

Age: 膝関節関節腔、ap: 膝窩動脈、bf: 大腿二頭筋、col: 外側顆（大腿骨）、col*: 外側顆（脛骨）、Fpo: 膝窩、lcp: 後十字靱帯、mgm: 腓骨筋内側頭、ml: 外側半月、mpo: 膝窩筋、msm: 半膜様筋、mso: ヒラメ筋、nti: 脛骨神経、vp: 膝窩静脈

336 第7章 下　肢

下　肢　5：　下肢の関節 2

レッスン 710　足の関節と足根の関節（前・後面）

　下肢の関節には、仙腸関節、股関節、膝関節および足の関節がある。足の関節は、広義（解剖学的）には、距腿関節、足根間関節、足根中足関節、中足間関節、中足指節関節、および指節間関節の 6 種の関節のすべてを含んでいる。狭義（臨床的）の足の関節は、距腿関節、距骨下関節、および距踵舟関節の 3 つの関節であり、跳躍の運動に関係している。距骨下関節と距踵舟関節は、広義（解剖学的）には足根間関節に含まれている。このレッスンでは、狭義の足の関節を剖出する。

A．解剖前に

　距腿関節 Articulatio talocruralis, talocrural joint は、腓骨の外果関節面、脛骨の下関節面と内果関節面の合したものと距骨 Talus の滑車との間の**蝶番関節**である。

　足根間関節（4 つ）は①距骨下関節 Articulatio subtalaris、②距踵舟関節 Articulatio talocalcaneonavicularis、③踵立方関節 Articulatio calcaneocuboidea、④楔舟関節 Articulatio cuneonavicularis からなる平面関節である。横足根関節（ショパール関節 Chopart joint）Articulatio tarsi transversa は、距踵舟関節の距骨と舟状骨の間と踵立方関節を合わせたもの。

　足根中足関節 Articulationes tarsometatarseae, tarsometatarsal joint はリスフラン関節 Lisfranc joint とも言われ、中足骨と遠位足根骨との間の関節である。

　中足間関節 Articulationes intermetatarsales は、中足骨の底部にある。

　中足指節関節 Articulationes metatarsophalangeae と指節間関節は、手と同じである。

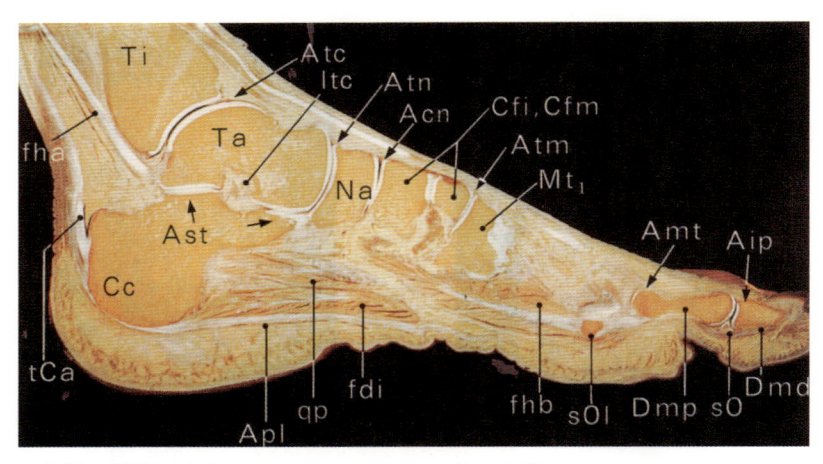

図 710A　左足の縦断（矢状断、内側から、骨・関節・靱帯より）

　Acn: 楔舟関節、Aip: 指節間関節、Amt: 中足指節関節、Apl: 足底筋膜、Ast: 距骨下関節、Atc: 距腿関節、Atm: 母指の足根中足関節、Atn: 距踵舟関節、Cc: 踵骨、Cfi: 中間楔状骨、Cfm: 内側楔状骨、Dmd: 末節骨、Dmp: 基節骨、fdi: 短指屈筋、fha: 長母指屈筋、fhb: 短母指屈筋、Itc: 骨間距踵靱帯、Mt: 中足骨、Na: 舟状骨、qp: 足底方形筋、sO: 種子骨、sOl: 外側種子骨、Ta: 距骨、tCa: 踵骨腱（アキレス腱）、Ti: 脛骨

B. 解剖後

解剖後は、距腿関節と補強靱帯、足の関節と補強靱帯、足根間関節、足根中央関節、中足間関節、中足指節関節、指節間関節がわかる。

1) **脛腓靱帯結合** Syndesmosis tibiofibularis, tibiofibular syndesmosis（脛腓関節）は、脛骨と腓骨の上端と下端にあり平面関節である。下腿骨間膜と前脛腓靱帯と後脛腓靱帯 Ligamentum tibiofibulare anterius et posterius, anterior & posterior tibiofibular ligament がある。

2) 距腿関節の靱帯（4種類）には、①**内側靱帯** Ligamentum mediale, medial ligament または内側三角靱帯 Ligamentum mediale deltoideum, medial deltoid ligament、②**前距腓靱帯** Ligamentum talofibulare anterius, anterior talofibular ligament（外果と距骨につく）、③**後距腓靱帯** Ligamentum talofibulare posterius, posterior talofibular ligament（外果と距骨につく）、④**踵腓靱帯** Ligamentum calcaneofibulare, calcaneofibular ligament（腓骨の外果 Malleolus lateralis と踵骨につく）がある。

3) 足の関節（足根間関節、足根中足関節など）の靱帯は、手と同じである。

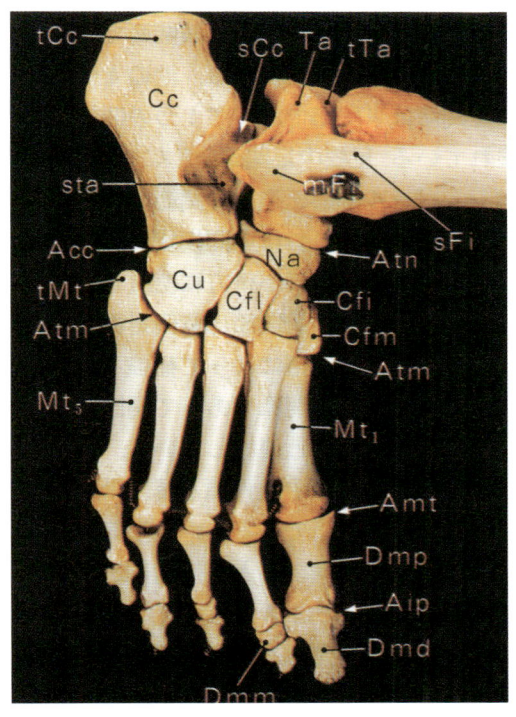

図710B　足の骨（外側から、右足、骨・関節・靱帯より）

Acc: 踵立方関節（ショパール関節）、Aip: 指節間関節、Amt: 中足指節関節、Atm: 足根中足関節（リスフラン関節）、Atn: 距踵舟関節（ショパール関節）、Cc: 踵骨、Cfi: 中間楔状骨、Cfl: 外側楔状骨、Cfm: 内側楔状骨、Cu: 立方骨、Dmd: 末節骨、Dmm: 中節骨、Dmp: 基節骨、mFi: 外果（腓骨）、Mt: 中足骨、Na: 舟状骨、sCc: 踵骨溝、sFi: 腓骨果溝、sta: 足根洞（踵骨）、Ta: 距骨、tCc: 踵骨隆起、tMt: 中足骨粗面、tTa: 距骨滑車

C. 解剖手順

関節は片側の足を調べるとよい。関節の解剖には関節周辺の骨に付く筋や腱を切る。次に距腿関節の補強靱帯をみて関節包を切って関節腔を開く。足の靱帯を切って関節を開く。

距腿関節：

1. 足首の前面で前脛骨筋、長母指伸筋、長指伸筋の腱を切り、前脛骨動脈・静脈と深腓骨神経を剖出する。
2. 脛骨・腓骨と距骨の連結部、すなわち距腿関節の関節包の前面を剖出する。
3. 足首の後面で後脛骨筋の腱を切り、後脛骨動脈・静脈・脛骨神経を剖出する。
4. 長母指屈筋・長指屈筋の腱を屈筋支帯から引き抜く。
5. 内果と足根骨（距骨・踵骨・舟状骨）を結ぶ靱帯には、内果の下方に三角形をした内側靱帯あるいは内側三角靱帯がある。
6. 腓骨の外果と足根骨（距骨・踵骨）を結ぶ靱帯（3種類）には、
    1) 前距腓靱帯（外果と距骨につく）、
    2) 後距腓靱帯（外果と距骨につく）、
    3) 踵腓靱帯（外果と踵骨につく）がある。
7. 脛腓靱帯結合には、前脛腓靱帯と後脛腓靱帯がある。

距骨下関節と距踵舟関節

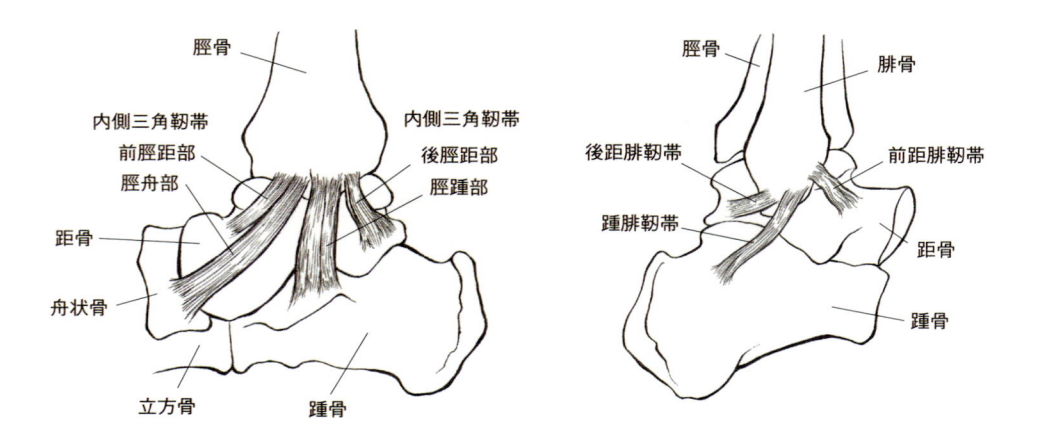

図710C　足根部（距腿関節）の靱帯（右足）

D. チェックポイントと発展

脛腓靱帯結合（脛腓関節）の靱帯： 脛骨と腓骨の上端と下端にあり平面関節である。下腿骨間膜と前・後脛腓靱帯がある。

1. 距腿関節の靱帯：

①内側靱帯または内側三角靱帯、②前距腓靱帯（外果と距骨につく）、③後距腓靱帯（外果と距骨につく）、④踵腓靱帯（外果と踵骨につく）がある。

2. 中足指節関節と指節間関節は、手と同じである。

発 展：

1. ショパール関節 Chopart joint（別名、横足根関節という）は、踵骨と立方骨との間の関節（踵立方関節）と距骨と舟状骨の間の関節の総称である。二分靱帯 Ligamentum bifurcatum, bifurcating ligament（踵舟靱帯 Ligamentum calcaneonaviculare と踵立方靱帯 Ligamentum calcaneocuboideum の総称）を切ると開かれる。

2. リスフラン関節 Lisfranc joint は、足根中足関節のことで、中足骨と足根骨との間で作られる関節である。

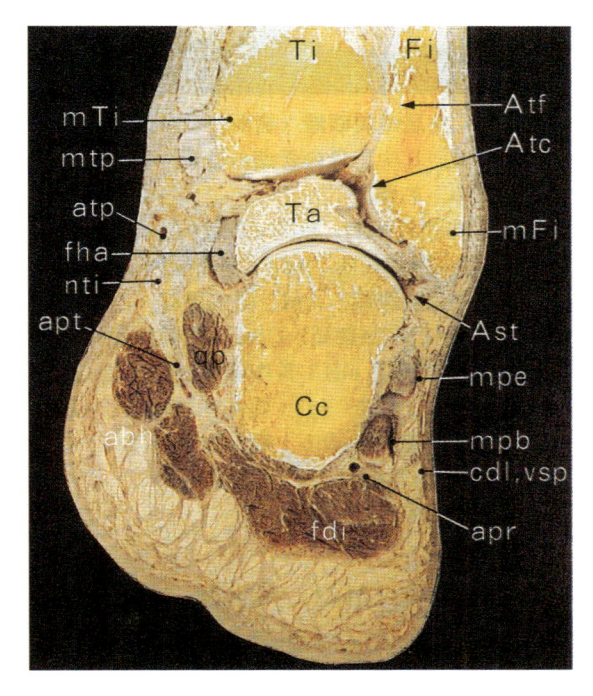

図710D　果部の前額断（横断、後方から、右足、骨・関節・靱帯より）

abh: 母指外転筋、apr: 腓骨動脈、apt: 外側足底動脈、atp: 後脛骨動脈、Ast: 距骨下関節、Atc: 距腿関節、Atf: 脛腓関節、Cc: 踵骨、cdl: 外側足背皮神経、fdi: 短指屈筋、fha: 長母指屈筋、Fi: 腓骨、mFi: 外果（腓骨）、mpb: 短腓骨筋、mpe: 長腓骨筋、mTi: 内果（脛骨）、mtp: 後脛骨筋、nti：脛骨神経、qp：足底方形筋、Ta：距骨、Ti：脛骨、vsp：小伏在静脈

図の出典（第7章）

1) Corning, H.K.(1923) *Lehrbuch der Topographischen Anatomie, für Studierende und Ärzte*, Vierzehnte und fünfzehnte Auflage, J.F. Bergmann, München.
2) 宮木孝昌、伊藤博信（1991、1992）、
   入門講座／手術のための解剖 9、股関節周辺の解剖、骨・関節・靱帯 4：1541-1549。
   入門講座／手術のための解剖 10、大腿骨周辺の解剖、骨・関節・靱帯 4：1693-1700。
   入門講座／手術のための解剖 11、膝関節周辺と脛骨および腓骨周辺の解剖、骨・関節・靱帯 5：5-13。
   入門講座／手術のための解剖 12、足の解剖、骨・関節・靱帯 5：129-138。

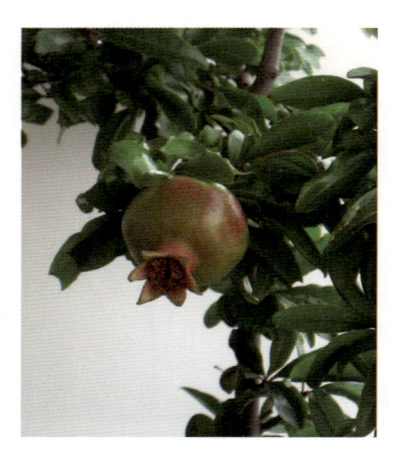

鉢植えのザクロ（ザクロ科）

人体解剖実習キーワード

※キーワードの後の数字はレッスン番号を表す。

第1章 体　表

1　頭と頚と体幹
　　（レッスン 101 ～ 103）
骨格（全身、前面と後面）
　　101, 102
頭の部位　102
　　後頭、外後頭隆起
顔の部位　101
頚の部位　101, 102
　　頚下三角、頚動脈三角
　　　101
　　項、隆椎（第7頚椎）
　　　102
胸の部位　101
　　乳房、胸郭、聴診三角、
　　腱鏡
腹の部位　101
　　臍、腰、腰三角、腸骨稜
背の部位：
　　脊柱、ヤコビ線　102
会陰・外陰部　103
　　尿生殖部、肛門部
　　大陰唇、恥丘、陰茎、陰
　　嚢
腹臥位　102

2　体　肢（上肢と下肢）
　　（レッスン 104, 105）
上肢の部位　104
　　上肢帯部（三角筋部）：
　　　肩峰（鎖骨）、烏口突起
　　　（肩甲骨）
　　上腕部：
　　　外側・内側上顆（上腕
　　　骨）
　　肘部：　肘頭（尺骨）
　　前腕部：　橈骨
　　手部：　手背、手掌
下肢の部位　105
　　下肢帯部、殿部：
　　大腿部：

膝部：　膝蓋（膝蓋骨）
下腿部：
　　内果（脛骨）と外果（腓
　　骨）、脛骨粗面（脛骨）
足部：　足底、足背
　　踵骨腱（アキレス腱）

第2章　皮下の血管と神経

1　頭と頚と体幹の前面
　　（レッスン 201 ～ 205）
皮下の血管
　　顔面動脈　201
　　眼窩上・眼窩下動脈　20
　　オトガイ動脈　201
　　浅側頭動脈　201
　　外側胸動脈　203
　　浅腹壁動脈　203
　　浅腸骨回旋動脈　203
　　外陰部動脈・内陰部動脈
　　　205
　　外頚静脈・前頚静脈　202
　　臍周辺の皮静脈・臍傍静脈
　　　203
皮下の神経　201, 202, 203,
　　204, 205
　　眼窩上神経・眼窩下神経
　　　201
　　オトガイ神経　201
　　耳介側頭神経　201
　　顔面神経の枝　201
　　浅頚神経ワナ　202
　　　頚横神経の交通枝　20
　　　顔面神経の頚枝　202
　　頚神経叢の皮枝と神経点
　　　202
　　　大耳介神経、小後頭神経、
　　　頚横神経、鎖骨上神経
　　前皮枝と外側皮枝　204
　　肋間上腕神経　204
　　陰部神経・会陰神経
　　　205

皮下の筋（皮筋）　201, 202
　　表情筋（顔面筋）　201
　　広頚筋　202
顔面の血管と神経の出口
　　201
　　眼窩上孔、眼窩下孔
　　オトガイ孔
外分泌腺　201 ～ 203
　　耳下腺、耳下腺神経叢
　　　201
　　顎下腺　202
　　乳腺、乳腺の血管と神経
　　　203
体幹の筋膜　203, 204
　　胸骨筋　203
　　白線　204
　　浅胸筋膜、浅腹筋膜
　　　204
　　スカルパ筋膜　204
外陰部・会陰　205
　　肛門部、外肛門括約筋
　　坐骨直腸窩
そのほか
　　鼡径靭帯・浅鼡径輪
　　　204
　　伏在裂孔　204

2　頭と頚と体幹の後面
　　（レッスン 206, 207）
皮下の血管と神経　206, 207
　　後頭動脈　206
　　浅側頭動脈　206
　　大後頭神経　206
　　第3後頭神経　206
　　耳介側頭神経　206
　　後耳介神経　206
　　外側皮枝と内側皮枝
　　　206, 207
　　上・中殿皮神経　207
　　下殿皮神経　207
体幹の筋膜　207
　　浅背筋膜・腰背筋膜・胸腰

筋膜
　その他
　　外後頭隆起　206
　　隆椎（第7頚椎）　206
　　腸骨稜　207

3　体　肢（上肢と下肢）
（レッスン 208, 209）
上肢皮下の静脈と神経　208
　　橈側皮静脈と尺側皮静脈
　　肋間上腕神経
　　上腕皮神経
　　外側・内側・後前腕皮神経
下肢皮下の静脈と神経　209
　　伏在静脈と小伏在静脈
　　外側・後大腿皮神経
　　陰部大腿神経
　　伏在神経と腓腹神経
上肢の筋膜　208
　　腋窩筋膜・上腕筋膜・手掌筋膜
下肢の筋膜　209
　　大腿筋膜・下腿筋膜・足背筋膜　腸脛靭帯
そのほか
　　鎖骨下窩　208
　　伏在裂孔　209

第3章　頭 と 頚

1　頚
（レッスン 301～304）
頚の筋　301, 302, 304
　　僧帽筋　301
　　胸鎖乳突筋　301
　　斜角筋群　301
　　舌骨下筋、舌骨上筋　302
　　頚部後方の筋　304
頚の血管　301～304
　　鎖骨下動脈の枝　301, 304
　　外頚動脈の枝　301
　　椎骨動脈　301
　　総頚動脈・内頚静脈　303
　　鎖骨下動脈・鎖骨下静脈　302
　　胸管　304
頚の神経ほか　301～304
　　顔面神経　302
　　迷走神経　303
　　副神経　301
　　舌下神経　302
　　頚神経叢　301
　　頚神経ワナ　301, 302
　　横隔神経　301, 302, 304
　　腕神経叢　302
　　交感神経幹　303, 304
　　頚胸神経節・星状神経節　304
　　顎舌骨筋神経　302
　　頚動脈鞘　303
　　頚動脈小体・頚動脈洞　303
頚部内臓　303
　　甲状腺、上皮小体
　　咽頭、喉頭
　　食道、気管
鎖骨の取り外し　302E
　　鎖骨の関節、鎖骨の靭帯
　　鎖骨下筋
そのほか
　　胸郭上口　302, 304
　　口腔隔膜　302
　　顎下三角　302
顎下腺　302
頚胸境界部　304
　　斜角筋椎骨三角
　　肺尖部、胸膜頂
　　斜角筋隙

2　頭蓋腔と脳、頭頚部の離断と正中断
（レッスン 305～308）
開頭と脳の取り出し　305
脳　305, 306
脳髄膜ほか　305
　　脳硬膜（大脳鎌、小脳テント）
　　脳軟膜、脳クモ膜
　　クモ膜下腔
頭蓋腔の血管　305～307
　　硬膜動脈と硬膜静脈洞　305
　　大脳と小脳の動脈　306
　　大脳動脈輪　306
　　脳底動脈と椎骨動脈　306
　　内頚動脈の枝　306
　　大脳の静脈　305
　　内頚静脈　307
脳神経　307, 308
　　迷走神経　307
　　舌下神経　308
　　交感神経幹　307
頭頚部の離断　307
頭頚部の正中断と正中断面　308
　　咽頭後隙　307
　　咽頭（咽頭縫線）　307
　　咽頭腔と喉頭腔　308
そのほか
　　下垂体　305
　　上眼窩裂　306
　　正円孔と卵円孔　306
　　大孔　306
　　頭の関節　307

3　頬 と 顎
（レッスン 309～312）
頬と下顎の筋
　　頬筋と咬筋　309
　　咀嚼筋と側頭筋　309
　　外側翼突筋と内側翼突筋　310
頬と顎の血管　309～312
　　顎動脈の通路と枝　309
　　顎動脈の枝　310, 311
　　顎動脈の終枝　312
頬と顎の神経　312
　　三叉神経
下顎神経の枝　309～311
　　咀嚼筋の神経　311
　　翼突筋の間から出る神経　310
　　舌神経　310

顎下神経節と耳神経節　311
　上顎神経の枝　312
　翼口蓋窩の血管と神経　312
　　　翼口蓋神経節　312
　顔面神経　311
　　　鼓索神経　310, 311
　　　小錐体神経　311
　　　大錐体神経と深錐体神経　312
　　　翼突管神経　312
　下顎　309, 310
　　　筋突起（下顎骨）　309
　　　関節突起（下顎骨）　310
　下顎管を開放する　309, 310
　そのほか
　　　頬骨弓　309
　　　側頭下窩　309, 310
　　　翼突下顎靱帯　310
　　　翼突下顎縫線　310
　　　蝶下顎靱帯　310, 311
　　　錐体鼓室裂　311
　　　翼口蓋窩、翼上顎裂　312
　　　正円孔　312

4　鼻と口と咽頭
（レッスン 313 ～ 316）

鼻腔と副鼻腔　313
　　鼻腔（鼻甲介、鼻中隔）
　　鼻道と鼻咽道、鼻涙管
　　副鼻腔（上顎洞、篩骨蜂巣）
口蓋（軟口蓋）　314
　　口蓋の筋
　　口蓋舌弓と口蓋咽頭弓
口腔と舌　315
　　歯、舌（舌盲孔、分界溝）
　　舌筋（外舌筋と内舌筋）
咽頭腔と喉頭腔　316
　　咽頭挙筋と咽頭収縮筋
　　咽頭縫線、耳管咽頭口、耳管隆起
　　梨状陥凹
　　翼突下顎縫線
　　喉頭（喉頭軟骨と喉頭筋）
　　喉頭神経ヒダ、声帯ヒダ

鼻と口と咽頭の血管　313 ～ 316
　　鼻腔の血管と眼動脈の枝　313
　　口蓋の動脈　314
　　舌の動脈　315
　　咽頭と喉頭の血管　316
鼻と口と咽頭の神経　313, 314, 316
　　嗅神経と眼神経の枝　313
　　口蓋の神経　314
　　翼口蓋神経節　314
　　舌の神経　315
　　咽頭と喉頭の神経　316
　　翼口蓋神経　313
　　鼻毛様体神経　313
　　大錐体神経と深錐体神経　314

5　眼と耳
（レッスン 317 ～ 320）

眼（眼窩と眼球）　317, 318
眼窩　317
　　眼瞼、眼球鞘（テノンの鞘）
　　眼筋（外眼筋）と総腱輪
　　眼動脈の枝と眼神経の枝
　　眼窩内の神経
　　涙腺と涙路（涙点、鼻涙管）
眼球　318
　　外壁（線維膜、血管膜、網膜）
　　眼球の内部（水晶体）
　　網膜中心動脈
　　眼球から出る静脈
　　視神経、眼球に分布する神経、毛様体神経節、眼神経の枝
耳（外耳、中耳、内耳）　319, 320
外耳　319
中耳　319
　　鼓膜と鼓室・耳小骨、耳管、耳神経節、

　　耳管咽頭口と耳管鼓室口
　　顔面神経と膝神経節
　　鼓索神経と錐体鼓室裂
　　乳様突起
内耳　320
　　内耳孔
　　側頭骨・錐体部、
　　蝸牛と前庭・半規管、
　　内耳神経、蝸牛神経と前庭神経、膝神経節

第 4 章　胸 と 腹

1　胸腹壁と胸腹腔
（レッスン 401 ～ 404）

胸腹壁の筋　402
　　浅胸筋（胸部の上肢筋）　401
　　深胸筋　402
　　腹筋　402
　　鼠径部　402
胸腹腔　401
　　腋窩の動脈と神経
　　腕神経叢
開胸と開腹の方法　402
縦隔　402
縦隔の分類　403
　　胸腺の血管
胸腔　402
胸膜腔と胸膜の区分　403
心膜腔（心膜横洞）と心膜の区分　403
腹腔　402
腹膜腔と腹膜の区分　404
　　網嚢と網嚢孔
間膜　404
　　肝臓の間膜　404
　　小網、肝胃間膜と肝十二指腸間膜、肝鎌状間膜、三角間膜、肝冠状間膜
　　胃の間膜：　大網と小網　404
　　腸の間膜　404
　　小腸間膜（腸間膜）
　　虫垂間膜、
　　横行結腸間膜、Ｓ状結腸

間膜
　　　臍につながる管索　404
　　　　臍動脈索
　　　　肝円索（臍静脈索）
　　　　尿膜管索（正中臍索）
　　　動脈管索　403
　　十二指腸空腸曲　404
　　回盲部のヒダと陥凹　404

2　胸部内臓
（レッスン 405 ～ 408）
肺と心臓の摘出方法　405
　　肺の血管と神経
　　心臓の血管と神経
　　肺動脈幹
　　上行大動脈・大動脈弓
　　下行大動脈
　　上大静脈・下大静脈
食道　406
気管　406
後胸壁の血管と神経　406
　　胸大動脈（壁側枝と内臓枝）
　　奇静脈系
　　胸管と左の静脈角
　　交感神経幹
　　頸胸神経節・星状神経節
　　迷走神経
横隔膜の孔　406
肺　405, 407
　　肺葉、肺尖、肺底　407
　　肺門と肺間膜　407
　　気管と気管支　407
　　葉気管支と区域気管支　407
　　肺動脈幹・肺動脈、肺静脈　407
心臓　405, 408
　　右心（右心房と右心室）　408
　　左心（左心房と左心室）　408
　　前室間溝と後室間溝　408
　　冠状溝と分界溝　408
　　大静脈洞　408
　　冠状動脈と冠状静脈洞　408
　　心静脈　408
　　心房動脈と左心房斜静脈　408
　心臓の解剖方法　408
　　心臓の内景　408E
　　房室弁（乳頭筋と腱索）
　　動脈弁
　　刺激伝導系

3　腹部内臓(1)　間膜と血管
（レッスン 409 ～ 412）
上腹部内臓の間膜　409
　　大網・小網
　　肝胃間膜
　　肝十二指腸間膜
　　肝鎌状間膜
　　肝冠状間膜
　　三角間膜
　　網嚢と網嚢孔
下腹部内臓の間膜　410
　　間膜をもつ腸管
　　腸間膜
上腹部内臓の血管と神経　409
下腹部内臓の血管と神経　410
間膜の中を通る血管　409, 410
　　胃の動脈　409
　　空腸と回腸の血管　409
　　横行結腸の血管　410
　　下行結腸の血管　410
　　上腸間膜動脈と静脈　410
　　下腸間膜動脈と静脈　410
腹部内臓の摘出方法　409E
腹部内臓の血管の変異　409F
　　腹腔動脈の変異　409
　　肝胃間膜を通る血管の変異　409
腹膜後器官　411
腎臓の血管　411
　　尿管の生理的狭窄部
　腎臓の内部構造
　腎臓の取り出し　411
　副腎の動脈と静脈　411
横隔膜の孔　412
　　腹大動脈・下大静脈
　　腸腰筋
腰神経叢の枝　412
腹腔神経叢と腹腔神経節　412
腹大動脈神経叢　412
上行腰静脈　412

4　腹部内臓(2)　各　部
（レッスン 413 ～ 416）
肝臓　413
　　肝臓の葉
　　肝円索と静脈管索
　　下大静脈
　　門脈・肝動脈・肝静脈
　　胆管、肝管、総肝管、総胆管
　　小葉間結合組織
　　グリソン鞘
　　肝区域
胆嚢　413
　　胆路（肝管、胆嚢管、総胆管）
胃　414
　　胃の間膜と動脈・静脈
　　胃の内景
　　左胃動脈と副左胃動脈
十二指腸　414
　　十二指腸乳頭・腸絨毛
　　十二指腸の動脈
膵臓　415
　　膵臓の血管
　　膵管と副膵管
脾臓と副脾　415
　　脾臓の間膜と血管
　　胃脾間膜
小腸　416
　　小腸の間膜と血管
　　腸の内面
　　回盲部
大腸　416
　　大腸の間膜と血管

　　　　虫垂の血管
　　　　結腸の特徴
　腸の壁を開く　416

５　骨盤部
　　（レッスン 417 〜 420）
　会陰・外陰部　417
　　　　尿生殖隔膜
　　　　骨盤隔膜
　　　　坐骨直腸窩
　下半身の離断　417
　骨盤部の正中断の方法　418
　骨盤内壁の筋　420
　骨盤内臓　418
　　　　生殖器・膀胱・直腸
　骨盤部の血管　419
　　　　総腸骨動脈
　　　　外・内腸骨動脈の枝
　　　　生殖器・膀胱の血管
　　　　直腸と肛門の血管
　　　　臍動脈
　骨盤部の神経　420
　　　　仙骨神経叢　420
　　　　坐骨神経　420
　　　　陰部神経　420
　　　　骨盤内臓の神経　419,
　　　　　420
　骨盤の孔　420
　　　　血管裂孔と筋裂孔
　　　　閉鎖孔と閉鎖管
　　　　梨状筋上孔と梨状筋下孔

第５章　背

１　背部体壁
　　（レッスン 501 〜 503）
　筋膜：胸腰筋膜　503
　背部の上肢筋　501
　浅背筋　501
　　　　僧帽筋と広背筋
　　　　肩甲挙筋と菱形筋
　腱鏡　501
　後頭・項部の筋　502
　　　　板状筋　502
　　　　棘肋筋　503
　　　　後鋸筋　501, 503

　固有背筋　502, 503
　深背筋　502, 503
　　　　脊柱起立筋　502, 503
　　　　　仙棘筋　503
　　　　　最長筋と腸肋筋　502,
　　　　　　503
　　　　横突棘筋　502, 503
　　　　　棘筋と半棘筋　502, 503
　　　　　多裂筋と回旋筋　503
　　　　棘間筋と横突間筋　503
　　　　後頭下筋　502
　　　　　大後頭直筋・小後頭直筋
　　　　　上頭斜筋・下頭斜筋
　　　　後頭下三角　502
　頭をはずす方法（頭頚部の離
　　　　断）502E
　　　　咽頭後隙　502
　背部の血管と神経　501, 502
　　　　頚横動脈　501
　　　　椎骨動脈　502
　　　　副神経　501
　　　　頚神経叢の枝　501
　　　　肩甲背神経　501
　　　　胸背神経　501
　　　　脊髄神経の後枝　502
　　　　後頭下神経　502

２　脊柱と脊柱管
　　（レッスン 504）
　脊柱　504
　脊柱管　504
　　　　脊髄膜（硬膜・クモ膜・
　　　　軟膜）硬膜上腔・硬膜下
　　　　腔・クモ膜下腔
　　　　脳脊髄液
　　　　脊髄（白質、灰白質）と
　　　　脊髄神経節
　脊柱の靭帯　504
　　　　棘上靭帯・棘間靭帯
　　　　歯状靭帯・黄色靭帯
　　　　前縦靭帯・後縦靭帯
　ヤコビ線と腸骨稜　504

第６章　上　肢

１　肩と上肢帯
　　（レッスン 601, 602）
　筋膜、三角筋膜　602
　　　　浅背筋膜　602
　　　　腋窩筋膜　601
　浅胸筋　601
　　　　大胸筋・小胸筋
　　　　鎖骨下筋
　　　　前鋸筋
　肩甲筋　601, 602
　　　　三角筋、肩甲下筋　601
　　　　棘上筋・棘下筋　601
　　　　大円筋・小円筋　601
　　　　回旋腱板　602
　浅背筋　602
　　　　僧帽筋・広背筋
　　　　菱形筋・肩甲挙筋
　肩甲部周辺の動脈　601, 602
　　　　鎖骨下動脈・鎖骨下静脈
　　　　　601
　　　　浅頚動脈　602
　　　　上腕深動脈　602
　　　　後上腕回旋動脈　602
　　　　胸肩峰動脈　601
　　　　胸背動脈　602
　肩甲部周辺の神経
　　　　腕神経叢　601
　　　　胸筋神経ワナ　601
　　　　長胸神経　601
　　　　腋窩神経　602
　　　　肩甲上神経・肩甲下神経
　　　　　602
　　　　肩甲背神経・胸神経
　　　　　602
　　　　肩甲後面への血管と神経
　　　　　の４つの通路　602
　上肢をはずす方法　602
　肩甲骨につく筋　601
　上腕骨につく筋　601

２　上腕と肘
　　（レッスン 603, 604）
　上腕筋膜　604
　上腕屈筋　603

烏口腕筋
　　上腕二頭筋
　　上腕筋
上腕伸筋　604
　　上腕三頭筋
　　肘筋
上腕と肘の血管　603, 604
　　鎖骨下動脈・腋窩動脈
　　　603
　　上腕動脈　603, 604
　　上腕深動脈　603
　　橈側皮静脈・尺側皮静脈
　　　603
上腕と肘の神経
　　筋皮神経・正中神経
　　　603
　　橈骨神経・腋窩神経
　　　604
　　後前腕皮神経　604

3　前腕と手根
（レッスン 605, 606）
筋膜、前腕筋膜　605
　　屈筋支帯
前腕屈筋　605
　　長掌筋
　　橈側・尺側手根屈筋
　　浅指屈筋・深指屈筋
　　円回内筋・方形回内筋
　　長母指屈筋
前腕伸筋　606
　　腕橈骨筋
　　長・短橈側手根伸筋
　　総指伸筋
　　示指伸筋・小指伸筋
　　尺側手根伸筋
　　回外筋
　　長母指外転筋
　　長母指伸筋・短母指伸筋
前腕の血管と神経　605, 606
　　尺骨動脈・橈骨動脈
　　　605, 606
　　正中動脈　605, 606
　　前・後骨間動脈　605, 606
　　正中神経・尺骨神経
　　　605, 606

　　橈骨神経　605, 606
上腕骨（外側上顆）からおこる
　　筋　606
──（内側上顆）からおこる筋
　　605
橈骨につく筋　605, 606

4　手と指
（レッスン 607, 608）
腱膜・腱鞘・支帯　607, 608
　　手掌・手掌腱膜　607
　　手背・手背腱膜　608
　　滑液鞘・腱鞘　608
　　伸筋支帯・指背腱膜
　　　608
母指球筋　607
　　短母指外転筋
　　短母指屈筋
　　母指対立筋
　　母指内転筋
小指球筋　607
　　短掌筋
　　小指外転筋
　　短小指屈筋
　　小指対立筋
中手筋　607
　　虫様筋　607
　　掌側骨間筋　607
　　背側骨間筋　607, 608
前腕伸筋の腱　608
　　長・短橈側手根伸筋の腱
　　長母指外転筋 の腱　608
　　長・短母指伸筋の腱
　　総指・示指・小指伸筋の
　　　腱
　　尺側手根伸筋の腱
手と指の血管と神経　607, 608
　　橈骨動脈　607, 608
　　尺骨動脈　607, 608
　　掌側手根動脈網　607
　　浅掌・深掌動脈弓　607, 608
　　掌側中手動脈　607, 608
　　手背動脈弓　608
　　背側手根動脈網　608

　　背側中手動脈　608
　　背側指動脈　608
　　正中神経・尺骨神経
　　　607, 608
　　手背の皮神経　607, 608

5　上肢の関節
（レッスン 609, 610）
肩関節　609
　　烏口上腕靭帯
　　関節上腕靭帯
肘関節　609, 610
　　腕尺関節・腕頭関節
　　　609
　　上橈尺関節　609, 610
　　外側・内側側副靭帯　609
　　橈骨輪状靭帯　609
手の関節　610
　　手根の関節
　　橈骨手根関節
　　手根間関節
　　中手の関節
　　手根中手関節・中手間関
　　　節
　　指の関節
　　中手指節関節
　　手の指節間関節
　　PIP 関節・DIP 関節
橈骨と尺骨の連結
　　上・下橈尺関節　609, 610
　　下橈尺靭帯　609
　　前腕骨間膜　609
肘関節動脈網　609
橈側反回動脈　609

第7章　下　肢

1　股と下肢帯
（レッスン 701, 702）
鼠径部　701
殿部　702
筋膜、大腿筋膜　701, 702, 704
　　腸脛靭帯　702
内寛骨筋　701
　　腸腰筋

人体解剖実習キーワード　　347

　　　大腰筋・小腰筋
　　　腸骨筋
外寛骨筋　702
　　殿筋群　702
　　　大殿筋・中殿筋・小殿筋
　　　大腿筋膜張筋
　　回旋筋群　702
　　　梨状筋
　　　内閉鎖筋
　　　上双子筋・下双子筋
　　　大腿方形筋
股と下肢帯の血管と神経
　　　　701, 702
　　　上殿動脈・上殿神経
　　　　702
　　　下殿動脈・下殿神経
　　　　702
　　　閉鎖動脈・閉鎖神経
　　　　701
　　　坐骨神経　702
　　　後大腿皮神経　702
内転筋群、大腿伸筋　701, 703
大腿屈筋　702
下肢をはずす方法　702
大腿三角の周辺にあるもの
　　　　701, 702
　　　上前腸骨棘　702
　　　血管裂孔・筋裂孔　701
　　　裂孔靭帯　701
　　　腸恥隆起　701
大坐骨孔　702
　　　仙結節靭帯・仙棘靭帯
　　　梨状筋上孔・下孔を通る
　　　陰部神経管を通るもの
大腿骨（大転子・転子窩）に
　つく　702
――（小転子）につく筋　701

2　大腿と膝
　（レッスン 703, 704）
筋膜、大腿筋膜　703, 704
大腿伸筋　703
　　　縫工筋　703
　　　大腿四頭筋　703
　　　膝関節筋　701

内転筋群　703
　　　外閉鎖筋
　　　恥骨筋
　　　長内転筋・短内転筋
　　　大内転筋・小内転筋
　　　薄筋
大腿屈筋　703, 704
　　　大腿二頭筋　704
　　　半腱様筋　704
　　　半膜様筋　704
　　　膝窩筋　704
大腿と膝の血管　703, 704
　　　大腿動脈・大腿深動脈
　　　　703, 704
　　　膝窩動脈　703, 704
　　　前・後脛骨動脈 703, 704
　　　腓骨動脈　703, 704
　　　貫通枝　704
大腿と膝の神経　703, 704
　　　大腿神経　703
　　　閉鎖神経　703, 704
　　　坐骨神経　704
　　　脛骨神経・総腓骨神経
　　　　704
　　　浅腓骨神経・深腓骨神経
　　　　704
内転筋管を通るもの　703, 704
　　　内転筋腱裂孔　703, 704
骨鵞足と膝腱（ハムストリング）　704
骨盤坐骨結節につく筋　704
　　　恥骨結節につく筋　703
　　　上前腸骨棘につく筋
　　　　704
大腿骨につく筋　703, 704
膝蓋骨と膝蓋靭帯　703
脛骨につく筋　703, 704
腓骨頭につく筋　704

3　下腿と足根
　（レッスン 705, 706）
筋膜、下腿筋膜　705, 706
下腿伸筋　705
　　　前脛骨筋
　　　長母指伸筋

　　　長指伸筋
　　　第３腓骨筋
腓骨筋群　705
　　　長腓骨筋・短腓骨筋
下腿屈筋　706
　　　下腿三頭筋
　　　腓腹筋・ヒラメ筋
　　　足底筋
　　　膝窩筋
　　　後脛骨筋
　　　長母指伸筋
　　　長指伸筋
下腿と足根の血管　705, 706
　　　膝窩動脈　705, 706
　　　前・後脛骨動脈 705, 706
　　　腓骨動脈　705, 706
　　　足底動脈弓　705, 706
　　　外側・内側足底動脈
　　　　705, 706
下腿と足根の神経　705, 706
　　　脛骨神経　705, 706
　　　浅・深腓骨神経　705, 706
　　　内側・中間足背神経
　　　　705, 706
　　　足背指神経　705, 706
脛骨につく筋　705
足根骨につく筋　705
足の指につく筋　705
踵骨　706

4　足と指
　（レッスン 707, 708）
筋膜・腱膜・支帯　707, 708
　　　上・下伸筋支帯　707
　　　上・下腓骨筋支帯　707
　　　足背筋膜　707
　　　足底腱膜　708
足背の筋　707
　　　短母指伸筋
　　　短指伸筋
　　　長母指伸筋の腱
　　　長指伸筋の腱
　　　第３腓骨筋の腱
　　　前脛骨筋の腱
足底の筋　708

母指球筋　708
　母指外転筋・母指内転筋
　短母指屈筋
小指球筋　708
　小指外転筋・小指対立筋
　短小指屈筋
中足筋　708
　短指屈筋
　足底方形筋
　虫様筋
　底側骨間筋・背側骨間筋
足背と足底の動脈　707, 708
　前外果動脈・前内果動脈　707
　外果・内果動脈網　707
　前脛骨動脈・後脛骨動脈　707
　外側・内側足底動脈 708
足背と足底の神経　707, 708

脛骨神経　708
外側・内側足底神経　708
背側指神経　707
深腓骨神経　707
基節骨につく筋　708
中節骨に着く筋　708
長指屈筋の腱につく筋　708

5 下肢の関節
（レッスン 709, 710）

股関節　709
　大腿骨頭・大腿骨頭靭帯
　寛骨臼・関節唇・輪帯
　坐骨・恥骨・腸骨大腿靭帯
膝関節　709
　膝蓋骨・膝蓋靭帯
　外側半月・内側半月

膝十字靭帯（前・後十字靭帯）
足の関節　710
　距腿関節
　距骨下関節・距踵舟関節
　足根間関節・足根中足関節
　中足間関節・中足指節関節
　指節間関節
　ショパール関節
　リスフラン関節
脛腓靭帯結合　710
　内側靭帯（距腿関節）
　横足根関節
股関節周辺の動脈　709
膝関節周辺の動脈　709

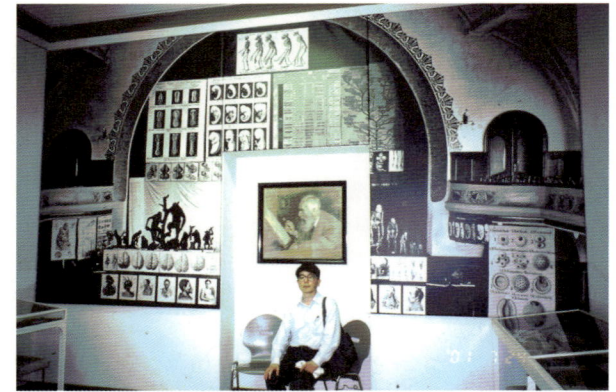

「個体発生は系統発生を繰り返す」の言葉で有名なヘッケル博士の自宅研究室（Ernst-Haeckel-Haus）。現在、ドイツ（旧東ドイツ）のイエナ市、フリードリッヒシラー大学 (Friedrich-Schiller-Universität, Jena) に所属する博物館になっている。中央に座っているのは著者（2001 年の夏）。

索引

※索引項目の後の数字はレッスン番号を示す。

あ

足　707, 708
足の関節　710
足の指につく筋　705
頭　201
頭の関節　307
頭をはずす方法　502E
胃　414
胃の間膜　404, 414
胃の静脈　414
胃の動脈　409, 414
胃の内景　414
陰核　103
陰茎　103, 205
咽頭　303, 307
咽頭挙筋　316
咽頭筋　316
咽頭腔　308, 316
咽頭後隙　317, 502E
咽頭収縮筋　307, 316
咽頭の血管と神経　316
咽頭縫線　307, 316
陰嚢　103
陰部神経　205, 420
陰部神経管を通るもの　702
陰部大腿神経　209
烏口上腕靭帯　609
烏口突起（肩甲骨）　104
烏口腕筋　603
右心室　408
右心房　408
項　102, 206
会陰　103, 417
会陰神経　205
会陰の皮下　205
腋窩　203, 401
腋窩筋膜　208, 601
腋窩神経　602, 604
腋窩動脈　603, 604, 705, 706
腋窩と上腕の血管　603
腋窩の血管と神経　601
腋窩の神経　401
腋窩の動脈の枝　401
円回内筋　605
横隔神経　301, 302, 304
横隔膜　412
横隔膜の孔　406, 412
横行結腸間膜　404
横行結腸の血管　410
黄色靭帯　504
横足根関節　710

横突間筋　503
横突棘筋　503
オトガイ孔　201
オトガイ神経　201
オトガイ動脈　201

か

外陰部　103, 417
外陰部動脈　205
外陰部の皮下　205
回盲部のヒダと陥凹　404
外果（腓骨）　105
回外筋　606
外果・内果動脈網　707
外眼筋　317
外眼筋の神経　317
開胸の方法　402
外頚静脈　202
外頚動脈の枝　301
外後頭隆起　102, 206
外肛門括約筋　205
外耳　319
外舌筋　315
回旋筋　503
回旋筋群　702
外側胸動脈　203
外側上顆（上腕骨）　104
外側前腕皮神経　208
外側足底神経　708
外側足底動脈　705, 706, 708
外側側副靭帯　609
外側大腿皮神経　209
外側半月　709
外側皮枝　204, 206, 207
外側腓腹神経　209
外側翼突筋　310
外腸骨動脈の枝　419
開頭と脳の取り出し　305
外尿道口　103
開腹の方法　402
外閉鎖筋　701, 703
回盲部　416
多裂筋　503
顔の知覚神経　201
顔の部位　101, 102
頭の部位　102
下顎　309, 310
下顎管　310
下顎管を開放する　309
下顎神経の枝　309, 310
下顎神経の通路と枝　311
蝸牛　320

蝸牛神経　320
顎舌骨筋神経　302
顎動脈の枝　310, 311
顎動脈の終枝　312
顎動脈の通路と枝　309
下行結腸の血管　410
下行大動脈　405
下肢帯　701, 702
下肢帯部　105
下肢の関節　709, 710
下肢の部位　105
下肢の骨　105
下肢皮下の静脈　209
下肢皮下の神経　209
下肢をはずす方法　702
下垂体　305
回旋腱板　602
下双子筋　702
鵞足　704
肩　601, 602
下腿　705, 706
下腿筋膜　209, 704〜706
下腿屈筋　706
下腿三頭筋　706
下大静脈　405, 412, 413
下腿伸筋　705
下腿と足の伸筋支帯　707
下腿と足根の神経　705
下腿と足根の動脈　705
下腿部　105
下腸間膜動脈　410
下腸間膜動脈の枝　410
滑液鞘　608
顎下三角　101, 302
顎下神経節　311
顎下腺　202
下殿動脈　702
下殿神経　702
下殿皮神経　207
下橈尺関節　609, 610
下橈尺靭帯　609
下半身の離断の方法　417
下腹部内臓の間膜　410
下腹部内臓の血管　410
下腹部内臓の神経　410
下腹部内臓の摘出方法　409
肝十二指腸間膜　409
肝胃間膜　404, 409
肝胃間膜を通る血管と神経の変異　409
肝円索　404
眼窩　317
眼窩上　201
眼窩下　201

眼窩下孔　201
眼窩下神経　201
眼窩下動脈　201, 312
眼窩上孔　201
眼窩上神経　201
眼窩上動脈　201
眼窩内の神経　317
肝管　413
肝冠状間膜　409
眼球　318
眼球から出る静脈　318
眼球鞘　317
眼球の内部　318
眼球に分布する神経　318
眼筋　317
肝区域　413
眼瞼　317
肝鎌状間膜　404, 409
寛骨臼　709
肝十二指腸間膜　404, 409
冠状溝　408
冠状静脈　408
冠状静脈洞　408
冠状動脈　408
肝静脈　413
眼神経の枝　313, 317, 318
関節上腕靭帯　609
関節突起（下顎骨）　310
関節包　709
肝臓　413
肝臓の間膜　404
肝臓の葉　413
貫通枝　704
肝動脈　413
眼動脈の枝　313, 317
間膜　404
間膜の中を通る血管　409, 410
間膜をもつ腸管　410
顔面筋　201
顔面神経　302, 311, 319
顔面神経の頚枝　202
顔面動脈　201
顔面の血管　201
顔面神経の枝　201
顔面皮下　201
気管　303, 406, 407
奇静脈系　406
基節骨につく筋　708
嗅神経　313
胸郭　101
胸郭上口　302, 304
胸管　304, 406
胸管　406
頬筋　309
胸筋神経ワナ　601
胸肩峰動脈　601
胸腔　402
頬骨弓　309
胸骨筋　203

胸鎖乳突筋　206, 301
胸腺の血管　403
胸大動脈　406
胸大動脈の内臓枝　406
胸大動脈の壁側枝　406
胸背神経　501, 602
胸背動脈　602
胸部　204
胸腹腔　401
胸腹部皮下　204
胸腹部皮下の血管　203
胸腹壁　401
胸腹壁の筋　402
胸部内臓　405 ～ 408
胸部の上肢筋　401
胸膜　403
胸膜頂　304
胸腰筋膜　207, 503
棘下筋　601
棘間筋　503
棘間靭帯　504
棘筋　503
棘上筋　601
棘上靭帯　504
棘突起　501
棘肋筋　503
距骨下関節　710
距踵舟関節　710
距腿関節　710
筋性内転筋管　703
筋突起（下顎骨）　309
筋皮神経　603
筋裂孔　420, 701
区域気管支　407
空腸と回腸の動脈　410
口　314, 315
屈筋支帯　605
頚　201, 301 ～ 303
頚の皮静脈　202
頚の部位　101, 102
クモ膜下腔　305, 504
グリソン鞘　413
頚横神経　201, 202
頚横動脈　501
頚胸境界部　304
頚胸神経節　304, 406
脛骨　105
脛骨神経　704 ～ 706, 708
脛骨粗面　703
脛骨粗面につく筋　703
脛骨につく筋　704, 705
頚神経叢　301
頚神経叢の皮枝　202
頚神経ワナ　301, 302
頚椎　307
頚動脈三角　101
頚動脈鞘　303, 307
頚動脈小体　303
頚動脈洞　303

脛腓靭帯結合　710
頚部後方の筋　304
頚部内臓　303
頚部皮下　202
血管膜　318
血管裂孔　420, 701
結腸の特徴　416
肩関節　609
腱鏡　102, 207, 501
肩甲下筋　601, 602
肩甲下神経　602
肩甲挙筋　501, 602
肩甲筋　601
肩甲筋の神経　602
肩甲骨につく筋　601
肩甲上神経　602
肩甲背神経　501, 602
肩甲部周辺の動脈　601
腱索　408
腱鞘　608
肩峰（鎖骨）　104
口蓋　314
口蓋咽頭弓　314
口蓋舌弓　314
口蓋の筋　314
口蓋の神経　314
口蓋の動脈　314
交感神経幹　303, 304, 307, 406
後胸壁の血管　406
後胸壁の神経　406
後鋸筋　501, 503
咬筋　309
口腔　315
口腔隔膜　302
広頚筋　202
後脛骨筋　706
後脛骨動脈　704 ～ 706, 708
後骨間動脈　606
後耳介神経　206
後十字靭帯　709
後縦靭帯　504
甲状腺　303
後上腕回旋動脈　602
後前腕皮神経　208, 604
後大腿皮神経　209, 702
後頭　102
喉頭　303
後頭下筋　502, 503
後頭下三角　502
後頭下神経　502
喉頭筋　316
喉頭腔　308, 316
喉頭神経ヒダ　316
後頭・側頭部の血管　206
後頭動脈　206
喉頭軟骨　316
後頭の筋　502
後頭の血管と神経　316
後頭部皮下の血管と神経　206

索　引　351

広背筋　501, 602
項部　206
項部の筋　502
項部皮下の神経　206
硬膜上腔　504
硬膜静脈洞　305
硬膜動脈　305
肛門部　103, 205
股関節　709
股関節周辺の動脈　709
鼓索神経　310, 311, 319
腰　102
鼓室　319
骨格（全身前面）　101
骨格（全身後面）　102
骨盤　101, 105
骨盤隔膜　417
骨盤神経叢　420
骨盤内臓神経　420
骨盤内壁の筋　420
骨盤の孔　420
骨盤部　417, 418
骨盤部の筋　420
骨盤部の血管　419
骨盤部の神経　420
骨盤部の正中断の方法　418
鼓膜　319
固有背筋　502, 503

さ

臍周辺の皮静脈　203
臍静脈索　404
最長筋　502, 503
左胃動脈　414
臍動脈　419
臍動脈索　404
臍傍静脈　203
臍輪　204
左胃静脈　409
鎖骨下静脈　304
鎖骨下動脈の枝　301
鎖骨の取り外し　302
鎖骨下窩　208
鎖骨下筋　302, 601
鎖骨下静脈　302
鎖骨下動脈　302, 601, 603
鎖骨下動脈の枝　304
坐骨結節（骨盤）　704
鎖骨上神経　202
坐骨神経　420, 702, 704
坐骨大腿靭帯　709
坐骨直腸窩　205, 417
鎖骨の関節　302
鎖骨の靭帯　302
左心室　408
左心房　408
左心房斜静脈　408
三角筋膜　602

三叉神経　312
耳介　201
耳介側頭神経　201, 206
耳下腺　201
耳下腺管　201
耳下腺神経叢　201
耳管　319
耳管咽頭口　316
耳管咽頭骨　319
耳管鼓室口　319
耳管隆起　316
軸椎　502E
刺激伝導系　408
篩骨蜂巣　313
示指伸筋　606, 608
耳小骨　319
歯状靭帯　504
視神経　318
耳神経節　311, 319
指節間関節　710
舌（舌尖、舌体、舌根）　315
舌の神経　315
舌の動脈　315
膝窩（膝）　105, 704
膝蓋　703
膝蓋骨　703, 709
膝蓋靭帯　703, 709
膝窩筋　704, 706
膝窩動脈　703, 704
膝関節　703, 709
膝関節筋　701
膝関節周辺の動脈　709
膝腱（ハムストリング）　704
膝十字靭帯（前十字靭帯）　709
膝神経節　319, 320
膝部　105
指背腱膜　608
斜角筋群　301
斜角筋隙　304
斜角筋椎骨三角　304
尺側手根屈筋　605
尺側手根伸筋　606, 608
尺骨神経　605, 607
尺骨動脈　607
尺側皮静脈　208
縦隔　402
縦隔の分類　403
十二指腸　414
十二指腸空腸曲　404
十二指腸乳頭　414
十二指腸の動脈　414
手根　605, 606
手根間関節　610
手根骨　610
手根中手関節　610
手根の関節　610
手掌　104, 607
手掌腱膜　208, 607
手背　104

手背筋膜　608
手背動脈弓　608
手背の動脈　608
手背の皮神経　608
手部　104
小陰唇　103, 205
小円筋　601
上顎　312
上顎神経　312
上顎神経の枝　312
上顎洞　313
上・下伸筋支帯　707
上・下腓骨筋支帯　707
上眼窩裂　306
小胸筋　601
尺側皮静脈　603
上行大動脈　405
小後頭神経　202
小後頭直筋　502
上行腰静脈　412
踵骨（踵部）　105, 706
踵骨腱（アキレス腱）　105
小指外転筋　607, 708
小指球筋　607, 708
小指伸　606
祥氏伸筋　608
上肢帯　601, 602
上肢帯部（三角筋部）　104
小指対立筋　607, 708
上肢の皮静脈　208
上肢の皮神経　208
上肢の部位　104
上肢の骨　104
上肢をはずす方法　602
小錐体神経　311
上前腸骨棘　702, 704
上双子筋　702
掌側骨間筋　607
掌側手根動脈網　607
掌側中手動脈　607, 608
上大静脈　405
小腸　416
上腸間膜静脈　410
上腸間膜動脈　410, 415
上腸間膜動脈の枝　410
小腸の間膜　416
小殿筋　702
小転子　701
上殿神経　702
上殿動脈　702
上殿皮神経　207
上頭斜筋　502
小内転筋　703
小脳テント　305
小脳の動脈　306
上皮小体　303
小伏在静脈　209
上腹部内臓の間膜　409
上腹部内臓の血管　409

上腹部内臓の神経　409
上腹部内臓の摘出方法　409
静脈管索　413
小網　404, 409
小葉間結合組織　413
小腰筋　701
上腕　603, 604
上腕筋　603
上腕筋膜　208, 604
上腕屈筋　603
上腕骨につく筋　601
上腕骨の内側上顆から起こる筋　605
上腕三頭筋　604
上橈尺関節　609, 610
上腕伸側の血管と神経　604
上腕深動脈　60〜604
上腕動脈　603
上腕二頭筋　603
上腕皮神経　208
上腕部　104
食道　303, 406
女性の外陰部　417
ショパール関節　710
心膜腔　403
心外膜　403
深胸筋　402
伸筋支帯　608
神経点　202
深指屈筋　605
深掌動脈弓　607, 608
心静脈　408
深錐体神経　312, 314
心臓　405, 408
腎臓　411
心臓の血管　405
腎臓の血管　411
心臓の神経　405
心臓の神経　405
腎臓の取り出し　411
心臓の内景　408
腎臓の内部構造　411
心臓の弁　408
心嚢　403
深背筋　502, 503
深腓骨神経　704〜707
心房動脈　408
心房の解剖方法　408
心膜　403
心膜横洞　403
膵管　415
椎弓　504
水晶体　318
膵臓　415
膵臓の血管　415
椎体　504
錐体鼓室裂　311, 319
錐体部　320
スカルパ筋膜　204

背　501, 504
正円孔　306, 312
星状神経節　304, 406
生殖器　418
生殖器の血管　419
声帯ヒダ　316
正中神経　603, 605, 607
正中動脈　605, 606
脊髄　504
脊髄（白質、灰白質、馬尾）　504
脊髄硬膜　502E
脊髄神経節　504
脊髄神経の後枝　206, 502
脊髄膜　504
脊髄膜（硬膜、クモ膜、軟膜）　504
脊柱　102, 502E, 504
脊柱管　504
脊柱起立筋　503
脊柱の靱帯　504
舌下神経　302, 308
舌筋　315
舌骨下筋　302
舌骨上筋　302
舌神経　310
舌盲孔　315
背の部位　102
線維膜　318
前外果動脈　707
浅胸筋　401
浅胸筋の血管と神経　601
浅胸筋膜　204
前鋸筋　601
仙棘筋　503
仙棘靱帯　702
前脛骨筋の腱　707
前脛骨動脈　703〜707
前頸静脈　202
浅頸動脈　602
仙結節靱帯　702
前骨間動脈　606
仙骨神経叢　420
浅指屈筋　605
前室間溝　408
前縦靱帯　504
浅掌動脈弓　607, 608
浅神経ワナ　202
浅側頭動脈　201, 206
浅鼠径輪　204
浅腸骨回旋動脈　203
前庭　320
前庭神経　320
前内果動脈　707
浅背筋　501, 602
浅背筋膜　207, 602
浅腓骨神経　704〜706
前皮枝　204
浅腹壁動脈　203
浅腹筋膜　204

前腕　606
前腕筋膜　605
前腕屈筋　605
前腕屈側の血管と神経　605
前腕骨間膜　609
前腕伸筋　606, 608
前腕皮神経　208
前腕部　104
総頸動脈　303, 307
総腱輪　317
総指伸筋　606, 608
総腸骨動脈　419
総腓骨神経　704
僧帽筋　206, 301, 501, 602
足底　105, 708
足底筋　706
足底腱膜　708
足底動脈弓　705, 706
足底の神経　708
足底の動脈　708
側頭下窩　309, 310
側頭筋　309
側頭骨　320
足背　105, 707
足背筋膜　209, 707
足背指神経　705, 706
足背動脈　707
足背につく筋　707
足背の腱（下腿からの腱）　707
足背の腱　707
足背の動脈　707
足背の筋　707
足背の神経　707
足部　105
鼠径靱帯　204
鼠径部　402, 701
咀嚼筋　309
咀嚼筋の神経　311
粗線（大腿骨）　704
足根　705, 706
足根間関節　710
足根骨　706
足根骨につく筋　705
足根中足関節　710
足根の関節　710

た

大陰唇　103, 205
大円筋　601
体幹　101, 102, 201
大胸筋　601
大孔　306
大後頭神経　206
大後頭直筋　502
大坐骨孔　702
第3後頭神経　206
第3腓骨筋　705
第3腓骨筋の腱　707

索　引　353

体肢　104, 105
大耳介神経　202
大静脈洞　408
大錐体神経　312, 314
大腿　703, 704
大腿筋膜　209, 701, 702, 704
大腿筋膜張筋　702
大腿屈筋　702
大腿骨頭　709
大腿骨頭靭帯　709
大腿骨につく（停止する）筋　702
大腿骨につく筋　703
大腿三角の周辺にあるもの　701
大腿四頭筋　703
大腿静脈　704
大腿伸筋　701, 703
大腿神経　703
大腿深動脈　703, 704
大腿動脈　703, 704
大腿と膝蓋の血管　703, 704
大腿と膝蓋の神経　703, 704
大腿内転筋群　701
大腿二頭筋　702, 704
大腿部　105
大腿方形筋　702
大腸　416
大腸の間膜　416
大殿筋　702
大転子　702
大動脈弓　405
大内転筋　701, 703
大脳鎌　305
大脳動脈輪　306
大脳の静脈　305
大脳の動脈　306
大伏在静脈　209
大網　404, 409
大腰筋　701
短指屈筋　708
短指伸筋　707
短掌筋　607
短小指屈筋　708
短小指屈筋　607, 708
男性の外陰部　417
短橈側手根伸筋　606, 608
短内転筋　701, 703
胆嚢　413
胆嚢管　413
短母指外転筋　607
短母指屈筋　607, 708
短母指伸筋　606, 608, 707
胆路　413
恥丘　103
恥骨筋　701, 703
恥骨結合　703
恥骨大腿靭帯　709
腟前庭　205
肘窩　603
肘関節　609

肘関節周辺の血管と神経　604
肘関節動脈網　609
中間足背神経　705, 706
肘筋　604
中耳　319
中手間関節　610
中手筋　607
中手指節関節　610
中手の関節　610
虫垂間膜　404
虫垂の血管　416
中節骨に着く筋　708
中足間関節　710
中足筋　708
中足骨につく筋　707
中足指節関節　710
中殿筋　702
中殿皮神経　207
肘頭（尺骨）　104, 604
肘部　104
虫様筋　607, 708
蝶下顎靭帯　310, 311
腸間膜　404, 410
長胸神経　601
腸脛靭帯　209, 702, 709
腸骨筋　701
腸骨大腿靭帯　709
腸骨稜　102, 207, 504
長指屈筋の腱につく筋　708
長指伸筋　705, 706
長指伸筋の腱　707
腸絨毛　414
長掌筋　605
聴診三角　102
腸恥隆起　701
長橈側手根伸筋　606, 608
長内転筋　701, 703
腸の壁を開く　416
腸の間膜　404
腸の血管　416
腸の内面　416
長母指外転筋　606, 608
長母指屈筋　605
長母指伸筋　606, 608, 705, 706
長母指伸筋の腱　707
腸腰筋　412, 701
腸肋筋　502, 503
直腸　418
直腸と肛門の血管　419
椎骨動脈　301, 306, 502
DIP 関節　610
底側骨間筋　708
手の指節間関節　610
テノンの鞘　317
殿筋群　702
転子窩　702, 703
殿部　105, 702
頭頚部の正中断　308
頭頚部の正中断面　308

頭頚部の離断　307, 502E
橈骨　104
橈骨から起こる前腕　605
橈骨神経　604, 606
橈骨動脈　605, 607, 608
橈骨につく筋　606
橈骨輪状靭帯　609
橈側手根屈筋　605
橈側反回動脈　609
橈側皮静脈　208, 603
動脈管索　403
動脈弁　408

な

内陰部動脈　205
内果（脛骨）　105
内寛骨筋　701
内胸動脈　203
内頚静脈　303, 307
内頚動脈の枝　306
内耳　320
内耳孔　320
内耳神経　320
内舌筋　315
内側上顆（上腕骨）　104
内側上顆（大腿骨）　703
内側靭帯（距腿関節）　710
内側前腕皮神経　208
内側足底神経　708
内側足底動脈　705, 706, 708
内側足背神経　705, 706
内側側副靭帯　609
内側半月　709
内側皮枝　206, 207
内側腓腹神経　209
内側翼突筋　310
内腸骨動脈の枝　419
内転筋管　703, 704
内転筋管を通るもの　703
内転筋群　701, 703
内転筋腱裂孔　703
内閉鎖筋　702
軟口蓋　314
尿膜管索　404
乳腺　203
乳腺の血管　203
乳腺の神経　203
乳頭筋　408
乳房　101
乳様突起　319
尿管の生理的狭窄部　411
尿生殖隔膜　417
尿生殖部　103
脳　305, 306
脳クモ膜　305
脳硬膜　305
脳神経　306
脳神経 12 対　305

は

歯　315
肺　405
肺間膜　407
肺胸膜　403
肺静脈　407
肺尖　407
肺尖部　304
背側骨間筋　607, 608, 707, 708
背側指神経　707
背側指動脈　608
背側手根動脈網　608
背側中手動脈　608
肺底　407
肺動脈　407
肺動脈幹　407
肺と心臓の摘出方法　405
肺の外形　407
肺の血管　405
肺の神経　405
背部の上肢筋　501
背部皮下の神経　207
肺門　403, 407
肺葉　407
肺動脈幹　405
薄筋　701
白線　204
薄筋　703
鼻　313, 314
腹の部位　101
分界溝　408
半規管　320
半棘筋　502, 503
半腱様筋　702, 704
板状筋　502
半膜様筋　702, 704
PIP関節　610
鼻咽道　313
皮下の神経　204
皮筋　201
鼻甲介　313
鼻腔の血管と神経　313
腓骨筋群　705
腓骨頭　704
腓骨頭につく筋　704
腓骨動脈　703, 704～706
膝　703, 704
脾臓　415
脾臓の間膜　415
左の静脈角　406
鼻中隔　313
鼻道　313
腓腹筋　706
腓腹神経　209
鼻毛様体神経　313
表情筋　201
ヒラメ筋　706
鼻涙管　313, 317
腹臥位　102
腹腔　402
腹腔神経節　412
腹腔神経叢　412
腹腔動脈の変異　409
伏在神経　209
副左胃動脈　414
伏在裂孔　203, 209
副腎　411
副神経　301, 501
副腎静脈　411
副腎の動脈　411
副膵管　415
腹大動脈　412
腹大動脈神経叢　412
副脾　415
副鼻腔　313
腹部　204
腹部内臓　409～416
腹部内臓の血管の変異　409
腹部内臓の摘出方法　409
腹膜腔　404
腹膜後器官　411
腹膜の区分　404
腹筋　402
分界溝　315
閉鎖管　420
閉鎖孔　420
閉鎖神経　701, 703, 704
閉鎖動脈　701
閉鎖静脈　701
壁側腹膜　404
臍　101
臍につながる管索　404
方形回内筋　605
膀胱　418
縫工筋　701, 703
膀胱の血管　419
房室弁　408
頬　309, 310
母指外転筋　708
母指球筋　607, 708
母指対立筋　607
母指内転筋　607, 708

ま

股　702
耳　319, 320
胸の部位　101
眼　317, 318
迷走神経　303, 307, 406
網嚢　404, 409

網嚢孔　404, 409
網膜　318
網膜中心動脈　318
毛様体神経節　318
門脈　413

や

ヤコビ線　102, 504
指（手）　607, 608
指（足）　707, 708
指の関節　610
葉気管支　407
腰三角　102
腰神経叢の枝　412
腰背腱膜　207
腰部皮下の神経　207
翼口蓋窩　312
翼口蓋神経　313
翼口蓋神経節　312, 314
翼口蓋窩の血管と神経　312
翼上顎裂　312
翼突下顎靭帯　310
翼突下顎縫線　310, 316
翼突管神経　312
翼突筋の間から出る神経　310

ら

卵円孔　306
梨状陥凹　316
梨状筋　702
梨状筋下孔　420
梨状筋下孔を通るもの　702
梨状筋上孔　420
梨状筋上孔を通るもの　702
リスフラン関節　710
隆椎（第7頚椎）　102, 202, 206
菱形筋　501, 602
輪帯　709
類脂肪体　201
涙腺　317
涙点　317
涙路　317
裂孔靭帯　701
肋間上腕神経　204, 208
肋間神経の外側皮枝　204
肋間神経の前皮枝　204

わ

腕尺関節　609
腕神経叢　302, 401, 601
腕頭関節　609
腕橈骨筋　606

［監修者略歴］
佐藤達夫（さとう たつお）
1937 年 宮城県仙台市に生まれる
1963 年 東京医科歯科大学医学部卒業
1968 年 東京医科歯科大学大学院医学研究科修了
1968 年 医学博士
1968 〜 1973 年 福島県立医科大学講師、東北大学助教授
1974 年 東京医科歯科大学教授
2003 年 東京医科歯科大学名誉教授
現在、東京有明医療大学学長、東京医科歯科大学名誉教授
臨床解剖研究会（会長）、日本解剖学会（理事、評議員）ほかを歴任

［著者略歴］
宮木孝昌（みやき たかよし）
1945 年 愛知県豊橋市に生まれる
1968 年 東京農工大学農学部獣医学科卒業
1974 年 名古屋大学大学院農学研究科博士課程修了
1976 年 名古屋大学農学博士
1974 年〜 2003 年 金沢大学医学部助手、日本医科大学助手・講師、
　順天堂大学医学部講師
2003 年 東京医科大学助教授（のちに名称変更、准教授）
2011 年 定年退職、
現在、東京医科大学兼任講師、愛知医科大学客員教授、横浜市立大学
　医学部非常勤講師
臨床解剖研究会（会員）、日本解剖学会 (学術評議員、永年会員) ほか

できるわかる　人体解剖実習

2014 年 11 月 1 日　初版第 1 刷発行

監修者　　　　佐藤達夫
著　者　　　　宮木孝昌
発行者　　　　板垣　悟

発行所　　株式会社 哲学堂出版
〒 330-0834　さいたま市大宮区天沼町 2 - 931 - 1
電話　048（627）7851
FAX　048（688）1195

印刷／製本　　シナノ書籍印刷株式会社

©Takayoshi Miyaki, 2014　Printed in Japan　　ISBN978-4-906979-01-1
（定価はカバーに表示してあります）